PANDEMIE
Gefährdet eine Seuche die Welt?

Brigitte Hamann

Pandemie
Gefährdet eine Seuche die Welt?

Was Sie jetzt wissen müssen,
um sich zu schützen und
bei wirklich guter Gesundheit
zu bleiben

KOPP VERLAG

1. Auflage Oktober 2020

Copyright © 2020 bei
Kopp Verlag, Bertha-Benz-Straße 10, D-72108 Rottenburg

Alle Rechte vorbehalten.

Umschlaggestaltung: Stefanie Huber
Satz und Layout: Gabriele Karas, kh Grafik, Wien
Lektorat: Swantje Christow

ISBN: 978-3-86445-785-2

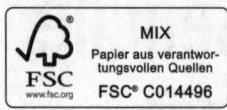

Die Angaben, Überlegungen und vorgestellten Methoden wurden von der Autorin nach bestem Wissen zusammengestellt. Die Inhalte wurden sorgfältig geprüft, trotzdem können Fehler nicht vollständig ausgeschlossen werden. Inhaltliche Fehler eröffnen keinen Haftungsanspruch gegen die Autorin oder den Verlag. Beide übernehmen daher keine Garantie. Die Inhalte dieses Buches sind keine Heilversprechen. Sie ersetzen in keinem Fall eine Untersuchung, Diagnose und Behandlung von Erkrankungen und anderen körperlichen Störungen oder eine Psychotherapie durch einen Arzt, Heilpraktiker oder Therapeuten. Die Ernährungsvorschläge sind kein Therapieersatz. Die Autorin und der Verlag distanzieren sich ausdrücklich von Heilaussagen und Heilversprechen. Alle Informationen sollen Ratsuchenden eine unverbindliche Orientierungshilfe sein. Jede Leserin und jeder Leser ist aufgefordert, eventuelle Risiken einer Methode selbst zu prüfen oder einen Arzt, Heilpraktiker oder Therapeuten dazu zu konsultieren.

Gerne senden wir Ihnen unser Verlagsverzeichnis.
Kopp Verlag
Bertha-Benz-Straße 10
D-72108 Rottenburg
E-Mail: info@kopp-verlag.de
Tel.: (0 74 72) 98 06-10
Fax: (0 74 72) 98 06-11

Unser Buchprogramm finden Sie auch im Internet unter:
www.kopp-verlag.de

Für meinen Vater, Dr. Friedrich Manderscheid,
in Liebe und Dankbarkeit – von Dir durfte ich so vieles lernen,
über das Leben, den Kosmos, die Welt des Lesens und nicht
zuletzt über den Menschen und die Medizin.

Inhalt

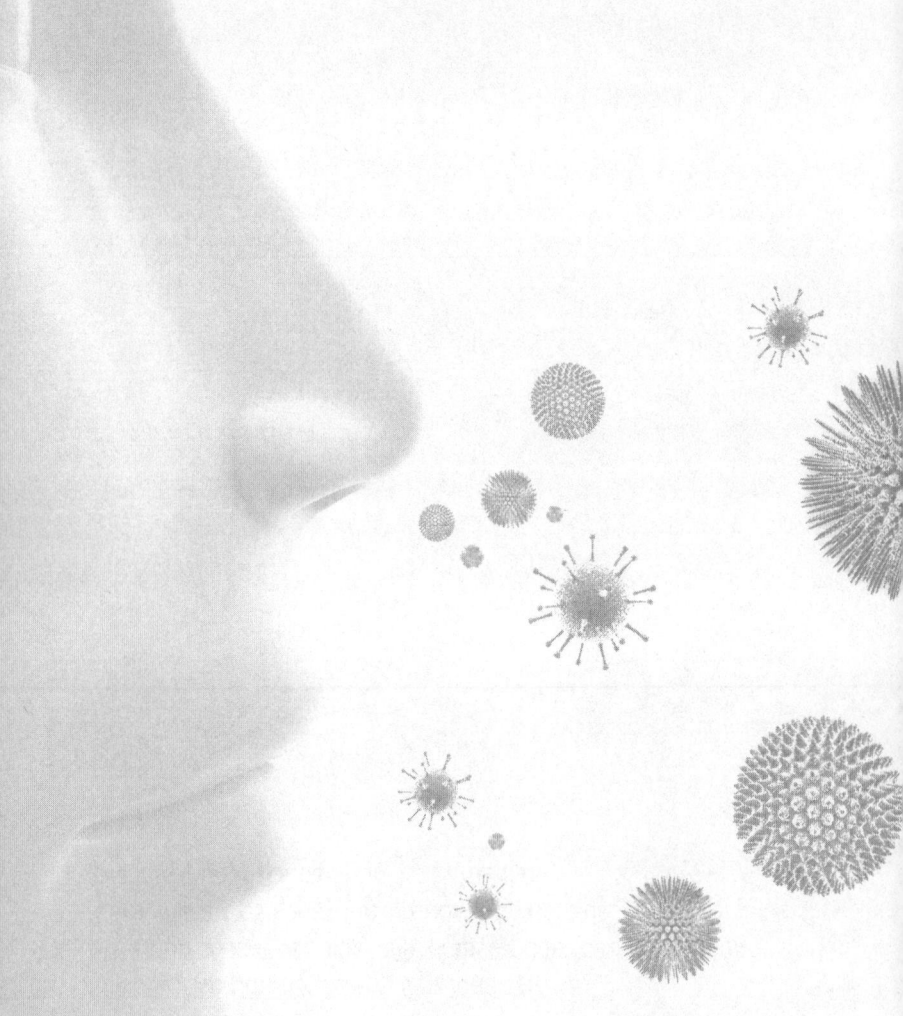

Es ist Zeit, umzudenken...	**10**
Die Rückkehr der Seuchen...	**16**
Unsere schöne, verletzliche Welt..	17
SARS und MERS – die Geschichte zweier Pandemien	20
Ebola – eine Seuche beherrschte das Jahr 2014	23
War Ebola geplant?	27
Hilflose Medizin – Antibiotikaresistenzen und der Wettlauf mit der Zeit..	30
Superkeime und der Weg in die postantibiotische Ära..................	33
Epidemien, Pandemien und Endemien – was unterscheidet sie?.........	42
Bioterror – Mikroben als Waffe...	44
Bioerror – wenn Keime entschlüpfen	47
Gain-of-Function – eine erschreckende Form der Forschung	48
Event 201 – Planspiel einer Corona-Pandemie im Oktober 2019	49
Die Welt der Mikroorganismen...	**52**
Machtvoll und winzig klein – Viren	53
Vielfältig, nützlich und manchmal gefährlich – Bakterien	66
Auch Schmarotzer wollen leben – Parasiten..................................	75
Kann Impfen die Lösung sein?	**76**
Edward Jenner – wie ein englischer Landarzt zum »Vater der Impfungen« wurde..	77
Impfungen und Statistik..	81
Womit wird geimpft?..	85
Sechsfach-Impfstoffe für Kinder im ersten Lebensjahr	87
»Erfolgsgeschichte Impfungen«	89
Weitere Fakten über Impfungen, die Sie kennen sollten	91
Die mRNA-Impfung – Gentechnik, die in das menschliche Genom eingreift..	92
Bill Gates – wer ist der »Philanthrop«, der die gesamte Menschheit impfen will?...	103

Ein gesundes Immunsystem – Ihr bester Freund ... 112

»Immunis« – frei von Krankheit ... 113
Ein System der Superlative ... 116
Die angeborene Immunabwehr – an Schnelligkeit nicht zu übertreffen ... 120
Die erworbene Immunabwehr – ein hoch spezialisiertes Memory-System ... 121
Vier Teilsysteme sorgen für Sicherheit ... 131
Wunderwerk Immunsystem – warum werden wir trotzdem krank? ... 136
Gehirn und Immunsystem – ein kompetentes Team ... 143
Wie die Seele das Immunsystem steuert ... 147

Die größten Feinde des Immunsystems ... 152

Immunsystem unter Beschuss ... 153
Ernährung, die krank macht ... 154
Die helle und die dunkle Seite von Milch, Soja und Co. ... 157
Milch und Milchprodukte – schon lange nicht mehr gesund ... 159
Soja – ein Mythos wird entzaubert ... 164
Weizen – das wirklich ungesunde Getreide ... 173
Gluten – Leim für Ihren Darm ... 180
Zucker – süß und riskant ... 186
Glutamat – der allgegenwärtige Geschmacksverstärker ... 199
Nitritpökelsalz – macht haltbar und schön rot ... 201
Aus dem Gleichgewicht – Übersäuerung und Verschlackung ... 203
Stress, Erschöpfung, Sorgen ... 220
Zellen unter Beschuss – oxidativer und nitrosativer Stress ... 226
Krankheitsursache Pilze ... 230
Leaky-Gut-Syndrom – der krankhaft durchlässige Darm ... 235
Magensäure – die »Säure des Lebens« ... 248
Immunsystem auf Abwegen – Allergien und Nahrungsmittelunverträglichkeit ... 256

Pandemie: Gefährdet eine Seuche die Welt? **9**

Die besten Strategien für ein starkes Immunsystem **260**
   Optimale Gesundheit durch ein starkes Immunsystem 261
   Immun durch ein gesundes inneres Milieu.......................... 266
   Die sieben besten Strategien zur Immunstärkung 271
   Checkliste für die individuelle Zusammenstellung
   immunstärkender Strategien 272

   Strategie Nr. 1:
   Stärken Sie Ihr Immunsystem mit der richtigen Ernährung 273

   Strategie Nr. 2: Pflegen, schützen und nähren Sie Ihren Darm 310

   Strategie Nr. 3:
   Natur statt Chemie – alternative Heil- und Nahrungsergänzungsmittel 313

   Strategie Nr. 4:
   Sorgen Sie für ausreichend Schlaf und eine gute Schlafqualität 340

   Strategie Nr. 5: Trainieren Sie Ihr Immunsystem 346

   Strategie Nr. 6: Reduzieren Sie Stress 349

   Strategie Nr. 7:
   Heilen Sie Seele und Geist und lieben Sie das Leben 352

   Sieben Wege, um zufriedener und glücklicher zu sein 357

Anhang.. **366**

Quellen und weiterführende Literatur.......................... **367**

Anmerkungen **375**

Register **391**

Bildquellen **397**

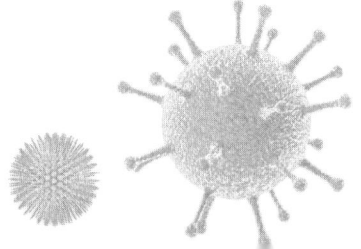
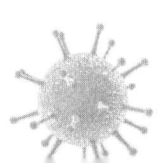

Es ist Zeit, umzudenken

»Die Medizin kümmert sich um Ihre Krankheiten. Von diesen lebt sie. Um Ihre Gesundheit müssen Sie sich selber kümmern. Von dieser leben Sie.«

Dr. Johann Georg Schnitzer,
Zahnarzt und Autor

Als ich 2014 dieses Buch schrieb, versetzte Ebola die Welt in Angst und Schrecken. Schon damals arbeitete Dr. Anthony Fauci zusammen mit dem Pharmariesen GlaxoSmithKline an der Herstellung eines experimentellen Ebola-Impfstoffs. Bill Gates, der heute Impfungen für 7 Milliarden Menschen plant, erklärte 2015 in einem TED-Talk: »Wenn irgendetwas mehr als 10 Millionen Menschen in den nächsten paar Jahrzehnten tötet, dann ist das mit größter Wahrscheinlichkeit ein hochinfektiöses Virus und kein Krieg – keine Raketen, sondern Mikroben. Wir haben viel in nukleare Abschreckungswaffen investiert, aber sehr wenig in ein System, das eine Epidemie stoppen kann. Wir sind nicht bereit für die nächste Epidemie.«[1] Bill Gates, ein visionärer Philanthrop? Lesen Sie das Kapitel über Bill Gates und seine Aktivitäten in diesem Buch, und bilden Sie sich selbst eine Meinung. Wissenswert in diesem Zusammenhang ist, dass Vladimir Putin im Jahr 2017 Bill Gates beschuldigte, eine Ebola-Pandemie im Kongo ausgelöst zu haben, indem er an armen afrikanischen Dorfbewohnern Experimente als Teil eines Forschungs- und Entwicklungsprojektes zu Biowaffen durchführte. Laut geheimen Dokumenten des russischen Auslandsgeheimdienstes Foreign Intelligence Service (SVR) wurde aufgedeckt, dass das Virus von »Regierungs- und Nichtregierungsorganisationen« entwickelt worden sei. Die Bill & Melinda Gates Foundation ist nach diesen Dokumenten der Hauptakteur hinter dem Ebolavirus. Bereits 2016 hatte Putin Gates und Microsoft aus Russland verbannt. Als Grund gab er Besorgnisse über die Sicherheit an, auch im privaten Bereich. Nur eine Verschwörungstheorie?[2] Vielleicht. In einem TED-Talk vom Februar 2010 äußerte Bill Gates, dass die CO_2-Emissionen mithilfe von Impfungen, dem Gesundheitswesen und Abtreibungen (»reproductive health services«) auf null zurückgefahren werden können.[3] 2009/2010 war es die Schweinegrippe, die »Millionen Menschen« umbringen sollte. Für die Vogelgrippe hatte die Weltgesundheitsorganisation bereits 2005 »zwischen 2 und 150 Millionen Todesfälle« vorhergesagt.

Die Schweinegrippe verschwand, ebenso wie die Vogelgrippe und Ebola, so wie es selbst die größten Seuchen dieser Erde, Pest, Cholera und Pocken, schließlich getan haben. Doch damals ließen sich 30 Millionen Menschen weltweit gegen die Schweinegrippe impfen. Der restliche Impfstoff musste 2011 entsorgt werden, da er abgelaufen war. Die Zahl der Schwerkranken nach dieser Impfung ist allerdings erschütternd. Viele leiden unheilbar an Narkolepsie. Bei der Schlafkrankheit sind die Betroffenen den ganzen Tag schläfrig. Extreme Müdigkeit lässt sie ganz plötzlich ungewollt einschlafen. Das kann bei jeder beliebigen Tätigkeit geschehen, auch beim Autofahren. Einige erleiden einen plötzlichen Kontrollverlust über ihre Muskeln oder geraten in eine Schlaflähmung zwischen Wachsein und Schlafen. Die Zahl der durch die Schweinegrippe geforderten Todesopfer (knapp 3000) wurde später durch eine Studie stark nach oben korrigiert. Der Arzt und Epidemiologe Dr. Wolfgang Wodarg, damals noch Bundestagsabgeordneter der SPD, initiierte einen Untersuchungsausschuss im Europarat unter dem Motto »Gesundheitsgefahr durch gefälschte Pandemien«. Dr. Wolfgang Wodarg ist einer der zahlreichen renommierten Ärzte, Virologen, Epidemiologen und Toxikologen, die sich heute gegen die Gefahr wenden, die von Sars-CoV-2 ausgehen soll. Sie alle halten die geplanten Genimpfungen für hochriskant und die meisten unter ihnen sind massive Gegner dieser Impfung.

»Es ist Zeit, umzudenken«, dieser Satz gilt heute mehr denn je. Denn jetzt, im August 2020, befinden wir uns inmitten der Corona-Pandemie. Nach dem ersten Lockdown und den Lockerungen zwischen Mai und Anfang Juli berichten die Medien nun wieder über rasant steigende Infektionszahlen, Abschottung, Corona-Maßnahmen und hohes Bußgeld bei Nichteinhalten der Regeln. Ein zweiter Lockdown ist in Sicht, und dieser wird mit größter Wahrscheinlichkeit alles in den Schatten stellen, was wir bereits erlebt haben. Hier vermischen sich massive geschäftliche Interessen der größten Unternehmen und reichsten Menschen der Welt, der lebenslange Traum eines Mannes, etwas zu schaffen, das die ganze Welt umspannt, mit einer Politik, die längst verloren hat, wofür sie gewählt wurde und was ihre eigentliche Aufgabe ist.

Lassen Sie sich nicht einschüchtern. Das Jahr 2020 ist ein Jahr, an dem ans Tageslicht kommt, was lange im Hintergrund vorbereitet wurde. Auf privater Ebene werden die Menschen mit dem konfrontiert, was in ihrem Leben und in ihrer Psyche ungelöst ist. »Wer zugleich seinen Schatten und sein Licht wahrnimmt, sieht sich von zwei Seiten, und damit kommt er in die Mitte«, erklärte Carl Gustav Jung, der Begründer der analytischen Psychologie. Nutzen wir die Chance, um in uns selbst und unserem Leben aufzuräumen und auch dort Luft und Licht einzulassen, wo wir es bisher vermieden haben. Die Welt gleicht in dieser Zeit einer Eiterbeule, die nun geplatzt ist. Doch erst dann kann Besserung, kann Heilung eintreten. Der Lauf der Dinge sieht nach einer klaren Zielrichtung aus, doch das Leben hat seine eigenen Wege und Wendungen, die wir nicht vollständig überblicken können.

Umdenken heißt auch, daran zu denken: Es wird eine Zeit nach Corona geben, so wie nach jeder Epidemie, sei sie nun wirklich groß und bedrohlich oder nicht. Jetzt ist die optimale Zeit, um zu fragen: Was ist die wahre Ursache dafür, dass so viele Menschen anfällig sind für Infektionen und andere Krankheiten – trotz aller Fortschritte der Medizin? Und wie können wir uns wirklich schützen und für die Zukunft vorsorgen? Schon immer gab es Menschen, die auch in Zeiten der großen Pandemien der Geschichte überlebten, die wieder gesund wurden oder gar nicht erst erkrankten. Was macht hier aber den Unterschied aus?

Die wahren Seuchen dieser Zeit sind Autoimmunerkrankungen wie Diabetes, multiple Sklerose (MS), Colitis ulcerosa und Morbus Crohn, versteckte Entzündungen, Stoffwechselerkrankungen und Adipositas, Schwermetall- und Giftstoffbelastungen, ein kranker

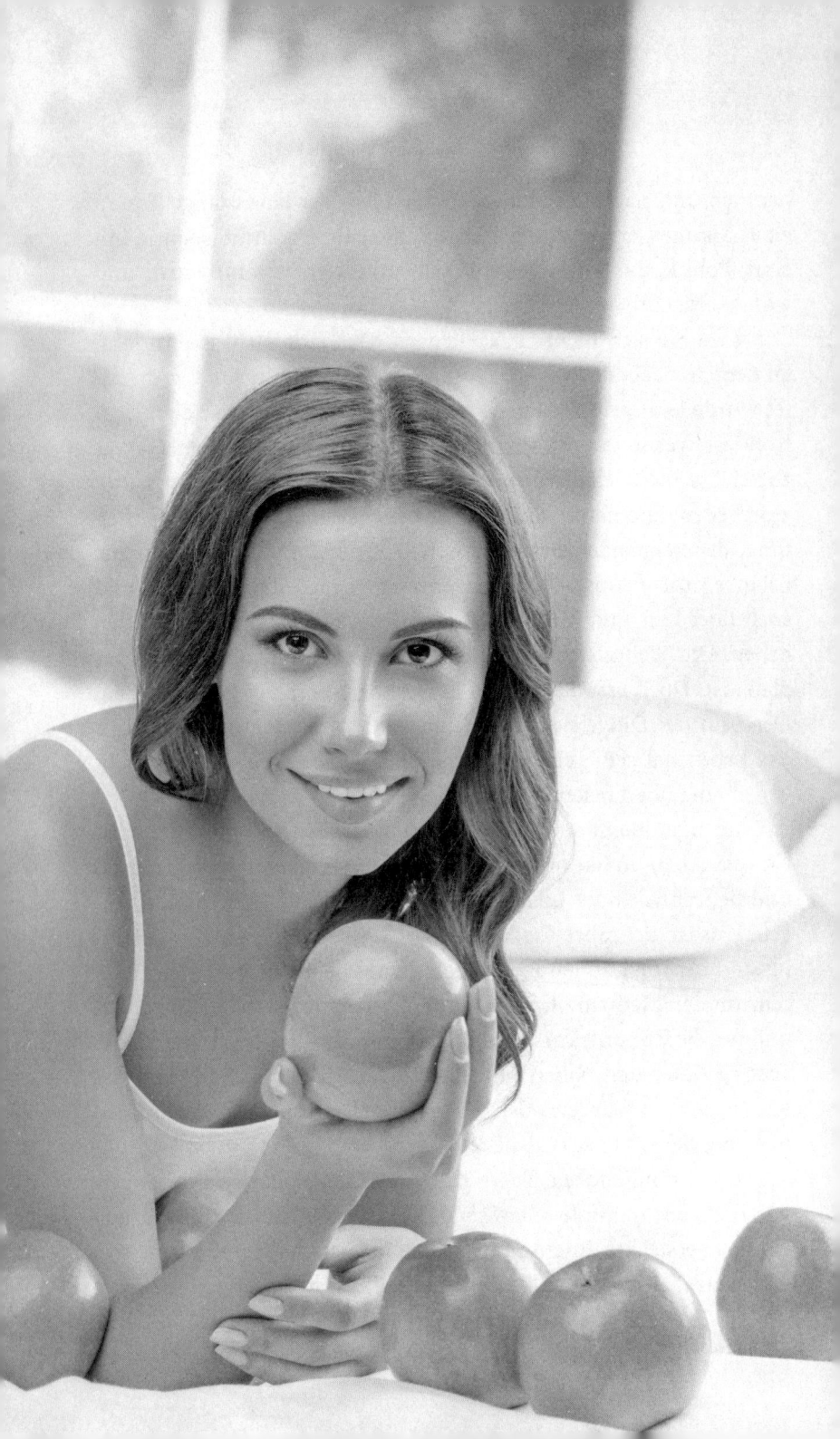

Darm sowie eine wachsende Zahl an Menschen mit Nahrungsmittelunverträglichkeiten und Allergien. Die meisten dieser Erkrankungen sind Zivilisationskrankheiten. Sie entstehen durch eine skrupellose Lebensmittel- und Pharmaindustrie, durch Umweltgifte, Elektrosmog, falsche Ernährung, Bewegungsmangel und Stress. Häufig entwickeln sie sich unbemerkt über Jahre. Die Zahl der Herz-Kreislauf-Erkrankten steigt sprunghaft an und hat inzwischen Krebs als Todesursache Nr. 1 in Deutschland überrundet. Viele Menschen sind an der Basis geschwächt, und selbst unter denen, die gesund leben, machen sich Einflüsse von außen und nicht zuletzt beruflicher sowie privater Stress bemerkbar. Diese »Seuchen« sind die wahren, weltweiten Pandemien, und sie betreffen Entwicklungsländer ebenso wie die Wohlstandsnationen. Die Verlangsamung bis hin zum Stillstand um uns herum ist eine ausgezeichnete Gelegenheit, dort etwas zu tun, wo wir es aktuell noch können: bei uns selbst. Dabei soll Sie das vorliegende Werk unterstützen.

Ziel dieses Buches ist nicht, Sie davon abzuhalten, Medikamente zu nehmen oder sich vielleicht sogar impfen zu lassen, wenn Ihnen das richtig erscheint. Es will Sie aber dazu auffordern, beidem kritisch gegenüberzustehen, sich so viele Informationen wie möglich anzueignen, und zwar auch über die Hintergründe der Corona-Pandemie. Literatur dazu gibt es im Anhang. Und ich möchte Ihnen ans Herz legen, einen Schwerpunkt auf Vorsorge und alternative Heilmethoden zu legen.

Seien Sie gesund, bleiben Sie gesund oder werden Sie gesund. Meine guten Wünsche begleiten Sie.

Brigitte Hamann
Rottenburg, im August 2020

Die Rückkehr der Seuchen

»Nicht höher, schneller, weiter, sondern langsamer, bewusster, menschlicher.«

Verfasser unbekannt

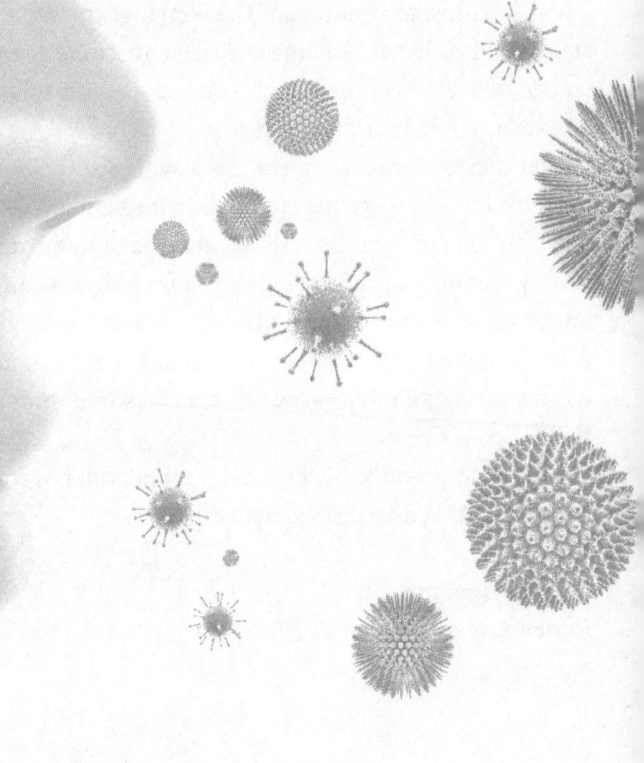

Unsere schöne, verletzliche Welt

Bakterien, Viren und Parasiten können potenziell tödliche Infektionskrankheiten hervorrufen, nicht nur in früheren Zeiten, sondern auch heute. Wie alles in der Natur, das nicht ausstirbt, haben sie sich weiterentwickelt und sich den neuen Gegebenheiten angepasst. Manche verbringen ihre Zeit in einer Art Überwinterungsschlaf, aus dem sie jederzeit wieder hervorkommen können, wie es zum Beispiel die verschiedenen Formen des Herpesvirus tun. Sobald unsere Immunabwehr an Stärke verliert, kommen sie aus ihrem »Versteck« und nutzen die Chance, um sich auszubreiten. Doch die Theorie von den Angreifern von außen, die uns unerwartet überfallen, sich einnisten und uns schwer erkranken lassen, ist heute nicht mehr in vollem Umfang haltbar. Zum einen zeigen Untersuchungen, dass große Pandemien wie die Spanische Grippe von 1918 zeitlich mit Impfungen zusammenfielen[1], zum anderen weist die aktuelle Entwicklung darauf hin, dass Krankheitswellen im Interesse bestimmter Gruppen und der Politik genutzt werden. Ein Vergleich von Covid-19 mit der Spanischen Grippe ist auch deswegen nicht richtig, weil damals laut WHO zwischen 20 Millionen und 50 Millionen Menschen starben. Covid-19 wird nie auch nur in die Nähe solcher Zahlen kommen. Trotzdem haben die Länder ihre Wirtschaft heruntergefahren, die Kinder nicht mehr in die Schule geschickt, Kranken die Behandlung im Krankenhaus verweigert, um Platz für COVID-Patienten zu haben, und viele Arbeitsplätze vernichtet.

Für die Bürgerinnen und Bürger ist es schwierig, in dem aktuellen Wirrwarr unterschiedlicher Informationen einen Überblick zu gewinnen und zu behalten. Nur relativ wenige haben die Zeit und die Motivation, tiefer zu graben, als es die Leitmedien vermitteln. Das Anliegen dieses Buch ist es nicht, die Frage nach Corona und den möglichen Hintergründen zu diskutieren, sondern Ihnen zu zeigen, dass egal, um welche Krankheit es sich handelt, Sie selbst, Ihr

Immunsystem und ein gesundes inneres Milieu die besten Voraussetzungen sind, um gesund zu bleiben oder es wieder zu werden. Es ist jedoch auch im hier bestehenden Rahmen wichtig, auf einige Zusammenhänge hinzuweisen. Auf den ersten Blick scheint vielleicht ein Widerspruch zu bestehen: Müssen wir nun Pandemien fürchten oder nicht? Ist Corona eine ernsthafte Bedrohung der Menschheit, die die totale weltweite Stilllegung der Wirtschaft und ein politisches Handeln entgegen aller gesetzlich verankerten Freiheitsrechte – allen voran die Meinungsfreiheit – rechtfertigt? Oder gibt es neben der Tatsache, dass Erreger und Krankheiten Teil des Lebens sind, noch eine seit Langem bestehende Agenda, die erst jetzt ihr wahres Gesicht zeigt? Die Antwort auf diese Fragen muss jeder für sich finden.

Geteilte Welt

Die Welt hat sich in zwei Lager geteilt. Die einen folgen dem Narrativ von Politik und Leitmedien. Es lautet: Wir leben inmitten einer verheerenden Pandemie, die gerade wieder dabei ist, sich auszubreiten, und die noch viele Menschenleben kosten wird, wenn wir, das Volk, nicht genau die Regeln und Maßnahmen der Regierung befolgen. Impfen und Tracking-Apps sind die einzige Lösung, und die Regierung tut alles, um uns beides zur Verfügung zu stellen. Wir hören von der »neuen Normalität« und dass das Virus noch nicht verschwunden sei. In einem Dauerfeuer wird im Fernsehen, in den Nachrichten und Zeitungen von rasant steigenden Infektionszahlen und neuen »Hotspots« berichtet.

Die anderen sind der Meinung, dass es eine Pandemie in dieser Form nie gegeben hat. Corona entspricht einer schweren Grippe. Der PCR-Test ist auf einer fragwürdigen Grundlage entstanden und liefert nicht nur bei Personen, die mit Covid-19 infiziert sind, ein positives Ergebnis, sondern auch bei älteren Formen des Coronavirus, gegen die bereits eine weitreichende Immunität besteht. Geklärt ist auch nicht, worauf der Test aufgrund seiner Entstehungsgeschichte sonst noch anspricht. Die meisten positiv Getesteten zeigen keine Symptome oder sind nach einer Erkrankung wieder gesund. Die aktuelle starke Zunahme an Infizierten hängt mit der erhöhten Zahl an durchgeführten Tests zusammen.

Selbst Gesundheitsminister Jens Spahn räumt ein, dass der Test nicht völlig zuverlässig ist. Im Nachbericht aus Berlin erklärt er: »Wir müssen jetzt aufpassen, dass wir nicht nachher durch zu umfangreiches Testen – klingt jetzt total ... da muss man erst mal um zwei Ecken denken – durch zu umfangreiches Testen zu viele falsche Positive haben. Weil die Tests ja nicht zu 100 Prozent genau sind, sondern auch eine kleine, aber eben auch eine Fehlerquote haben. Und wenn sozusagen insgesamt das Infektionsgeschehen immer weiter runtergeht, und Sie gleichzeitig das Testen auf Millionen ausweiten, dann haben Sie auf einmal viel mehr falsche Positive. Das sind so die Dinge, mit denen man sozusagen erst konfrontiert wird in der weiteren Folge, und die Erkenntnisse. Und deswegen macht es schon auch noch Sinn: Wir machen das Angebot, mehr zu testen, das geht jetzt auch. Aber nicht einfach nur wild jeden Tag zu testen, sondern wenn, dann schon auch mit einem gewissen Ziel.«[2] In der Zeit vom 3. bis 9. August wurden rund 67 000 Menschen getestet, 100 000 mehr als in der Vorwoche. Nur 1 Prozent aller Tests waren positiv. »Wenn mehr getestet wird, können auch mehr Fälle identifiziert werden«, erklärt der Virologe Prof. Schmidt-Chanasit. »Aber: Solange der prozentuale Anteil der positiven Tests nicht ansteigt, sondern eher abfällt, deutet das darauf hin, dass die Infektionszahlen ansteigen, weil mehr getestet wird.«[3]

Die Befürworter dieses Narrativs fragen sich, welche gesundheitlichen Folgen die in den Medien angeprangerten Skandale wie das »leichtsinnige« Verhalten der Demonstranten am 1. August 2020 oder bei Tönnies denn nun eigentlich hatten, ebenso wie die groß angelegten Black-Lives-Matter-Demonstrationen, die in den Medien ohnehin durchweg besser wegkamen.

Dazwischen gibt es immer mehr Menschen, die unsicher sind, was sie glauben sollen. Sie sind zwischen Angst und beginnender Empörung hin- und hergerissen.

Die wahren Pandemien

Eines ist sicher: Es sind nicht in erster Linie Angreifer wie Viren, Bakterien und Parasiten, die Menschen krank machen. Es ist der körperliche Zustand der Menschen, der den Boden für Infektionen bereitet und die Abwehrkraft sinken lässt. Immer mehr Menschen leiden an Erkrankungen, die sich oft nur durch diffuse Symptome wie Erschöpfung und Müdigkeit bemerkbar machen, aber den ganzen Körper erfassen. Sie sind »leichte Beute« für Angreifer von außen. Wir gehen in die Irre, wenn wir nur einen potenziellen Auslöser – den Erreger – im Blick haben. Gesundheit ist nur möglich, wenn eine starke Gesundheitsbasis vorhanden ist.

Es gibt keinen besseren Schutz als einen gesunden Körper mit einem leistungsfähigen Immunsystem. Ein gesundes inneres Milieu ist der beste Garant für einen gesunden, leistungsfähigen Körper und ein seelisches Wohlbefinden bis ins hohe Alter. Was das bedeutet und wie Sie es erreichen können, erfahren Sie in diesem Buch.

SARS und MERS – die Geschichte zweier Pandemien

Wie leichtfüßig Krankheitserreger unterwegs sein können, zeigte das SARS-Virus. Das **S**chwere **A**kute **R**espiratorische **S**yndrom geht mit hohem Fieber, starkem Husten, Atemnot, Muskelschmerzen und einer Entzündung im Hals und beider Lungenflügel einher. SARS trat zum ersten Mal im November 2002 in der südchinesischen Provinz Guangdong auf. Nur wenig später gab es die ersten Fälle in Hongkong. Von dort verbreitete sich das Virus in Windeseile: »Ende Februar 2003 stieg SARS in Hongkong in ein Flugzeug und flog nach

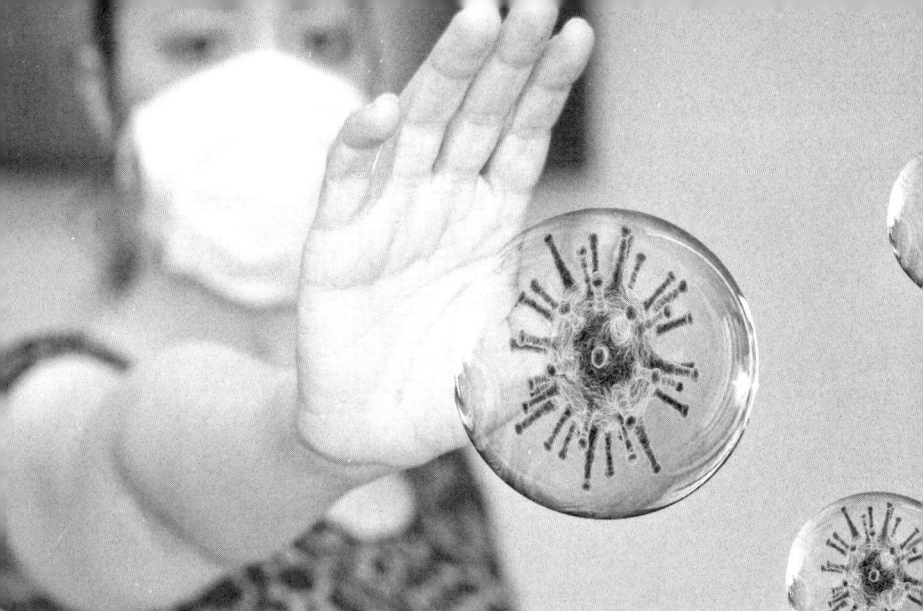

Toronto«, berichtet David Quammen in seinem Buch *Spillover. Der tierische Ursprung weltweiter Seuchen*. »Seine Ankunft in Kanada wurde nicht großartig angekündigt, aber dann machte es sich innerhalb weniger Tage deutlich bemerkbar. Es tötete die 78-jährige Großmutter, die es ins Land gebracht hatte. Eine Woche später starb ihr erwachsener Sohn, und dann verbreitete es sich in dem Krankenhaus, in dem der Sohn behandelt worden war.«[4]

Unter den Hunderten weiterer Menschen in Toronto, die sich mit dem SARS-Virus infizierten, war auch eine Philippinin, die den Erreger in ihre Heimat brachte. Als sie ankam, ging es ihr nicht gut, aber sie erledigte, was sie sich vorgenommen hatte, und besuchte Verwandte auf der Insel Luzon, wo sie eine weitere Infektionskette auslöste. SARS-Fälle wurden auch in Singapur, Thailand, Taiwan und Peking gemeldet. Nach Peking hatte es ein Passagier mitgebracht, der unter Fieber und einem sich rapid verschlimmernden Husten litt. Sein Flug von Hongkong nach Peking hatte nur 3 Stunden gedauert, aber in dieser Zeit hatten sich 22 weitere Passagiere und zwei Flugbegleiter angesteckt. In kürzester Zeit verbreitete sich das Virus auf siebzig Krankenhäuser. Nicht nur das Krankenhauspersonal, auch andere Patienten und Besucher steckten sich an. SARS verbrei-

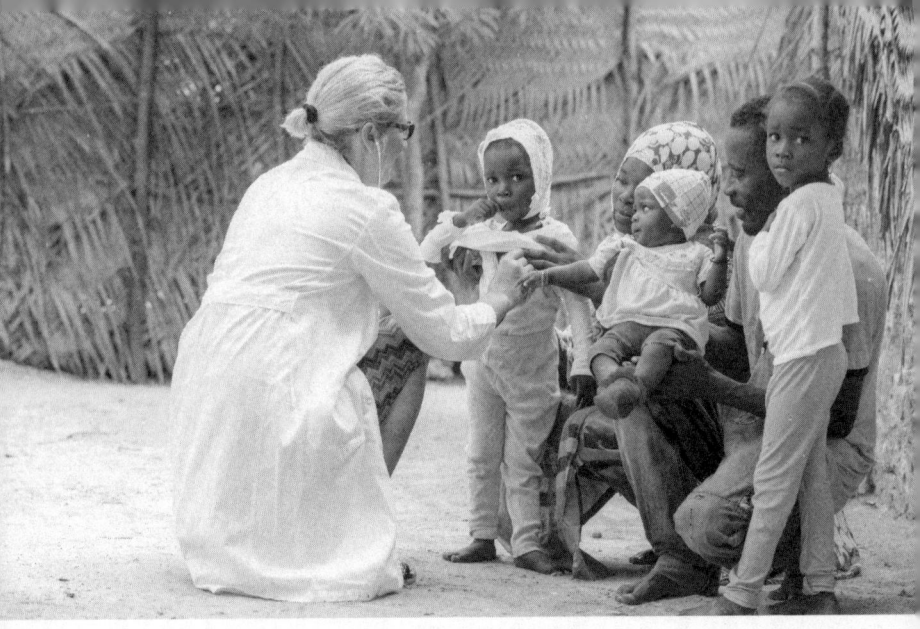

tete sich darüber hinaus mit einer so großen Schnelligkeit und hoher Sterblichkeitsquote, dass es am 12. März 2003 von der Weltgesundheitsorganisation (WHO) als weltweite Bedrohung eingestuft wurde. Die Pandemie forderte rund tausend Todesopfer, bevor es gelang, sie einzudämmen.

Die Eindämmung von SARS gab nur kurze Zeit Anlass, aufzuatmen. Die Entdeckung des tödlichen MERS-Virus in Saudi-Arabien folgte 2012. Ebenso wie SARS kann MERS (**M**iddle **E**ast **R**espiratory **S**yndrome) lebensgefährliche Entzündungen der Atemwege hervorrufen – mit einem Unterschied: MERS ist deutlich gefährlicher. Die Sterberate ist sehr hoch: In nur wenigen Monaten starben 22 der 44 Infizierten.

Das Virus springt vom Dromedar auf den Menschen über, befällt das Atmungssystem und führt häufig zu einem Nierenversagen. Inzwischen hatte sich MERS über dreizehn Länder ausgebreitet, zu denen Ägypten, Jordanien, die Vereinigten Arabischen Emirate, Oman, Tunesien und die Philippinen zählten, aber auch europäische Länder wie Frankreich, Griechenland, Italien sowie Großbritannien waren betroffen. Am 5. Mai 2014 berichtete der US-amerikanische Nachrichtensender CNN, dass MERS nun auch in den USA, im

Bundesstaat Indiana, aufgetreten sei. Die Ansteckung von Mensch zu Mensch ist seltener als bei SARS, aber wenn sie geschieht, wird sie als besonders gravierend betrachtet. Während der 66. Tagung der Weltgesundheitsorganisation (WHO) bezeichnete die WHO-Generaldirektorin Margaret Chan das neue Virus als eine »globale Bedrohung«. Und: »Gemessen an den potenziellen Gefahren wissen wir zu wenig über dieses Virus. Keine neue Krankheit ist unter Kontrolle, die sich rascher entwickelt als unser Verständnis davon.«

Ebola – eine Seuche beherrschte das Jahr 2014

SARS und MERS traten in den Hintergrund. Nun beherrschte das Ebola-Fieber die Medien. Als die Seuche 1976 zum ersten Mal in Yambuku im Norden der heutigen Demokratischen Republik Kongo ausbrach, wurde sie durch infizierte Nadeln und Spritzen ausgelöst. 88 Prozent der Infizierten starben. Die Krankheit erreichte auch den Südsudan, blieb aber eine begrenzte Bedrohung. Weitere Ausbrüche wurden in den folgenden Jahren gemeldet, auch in den USA, auf den Philippinen, in Italien, Gabun, an der Elfenbeinküste, in Südafrika und Uganda. In Liberia, Sierra Leone und Nigeria wurde der Notstand ausgerufen. Es fehlte an Betten, Isolierstationen und am Verständnis der Einheimischen, was diese Krankheit bedeutet und welche Maßnahmen sie erfordert. Die Grenzen zwischen den drei Ländern wurden geschlossen. Nach kurzer Zeit geriet Ebola außer Kontrolle. Reisewarnungen wurden international ausgegeben und die Weltgesundheitsorganisation (WHO) rief den internationalen Gesundheitsnotstand aus.

Am 12. August 2014 erklärte die WHO den Einsatz experimenteller, jedoch noch nicht zugelassener Wirkstoffe zur Bekämpfung der Epidemie für ethisch vertretbar. Am 16. Oktober teilte die WHO mit, dass in den drei am stärksten betroffenen Ländern Liberia, Guinea und Sierra Leone fast 9000 Menschen erkrankt und 4493 gestorben seien.

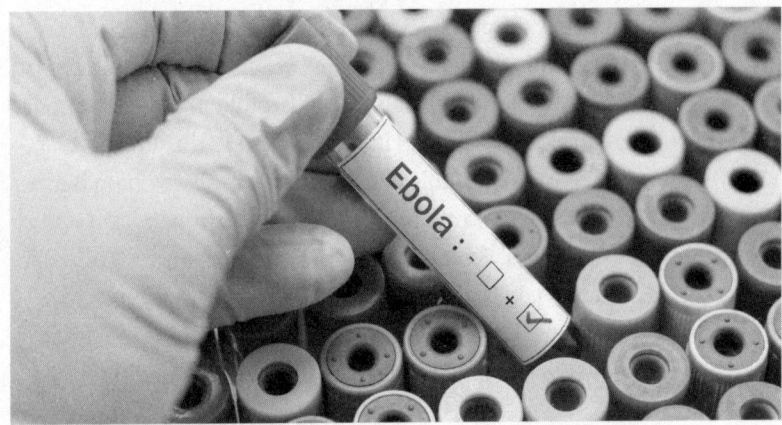

Forscher rechneten auch in Europa mit Infizierten

Forscher der britischen Universität Lancaster untersuchten das Muster, nach dem sich Ebola bisher ausgebreitet hatte, und setzten es in Beziehung zu den Daten des internationalen Flugverkehrs. Die Studie ergab ein 75-prozentiges Risiko für Frankreich, weil in den am stärksten betroffenen Ländern viel Französisch gesprochen wird, und ein Risiko von 50 Prozent für England bis Ende Oktober 2014. Eine US-amerikanische Studie an der Universität Auburn, Alabama, hatte bereits zuvor ergeben, dass Flugzeuge »Keimschleudern« seien, denn auf Armlehnen, Klapptabletts, in Toiletten und in den Taschen des Vordersitzes könnten gefährliche Keime bis zu einer Woche überleben. Das Darmbakterium *Escherichia coli* (abgekürzt *E. coli*) wurde etwa 4 Tage lang auf einer Armlehne gefunden, das Bakterium MRSA, das hochgefährliche Infektionen auslösen kann und das gegen die meisten Antibiotika resistent ist, sogar bis zu einer Woche.[5]

Den Flugverkehr einzuschränken war allerdings keine Lösung, das zeigte eine Computersimulation von Dirk Brockmann von der Humboldt-Universität Berlin und Dirk Helbing aus Zürich. Selbst wenn nur noch 10 Prozent aller Flüge Westafrika verließen, würde sich die Zahl der Infizierten dort alle 3 Wochen verdoppeln, so

Brockmann. »Das Seuchenwachstum wird daher die Flugrestriktionen über kurz oder lang ohnehin aufheben.«

Sehen wir uns noch die Ebola-Hochrechnungen von September 2014 an: Die WHO ging von mehr als 20 000 Erkrankungen bis Ende November aus. Bis Januar 2015 könnte die Zahl der Infizierten laut der US-Gesundheitsbehörde (CDC) auf 1,4 Millionen steigen. Es wurde außerdem vermutet, dass die Dunkelziffer der Infizierten sehr viel höher sei.

Ebola – Fakten, die Sie kennen sollten

Das Ebolavirus gehört zur Familie der Filoviridae oder Filoviren. Die Infizierten zeigen zunächst Grippesymptome mit leichtem Fieber. Dann steigt das Fieber extrem an. Im weiteren Krankheitsverlauf kommt es zu inneren und äußeren Blutungen bis zum Organversagen. Je nach Virustyp – es gibt fünf verschiedene Spezies – sterben 60–90 Prozent der Betroffenen.

Weitere Symptome sind starke Kopf-, Hals-, Muskel- und Gelenkschmerzen, Hautausschläge, Bauchkrämpfe und Durchfall. Die Erkrankten bluten aus den Augen, Ohren, der Nase, es kommt zu blutigem Husten und blutigem Erbrechen.

Nach der Infektion dauert es 2–21 Tage bis zum Ausbruch der Krankheit – so war zumindest die bis vor Kurzem gültige, von der US-amerikanischen Gesundheitsbehörde (CDC) vertretene Lehrmeinung. Dann schockierte ein neuer Bericht der WHO die Welt: In einem von zwanzig Fällen ist die Inkubationszeit deutlich länger als 21 Tage.

Die neuen Ergebnisse lauteten: In 95 Prozent der Fälle beträgt die Ebola-Inkubationszeit 1–21 Tage. In 3 Prozent der Fälle sind es 21–42 Tage. Für die restlichen 2 Prozent gab es keine Erklärung. Weiter erklärte die WHO, dass ein Ebola-Ausbruch erst für beendet erklärt werden kann, wenn es 42 Tage lang keine neuen Infektionen mehr gegeben hat.

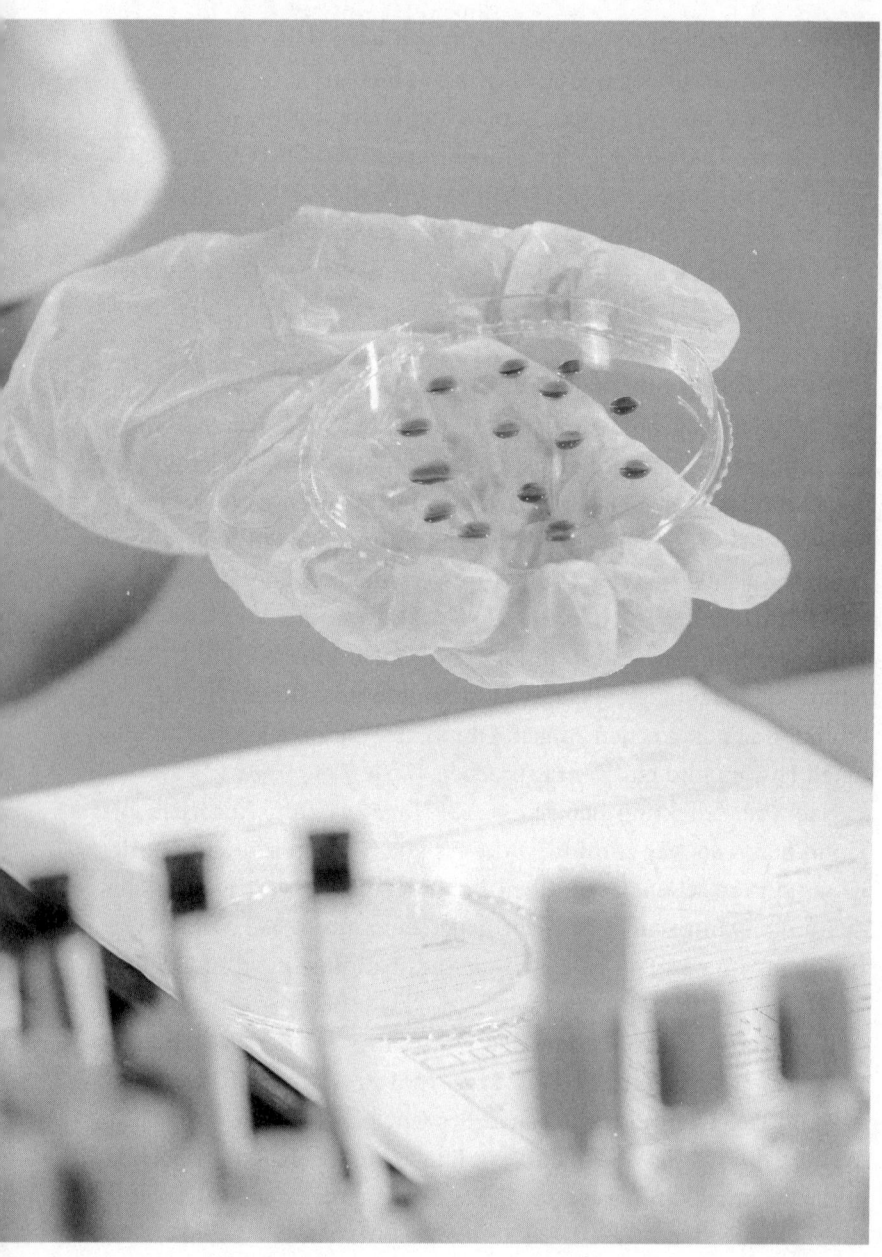

Bereits im Jahr 2000 schrieb die *New York Times*: »Das Ebolavirus, das bei Ausbrüchen in Afrika durch hohes Fieber und Blutungen zum Tode geführt hat, kann auch infizieren, ohne die Krankheit auszulösen. Das ist das Ergebnis einer neuen Untersuchung durch Wissenschaftler aus Afrika und Europa.«[6] Anfang Oktober äußerten sich die Forscher erneut im britischen Medizinjournal *The Lancet* zum Thema. In früheren Studien sei die Möglichkeit einer asymptomatischen Infektion nur angedeutet worden, hieß es. Bis zu 2 Wochen könne das Virus im Blut symptomloser, infizierter Menschen überleben, nachdem die Personen das erste Mal in Kontakt mit einem Infizierten gekommen sind. Ob das Virus möglicherweise noch länger überleben könnte, ist unbekannt.[7]

Die Studie konzentrierte sich vielmehr auf die Ansteckung durch Geschlechtsverkehr oder Bluttransfusionen.

Ebola ist verschwunden, genauso wie SARS und MERS damals verschwanden – und das ganz ohne Lockdown, Maskenpflicht und Social Distancing. Die von der WHO herausgegebenen Informationen hören sich an, als seien sie aus dem Jahr 2020, ebenso das, was der US-amerikanische Seuchenexperte Dr. Anthony Fauci und Bill Gates zu sagen hatten. Stehen wir immer wieder vor demselben Pandemie-Szenario? Oder müssen wir unseren Blickwinkel auf das Pandemiegeschehen erweitern?

War Ebola geplant?

Spekulationen darüber, dass Ebola geplant sei, sind nicht von der Hand zu weisen. Vielleicht als Biowaffe der USA oder als Aktion zur Förderung der Impfstoffherstellerindustrie. Dabei geht es auch um die Impfstoffe der Zukunft: genetische Impfungen, eine neue, bedrohliche Kategorie.[8] Dass Impfhersteller heutzutage ihre Stunde gekommen sehen, steht außer Frage. Wir müssen auch davon ausgehen, dass nicht jeder gemeldete Ebola-Patient wirklich Ebola hatte.

Nachrichten wie die folgenden lassen aufhorchen: Am 7. Oktober 2014 erklärte Dr. Anthony Fauci, Leiter des amerikanischen Nationalen Forschungsinstituts für Allergien und Infektionskrankheiten (NIAID): »Während die Epidemie sich weiter und weiter ausbreitet und in einigen Fällen außer Kontrolle gerät, ist es durchaus vorstellbar, wenn nicht sogar wahrscheinlich, dass wir das ganze Land mit Impfstoff versorgen müssen, um die Epidemie auszumerzen. Das ist ganz eindeutig eine Möglichkeit.« Um welches Land es dabei geht, wird nicht erwähnt. Interessant an der Bemerkung ist, dass Dr. Faucis Institut mit dem Pharmariesen GlaxoSmithKline an einem experimentellen Ebola-Impfstoff arbeitet.[9] Mitte Oktober 2014 teilte der Konzern mit, dieser Impfstoff könne nun auch in kommerzieller Weise hergestellt werden – das heißt, in großen Mengen. Wie sorgfältig GlaxoSmithKline vorgeht, wurde an einem Zwischenfall dokumentiert: Das Unternehmen verseuchte einen Fluss in Belgien mit 45 Litern konzentrierten Polioviren. Das als Unfall deklarierte Ereignis hat noch keine überblickbaren Folgen. Das verseuchte Wasser gelangte in ein nahe gelegenes Abwassersystem und verteilte sich über das Land.[10]

Beunruhigend ist auch eine Meldung des amerikanischen Fernsehsenders Fox News vom 4. August 2014: »Das experimentelle Medikament, das zur Behandlung zweier amerikanischer Helfer eingesetzt wurde, die sich mit dem Ebolavirus infiziert hatten, wurde vorher nie an Menschen getestet; erstmals erwähnt wurde es Anfang dieses Jahres als Teil eines von der US-Regierung und dem Militär unterstützten laufenden Forschungsprojekts [...]. Das Verteidigungsministerium ist schon seit geraumer Zeit an der Erforschung von Infektionskrankheiten, darunter auch Ebola, beteiligt«. Was bedeutet das genau? Das US-Verteidigungsministerium hat sich offenbar mit der Firma Monsanto, dem weltgrößten Inhaber von Patenten für GVO-Saatgut und allgemeines Saatgut, sowie anderen Unternehmen zusammengetan und eine Firma zur Herstellung eines Ebola-Impfstoffs gegründet. Das Unternehmen trägt den Namen Tekmira Pharmaceuticals Corporation. Auf der Firmenwebsite heißt es: »2014 unterzeichnete Tekmira mit Monsanto eine Optionsvereinbarung, wonach Monsanto eine Lizenz für die Nutzung des firmeneigenen Abgabesystems erhielt …«.[11] Erstaunlich ist auch, wie schnell ein Impfstoff bereitstand, für dessen Entwicklung es normalerweise Jahre, nicht etwa nur Wochen, braucht. Und noch überraschender: Die U.S. Centers for Disease Control and Prevention (CDC, US-Gesundheits- und Seuchenschutzbehörde) besitzen ein Patent auf einen bestimmten Ebola-Stamm, der als »EboBun« bezeichnet wird. Es handelt sich um das Patent Nr. CA2741523A1, das 2010 vergeben wurde.[12]

Wie verlässlich Informationen großer Organisationen sind, zeigte sich beispielhaft an der Schweinegrippe (H1N1 Influenzavirus). Am 4. Juni 2010 titelte die *Welt*: »Bezahlte Pharmaindustrie für Panik vor Schweinegrippe?« Und weiter heißt es: »Was für ein Skandal: WHO-Autoren stehen auf der Gehaltsliste der Pharmakonzerne. War die Schweinegrippe nur Panikmache?« Denn die Schweingrippe, das zeigte sich schnell, tötete nicht Millionen Menschen, wie behauptet, sondern verschwand nach kurzer Zeit von der Bildfläche.

Vielleicht ist Ebola nicht das, was es zu sein scheint – eine der großen Epidemien, welche die Menschheit im Laufe der Geschichte immer wieder heimgesucht haben. Beunruhigt durch berechtigtes Misstrauen gegen Politik und Pharmaindustrie und durch die Erkenntnis, wie groß die Schäden sind, die unsere moderne Ernährung und Lebensweise verursachen, müssen wir uns fragen, was wir glauben sollen. Denn wirtschaftliche, strategische und politische Interessen sind nicht das Einzige, das große Fragen aufwirft und die Menschen verunsichern wird, je mehr Wissen sich darüber in der Bevölkerung verbreitet. Auch die Frage, ob alles, was uns als ansteckend verkauft wird, wirklich ansteckend ist, wird uns zunehmend beschäftigen.

Diesbezüglich stehen sich zwei große Lager gegenüber, die eine entgegengesetzte Auffassung davon vertreten, wie Infektionskrankheiten entstehen. Die klassische Theorie besagt, dass sie immer durch Ansteckung entstehen. Doch die Hinweise mehren sich, dass diese Krankheiten als ein von äußeren Faktoren losgelöster Zustand in uns selbst entstehen können. Sie sind dann »hausgemacht«. Was damit gemeint ist, darüber erfahren Sie mehr im Kapitel »Immun durch ein gesundes inneres Milieu«. Ob Ansteckung oder innere Ursachen, in der Praxis lautet die Antwort: Unser Gesundheitszustand entscheidet im Wesentlichen, ob wir erkranken.

Hilflose Medizin – Antibiotikaresistenzen und der Wettlauf mit der Zeit

Menschen, die im Krankenhaus liegen, sind geschwächt. Sie kämpfen mit Krankheiten, den Folgen von Operationen oder einer Chemotherapie. Viele werden künstlich beatmet. Sie können sich kaum wehren gegen Krankenhauskeime, die trotz aller Hygiene in vielen Krankhäusern kursieren. MRSA – multiresistente Krankenhauskeime – können für Geschwächte zur tödlichen Gefahr werden. Diese Erreger sprechen nicht mehr auf Antibiotika an. Die Symptome, die sie produzieren, sind zudem meist nicht spezifisch, sodass sie oft auch zu spät erkannt werden.

Lange Zeit galten Antibiotika als die Wunderwaffe überhaupt, nun erweisen sie sich immer häufiger als wirkungslos. Weltweit entwickeln sich Bakterien, denen Antibiotika nichts mehr anhaben können. Wer auf Impfungen setzen möchte, muss sich eingestehen, dass die bekannten Impfstoffe nicht mehr zu den Erregern passen, für die sie entwickelt wurden. Denn viele Keime haben nicht nur überlebt, sie wandeln und verändern sich unablässig, sodass Antikörper, die das Immunsystem als Folge der Impfung gebildet hat, den Erreger häufig nicht mehr erkennen. Menschen erkranken trotz Impfung – oder, wie Statistiken nahelegen, sogar genau deswegen –, denn die hartnäckigsten, resistentesten unter den Erregern exis-

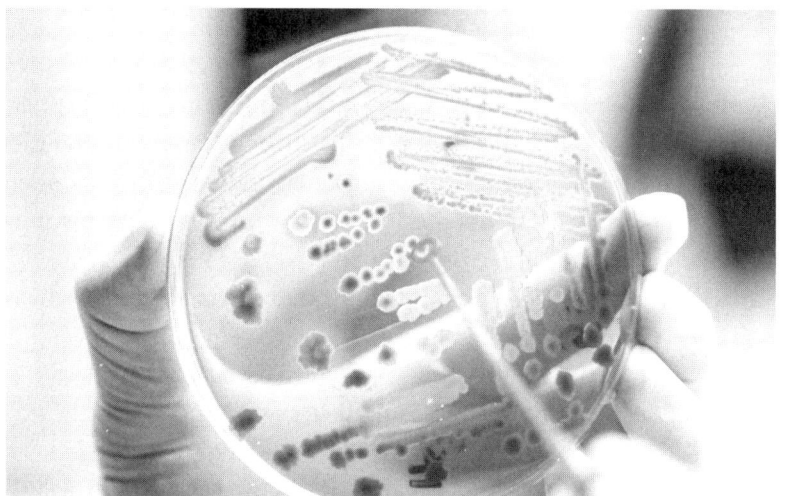

tieren weiter –, und sie treten nun als Superkeime auf. Alles in der Natur ist auf Überleben ausgerichtet, und Bakterien und Viren sind Experten in dieser Kunst. Diese Fähigkeit ist auch für uns besonders wichtig, denn die Mikroorganismen sind nicht nur unsere Feinde. Sie erfüllen wichtige Aufgaben in unserem Körper. Die moderne Mikrobiomforschung zeigt zweifelsfrei, dass Bakterien lebens- und überlebensnotwendig für uns sind. Ohne die zahllosen nützlichen Bakterien in unserem Darm würden weder unsere Verdauung noch das Immunsystem und der Nährstoffhaushalt funktionieren. Und wir brauchen sie sogar für unsere persönliche Entwicklung, eine stabile Gefühlslage und um sinnvoll reagieren und handeln zu können. Gute und »schlechte« Bakterien – was unterscheidet sie? Es gibt zahlreiche Hinweise darauf, dass aus den guten schlechte werden können, wenn die Bedingungen im Darm dafür gegeben sind.

Seit der schottische Bakteriologe Alexander Fleming 1928 das erste Antibiotikum entdeckt hat, ist viel geschehen. Schon zuvor, im Jahr 1893, war es dem Arzt und Mikrobiologen Bartolomeo Gosio gelungen, Mycophenolsäure aus dem Schimmelpilz der Gattung

Penicillium zu isolieren, doch seine Arbeit wurde international nicht beachtet. Bis heute wurden neben dem Penicillin zahlreiche weitere Antibiotika entwickelt, unter anderem Sulfonamide und Breitbandantibiotika, zu denen die Tetracycline gehören. Antibiotika wirken gegen Bakterien, und zwar entweder, indem sie die Bakterien daran hindern, sich auszubreiten (bakteriostatische Wirkung), ohne sie abzutöten, oder bakterizid, das heißt bakterientötend. Die neuen Mittel wurden als Segen empfunden, waren sie doch eine Möglichkeit, schlagkräftig und oft in kurzer Zeit gegen eine Vielzahl von Erkrankungen vorzugehen. Antibiotika wurden und werden allerdings oft auch gegen Beschwerden verschrieben, gegen die sie gar nicht wirken, weil es sich bei dem Erreger nicht um ein Bakterium handelt.

Lange Zeit galten Antibiotika als das Mittel der Wahl. Schulmedizin und Pharmaindustrie erklären noch heute unisono, was auch die Medien verbreiten: Dass Antibiotika (und Impfungen) der Grund für die Ausrottung der großen Seuchen wie Pest, Cholera, Tuberkulose, Scharlach, Keuchhusten, Gelbfieber und Typhus gewesen seien. Antibiotika standen aber erst ab den 1940er- und 1950er-Jahren zur Verfügung. »Die durch gängige Infektionskrankheiten verursachten Todesfälle gingen bereits lange Zeit vor der Möglich-

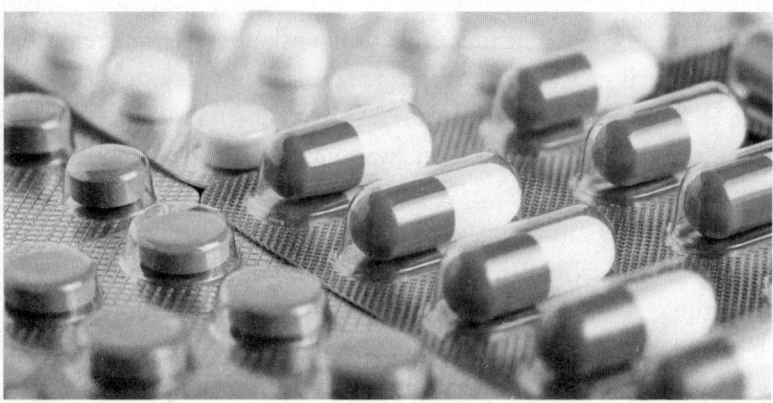

keit, medizinisch effektiv einzugreifen, zurück«, schreibt Thomas McKeown in seinem Buch *The Role of Medicine*. Antibiotika halfen und helfen noch immer in einer Reihe von Fällen, und wer unter einer Stimmbandentzündung oder einer Mandelentzündung (Angina) leidet, ist vermutlich froh, wenn seine Beschwerden relativ schnell verschwinden. Wird ein Antibiotikum jedoch häufiger eingenommen, verliert es an Wirkung beim einzelnen Patienten und letztlich auch auf breiter Ebene. Das Robert Koch-Institut (RKI) erklärt auf seiner Internetseite: »Die Entstehung von Antibiotikaresistenzen kann nicht verhindert, sondern höchstens verlangsamt werden. Antibiotikaresistenzen nehmen weltweit zu. Sie sind eine der größten Herausforderungen für die globale Gesundheit dieser Zeit.« Wenn Sie vor der Wahl stehen, ob Sie ein Antibiotikum einnehmen sollen oder nicht, wägen Sie den momentanen Nutzen und eventuelle Schädigungen genau ab. Ein guter Arzt wird Sie dabei unterstützen. Antibiotika schädigen nachweislich die Darmflora, zumindest, wenn sie längerfristig oder häufig eingenommen werden. Das hat Auswirkungen auf Ihre Verdauung und Ihr Immunsystem. Nicht jede Blasenentzündung braucht ein Antibiotikum. Es gibt andere, natürliche Mittel, die Sie ausprobieren können. Die Entscheidung liegt bei Ihnen.

Superkeime und der Weg in die postantibiotische Ära

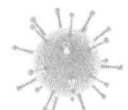

Erst später wurde erkannt, dass Antibiotika nicht zwischen krank machenden und sogenannten guten Bakterien unterscheiden. Sie bekämpfen die einen wie die anderen, bringen das Gleichgewicht der Darmflora durcheinander und beeinträchtigen das fundamental wichtige Immunsystem im Darm. Eine langfristige Einnahme kann Depressionen und Ängste hervorrufen.[13] Ernst zu nehmende Studien zeigen darüber hinaus, dass ein Mangel an guten Darmbakterien das Verhalten negativ beeinflusst und sogar Geisteskrankheiten auslö-

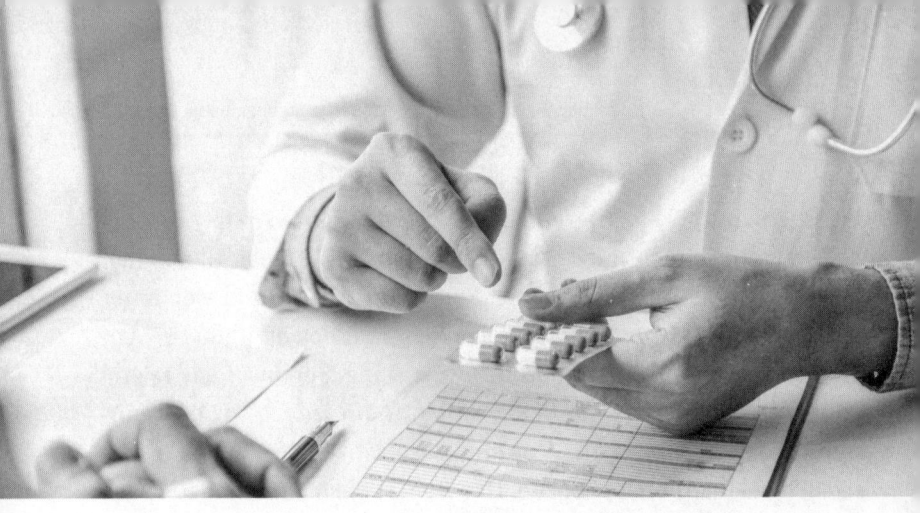

sen kann.[14] Weitere Untersuchungen ergaben einen Zusammenhang zwischen Antibiotika und Fettleibigkeit, dem metabolischen Syndrom und einem erhöhten Diabetesrisiko.[15]

Sind Antibiotika unvermeidbar, ist es ratsam, zusätzlich Probiotika einzunehmen, die wichtige Bakterienstämme dem Darm wieder zuführen. Diese Kur sollte über das Ende der Einnahme hinaus fortgeführt werden. In jedem Fall ist eine probiotische Kur nach dem Absetzen des Antibiotikums wichtig, sei es mit fermentierten Getränken wie Kefir oder Kombucha und Nahrungsmitteln wie Sauerkraut oder mit Nahrungsergänzungsmitteln. Das Wort »Antibiotika« kommt übrigens aus dem Altgriechischen und bedeutet »gegen das Leben«.

»Probiotika« sind dagegen »für das Leben«. Vielleicht kennen Sie auch noch ein ähnliches, drittes Wort: »Präbiotika«, das sind Ballaststoffe, die für die Ernährung der Bakterien wichtig sind, daher kommen sie »vor« (prä-) dem Leben.

Die Menge an weltweit konsumierten Antibiotika ist gigantisch mit allen Folgen für den Organismus von Mensch und Tier. Eine von der Mayo Klinik im Herbst 2014 veröffentlichte Studie belegte, dass fast 70 Prozent der Amerikaner regelmäßig Medikamente einnehmen, allen voran Antibiotika, gefolgt von Antidepressiva und Opiaten. Glauben Sie nicht, die Zahlen für Deutschland würden viel anders aussehen.

Außerdem: Was wir zu uns nehmen, muss auch wieder hinaus. Dasselbe gilt für Tiere, die massenweise Antibiotika mit dem Futter bekommen. Antibiotische Substanzen (und übrigens auch Hormone) gelangen durch die Ausscheidungen in die Umwelt, wo sich die entsprechenden Bakterienstämme so adaptieren können, dass das Antibiotikum wirkungslos wird. Bei Mensch und Tier führt der Missbrauch zu wachsenden Resistenzen. Denn: Was sie nicht umbringt, macht sie stärker. Von allen Bakterien, die abgetötet werden, sei es in Mensch, Tier oder Umwelt, bleiben einige zurück. Es sind die widerstandskräftigsten, die in der Konfrontation mit den Mitteln ihre Muskeln spielen lassen. Immer häufiger sind sie nicht nur gegen ein Mittel resistent, sondern gegen mehrere. Es bilden sich multiresistente Superkeime, gegen die kein schulmedizinisches Kraut gewachsen ist. Der neue Kampf der Medizin gilt nun antibiotikaresistenten Erkrankungen wie der Tuberkulose, der Gonorrhoe und MRSA.[16]

Im Oktober 2014 berichtete die britische Tageszeitung *The Independent*: »Wenn die gängigen Antibiotika eingesetzt werden, besteht eine Chance von 1:10, dass die Behandlung einer E. coli-Infektion misslingt, weil der Keim resistent ist. Da die Zahl der Infektionen steigt, wächst der Druck, noch stärkere Antibiotika einzusetzen, die Carpapeneme, die als letzte Möglichkeit zur Verfügung stehen. Und es entwickeln sich bereits Resistenzen gegen diese Wirkstoffe.« Auch die Weltgesundheitsorganisation (WHO) und die US-Gesundheitsbehörde (CDC) erklären inzwischen, dass die Ära der Antibiotika zu Ende geht.

Resistenzen sind der Hauptgrund dafür, eine Antibiotika-Behandlung abzulehnen. Es gibt allerdings noch weitere Gründe: Eine Studie aus dem Jahr 2011 zeigte einen Zusammenhang zwischen der Einnahme von Antibiotika und Darmerkrankungen wie Morbus Crohn, Colitis ulcerosa und Reizdarm. Grund ist das Bakterium *Clostridium difficile*, das durch die Antibiotika mutiert und überlebt, wenn alle anderen Bakterien schon abgetötet sind. In dieser Form sondert es Giftstoffe ab, die die Darmwand schädigen.[17] Eine weitere Studie belegte, dass alle pharmazeutischen Medikamente bei häufigerem Gebrauch die Leber schädigen, allen voran Antibiotika.[18] Negative Auswirkungen zeigen sich auch in den Mitochondrien, den Kraftwerken der Zellen.[19] Weitere Studien fanden ein erhöhtes Risiko für Darmkrebs[20] und eine Verbindung zum Chronischen Erschöpfungssyndrom (Chronic-Fatigue-Syndrom)[21]. Antibiotika waren zwar bei der Bekämpfung vieler Infekte hilfreich, haben jedoch nicht zu einem Rückgang der Infektionskrankheiten geführt. Grafiken zur Entwicklung der größten Infektionskrankheiten zwischen 1900 und 1973 zeigen, dass alle Erkrankungen mehrere Jahrzehnte vor der Einführung von Antibiotika rückläufig waren. Untersuchungen weisen im Gegenteil darauf hin, dass Patienten, die häufiger mit Antibiotika behandelt worden waren, häufiger Infekte bekamen als Personen, die keine Antibiotika nahmen.[22] Gravierend ist auch die Wirkung von Antibiotika auf das Immunsystem. Beim Zerfall der abgetöteten Bakterien werden Endotoxine freigesetzt, die das Immunsystem schwächen, indem sie die Kommunikation zwischen den Immunzellen zerstören. Als Folge können unerwünschte Bakterien und Pilze im Darm wuchern.[23] Es gibt also viele Gründe, einen großen Bogen um Antibiotika zu machen – nicht zuletzt, weil das Immunsystem leidet.

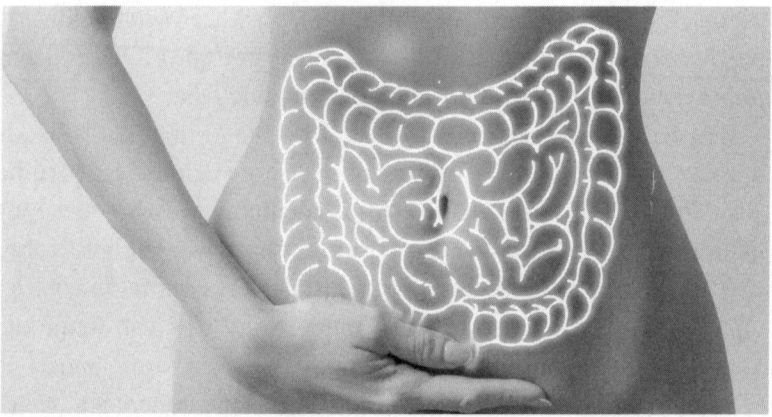

Hohe Hygienestandards: hilfreich, aber keine Garantie

Ein wichtiger Grund für den Rückgang und das Ausbleiben von Seuchen waren und sind die modernen Hygienestandards. Durch die Verbesserung der allgemeinen Lebensbedingungen wurde der Ausbreitung ansteckender Krankheiten der Boden entzogen. In Zeiten, in denen der Abfall vor dem Haus lag, das Wasser nicht sauber und meist nur zum Trinken verwendet wurde, nicht aber zum Waschen, sah die Situation ganz anders aus. Ohne Kanalisation und Müllabfuhr konnten sich Erreger in Windeseile verbreiten – buchstäblich konnte alles Träger sein. Hände zu waschen, und noch dazu mit Seife, gehörte nicht immer zum Standard. Wussten Sie, dass Händewaschen mit warmem Wasser und einer normalen Seife Keime um bis zu 90 Prozent reduziert? Dadurch wird der Fettfilm mitsamt den Mikroben von den Händen gelöst. Eine wirksame Hygiene ist auch heute noch nicht überall selbstverständlich. In den Entwicklungsländern leben Menschen oft auf engstem Raum. Millionen sind in Slums untergebracht, wo es schwierig ist, sauberes Wasser zu bekommen, wo keine oder kaum Sanitäranlagen vorhanden sind und es an medizinischer Versorgung mangelt. Dort besteht nach wie vor der ideale Nährboden für Infektionskrankheiten.

2003 schrieb Jean Ziegler in seinem Buch *Die neuen Herrscher der Welt*: »Anders gesagt: Hunger, Seuchen, Durst und andere armutsbedingte Lokalkonflikte zerstören jedes Jahr fast genauso viele Männer, Frauen und Kinder wie der Zweite Weltkrieg in sechs Jahren. Für die Menschen der Dritten Welt ist der Dritte Weltkrieg unzweifelhaft in vollem Gang.«

Jean Zieglers Kommentar zur Gesundheitslage in der Dritten Welt ist noch heute aktuell. Überall, wo Armut und mangelnde Hygiene den Alltag bestimmen, wo Umweltkatastrophen die meist ohnehin unzureichenden Versorgungssysteme zusammenbrechen lassen und wo politische Unruhen und Kriegszustände herrschen, können tödliche Infektionen um sich greifen.

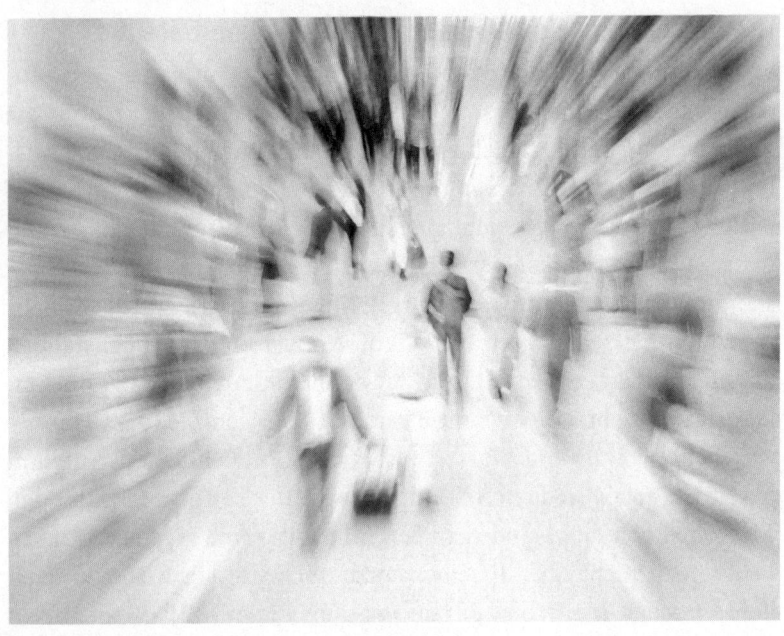

Die Schattenseite des Fortschritts

Wir leben in einer komfortablen Welt, in der es für die meisten Menschen selbstverständlich ist, eine warme Wohnung, sauberes kaltes und warmes Wasser sowie Strom zu haben, in der der Arzt nicht weit ist, in der die Apotheken wie Pilze aus dem Boden wachsen und Supermärkte uns täglich frische Produkte anbieten. Die meisten kennen das automatische Immun- und Kreislauftraining von früher nicht mehr, bei dem die Menschen in einem warmen Zimmer lebten und einem ständigen Temperaturwechsel ausgesetzt waren, wenn sie den kalten Gang oder andere, ungeheizte Zimmer betraten. Selbst das Auto erfreut uns heute mit einer angenehmen Sitzheizung. Autos, Büros und oft auch Geschäfte sind klimatisiert. Wir sind es gewohnt, sofort die Heizung oder die Klimaanlage anzumachen, wenn die Temperatur ein wenig sinkt oder steigt. Die meisten Menschen verrichten keine körperliche Arbeit mehr. Für alles gibt es Maschinen, die anstrengendere oder lästige Tätigkeiten übernehmen. Wir sind in Watte gepackt. Der Arbeitsalltag vieler Menschen besteht in einer sitzenden Tätigkeit, meist über viele Stunden, oft am Computer, manchmal in abgedunkelten Räumen. Nicht umsonst boomen Fitnessstudios, und zwar nicht nur bei den Jüngeren, die fit mit attraktiv gleichsetzen, sondern auch bei denjenigen, die einen Ausgleich zu ihrem Tagesablauf suchen. Diese Lebensweise ist für den Homo sapiens nicht sehr geeignet. Hinzu kommen seelische Belastungen und wachsender Stress, die Erschöpfungssyndrome und Burn-out nach sich ziehen.

Ernährung, die krank macht

Als hätten wir nicht genug damit zu tun, den Risiken einer sich verändernden Welt so zu begegnen, dass wir ein gutes und gesundes Leben führen können, sind wir darüber hinaus von einer inneren Aushöhlung bedroht, die versteckt und schleichend Menschen erkranken lässt und ihr Immunsystem schwächt. Epidemien und Pandemien entstehen zunehmend auch durch verseuchte Lebensmittel. Die Zahl der Infektionen durch Essen wächst, und zwar nicht nur in den Entwicklungsländern, wo Naturkatastrophen, verseuchtes Wasser und mangelnde Hygiene immer wieder zu Ausbrüchen von Cholera, Ebola und anderen Erkrankungen führen. Überall in der Welt treten seit der Jahrtausendwende wieder E.-coli-Epidemien auf, die schwerste Darmentzündungen und Durchfälle auslösen sowie Todesopfer fordern. Auch Salmonellen sind wieder auf dem Vormarsch. Wie bei den E.-coli-Bakterien handelt es sich um eine neue Variante, welche die Weltgesundheitsorganisation (WHO) als gefährlichen Erreger einstuft. Salmonellen gehören nach wie vor zu den gefürchtetsten bakteriellen Krankheitserregern, da sie lebensbedrohliche Durchfallerkrankungen auslösen können.

Viele Krankheitserreger sind noch unbekannt. Eine 1999 im Auftrag der US-Gesundheitsbehörde (CDC) durchgeführte Untersu-

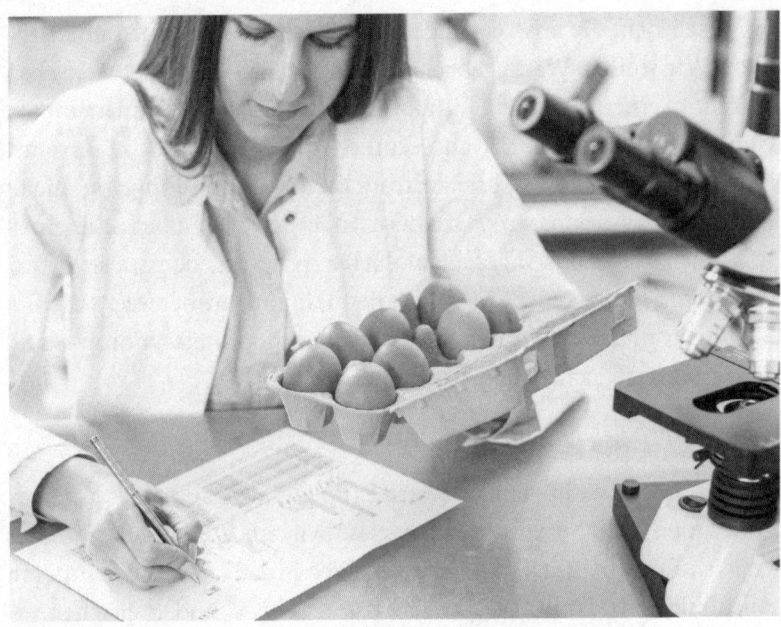

chung über den Zusammenhang zwischen ernährungsbedingten Erkrankungen und Todesfällen in den USA, bei der zahlreiche unterschiedliche Daten einbezogen wurden, ergab: Jährlich treten in den USA etwa 76 Millionen ernährungsbedingte Erkrankungen auf, 325 000 Betroffene kommen ins Krankenhaus und 5000 sterben. Davon werden nur 14 Millionen Krankheitsfälle, 60 000 Einlieferungen in Krankenhäuser und 1800 Todesfälle durch bekannte Erreger ausgelöst. Die Erreger aller anderen Erkrankungen – das sind 62 Millionen – sind nicht bekannt.[24]

Unversehens stehen wir vor gesundheitlichen Gefahren, die wir als Geschichte betrachteten. Es ist, als sei die Welt auf den Kopf gestellt. Die Entwicklungs- und Schwellenländer haben nicht nur mit oft schlechten Lebensbedingungen zu kämpfen, sie werden auch von einer Welle chronischer Krankheiten wie Diabetes, Herz-Kreislauf-Leiden, Krebs und Atemwegserkrankungen überrollt, weil die

Menschen nicht mit dem Nahrungsmittel- und Konsumangebot der westlichen Welt zurechtkommen. 36 Millionen Menschen sterben dort jährlich an Krankheiten, die bislang den reichen Nationen vorbehalten waren. Auch hier hat die Globalisierung ihre Auswirkungen: Immer mehr Supermärkte mit fragwürdigen Nahrungsmitteln aus den westlichen Ländern schießen aus dem Boden, Ernährungsgewohnheiten und Lebensweise verändern sich, und vor allem der Umgang mit Fleisch und Lebensmitteln hat sich völlig gewandelt – und nicht zum Besten des Konsumenten, wenn man von den billigen Produkten aus aller Welt absieht.

In der westlichen Welt greift dagegen wieder eine Mangelernährung um sich, denn unsere Lebensmittel enthalten nicht mehr die Vitalstoffe, die wir für unsere Gesundheit brauchen – und, schlimmer noch, sie sind voller Substanzen, die uns schaden. Viele gezüchtete Sorten enthalten einen hohen Stärke- und Zuckeranteil und nur noch wenige Mineralstoffe, Ballaststoffe und Antioxidantien. Den meisten Nahrungsmitteln und Fertiggerichten werden künstliche Vitamine und Mineralstoffe zugesetzt, die nun nicht mehr im natürlichen Ver bund vorkommen, wie das in vollwertigem Gemüse oder Getreide der Fall wäre. Nicht umsonst sind Biofleisch, Biogemüse, Biomilch und Co. ein geradezu lawinenartiger Massentrend. Unsere Lebensmittel machen uns zunehmend krank. Die modernen Seuchen, unter denen viele Menschen heute bereits zu leiden haben, sind Autoimmunerkrankungen wie Colitis ulcerosa, Diabetes, multiple Sklerose, rheumatoide Arthritis, Nahrungsmittelunverträglichkeiten, Allergien, Fibromyalgie und Mitochondriopathie.

Wir sind auf ein gut funktionierendes Immunsystem angewiesen, das in der Lage ist, sowohl die zahlreichen schützenden Aufgaben zu erfüllen, als auch plötzlichen und neuen Bedrohungen entgegenzutreten.

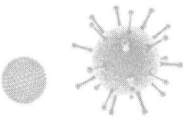

Epidemien, Pandemien und Endemien – was unterscheidet sie?

Sich schnell ausbreitende Infektionskrankheiten mit potenziell tödlichem Ausgang werden generell als »Seuche« bezeichnet. Je nach Ausbreitungsradius handelt es sich um eine »Epidemie«, »Pandemie« oder »Endemie«.

Epidemie: Das Wort kommt aus dem Griechischen und bedeutet so viel wie »Ankunft einer Krankheit, die im Volk verbreitet ist«. Wenn sich eine Erkrankung in einer Region oder Bevölkerungsgruppe in einer bestimmten Zeitspanne stark häuft, wie zum Beispiel die Pest im Mittelalter, oder Aids in einer bestimmten Gruppe von Personen, spricht man von einer Epidemie. Sie bricht meist sehr plötzlich aus, greift wie ein Lauffeuer um sich und ist örtlich und zeitlich beschränkt. Bekannt und gefürchtet waren Epidemien wie Pest, Pocken, Tuberkulose, Cholera, Typhus, Polio, SARS, Aids, die Spanische Grippe, aber auch Gelbfieber und Malaria, die zum Teil auch zu Pandemien wurden.

Pandemie: Der Begriff leitet sich von den griechischen Wörtern *pan* für alles und *demos*, das Volk, ab. Eine Pandemie entsteht, wenn sich eine Krankheitswelle über Landesgrenzen und Kontinente hinweg ausbreitet. Sie bedroht die ganze Welt. Ein paar Infizierte können genügen, und die Erreger wandern um die Erde. Ihre Verbreitung lässt sich kaum noch nachvollziehen. Pandemien gab es schon immer, doch die globale Vernetzung erhöht das Risiko einer weltweiten Verbreitung. Ebenso wie Epidemien sind Pandemien zeitlich begrenzt.

Endemie: Statt *pan* findet sich hier das griechische Wort *en*, das innerhalb bedeutet, in Verbindung mit *demos*, dem Volk. Dies bezeichnet die Häufung einer Infektionskrankheit, die nur in einer bestimmten Gegend oder Bevölkerungsgruppe auftritt, jedoch ohne zeitliche Begrenzung. Endemien sind permanent in diesen Regionen vorhanden, aber mit einer im Vergleich zur Epidemie geringen Verbreitung. Zu den endemischen Erkrankungen zählt die Malaria, die in einigen Gebieten der Welt konstant vorhanden ist, oder die durch Zecken übertragene FSME (Frühsommer-Meningoenzephalitis), die nur in speziellen Gegenden auftritt.

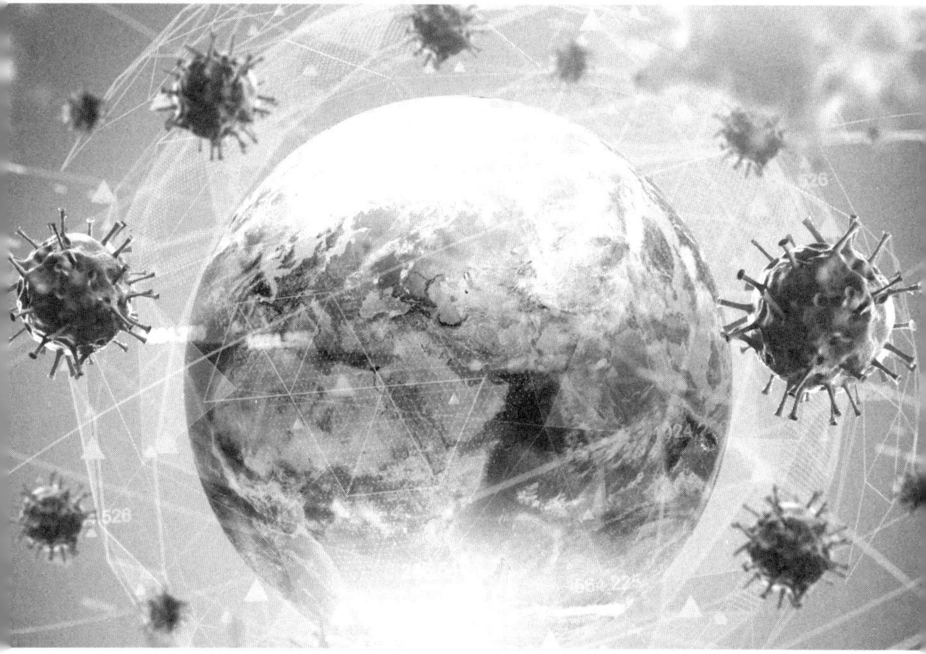

Unter Tieren können ebenfalls Seuchen auftreten. Tierseuchen werden auf die gleiche Weise eingeteilt wie die Seuchen der Menschheit: in Epizootie, Panzootie und Enzootie.

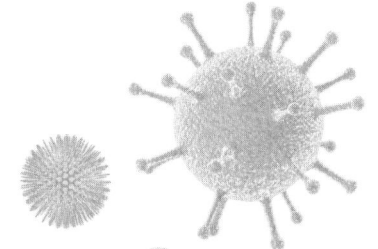
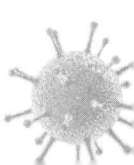

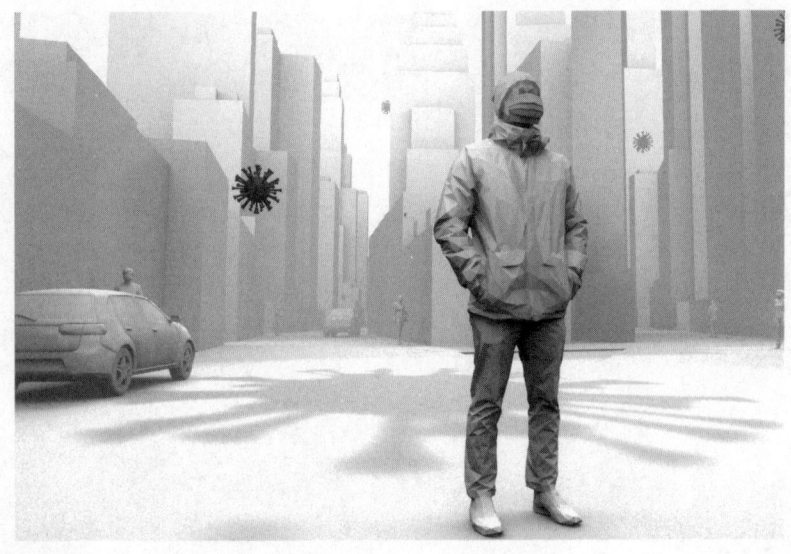

Bioterror – Mikroben als Waffe

Bakterien als Biowaffe – auf diese Idee kamen die Menschen bereits im Mittelalter. 1346 ließ sich der Tatarenführer Khan Djam Bek etwas Neues einfallen, um die Hafenstadt Kaffa auf der Halbinsel Krim einzunehmen. Er ließ die Pestleichen seiner eigenen Männer über die Stadtmauern katapultieren. Die Seuche griff rasend schnell um sich, viele starben, und die Überlebenden ergriffen die Flucht.

Ganz so neu war seine Idee jedoch nicht. Schon im 2. Jahrtausend v. Chr. nutzten die Hethiter verseuchtes Vieh gegen ihre Feinde, und die Perser, Griechen und Römer warfen verwesende Leichen in die Brunnen. Diese erfolgreichen Vorbilder nutzten die Japaner während des Zweiten Weltkrieges gegen die Chinesen. Sie warfen Flöhe, die mit *Yersinia pestis* infiziert waren, aus Flugzeugen ab, wodurch mehrere lokale Epidemien entstanden. Die Produktionsstätte dieser Flöhe, ein Gefangenenlager, wurde nach dem Ende des Krieges zerstört. Dabei kamen jedoch infizierte Ratten frei, was eine neue Epidemie in Gang setzte. Sie forderte mehr als 20 000 Opfer. Während des Kalten Krieges wurden in Russland Biowaffen entwickelt, die Pestbakterien als Aerosol versprühen sollten.

Wegen ihrer tödlichen Effektivität zählen biologische Waffen zu den größten Gefahren. Die Pest zählt dabei zu den zwölf gefährlichsten biologischen Waffen. Die Weltgesundheitsorganisation (WHO) hat sie als das »dreckige Dutzend« zusammengestellt. Dazu gehören unter anderem Pocken, Ebola, Anthrax, die Marburg-Viren, Milzbrand, Tularämiebakterien und das Q-Fieber sowie einige Giftstoffe wie Botulinustoxin.

TOPOFF 2000 – ein Bioangriff wird durchgespielt

Im Mai 2000 fand in den USA zum ersten Mal das Planspiel TOPOFF statt. Dabei wurden an drei Orten mögliche terroristische Angriffe durchgespielt: Bioterrorismus in Denver, Colorado, ein Angriff mit chemischen Waffen in Portsmouth, New Hampshire, und ein Strahlenangriff in der kanadischen Stadt Ottawa. Im Stadtzentrum von Denver wurden Pestbakterien als Aerosol versprüht.

Das Ergebnis: Nach 3 Tagen starben bereits 123 Erkrankte an der Lungenpest. Wie viele insgesamt den Tod fanden, ist nicht sicher: zwischen 3700 und 4000 Menschen erkrankten und 950–2000 starben. In der Stadt brach ein Chaos aus, Hospitäler und Notfallaufnahmen waren überfüllt. Es fehlte an Antibiotika und der Möglichkeit, ausreichende Quarantänebereiche einzurichten. »Auch wenn wir wissen, dass es sich nicht um ein wirkliches Ereignis handelt, wurden zahlreiche Angehörige der Gesundheitsbehörde (CDC) und des medizinischen Personals von einem Gefühl der Hoffnungslosigkeit überwältigt«, erklärten Regierungsbeamte der Behörde.

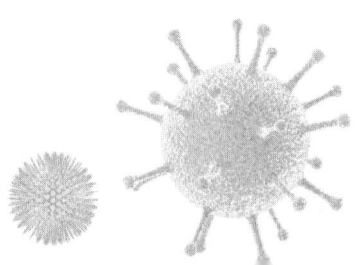
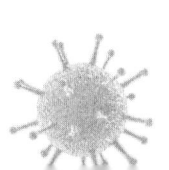

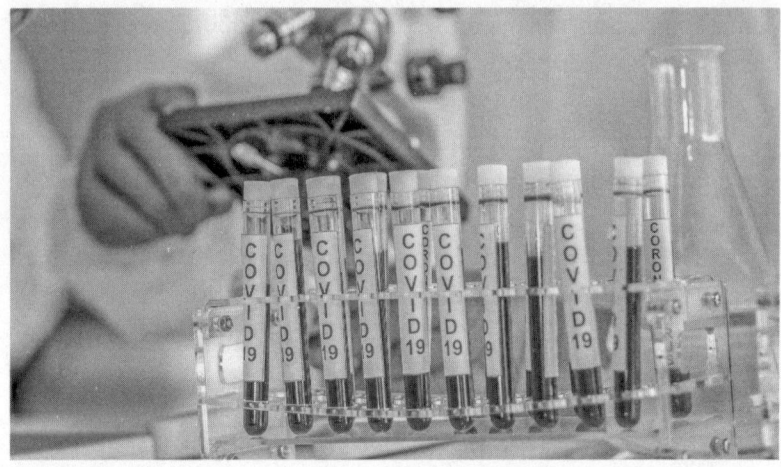

TOPOFF 2000 wurde vorzeitig abgebrochen. In den Jahren danach folgten weitere Planspiele, die Entscheidungsträger der Regierung für den Ernstfall vorbereiten und zeigen sollten, welche vorbeugenden Maßnahmen zu ergreifen sind. Am Erfolg dieser milliardenschweren Kampagne wird gezweifelt, wie unter anderem das Center for Health Care Emergency Readiness 2014 in einem Buchupdate über Bioterror und Bioerror schreibt.[25] Die meisten Krankenhäuser in den USA sind nach wie vor nicht auf bioterroristische Angriffe eingerichtet. Kann man davon ausgehen, dass es in Europa anders ist?

Die Saat des Bösen

Am frühen Morgen des 20. März 1995 ereignete sich in der U-Bahn in Tokyo ein Anschlag mit dem Kampfgas Sarin. Durchgeführt wurde er von der Shinrikyō-Sekte, der »Sekte der absoluten Wahrheit Aum«. Tausende Menschen sahen in ihrem Gründer, dem halbblinden Shōko Asahara, einen Meister und Guru, der sie verstand und ihnen half, aus der strikten japanischen Gesellschaft auszubrechen. Doch Asahara war ein religiöser Fanatiker, der mehr wollte. Nicht nur das Sarin-Gas war ein Mittel, die eigenen Ziele durchzusetzen. Es wurde auch an Biowaffen mit dem Milzbranderreger Anthrax, Cholerabakterien, Botulinum und Ebolaviren gearbeitet. Bei dem Anschlag wurden dreizehn Berufspendler getötet, 54 ernsthaft verletzt und 980 weitere verwundet. Nach Schätzungen sollen rund 6000 Menschen betroffen gewesen sein. 5 Jahre zuvor hatte Saddam Hussein Bomben mit Anthrax, Botulinum und dem krebserregenden Schimmelpilzgift Aflatoxin bestückt.

Bioerror – wenn Keime entschlüpfen

Manchmal entschlüpft ein Erreger versehentlich aus einem Labor. Nicht nur Keime, die als vermutlich Letzte ihrer Art aufbewahrt werden, wie das Pockenvirus, sondern auch solche, die Forscher durch Genmanipulation züchten, stellen eine Gefahr dar.

Ein derartiges Versehen wurde im Juli 2014 über das Pockenvirus berichtet. Als eines der Labore des National Institutes of Health (NIH) verlegt werden sollte, tauchten Phiolen auf, die das Virus enthielten. Sie waren in einem Versteck gewesen, das bereits in den 1950er-Jahren eingerichtet worden sein musste. Prognosen zufolge soll die Gefahr von Bioterror und Bioerror aufgrund der Biotechnologie bis 2020 deutlich ansteigen und eine große Zahl an Opfern fordern.

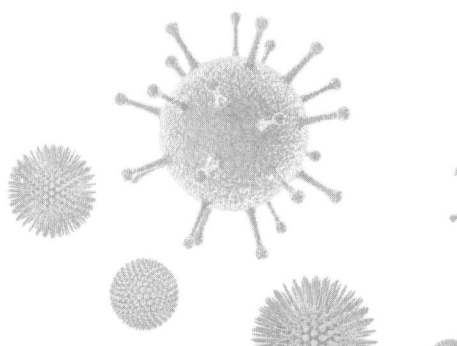

Gain-of-Function – eine erschreckende Form der Forschung

»Gain-of-Function« – der Zugewinn an Funktionstüchtigkeit und Schlagkraft – ist die moderne Bezeichnung für die Entwicklung von Biowaffen. Dabei werden Krankheitserreger im Labor so verändert, dass sie ansteckender und tödlicher werden. Sars-CoV-2 verfügt über Eigenschaften, die nicht einmal entfernte Verwandte dieses Virus aufweisen. Fachleute sagen, diese neuartige Funktion kann unmöglich auf natürlichem Weg entstanden sein. Bekannt ist, dass US-amerikanische und chinesische Forscher Fledermaus-Coronaviren genetisch manipuliert haben, indem sie Methoden wie »Seamless Ligation« angewandt haben, die keine Anzeichen oder Spuren menschlicher Manipulation hinterlassen.

Kritiker der Gain-of-Function-Forschung befürchten schon lange, dass unbeabsichtigt gefährliche Erreger freigesetzt werden könnten. Wäre es möglich, dass es sich bei Covid-19 um einen solchen Erreger handelt?

2014 setzte die US-Regierung die staatliche Finanzierung der Gain-of-function-Forschung an SARS, MERS und der Vogelgrippe aus, nachdem es zu Pannen in den Forschungseinrichtungen gekommen war. Die Untersuchungen gingen aber weiter. Für mehrere Projekte gab es eine Sondergenehmigung. Ähnliche Experimente wurden auch von China durchgeführt, einige davon in Zusammenarbeit mit den USA, wie eine am 9. November 2015 in *Nature Medicine* veröffentlichte Studie zeigt.[26]

Diverse Untersuchungen sprechen dafür, dass Sars-CoV-2 nicht auf natürlichem Weg entstanden ist. Die Beweise für eine natürliche Evolution lassen zu wünschen übrig. Wie es seinen Weg aus dem Labor gefunden hat, ist nicht abschließend geklärt.[27]

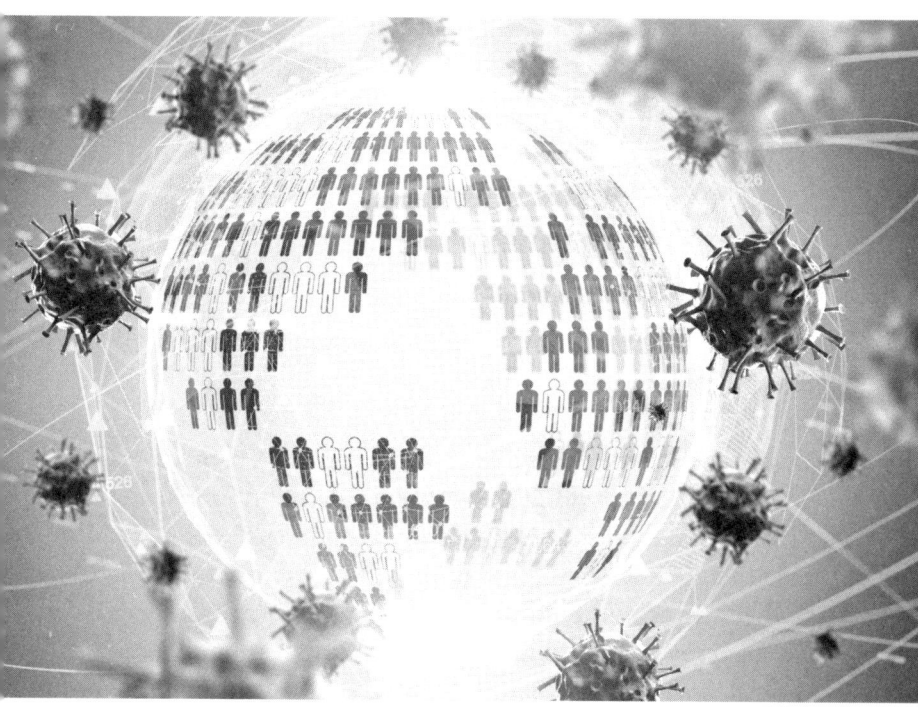

Event 201 – Planspiel einer Corona-Pandemie im Oktober 2019

Am 18. Oktober 2019 hatte die Johns-Hopkins-Universität in Zusammenarbeit mit dem Weltwirtschaftsforum und der Bill & Melinda Gates Stiftung ein Planspiel zu einer schweren, fiktiven Corona-Pandemie abgehalten. Aufgrund von Anfragen steht jetzt auf der Internetseite des Johns Hopkins Center for Health Security zu Event 201 zu lesen: »Wir sagen jetzt nicht voraus, dass der nCoV-2019 65 Millionen Menschen umbringen wird. Obwohl unser Computer-Planspiel ein neues, nicht reales Virus einschloss, waren die Eingaben, die wir verwendeten, um die Auswirkungen eines fiktiven Virus durchzuspielen, denen von nCoV-2019 nicht ähnlich.«

Worum es ging:
- → Der Ausbruchs eines Coronavirus wird simuliert – von Fledermäusen auf Menschen übertragen.
- → Ausbruch in Brasilien.
Verbreitung global über den Flugverkehr.
- → Mögliche Verfügbarkeit eines Impfstoffs im ersten Jahr, der Kranken helfen kann, die Ausbreitung aber nicht einschränkt.
- → Das Szenario endet nach 18 Monaten mit 65 Millionen Todesopfern.

Das Weltwirtschaftsforum ist eine Stiftung mit Sitz in der Schweiz. Es ist der Club der größten multinationalen Konzerne und Unternehmen, die an der Corona-Pandemie und dem Lockdown Milliarden verdient haben – Männer wie Jeff Bezos (Amazon), Bill Gates (Bill & Melinda Gates Stiftung), Mark Zuckerberg (Facebook), der Großinvestor Warren Buffet (Berkshire Hathaway) und Elon Musk (PayPal, Tesla und das Raumfahrtunternehmen SpaceX, von dem das 5G-Konzept stammt). Das Vermögen von Jeff Bezos wuchs während der Pandemie um 76 Milliarden, das von Elon Musk um 68 Milliarden, Mark Zuckerberg konnte 42 Milliarden verbuchen, die anderen brachten es nur auf Beträge zwischen 12 und 18 Milliarden. Auf der Seite Awarded Grants (Spenden) der Bill & Melinda Gates Stiftung finden sich bis Mitte August 2020 211 Spendeneinträge in einer Gesamthöhe von rund 14 Milliarden Dollar.

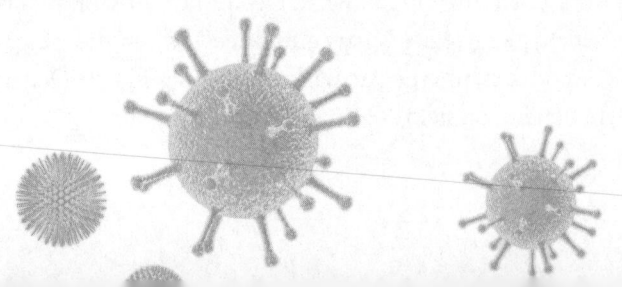

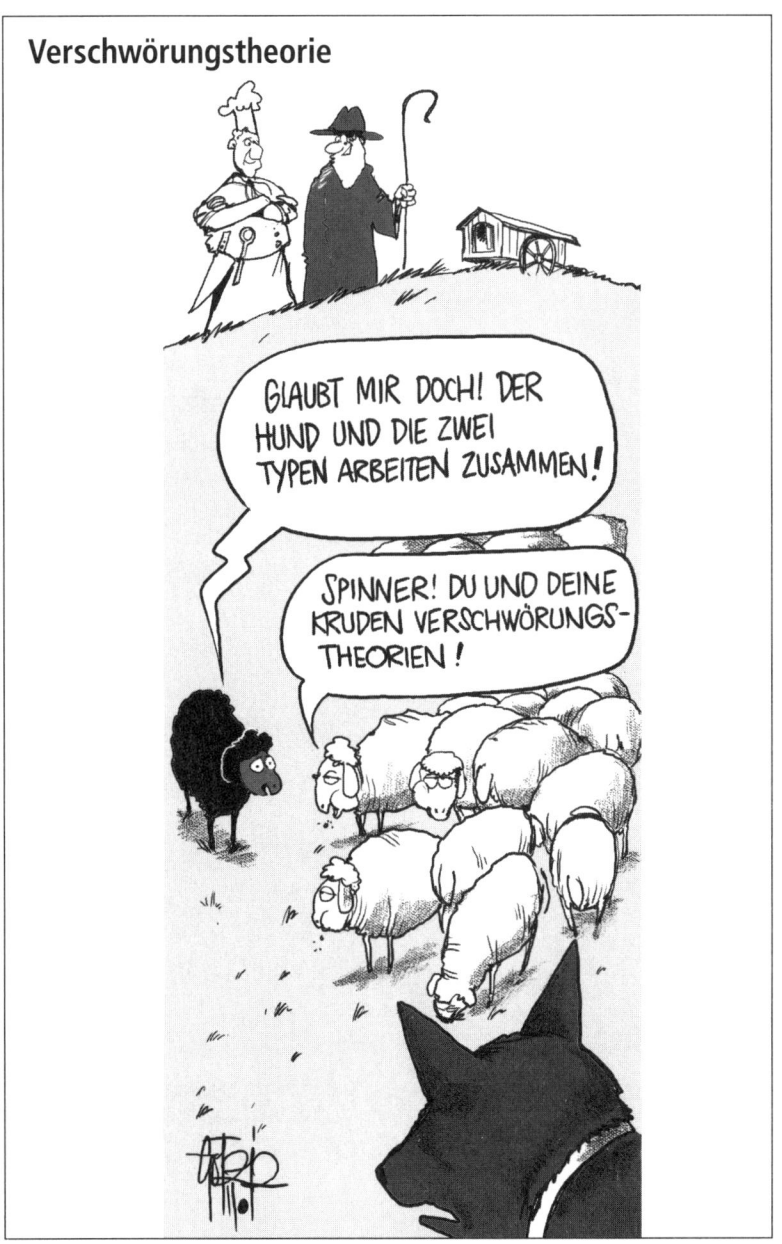

© Götz Wiedenroth, Flensburg, www.wiedenroth-karikatur.de

Die Welt der Mikroorganismen

»Wir leben in einer Welt voller Straßen und Gebäude, wo die dominante und auffälligste Lebensform im Grund wir selbst sind. Und obwohl wir sämtliche Kontinente besiedelt haben und inzwischen mehr als 7 Milliarden Individuen zählen, stellen wir doch nur einen sehr begrenzten Ausschnitt aus der biologischen Vielfalt der Erde dar.«

Verfasser unbekannt

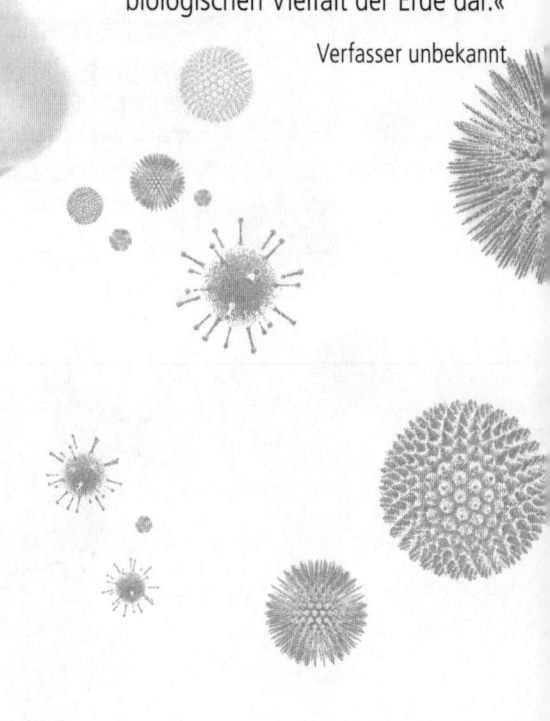

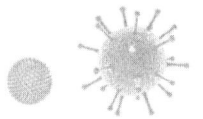

Machtvoll und winzig klein – Viren

Unter den Erregern, die wir kennen, stechen Viren in mehrerlei Hinsicht hervor. Sie sind nicht nur zahlen- und artenmäßig in der Überzahl. Ihre Überlebensmechanismen sind extrem ausgeprägt. Viren sind Anpassungs- und Verwandlungskünstler und stellen in dieser Disziplin alles andere in den Schatten. Während viele Bakterien hilfreich, ja unerlässlich für das Gedeihen von Mensch, Tier und Erde sind, sind Viren in erster Linie Erreger. Sie können nicht anders, denn sie sind nur überlebensfähig, wenn sie eine geeignete Wirtszelle finden und diese für ihre Zwecke einsetzen. Je nach Typ befallen sie Pflanzen, Tiere und Menschen, aber auch Bakterien und die eigenen Artgenossen.

»Schleim«, »Gift«, »giftiger Saft« – die Bedeutungen des lateinischen Wortes *virus* lassen erkennen, wie rätselhaft und fremd die bis ins 20. Jahrhundert hinein unsichtbaren Krankheitserreger den Biologen und Medizinern erschienen. Viren sind so winzig klein, dass die Grundlage für ihre Entdeckung erst im späten 19. Jahrhundert von Adolf Mayer gelegt wurde. Der Forscher untersuchte eine Krankheit, an der Tabakpflanzen litten, bei der sich ein Mosaikmuster durch die Blätter zieht. 1892, etwa 10 Jahre später, machte der russische Mikrobiologe Dimitri Iwanowski die gleiche Entdeckung: Er fand heraus, dass die Mosaikkrankheit durch einen Presssaft ausgelöst wird, der bakteriendichte Filter passiert hatte. Es musste sich also um einen Infektionsträger handeln, der kleiner war als Bakterien. Erst 1935 gelang es, das Virus zu isolieren und nachzuweisen, dass die Pflanzenkrankheit durch dieses Virus ausgelöst wird. Wegen des mosaikartigen Musters, das es auf den Blättern bildet, erhielt es den Namen »Tabakmosaikvirus« und ging in die Geschichte der Mikrobiologie ein. Für den Nachweis erhielt der US-amerikanische Biochemiker und Virologe Wendell M. Stanley 1946 den Nobelpreis für Chemie.

Zu Zeiten von Adolf Mayer kannte man nur das Lichtmikroskop, unter dem sich zwar Bakterien erkennen ließen, Viren jedoch nicht. Vermuten, aber nicht wissen, ist die große Triebfeder der Wissenschaft, und so wurde die Annahme eines winzig kleinen Erregers zum Motor einer bedeutenden Neuentwicklung: des Elektronenmikroskops. Am 9. März 1931 wurde dieses neue Mikroskop von Ernst Ruska und Max Knoll gebaut. Nun war die Forschung in der Lage, wesentlich höhere Vergrößerungen zu erreichen als mit einem Lichtmikroskop. Plötzlich wurden Objekte sichtbar, die durch ein normales Mikroskop nicht zu entdecken gewesen wären.

Die winzigen Dimensionen, in denen sich Viren größenmäßig bewegen, lassen sich am besten durch einen Vergleich veranschaulichen: Der erwachsene Mensch ist in der Regel zwischen 1,5 und 2 Meter groß. Bakterien erreichen immerhin 0,3–1 Mikrometer (µm). Viren bewegen sich dagegen im Nanobereich: etwa 15–600 Nanometer (nm). Selbst die größten bisher entdeckten Viren, zu denen das Mimivirus mit etwa 600–700 Nanometern (0,6–0,7 Mikrometer) und das Pandoravirus mit einem Mikrometer gehören, erreichen zwar die Größe eines kleinen Bakteriums, sind aber immer noch so klein, dass sie nur unter dem Mikroskop erkennbar sind.

Wesen wie von einem anderen Stern

Als Wendell M. Stanley das lang gesuchte Tabakmosaikvirus dingfest machen konnte, entstand eine nicht unbeträchtliche Unruhe. Denn es zeigte sich, dass der Erreger nur aus einer einsträngigen RNA (Ribonukleinsäure) ohne Membranhülle besteht. Wie sich im Laufe der Zeit herausstellte, war das für ein Virus nichts Ungewöhnliches. Denn Viren sind generell nur aus Nukleinsäuren, Proteinen und in manchen Fällen Lipiden gebildet. Ihr Erbgut besteht je nach Typ aus einer DNA oder RNA, die meist von einer Proteinhülle umgeben ist. Anders ausgedrückt bestehen Viren aus nicht mehr als aus einem genetischen Programm und einer Hülle. Von einem Stoff-

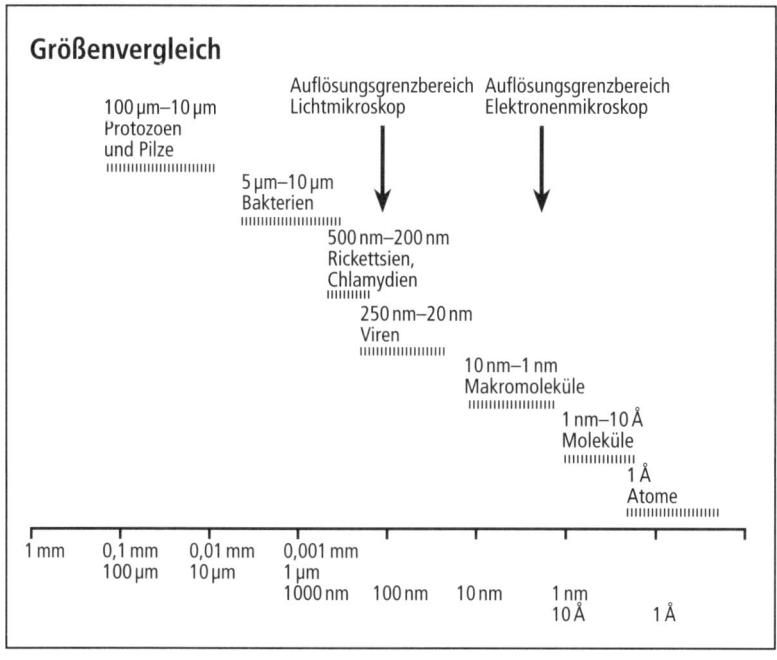

Nach Felix Gmünder, ETH Zürich / D-MAVT / Einführung in die Biotechnologie

wechsel, über den Lebewesen verfügen, keine Spur. Damit war klar, dass Viren sich nicht eigenständig vermehren können. Will sich ein Virus vermehren, muss es den Stoffwechsel einer Wirtszelle nutzen. Das tut das Virus ungehemmt: Trifft es auf eine lebende Zelle, dockt es an ihrer Zellwand an und schleust seine Gene hinein. Dann programmiert es ganz gemütlich die Zelle so um, dass sie neue Viren produziert, statt für sich selbst zu arbeiten. Die Rate, mit der sich die Viren dann vermehren, ist atemberaubend. Bereits in der ersten Zelle entstehen etwa hundert Viren, die dann neue Zellen kopieren. Jede dieser hundert Viren produziert wiederum hundert Viren, sodass bereits 10 000 Viren im Umlauf sind. Beim dritten Mal erzeugen 10 000 befallene Zellen eine Million neuer Viren – und jedes Mal wird die befallene Zelle zerstört.[1]

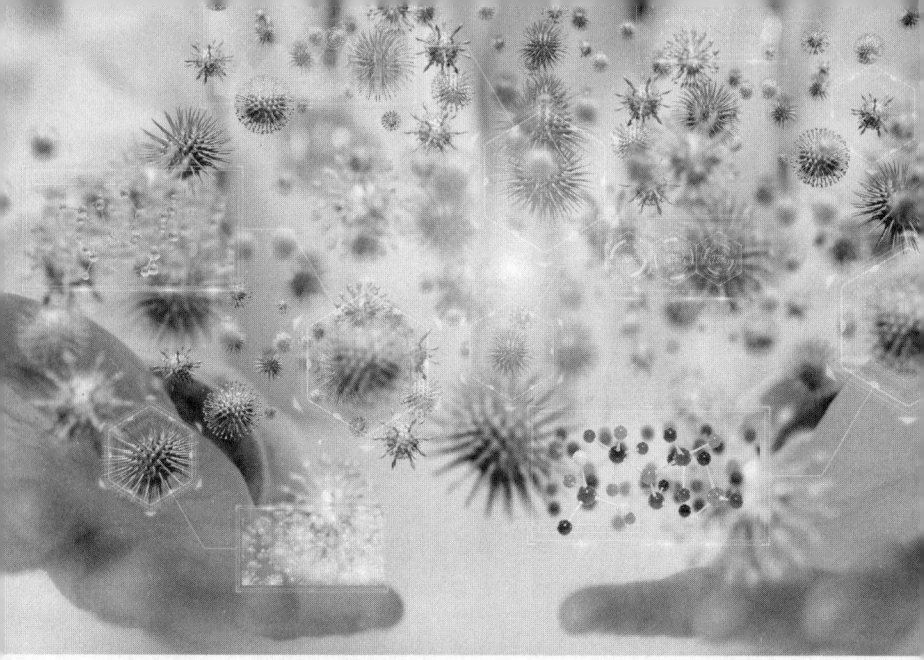

Ein weiterer Schachzug, mit dem Viren für ihre Vermehrung sorgen, besteht darin, Viren aus den befallenen Zellen herauszuschleusen. Dort können sie in einem quasi leblosen Zustand beliebig lang existieren und auf die richtigen Bedingungen warten, um aktiv zu werden. Die freigesetzten Partikel werden Virionen genannt und sind wie alle Viren infektiös. Ihre Aufgabe ist es, die Nukleinsäure, aus der sie bestehen, von einer Zelle zur anderen und von einem Wirt zum nächsten zu transportieren, sodass neue Zellen befallen und zur Vermehrung genutzt werden können. Noch winziger und bizarrer als Viren und Virionen sind die Prionen. Sie besitzen noch nicht einmal eine Nukleinsäure, die ihre Erbinformation weitertragen könnte. Trotzdem sind sie vermutlich für die Creutzfeldt-Jakob-Krankheit beim Menschen, für BSE (Rinderwahn) bei Rindern und Scrapie bei Schafen ursächlich.

Viren können noch mehr. Zum Beispiel befallen sie Zellen auch ohne die direkte Absicht, sich zu vermehren. Sie sorgen einfach nur dafür, dass ihre Erbsubstanz erhalten wird, indem sie sich verbreitet. Dazu dringen sie in eine Zelle ein und lagern ihre Erbinformation in die Wirtszelle ein. Die Wirtszelle bleibt in diesem Fall erhalten, aber sie entartet. Jedes Mal, wenn sich diese Zelle vermehrt, gibt sie den Fehler in ihrem Gen-Programm weiter. Wenn dadurch Gene mit einer wichtigen Kontrollfunktion betroffen sind, kann Krebs entstehen. Tumorviren gelten jedoch nicht als die einzige Ursache von Krebs. Eine Virusinfektion kann nur die Wahrscheinlichkeit für das Auftreten einer bestimmten Tumorart erhöhen.

Viren befallen jede Art von lebenden Zellen, ob Bakterien, Parasiten, Säuger oder Menschen. Einige der findigen Winzlinge sind auf Bakterien spezialisiert. Sie heißen Bakteriophagen – »Bakterienfresser« – und können sich nur in Bakterien vermehren. Dazu schleusen sie ihr Erbmaterial in die bakterielle Zelle und zwingen sie, ihr Erbgut zu vervielfältigen. Dass die Bakterien dabei absterben, kümmert die Viren wenig, sie sind ja schon wieder unterwegs zum nächsten Wirt. Bakteriophagen sind extreme Spezialisten, sie können immer nur ganz bestimmte Bakterienarten infizieren.

Wären Viren Menschen, würde man sie vielleicht als Hypnotiseure bezeichnen, die in der Lage sind, das Verhalten ihrer Wirte zu steuern. Sie bringen uns zum Husten, Niesen, Kratzen oder lassen die Augen tränen – alles im Dienste ihrer Verbreitung und Vermehrung.

Eine besondere Gruppe von Viren, sogenannte neurotrope Viren, zu denen das Bornavirus gehört, wohnen und vermehren sich in Nervenzellen. Dabei verursachen sie schwere Störungen des Nervensystems und seiner Funktionen. Diskutiert wird zurzeit noch, ob das Virus im Zusammenhang mit Schizophrenie, einer bipolaren Störung und weiteren psychiatrischen Erkrankungen stehen könnte.

Sind Viren Lebewesen?

Viren unterscheiden sich von allen anderen Mikroorganismen. Sie bilden keine homogene Gruppe und sind untereinander so verschieden wie Tag und Nacht. Vor allem sind sie keine eigenständigen Lebensformen, und vielleicht macht gerade das ihre Macht aus: Wenn sie überleben wollen, müssen sie lebende Zellen befallen und sind

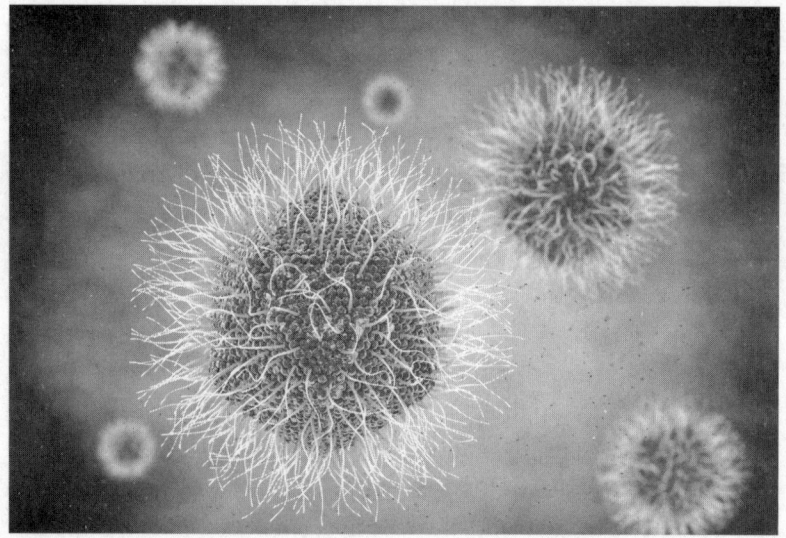

Mimivirus

dadurch zwingend Infektionserreger. Dabei sind nicht nur Bakteriophagen, sondern alle Viren Spezialisten: Jedes Virus bevorzugt eine andere Art Wirtszelle. Pflanzen, Tiere, Menschen, Bakterien oder andere Viren, alles ist recht, solange Virus und Wirt aus Sicht des Virus zusammenpassen. »Allrounder« wie bei den Bakterien gibt es nicht. Rhinoviren mögen zum Beispiel die Schleimhaut in den Atemwegen. Unter den mehr als 200 Schnupfenviren sind sie die häufigsten. Die zweithäufigsten sind die Influenzaviren, die nicht nur Grippe, sondern auch Schnupfen verursachen.

Sind Viren Lebewesen? Über dieser Frage brüten die Wissenschaftler noch heute. Geklärt ist sie nicht, stattdessen heißt es meist, Viren können »nur eingeschränkt zu den Lebewesen gezählt« werden. Hauptargument ist das Fehlen eines eigenen Stoffwechsels. Außerdem können Viren sich nicht selbstständig bewegen. Sie lassen sich transportieren, zum Beispiel von einem Medium wie Blut, der Lymphe oder anderen Körperflüssigkeiten. Auch der Wind kann ihnen helfen, sich zu verbreiten.

Bizarres Mischwesen aus Viren und Bakterien: das Mimivirus

Viren sind winzig klein und ausgesprochen simpel aufgebaut, so die Lehrmeinung bis 1992. In diesem Jahr wurde zum Erstaunen der Fachwelt im Kühlwasserturm eines Krankenhauses ein so großes Virus entdeckt, dass es zunächst für ein Bakterium gehalten wurde. Das Mimivirus ist mit rund 0,7 Mikrometern ein Gigant unter den Viren, das selbst das besonders große Pockenvirus bei Weitem übertrifft. Im Vergleich zu seinen Artgenossen ist es auch ausgesprochen komplex. In seinem Aufbau steht es zwischen den bis dahin bekannten Viren und aus Zellen aufgebauten Organismen wie den Bakterien. Es besitzt die Grundzüge eines eigenen Stoffwechsels und weitere, für Viren ungewöhnliche Eigenschaften. Zum Beispiel trägt es mehr als tausend Gene in sich und kann selbst Fehler an seinem Erbgut reparieren. Das Influenzavirus hat dagegen nur elf Gene und bringt es in der Größe nur auf 100 Nanometer. Das deutlich größere Pockenvirus hingegen gibt sich mit unter 200 Genen zufrieden. Trotz der besonderen, den Bakterien ähnlichen Eigenschaften kann sich das Mimivirus weder völlig selbstständig vermehren noch seinen Energiebedarf eigenständig decken. Aus diesem Grund wurde es Mimivirus genannt – eine verkürzte Form von *mimicking virus*, ein Virus, das Bakterien nachahmt.

Das Mimivirus, das am liebsten Amöben befällt, wurde in der Wissenschaftswelt eine Berühmtheit. Doch nach seinem fulminanten Start liefen ihm weitere Riesenviren den Rang ab. 2010 tauchte in Las Cruces de Chile ein noch deutlich größeres Virus auf: das Pandoravirus. Es sprengte den Vorstellungsrahmen der Virologen ein weiteres Mal. Denn das *Pandoravirus salinus* besitzt stattliche 2556 Gene und damit mehr als doppelt so viel Erbmaterial als bisher als Obergrenze bei Viren angenommen wurde. Auch das Mamavirus, das nur im Umfeld von Amöben (einzellige Lebewesen) gedeihen kann, zählt zu den komplexesten bisher entdeckten Viren – und es hielt eine Überraschung besonderer Art bereit. Unter dem Elektronenmikroskop fanden sich auf den Mamaviren winzige Partikel, die sich als ein neues Virus herausstellten. »Sputnik« wie es nach dem ersten Satelliten getauft wurde, ist ein Winzling, der nur 50 Nanometer misst, doch es besitzt eine ringförmige DNA mit einer Doppelhelix. Seine 21 Gene klingen im Vergleich zu den über 1200 Genen des Mamavirus harmlos. Doch Sputnik hat eine besondere Eigenschaft: Der Winzling befällt andere Viren und nutzt deren Gene, um sich zu vermehren. Zusammen mit einem Mamavirus kapert Sputnik Amöben und holt sich dann deren Genmaterial für seine eigenen Zwecke. Sputnik eröffnete eine neue Dimension in der Virologie. Man hatte herausgefunden, dass Viren auch unter den eigenen Artgenossen wildern. Deshalb nannte ihr Entdecker sie Virophagen, »Virenfresser«. Der Name wurde von Bakteriophage abgeleitet, das sind Viren, die Bakterien befallen, um sich zu vermehren. Die Bezeichnung Virenfresser ist allerdings streng genommen nicht korrekt, da Virophagen zwar die Gene anderer Viren nutzen (sogenannte »Mamaviren«), sich jedoch nicht innerhalb der Wirtszelle vermehren, sondern nur mit deren Hilfe.

Damit waren die Virenüberraschungen der Natur nicht beendet. Erst jüngst entdeckten französische Forscherinnen ein Riesenvirus aus der Eiszeit. 30 000 Jahre war es im Permafrostboden Sibiriens eingefroren gewesen und hatte überlebt. Diese dritte Form von Riesenviren, das *Pithovirus sibericum,* soll für Menschen ungefährlich sein. Doch im Eis könnten noch andere gefährliche Erreger lauern und aufgetaut werden, wenn es beispielsweise wegen der Erderwärmung schmilzt. Solche freigesetzten Viren könnten die Ursache dafür sein, dass in Russland seit einiger Zeit wieder vermehrt Infektionskrankheiten auftreten, die vom Tier zum Menschen und vom Menschen zum Tier übertragen werden können, wie zum Beispiel Hirnhautentzündungen und Tollwut (Zoonosen).

»Die Natur liebt es, sich zu verbergen«, erklärte der griechische Philosoph Heraklit. Das Beispiel der Riesenviren zeigt, dass die Na-

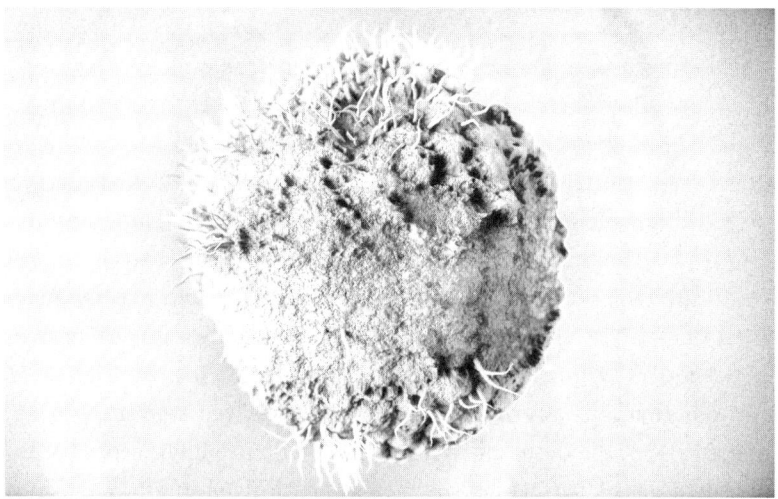

Herpesvirus

tur noch mit einigen Überraschungen aufzuwarten hat und dass wir weit davon entfernt sind, einen wirklichen Überblick über die Lebensformen unseres Planeten zu haben.

Latente Viren und »Slow-Virus-Infektionen«

Wenn es eine Spezies gibt, der man das Prädikat »Überlebenskünstler« verleihen müsste, dann sind es Viren. Das tun sie nicht nur im Eis oder in Pharaonengräbern, sondern auch im Organismus ihres Wirts. Sie parken dazu ihre Erbinformation vorübergehend im Erbgut des Wirts, ohne dabei die Zelle zu schädigen. Dann warten sie in Ruhe ab, bis die Bedingungen günstig sind, um mit der Vermehrung zu beginnen. Das tun sie in großer Zahl – und bleiben dann lebenslang in ihrem Wirt. Diese sogenannten »Slow-Virus-Infektionen« sind Zeitbomben. Wir spüren sie oft über lange Zeit nicht, bis sie dann ganz plötzlich mit allen Symptomen ausbrechen. Zu den latent lauernden Viren, die jederzeit wieder reaktiviert werden können, gehören die Herpesviren. Das Varicella-Zoster-Virus ist eines davon.

Es löst meist bereits in der Kindheit Windpocken aus. Diese Infektion kann ganz unbemerkt verlaufen oder problemlos »ausheilen«. Die Viren überleben jedoch und nisten sich im Nervengeflecht in der Nähe des Rückenmarks ein, wo sie sich gut vor dem Immunsystem verstecken können. Dort bleiben sie in einer Art Schlummerzustand, bis sie durch geeignete Umstände reaktiviert werden. Dann lösen sie eine andere Erkrankung aus: den Herpes zoster, die Gürtelrose. Ob, wann und wie oft der Zoster ausbricht und vor allem, wie lange die Infektion anhält, hängt von der Schlagkraft des Immunsystems ab.

Besonders raffiniert stellt es das Epstein-Barr-Virus an. Dieses Virus, das ebenfalls aus der Familie der Herpesviren stammt, infiziert meist Kinder, die dann Jahre später das Pfeiffersche Drüsenfieber bekommen. Das Virus ist jedoch auch an der Entstehung von verschiedenen Krebsarten beteiligt. Wie das geschieht, ist noch nicht völlig geklärt. Man weiß aber, dass es eine ausgeklügelte Methode anwendet, um sich vor dem Immunsystem des Menschen zu schützen: Es umgibt sich mit Molekülen, die den menschlichen Geweben ähneln, sodass die Immunabwehr das Virus nicht als Eindringling erkennen kann.

Biologische Magnifikation – wie Viren lernen, Menschen zu infizieren

Tiere stellen noch immer das höchste Ansteckungsrisiko für den Menschen dar, denn die meisten Infektionen gehen von Tieren aus. Als unsere Vorfahren begannen, Tiere zu jagen und zu zerlegen, stieg die Gefahr, sich neue und möglicherweise tödliche Mikroorganismen zuzuziehen. Der Kontakt mit dem rohen Fleisch und dem Blut der Tiere bietet einem Erreger alles, was er braucht, um vom Tier auf den Menschen überzuspringen. »Auch wenn wir noch immer wenig darüber wissen, wie sich Mikroorganismen durch das Ökosystem bewegen, kann uns die Toxinforschung einen Eindruck davon vermitteln, wie so etwas funktioniert. Mikroorganismen haben wie Toxine (Gifte) das Potenzial, sich durch die verschiedenen Ebenen

Die häufigsten Viruserkrankungen

- Influenza (Grippe)
- Schnupfen und Husten
- Masern
- Mumps
- Röteln
- Windpocken
- Pfeiffersches Drüsenfieber
- SARS
- Hepatitis A, B, C, D und E
- Polio (Kinderlähmung)
- Herpes simplex, Herpes genitalis und Herpes zoster
- Tollwut
- Hämorrhagische Fieber (Fieber mit Blutungen) wie das Marburg-Fieber, Ebola, Hanta, Lassa, Dengue, Gelbfieber und West-Nil-Fieber
- Chikungunya
- FSME (Frühsommer-Meningoenzephalitis, Hirnhautentzündung)
- Japanische Enzephalitis
- Zytomegalie
- HIV/AIDS
- Warzen

des Nahrungsnetzes nach oben zu arbeiten, ein Prozess, den man als biologische Magnifikation bezeichnet«, erläutert der Virologe Nathan Wolfe.[2] Der Professor für Humanbiologie hat sich intensiv damit befasst, wie infektiöse Keime, die zunächst nur in Tieren leben, zu Erregern werden, die in der Lage sind, Menschen auf allen Kontinenten zu infizieren. Er fand fünf Stufen, die Keime von Tieren durchlaufen müssen, um schließlich beim Menschen anzukommen. Zunächst wird der Erreger nur von Tier zu Tier weitergegeben. Auf der nächsten Stufe kann die Infektion vom Tier zum Menschen überspringen, aber noch nicht von Mensch zu Mensch. Stufe drei beinhaltet eine Infektion durch Tiere oder Menschen, bei der es nur wenige Infektionszyklen gibt. Sie ist also zeitlich begrenzt. Auf Stufe vier beginnt die wirklich große Gefahr. Der Ausbruch dauert länger, es gibt viele Infektionszyklen, und in dieser Stufe wird die Infektion von Tieren und Menschen übertragen. Schließlich hat der Erreger die fünfte Stufe erreicht. Er hat sich vollständig an den Menschen angepasst und wird nur noch von Mensch zu Mensch übertragen.

64 Die Welt der Mikroorganismen

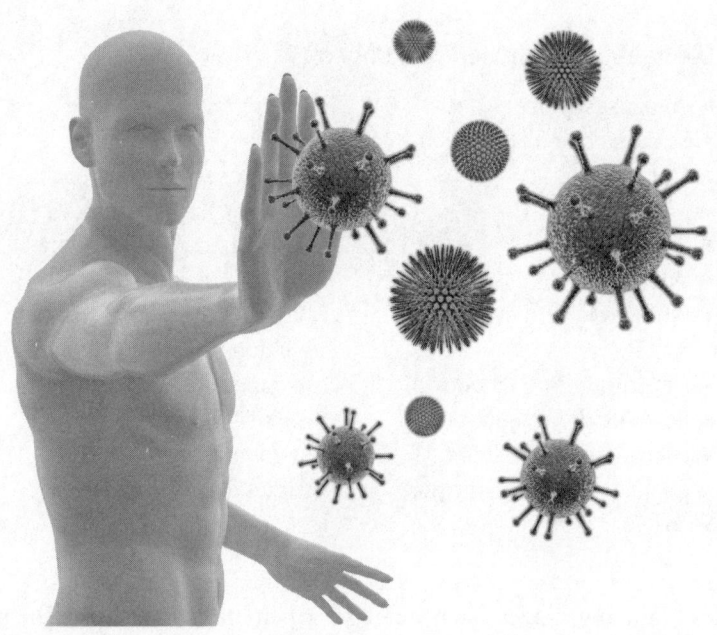

Tollwut, die nur von Tieren übertragen wird, ist bisher bei Stufe eins stehen geblieben. Ebola hat immerhin Stufe drei erreicht, das Dengue-Fieber sogar Stufe vier und HIV-1M Stufe fünf.

Als in Luebo in der Demokratischen Republik Kongo 2007 das Ebola-Fieber ausbrach, steckten sich alle Infizierten an einem einzigen Virus an, das von einem Flughund auf einen Menschen übersprang und sich dann ausbreitete.[3] Die nächste Infektionswelle erreichte das Land 2008.

Folgen wir Nathan Wolfe bei seinen Überlegungen, zeichnet sich ab, dass allein die Evolution schon dafür sorgt, dass wir mit neuen, potenziell tödlichen Keimen konfrontiert werden. Hinzu kommen weitere Adaptions- und Mutationsmechanismen von Mikroben sowie moderne Verfahren hinsichtlich des Umgangs mit Tieren und Nahrungsmitteln, wie im Falle der Rinderseuche BSE, die beim Menschen als Creutzfeldt-Jakob-Krankheit auftritt.

Virenjäger auf Erfolgssuche

Welche Möglichkeiten gibt es, Viren zu besiegen? Aus pharmazeutischer Sicht ist da kaum etwas geboten. Viren machen es den Herstellern von Medikamenten extrem schwer. Denn Viren haben keinen Stoffwechsel, was bedeutet, sie brauchen keine Nahrung, über die man sie abtöten könnte. Anders als Bakterien scheiden sie keine Gifte aus, die Erkrankungen erzeugen und die blockiert werden könnten. Ohne Stoffwechsel keine Atmung – also auch hier Fehlanzeige. Viren wollen nur eines: sich vermehren, und das tun sie, indem sie Zellen befallen und zerstören. Das ist alles. In dieser Einfachheit liegt ihre Macht. Antibiotika, die Bakterien erfolgreich bekämpfen können, haben bei ihnen keine Chance. Viren haben keine Zellen und damit auch keine Zellwand, die durch ein Antibiotikum zerstört werden könnte. Angesichts ihrer immensen Fähigkeit, sich explosionsartig zu vermehren, ist es ausgesprochen schwierig, sie daran zu hindern. Nicht nur die Menge an sich neu entwickelnden Viren stellt ein Problem dar. Da der Vermehrungsprozess innerhalb der menschlichen Zelle abläuft, muss ein Medikament, das Viren an der Vermehrung hindert, mit den Abläufen der Zelle vereinbar sein, da sonst die Zelle ebenfalls geschädigt wird. Virostatika sind Medikamente, die an den verschiedenen Vermehrungsstrategien der Viren ansetzen. Für einen keineswegs durchschlagenden Erfolg müssen hier bisher noch schwerste Nebenwirkungen in Kauf genommen werden.

Viren überdauern extremste Bedingungen wie Frost und eisige Kälte und können über lange Zeiträume ausharren, bis ihre Chance zur Vermehrung kommt. Diese und weitere besondere Eigenschaften der Viren machten es bisher unmöglich, ein wirklich wirksames und verträgliches Medikament gegen sie herzustellen. Wer erkrankt, muss sich letztlich auf sein Immunsystem und auf natürliche Virenkiller verlassen. Zu ihnen zählt übrigens der altbekannte Knoblauch, der nicht nur Vampire, sondern auch Viren erfolgreich verjagt.

Vielfältig, nützlich und manchmal gefährlich – Bakterien

Wenn es um Bakterien geht, können wir uns fragen: Wer bin ich, und aus wie vielen bestehe ich? Doch in diesem Fall handelt es sich nicht um die philosophische Sicht wie bei Richard David Precht und seinem Buch *Wer bin ich – und wenn ja, wie viele?*, sondern um die körperliche Ebene. Denn unser Körper besteht nicht etwa nur aus menschlichen Zellen, auf denen einige Bakterien und andere Mikroorganismen herumkrabbeln. »Nur etwa eine von jeweils zehn Zellen zwischen Ihrem Scheitel und Ihrer Sohle ist menschlich – die anderen gehören zu den Bakterienmassen, die unsere Haut bedecken, sich in unserem Darm tummeln und in unserem Mund gedeihen«, erklärt Nathan Wolfe, Virologe und Professor für Humanmedizin. »Wenn wir an die Vielfalt der genetischen Information ›an Bord‹ denken, kann man nur eine von jeweils tausend genetischen Informationseinheiten auf und in uns als menschlich bezeichnen. Die Gesamtzahl der bakteriellen und viralen Gene übersteigt die Anzahl der menschlichen Gene bei Weitem.[4] Um Ihnen eine Vorstellung davon zu geben, was das genau bedeutet: Allein in unserem Darm leben etwa 100 Billionen Bakterien und bilden ein komplexes Ökosystem, das für die Immunabwehr eine entscheidende Rolle spielt. Mehr als 200 Mikrobengattungen tummeln sich auf der menschlichen Haut – insgesamt etwa 10 Milliarden –, und im Mund sind es rund 100 Millionen.

Sind Sie nun frustriert? Die Vorstellung, zu einem großen Teil aus einem wimmelnden Mikrobenhaufen zu bestehen, kann geradezu einen Realitätsschock auslösen. Doch nun gleich die gute Nachricht: Bakterien sind in der überwiegenden Zahl harmlos, nützlich und unerlässlich für unser Leben. Und: Die schiere Zahl an bereits in uns vorkommenden Mikroorganismen, die schädlich sein könnten, es aber nicht sind, zeigen die ungeheure Kraft unseres Immunsystems, das unablässig über uns wacht.

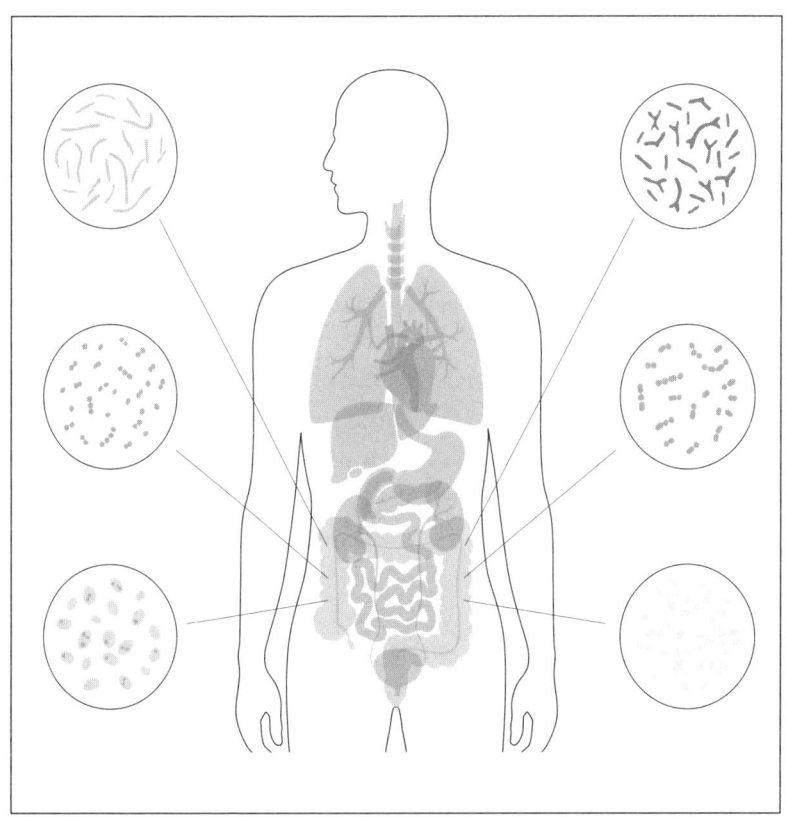

Unentbehrliche Arbeiter im Dienst des Menschen

Zahlreiche Mikroorganismen, die Mensch und Tier besiedeln, bilden einen natürlichen Schutz für Haut und Schleimhäute und erfüllen vor allem im Darm wesentliche Aufgaben.

Das wimmelnde Völkchen von Mikroorganismen wird als *Mikrobiota* bezeichnet, von der die Mikrobiota des Darms einen wesentlichen Teilaspekt stellt. Analog zu der Bezeichnung *Genom* für die Gesamtheit des Erbgutes eines Lebewesens wird die Gesamtheit der genetischen Information, die Mikroorganismen in uns liefern, *Mikrobiom* genannt.

Auf unserer Haut tummelt sich die artenreichste Bakteriengemeinschaft unseres gesamten Mikrobioms. Ebenso wie es eine Darmflora gibt, die im gesunden Zustand eine ausgewogene Mischung aus Bakterien aufweist, gibt es eine Hautflora, bei der im gesunden Zustand Ausgewogenheit zwischen den Bakterienarten herrscht. Zur Hautflora gehören übrigens genauso wie im Darm auch Pilze, die im Normalfall keine Krankheiten erzeugen. Bei Hautkrankheiten wie Akne, Dermatitis oder Psoriasis ist auch immer die Zusammensetzung der Hautflora gestört.

Die Erforschung des menschlichen Mikrobioms ist inzwischen ein eigener Forschungszweig geworden, der zeigt, dass wir zur Verdauung der Nahrung auf Bakterien und ihre Enzyme angewiesen sind, denn unsere körpereigenen Enzyme reichen nicht aus. Doch zurück zu den Grundlagen. Was sind Bakterien eigentlich genau?

Einzellige Lebewesen

Anders als Viren gehören Bakterien eindeutig zu den Lebewesen. Sie bestehen aus einer einzigen Zelle, die sich jedoch deutlich von einer menschlichen Zelle unterscheidet, weil sie keinen Zellkern besitzt. Im Innern haben sie eine ringförmige DNA. In diesem Erbgut liegen ebenso wie im Erbgut von Viren alle überlebenswichtigen Programme, aber im Gegensatz dazu können sie diese mithilfe ihrer Zelle auch selbst ausführen. Alles, was Viren nicht können, vermögen Bakterien zu leisten: Sie brauchen keinen anderen, um zu überleben, vermehren sich eigenständig durch Zellteilung und bewegen sich ohne fremde Hilfe fort.

Im Vergleich zu Viren können Bakterien ziemlich groß werden – etwa 0,6–1 Mikrometer. Einige unter ihnen sind sogar so groß, dass man sie mit bloßem Auge erkennen kann wie die namibische Schwefelperle *Thiomargarita namibiensis*, die einen Durchmesser von bis zu einem dreiviertel Millimeter hat. Sie haben einen eigenen Stoffwechsel, der sie vom Stoffwechsel anderer Zellen unabhängig

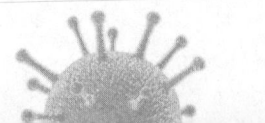
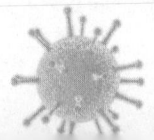

macht, und der sehr unterschiedlich sein kann. Manche brauchen Sauerstoff, um zu leben, für andere ist er ein tödliches Gift. Für eine dritte Art ist Sauerstoff kein Problem, sie brauchen ihn aber auch nicht. Die große Vielfalt und Unterschiedlichkeit der bakteriellen Lebensformen reicht von Arten, die Photosynthese betreiben können wie die Cyanobakterien, die früher auch Blaualgen genannt wurden, bis zu Arten, die sich von chemischen Stoffumwandlungen ernähren wie die Schwefel liebenden, anaeroben Bakterien, die Schwefelwasserstoff im Zuge ihres Stoffwechsels kurzerhand in elementaren Schwefel umwandeln. Sie vermehren sich nicht nur autonom durch Zellteilung, sie können untereinander auch über Artgrenzen hinweg Genmaterial tauschen, wodurch neue Arten entstehen.

Überlebenskünstler, die staunen lassen

Bakterien haben ein erstaunliches Talent, sich das Leben gut und sicher einzurichten. Sind die Bedingungen ungünstig, bilden manche zum Beispiel Sporen aus. In dieser Form können sie auch widrige Umstände überdauern, und das über Tausende von Jahren. Andere überleben durch ihre besondere Anpassungsfähigkeit. Egal, wie es draußen ist, sie kommen zurecht. Dieser Typ wird Extremophile genannt, weil diese Bakterien sich extremen Umweltbedingungen wie großer Hitze oder Kälte, Druck oder Strahlung anpassen. Einige leben im Innern von Gesteinen, in besonders nährstoffarmen Regionen, oder sie sind in der Lage, hohe Konzentrationen von Giftstoffen oder Salzen auszuhalten. Manche überleben selbst im Kühlwasserbehälter eines Kernreaktors.

Bakterien haben zahllose Strategien entwickelt, um sich zu tarnen und sich vor dem Immunsystem zu verstecken. Die Salmonellen-Bakterien nisten sich zum Beispiel in den Zellhohlräumen der Makrophagen ein, den Fresszellen des Immunsystems, um dort unentdeckt zu bleiben. Allerdings hat die Immunabwehr auch eine Gegenstrategie entwickelt, mit der sie die Tarnung der Salmonellen auffliegen lassen

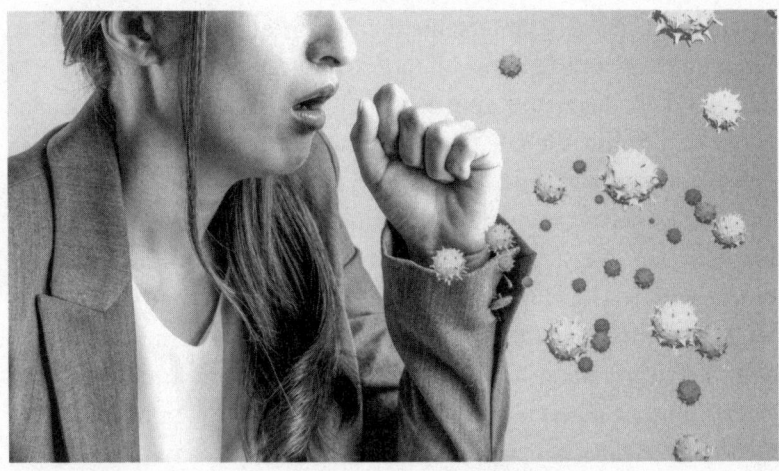

kann, um sie dann zu bekämpfen.[5] Eine andere Form von Selbstschutz betreiben Bakterien, wenn sie sich mit einer Schleimhülle umgeben. So kann das Immunsystem sie nicht über die Zuckerbausteine in ihrer Hülle erkennen. Besonders raffiniert stellt es das Tuberkulose-Bakterium an: Es verzichtet auf jede Tarnung und lässt sich vom Immunsystem finden, das dann als Abwehr einen Hustenreiz erzeugt. Mit diesem segelt das Bakterium, das durch Tröpfcheninfektion über die Luft weitergegeben wird, bequem zum nächsten Wirt.

Bakterien trainieren das Immunsystem

Wie viel Hygiene muss sein, damit der Mensch gesund bleibt? Dieser Frage gehen Wissenschaftler immer wieder aus unterschiedlichen Perspektiven nach. Und siehe da, es zeigt sich: Zu viel Sauberkeit schadet. Das gilt schon für die Allerkleinsten, denen Eltern gern mal den Schnuller anlutschen, bevor sie ihn dem Baby in den Mund stecken. Zahnärzte fürchten, sie könnten dabei Kariesbakterien übertragen. Einer schwedischen Studie aus dem Jahr 2013 zufolge ist das aber nicht der Fall. Die Forscher fanden heraus, dass Kinder mit erhöhtem Allergierisiko – ihre Eltern litten bereits darunter – in der besonders sauberen Gruppe deutlich mehr Hautekzeme aufwiesen. Wenn ein Kaiserschnitt dazukam, lag die Quote bei 54 Prozent, da die Kinder nicht wie bei der natürlichen Geburt die immunstärkende Darmflora der Mutter mitbekommen, die sie im ersten halben Lebensjahr schützt. Wenn Eltern dagegen den Schnuller in den Mund nehmen, werden Bakterien von den Eltern zum Kind übertragen, die das Immunsystem trainieren und es robuster gegen Allergene wie Pollen machen.

Auch Landkinder, die sich früh in Ställen aufhalten und unbehandelte Milch trinken, sind gesünder. In den Schlafmatratzen in ländlichen Gegenden fanden die Forscher vom Klinikum der Ruhr-Universität Bochum mehr Staubteilchen, die ein Zellwandbestandteil von Bakterien sind, als in denen aus der Stadt. Fragebögen ergaben, dass auf dem Land nur etwa halb so viele Kinder an Asthma und Allergien wie Heuschnupfen litten wie in der Stadt.

Als Grund für diesen Unterschied sehen die Wissenschaftler den Trainingseffekt. Das Immunsystem erkennt Bakterienbestandteile und reagiert darauf, auch wenn keine Infektion besteht. Dies ist eines der Forschungsergebnisse, welche die sogenannte »Hygiene-Hypothese« wissenschaftlich stützen. Sie besagt, dass Allergien heute deshalb immer häufiger auftreten, weil Menschen viel weniger mit Bakterien in Berührung kommen als früher. Hygiene deshalb zu vernachlässigen sei jedoch nicht angeraten, warnt Studienleiter Professor Bufe.[6]

Nicht nur Allergiker profitieren davon, wenn sie »als Kinder genügend im Dreck gespielt haben«. Zahlreiche Forschungsergebnisse belegen, dass vor allem der frühe Umgang mit Mikroben die Effektivität unseres Immunsystems stärkt. Eine Fülle von Studien belegt außerdem, dass sich die Gabe von gutartigen Bakterien in Form von Probiotika positiv auf die Gesundheit des Darms und der Immunabwehr auswirkt.

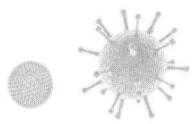

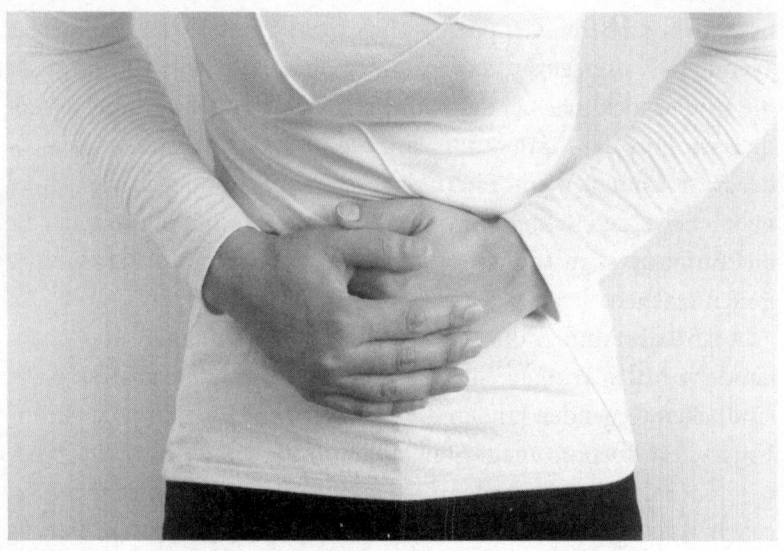

Vielseitige und nützliche Helfer

Ohne Bakterien wäre das Leben, so wie wir es kennen, nicht möglich. Das Einsatzspektrum, an dem vor allem Bakterien beteiligt sind, reicht vom Einsatz von Mikroben in der Biotechnologie und zur Herstellung von Lebensmittel und Gesundheitsprodukten, von Produkten für technische Zwecke und der Produktion von Enzymen bis zur Abwasseraufbereitung, Bodensanierung, Luftreinigung und mehr. Medizin und Pharmaindustrie, Chemie und Umwelt profitieren von ihnen. Effektive Mikroorganismen (EM), eine Mischung aus nützlichen Mikroorganismen, die ohne Sauerstoff auskommen, tun ihre Arbeit in Spül- und Putzmitteln, sanieren Böden und bekämpfen Schädlinge. Sie unterstützen die Regeneration und unterdrücken Fäulnisprozesse in unterschiedlichen Bereichen vor allem in der alternativen Landwirtschaft. Zu den wichtigsten Mikroben in der EM-Technologie gehören Milchsäurebakterien, Hefen, Photosynthesebakterien und Pilze, die Fermentationsvorgänge einleiten. Die Methode wurde 1982 von dem japanischen Agrarwissenschaftler und Hochschullehrer Prof. Dr. Teruo Higa auf Okinawa entdeckt und wird seitdem weltweit eingesetzt. Obwohl die EM-Technologie sehr erfolgreich ist, wurde sie wissenschaftlich immer noch nicht anerkannt.

Bakterien als Krankheitserreger

Im Verhältnis zu ihrer Anzahl sind nur wenige Bakterien für den Menschen gefährlich. Und unter denen, die Krankheiten auslösen, sind wiederum nur einige potenziell tödlich. Doch diese Bakterien haben im Laufe der Geschichte Landstriche, Länder und sogar Kontinente erschreckend dezimiert wie Pest, Cholera, Lepra, Tetanus (Wundstarrkrampf), Tuberkulose, Typhus und Sepsis (Blutvergiftung). Gefährlich sind auch Syphilis, Ruhr, Lebensmittelvergiftungen und Salmonellen, Diphtherie, Anthrax, Q-Fieber, bakterielle Meningitis (Hirnhautentzündung), Tularämie (Hasenpest), Wundrose und in neuer Zeit EHEC, eine Infektion mit *Escherichia coli,* die blutige Durchfälle auslöst.

Viele Erkrankungen, mit denen wir im Alltag zu kämpfen haben, sind bakterielle Infektionen ohne tödlichen Verlauf wie Keuchhusten, der im Normalfall nur für Babys tödlich ist, Sinusitis, Scharlach, Akne, Borreliose, Legionella-Infektionen und Helicobacter-Infektionen.

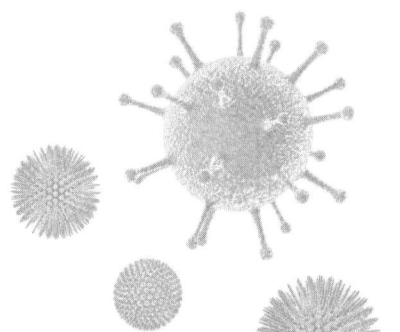
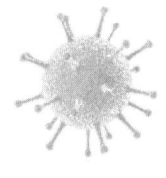

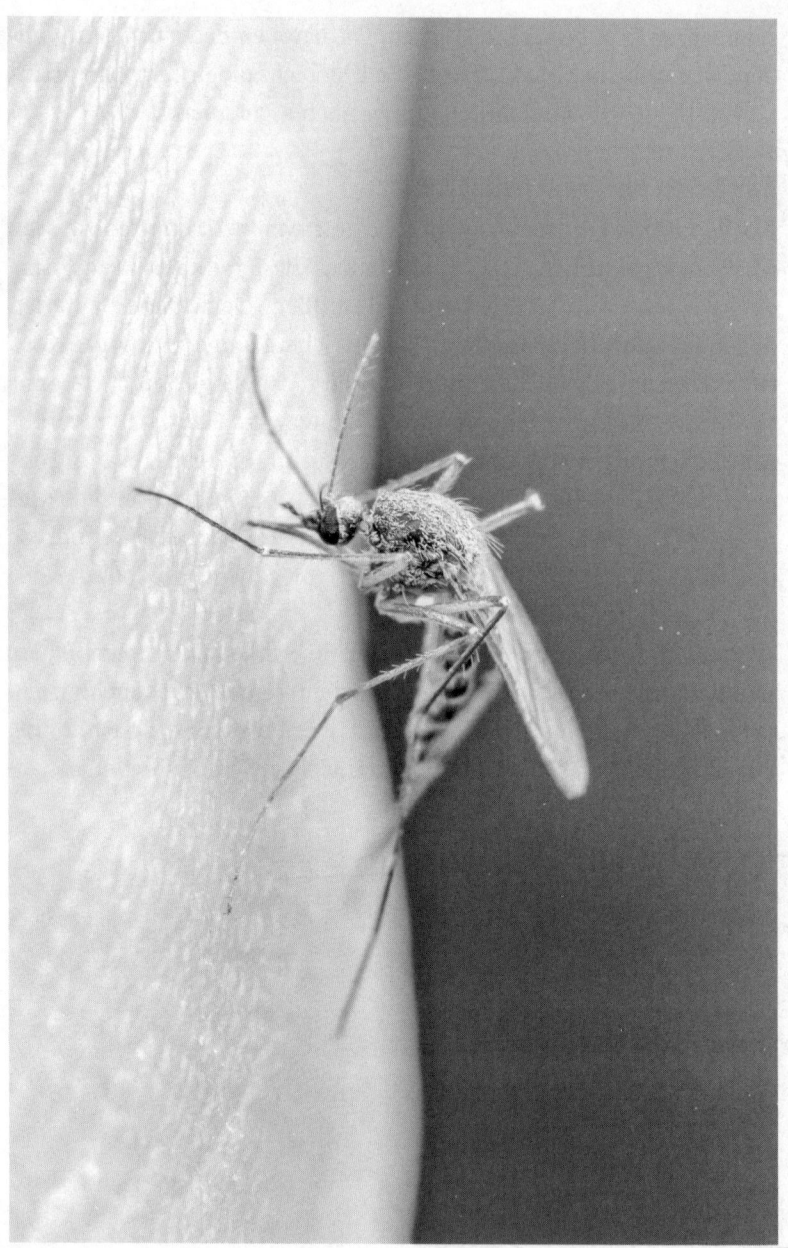

Auch Schmarotzer wollen leben – Parasiten

Wir kennen den Begriff aus der Alltagssprache: Als »Parasit« bezeichnen wir einen, der auf Kosten eines anderen lebt. Das Wort kommt aus dem Altgriechischen und bedeutet »Schmarotzer«, »Mitesser«. Es sind Lebewesen, die entweder im Inneren oder auf einem artfremden Wirt leben. Meist ist es eine Körperflüssigkeit des Wirts (Blut), von der sie sich ernähren. Parasiten sind wählerisch. Sie haben sich auf nur wenige und meist nur eine Wirtsart spezialisiert, andere kommen nicht infrage. Parasiten lieben langfristige Symbiosen mit ihrem Wirt, und sie nützen ihn im Normalfall schonend, da ja ihr eigenes Überleben von seinem abhängt.

Schmarotzerpflanzen sehen wir oft beim Spazierengehen: Sie befallen den Stamm, die Wurzeln oder Blätter ihrer Wirtspflanze wie die auf Bäumen lebende Mistel, der Teufelszwirn, der Augentrost, Sommerwurzen, Schuppenwurzen und zahlreiche Pilze wie die Kartoffelfäule, der Mutterkornpilz und der Fruchtschimmel. Einige können Pflanzenkrankheiten auslösen.

Gefährlich für den Menschen sind in erster Linie tierische Parasiten. Dazu gehört vor allem der Malariaerreger, aber auch Würmer können Gefahren für die Gesundheit darstellen. Die im Darm lebenden Spulwürmer können zum Beispiel eine Länge von 50 Zentimetern erreichen.

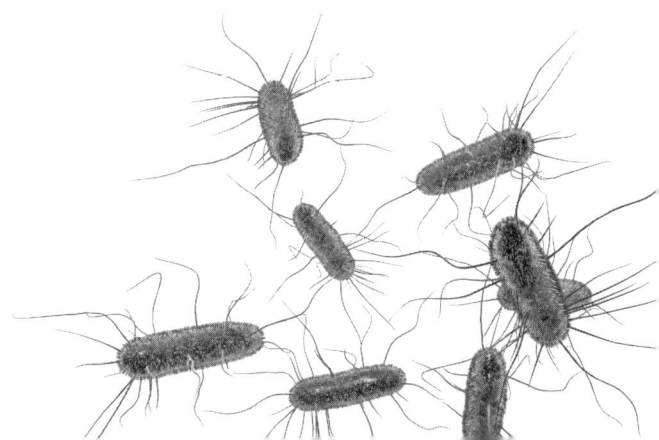

Kann Impfen die Lösung sein?

»Ich weiß nicht, ob ich nicht doch einen
furchtbaren Fehler gemacht habe
und etwas Ungeheures geschaffen habe.«

Edward Jenner, Arzt (1749–1823)

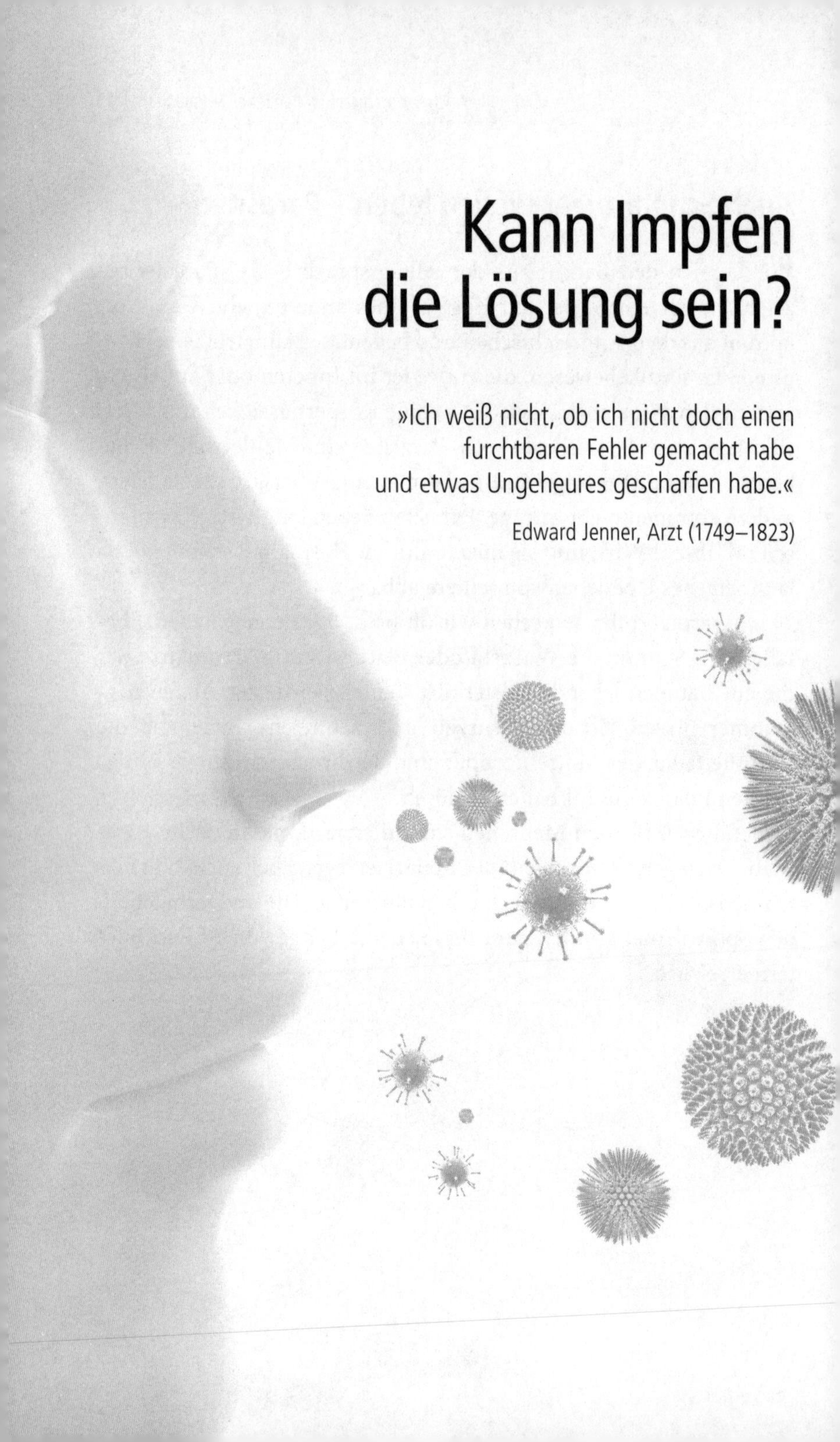

Edward Jenner – wie ein englischer Landarzt zum »Vater der Impfungen« wurde

Als der englische Landarzt Edward Jenner in den 1790er-Jahren seine Impfversuche gegen die gefürchteten Pocken startete, löste er eine Revolution aus. Endlich schien es eine effektive Immunisierung gegen die regelmäßig auftretenden Pockenepidemien zu geben, die die Pest als schlimmste Krankheit ablösten. Schätzungen zufolge starben in Europa jedes Jahr 400 000 Menschen an den Pocken. Berühmte Persönlichkeiten wie Haydn, Mozart, Beethoven, Goethe und Friedrich der Große durchlitten die »Blattern«, und der französische König Ludwig XV. sowie Zar Peter II. starben daran.[1]

Jenner hatte gehört, dass Melkerinnen, die sich mit den ungefährlicheren Kuhpocken infiziert hatten, gegen die Pockenvirusart immun waren, die so viele Menschen schrecklich entstellte und eine große Anzahl dahinraffte. Am 14. Mai 1796 infizierte Jenner den 8-jährigen James Phipps mit einer Substanz, die er aus der Kuhpockenpustel einer Magd entnommen hatte. Der Junge bekam leichtes Fieber, wurde aber schnell wieder gesund. 6 Wochen später übertrug Jenner das gefährliche Pockenvirus durch Ritzen der Haut, James erkrankte nicht. Das Heilmittel gegen Pocken schien gefunden zu sein. Jenner impfte weitere Personen, auch seinen eigenen, 10 Monate alten Sohn, der jedoch nach der Impfung eine Gehirnerkrankung bekam und bis zu seinem Tod im Alter von 21 Jahren geistig schwerstbehindert war. Ebenso wie James Phipps, der mit 20 Jahren an Tuberkulose starb, erlag auch Jenners Sohn der Tuberkulose. Dass zwischen der Pockenimpfung und der Tuberkulose ein Zusammenhang bestehen kann, zeigt die Impfgegnerin Eleanor McBean in ihrem Buch *The Poisoned Needle. Suppressed Facts about Vaccination.* Auch andere wie Dr. John G. Barlett, Professor an der Universität New York, und der Genfer Arzt Dr. Rillet wiesen darauf hin, dass »Tuberkulose auffallend häufig nach der Impfung beobachtet wurde«.[2]

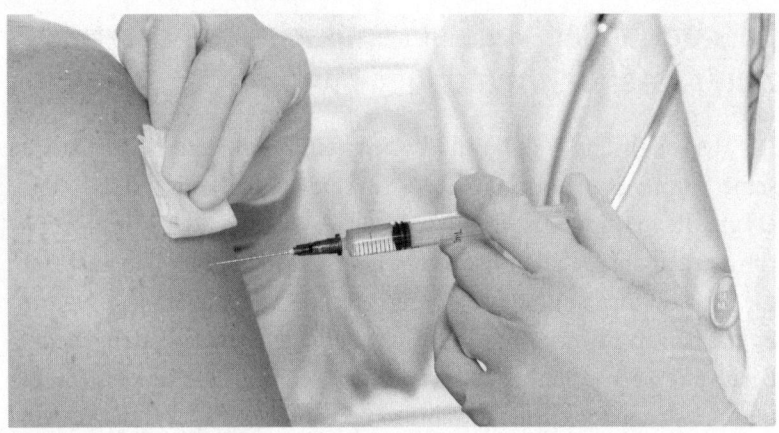

Auch der 5-jährige John Baker starb wenige Tage nach der Impfung. Eine von Jenner geimpfte, schwangere Frau gebar ein totes Baby, das mit pockenähnlichen Blasen übersät war. Es wurde deutlich, dass auch die Kuhpockenimpfung mit schweren Nebenwirkungen verbunden war, denn dies waren nicht die einzigen Fälle von Impffolgen. Ein Zusammenhang war unübersehbar. Jenner verlegte sich jedoch darauf, seine Impfmethode mit allen Mitteln zu beweisen. Der heute als »Vater der Impfungen« betrachtete Arzt dokumentierte nur Fälle, die für seine Impfmethode sprachen, und ignorierte die zahlreichen Fälle von Menschen, die sowohl Kuhpocken als auch Pocken bekamen. Schließlich schickte Jenner seinen Impfstoff an die Regierungsbeamten und die Fürstenhöfe. Der Ruf nach einer Impfpflicht wurde laut, die Hessen und Bayern 1807 und Baden 1815 einführten. Trotz Jenners Engagement verbreitete sich seine Impfung zunächst nur langsam. Nur 1,5 Prozent der Engländer waren 1807 geimpft, trotzdem brachen die Pocken nur in kleinerem Umkreis aus. Ganz ohne umfassende Impfungen blieben die Pocken unauffällig.

30 Jahre nach Jenners Tod im Jahre 1853 führte England trotz der geringen Erkrankungsrate die gesetzliche Impfpflicht ein – und plötzlich änderte sich die Situation. Pockenepidemien überzogen das

Land. Zwischen 1857 und 1859 starben mehr als 14 000 Menschen an den Pocken, zwischen 1863 und 1865 waren es mehr als 20 000, und 1870–1872 starben fast 45 000 Menschen daran. Laut offiziellen Statistiken waren inzwischen 97 Prozent der Bevölkerung geimpft.[3] Ähnliche Entwicklungen zeigten sich in Japan nach Einführung der Impfpflicht: 165 774 Pockenfälle waren bekannt, 29 979 Personen starben an der Krankheit. Dr. Hubert Boens fasste beispielsweise die amtlichen Erhebungen zur Pockenepidemie in Köln von 1870 bis 1873 folgendermaßen zusammen: »1. Die Pocken herrschten schon seit mehreren Wochen in verschiedenen Bezirken Kölns, als die erste nichtgeimpfte Person von ihnen befallen wurde; es war der 174. Pockenkranke. 2. Überall in den Familien waren die Ersten, die krank wurden, ebenfalls die Geimpften. 3. Die Geimpften und wieder geimpften Pockenkranken wiesen die schwersten Symptome auf und starben am ehesten.«[4] Weitere Beispiele sind die Philippinen, wo die Sterblichkeitsrate nach der großen Impfkampagne von 1905 von 10 Prozent auf 25 Prozent anstieg. In Manila waren es sogar 65 Prozent. Als die Impfungen zwischen 1918 und 1920 wiederholt wurden und schließlich 95 Prozent der Einwohner geimpft waren, brach die schlimmste Epidemie aus, die man bisher erlebt hatte. Auf der philippinischen Insel Mindanao starben dagegen nur 11,4 Prozent der Erkrankten – die Einwohner hatten sich gegen die Impfung gewehrt.[5]

Seit Jenners Zeiten bis heute bekämpften zahlreiche Ärzte und Tierärzte die Pockenimpfung und wiesen darauf hin, dass »die Impfung noch mehr Degeneration in die Welt bringt, als die Pocken«. (Dr. med. Ed. Reich, Glücksburg). 1967 machte die Weltgesundheitsorganisation WHO die Pockenimpfung zur Pflicht und erklärte sie 1980 als ausgerottet. Seitdem soll es nur noch Viren in Hochsicherheitslabors geben – zu Forschungszwecken. Allerdings gibt es dort große Mengen davon.

Die Pockenimpfung ist das immer wieder zitierte Flaggschiff der Impfbefürworter. Aber auch die zweite Impfung, die als großer Er-

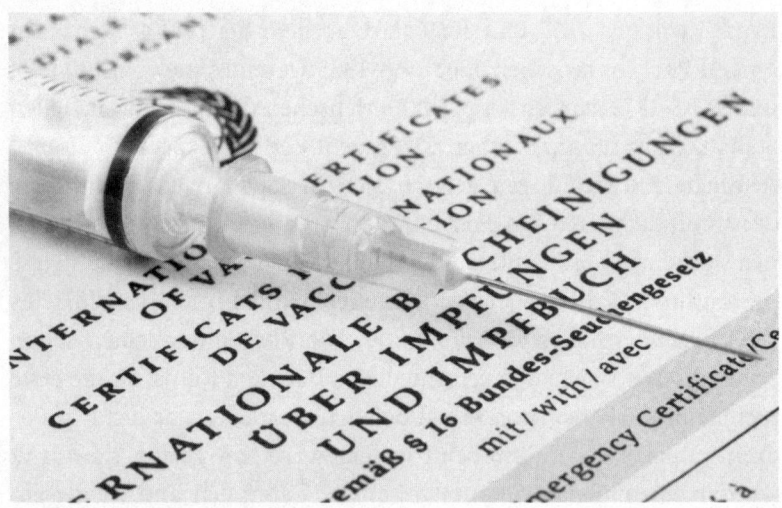

folg gefeiert wurde, stellte sich als Schwindel heraus. 1885 hatte Louis Pasteur die Impfung gegen Tollwut entwickelt. Binnen kurzer Zeit stieg er zum Nationalhelden auf. Als dann seine hundert Tagebücher veröffentlicht wurden, zeigte sich ein anderes Bild: »Besonders negative Versuchsergebnisse hatte er nur in seine Tagebücher eingetragen, die veröffentlichten Daten dagegen geschönt und manchmal – wie bei seinen spektakulären Impf-Experimenten – bewusst gelogen« (*Süddeutsche Zeitung* vom 18. Februar 1993). Ob Polio (Kinderlähmung), Masern, Tetanus, Diphtherie oder Keuchhusten – überall zeigt sich ein ähnliches Bild. Nachdem 1955 im US-Bundesstaat New York die Polio-Impfung eingeführt worden war und 97 Prozent der Bevölkerung geimpft wurden, stieg die Zahl der Polio-Fälle um 50 Prozent gegenüber 1958 und 100 Prozent im Vergleich zu 1957. Es würde den Rahmen dieses Buches sprengen, den Anstieg von Erkrankungen nach einer Impfkampagne und die zahlreichen direkten und indirekten Schäden aufzuführen, an denen Menschen – auch heute –, und dies oft seit ihrem ersten Lebensjahr, mit lebenslangen Folgen leiden.

Impfungen und Statistik

»Ich stimme ganz überein mit A. v. Seefeld, welcher schreibt: ›Es scheint, als ob jedes Zeitalter bestimmten Wahnsinnsformen unterworfen sei; wie im Mittelalter die Hexenverfolgung, so ist die Impfwut die Wahnsinnsform unserer Tage [...] Oder ist es nicht Wahnsinn, wenn man aller Erfahrung zum Trotze noch immer glaubt, man müsse Krankheit säen, um davon Gesundheit zu ernten?‹«

Dr. med. Th. Bruckner

Wie überzeugt man jemanden vom Wert einer Sache, die fragwürdig ist? Impfungen sind ein ausgezeichnetes Beispiel dafür: Man nehme ein – augenscheinlich richtiges und überzeugendes – Argument und stelle es in den Vordergrund, sodass alle Gegenargumente verblassen. Wie lautet das Argument: Der Rückgang der großen, tödlichen Seuchen während der vergangenen 100 Jahre ist ein klarer Beweis für die Wirksamkeit von Impfungen! Dass es so ist, davon sind auch heute noch viele Mediziner überzeugt. Sie haben es so gelernt und erfahren erst jetzt langsam, wie die wahren Zusammenhänge sind. Ich selbst bin »durchgeimpft« – und zähle zu den Menschen, die in ihrer Kindheit mehrfach unter zum Teil schlimmen Mittelohrentzündungen litten. Und hier sind wir gleich bei der ersten Statistik. Sie ist im *impf-report* Nr. 72/73, 2010, S. 13 ff. zu finden. Der Titel des Reports lautet: »Sind Geimpfte gesünder? Die entscheidende ›Gretchenfrage‹ an Behörden & Hersteller«. Es handelt sich um die Salzburger Elternstudie aus dem Jahr 2001, eine Elterninitiative zur Selbsthilfe. Petra Cortiel entwickelte einen Fragebogen für Eltern ungeimpfter Kinder, in dem sie eine Reihe von Gesundheitsfaktoren abfragte. Bis August 2010 wurden die Daten von 1381 Kindern, hauptsächlich aus Deutschland, Österreich und der Schweiz, zusammengetragen. Das Ergebnis: Ungeimpfte sind wesentlich gesünder. Verglichen wurden unter ande-

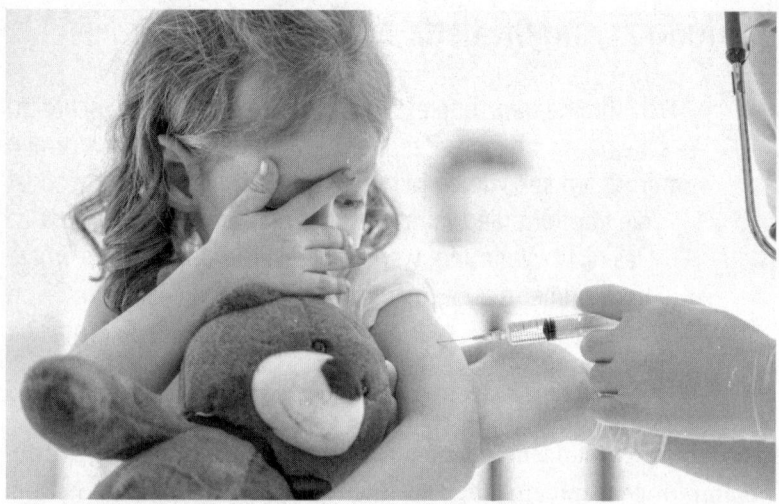

rem Allergien, Heuschnupfen, ADHS/Hyperaktivität, Lungenentzündung und Mittelohrentzündung. Bei allen Erkrankungen zeigte sich ein teilweise extrem hoher, aber immer sehr deutlicher Unterschied zwischen Geimpften und Ungeimpften. Besonders gravierend war der Unterschied bei Mittelohrentzündung, die Ungeimpfte zu 5–10 Prozent, Geimpfte jedoch zu fast 50 Prozent bekamen. Sehr negativ fiel auch das Vergleichsergebnis bei ADHS/Hyperaktivität aus. Von den 1381 ungeimpften Kindern hatten bis zum Zeitpunkt der Befragung die meisten (59 Prozent) noch keine Kinderkrankheiten durchgemacht. Nicht impfen, so das Ergebnis, bedeutet also nicht automatisch, dass die Kinderkrankheiten, gegen die nicht geimpft wurde, zwingend ausbrachen. Bei 309 der teilnehmenden Familien waren die älteren Kinder geimpft, die jüngeren ungeimpft. Als Grund für diese Entscheidung gaben die Eltern Impfschäden an, die an den älteren Kindern auftraten (in 213 Familien).

Der Grund für diese und andere Privatinitiativen zum Vergleich geimpfter und ungeimpfter Kinder ist, dass Gesundheitsbehörden und Hersteller keine ergebnisoffenen Vergleichsstudien durchführen. Zahlreiche Impfschäden in seiner Praxis veranlassten auch den Arzt Rolf Kron, eine Studie durchzuführen.[6] Seine Untersuchung ergab ein ähnliches Bild: Geimpfte litten überdurchschnittlich häufiger an Erkrankungen wie ADHS, Heuschnupfen, Motorikstörungen, Neurodermitis, Mittelohrentzündungen, Herpes und Konzentrationsstörungen. Weitere Umfragen ergaben ein ähnliches Bild. Überzeugend und dramatisch ist die Langzeitstudie im westafrikanischen Guinea-Bissau des dänischen Anthropologen Peter Aaby von 1990 bis 1996. Das Ergebnis zeigte, dass Kinder, die gegen Diphtherie, Tetanus und Keuchhusten geimpft waren, ein doppelt so hohes Sterberisiko hatten wie Kinder, die nicht dagegen geimpft worden waren.

Die Weltgesundheitsorganisation (WHO) war nicht bereit, diese Ergebnisse zu akzeptieren. Zwei Experten, die nach Guinea-Bissau entsandt wurden, mussten jedoch bestätigen, dass die Ergebnisse korrekt waren. Impfkritiker Hans U. P. Tolzin dazu: »Die WHO-Durchimpfungspolitik für Afrika wurde dennoch bis heute nicht geändert.« Die Originalstudie finden Sie hier: »Routine vaccinations and child survival: follow up study in Guinea-Bissau, West Africa«, *https://pubmed.ncbi.nlm.nih.gov/11110734/*.

Im Rahmen einer englischen Kohortenstudie wurden insgesamt 30 000 Kinder, die gegen DPPT (Diphterie, Polio, Pertussis = Keuchhusten, Tetanus) geimpft waren, mit dagegen nicht geimpften verglichen, außerdem Kinder, die gegen MMR (Masern, Mumps, Röteln) geimpft waren, mit ebenfalls nicht geimpften.[7] Das eindeutige Ergebnis: Die Geimpften hatten ein bis zu vierzehnmal höheres Risiko, an Asthma zu erkranken, und ein bis zu neunmal höheres Ekzem-Risiko. Fazit der Studienautoren: »Unsere Daten legen den Schluss nahe, dass die Routine-Impfungen kein Risikofaktor für Asthma oder Ekzeme sind.« Die naheliegende Frage ist: Was veranlasste die Wissenschaftler dazu, trotz unleugbarer Daten eine solche Schlussfolgerung zu ziehen?

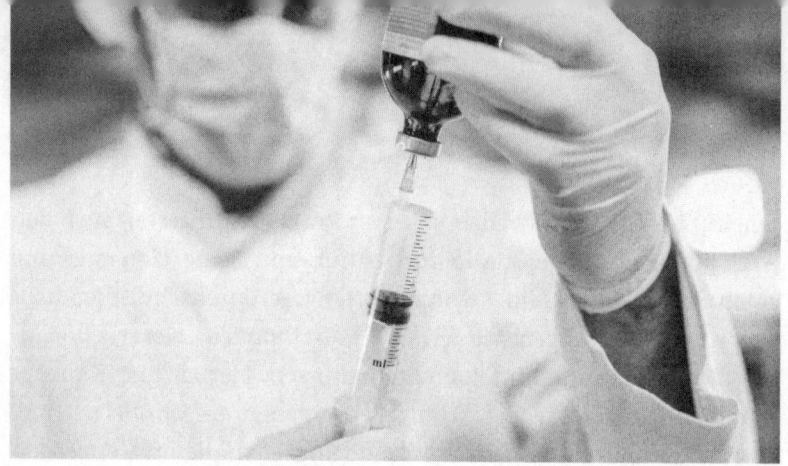

Waren die Impfungen denn nun wenigstens für den Rückgang der großen Seuchen verantwortlich? Die Statistiken zeigen: Die großen Seuchen wie Pocken, Polio, Tetanus, Diphtherie, Masern, Hepatitis, Lungenentzündung, Tuberkulose und Keuchhusten gingen schon zurück, bevor Massenimpfungen durchgeführt wurden. Im Gegenteil: Nach den Impfkampagnen wurde in den meisten Fällen eine erneute Zunahme der Erkrankungen beobachtet. Die zum Vergleich herangezogenen Statistiken stammen in vielen Fällen vom Statistischen Bundesamt Wiesbaden.[8] In den Quellenangaben zu diesem Buch finden Sie unter »Impfungen« Bücher, in denen sie diese Grafiken einsehen können. Dass Seuchen vermutlich nicht immer nur durch Ansteckung zustande kommen, legt ein statistisch auffälliger Zusammenhang zwischen Poliomyelitis (Kinderlähmung) und dem Pestizidverbrauch in den USA nahe.[9] Und immer wieder zeigt sich, dass Impfstoffe kontaminiert sind, wie in den USA im Jahr 1960. Damals entdeckten zwei Virologen, dass die angewandten Polio-Impfstoffe mit dem SV-40-Virus verunreinigt waren. Bei Tieren verursacht dieses Virus Krebs, und in menschlichen Zellgewebekulturen entstehen dadurch Veränderungen. Mit diesen Impfstoffen waren Millionen Kinder geimpft worden.[10]

Schweinegrippe – eine echte Schweinerei: Die merkwürdigen Zusammenhänge zwischen Impfindustrie und den großen Gesundheitsbehörden und -organisationen wie der WHO sind unübersehbar. Es gibt die bewusste Panikmache vor ansteckenden

Krankheiten, die eine Marketingstrategie für die Produkte der weltweit operierenden Pharmakonzerne ist. Millionen Dosen teurer Schweinegrippe-Impfstoffe samt den fragwürdigen Impfverstärkern wurden während der »H1N1-Pandemie« 2009/2010 bestellt – und schließlich vernichtet. Allein die Bundesländer hatten 34 Millionen Dosen gekauft. Knapp 5 Millionen wurden direkt vergeben, 29 Millionen blieben übrig. Etwa die Hälfte wurde an Ärzte verteilt, der Rest gelagert. Dann lief das Haltbarkeitsdatum ab und 16 Millionen mussten entsorgt werden. »Am 26. Oktober starten die Impfungen gegen A/ H1N1. Vor allem wegen der Zusatzstoffe geriet der Impfstoff in die Kritik. Die Regierung dementiert und lobt ihn«, berichtet *Focus Online* am 14. Oktober 2009. Und die für Impfstoffe zuständige Zulassungsbehörde, das Paul-Ehrlich-Institut (PEI), erklärte, die Kritik an den Verstärkerstoffen beruhe auf Fehlinformationen.

Womit wird geimpft?

> »Wir werden bestimmte Stoffe dadurch testen, dass wir sie in unsere Impfungen stecken, um herauszufinden, welche Wirkungen sie besitzen.«
>
> Quelle: 1972 WHO Bulletin 47, No 2 Memordanda #1 and #2 Virus-associated immunopathology

Die heute verwendeten Impfstoffe teilen sich in zwei Gruppen auf: Lebendimpfstoffe und Totimpfstoffe. Lebendimpfstoffe enthalten geringe Mengen abgeschwächter, aber lebendiger Krankheitserreger, die vermehrungsfähig sind. Die Impfungen können als Injektion oder Schluckimpfung verabreicht werden und lösen eine stärkere Immunantwort als Totimpfstoffe aus. Lebendimpfstoffe sind jedoch empfindlicher, brauchen längere Zeit, um sich zu vermehren und sind aufwendiger zu lagern als Totimpfstoffe, sodass zunehmend Totimpfstoffe eingesetzt werden. Masern, Mumps, Röteln und

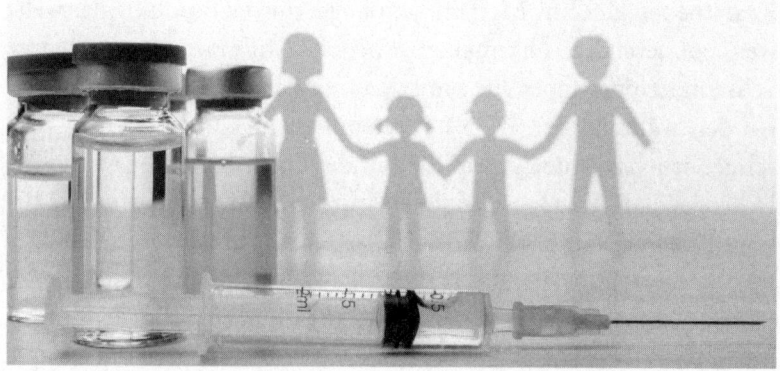

die heute in Deutschland nicht mehr übliche Polio-Schluckimpfung zählen dazu.

Totimpfstoffe enthalten dagegen tote, das heißt nicht mehr vermehrungsfähige Krankheitserreger oder Bestandteile daraus. Man nennt sie auch »inaktivierte Impfstoffe«, zu denen auch die Grippeimpfung zählt. Die Herstellung ist sehr einfach. Inaktivierte, das heißt abgetötete Erreger werden im Ganzen oder in Teilen, allein oder vermischt mit anderen Erregern zu einem Impfstoff zusammengebunden. Die bekanntesten Impfungen dieser Art sind die Sechsfach-Impfstoffe für Kinder im ersten Lebensjahr. Für die Zulassung dieser Impfstoffe werden durch die zuständige Zulassungsbehörde, dem Paul-Ehrlich-Institut (PEI), Studien durchgeführt. Ob die Impfstoffe nützlich sind, wird allerdings nicht daran gemessen, ob sie den Ausbruch einer Krankheit verhindern, sondern an der Frage, ob sie in der Lage sind, die Menge der spezifischen Antikörper im Blut zu erhöhen. Da die Menge an Antigenen (das sind die abgeschwächten Erreger) meist nicht ausreicht, um die geforderte Erhöhung der Antikörpertiter hervorzurufen, werden Verstärkerstoffe zugefügt. Worum handelt es sich bei diesen Zusatzstoffen? Viele Impfstoffe enthalten Aluminiumverbindungen wie Aluminiumhydroxid und Aluminiumphosphat. Sie ersetzen Quecksilber-Thiomersal, sind aber ähnlich umstritten. Aluminium ist nicht harmlos, das haben Studien gezeigt. Nervenzellen können geschädigt werden, außerdem werden Autismus und Alzheimer mit Aluminium in Verbindung gebracht. Neuere Adjuvantien sind Squalen und Polysorbat 80, die mit dem Golfkriegssyndrom in Verbindung gebracht werden. Die in einer Studie aus dem Jahr 2000 untersuchten Soldaten, die daran erkrankt waren, wiesen folgende Symptome auf: chronische Müdigkeit und Schwäche, Hautausschläge, chronische Kopfschmerzen, Gelenkschmerzen, Muskelschmerzen, Haarausfall, Nichtverheilung von Verletzungen, schmerzhafte Schleimhautentzündungen, Benommenheit, epileptische Anfälle, Blutarmut, Lymphknotenschwellungen, Durchfall, Vergesslichkeit, autoimmune Schilddrüsenerkrankungen, erhöhte Empfänglichkeit für Autoimmunerkrankungen, Umweltgifte und neurologische Störungen. Außerdem besteht bei geimpften Schwangeren das Risiko, dass durch die Stimulierung des zellulären Immunsystems durch diese beiden Adjuvantien das ungeborene Leben abgestoßen wird.

»ASIA« – unter diesem Begriff wird heute das Spektrum der Immunerkrankungen zusammengefasst, die durch Adjuvantien ausgelöst werden. »ASIA« ist die Abkürzung für Autoimmun/Autoinflammatory Syndrome induced by Adjuvants.[11] Zu den Folgen zählen unter anderem Fehlfunktionen des Immunsystems wie Muskel- und Faszienentzündungen, (Fibromyalgie), Schmerzen, Gelenkrheuma und ähnliche Störungen, schwere Entgleisungen des Immunsystems (Nervenerkrankungen, Lupus erythematodes u. a.) und chronische Erschöpfung.

Sechsfach-Impfstoffe für Kinder im ersten Lebensjahr

Wenn es nach dem Impfpass geht, erhalten Kinder in den ersten 12 Monaten dreißig Impfungen, die mit den entsprechenden Adju-

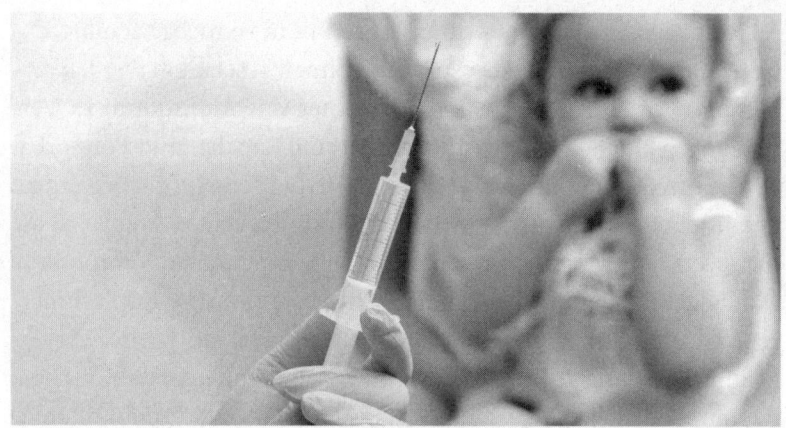

vantien (Zusatzstoffen) versetzt sind. Ein Säugling erhält dann pro Kilogramm Körpergewicht das 23-Fache an Aluminium wie ein Erwachsener, der mit Twinrix, dem Impfstoff für Erwachsene, geimpft wird. Grund ist, dass sich die Immunfunktionen im Körper eines Babys erst noch entwickeln müssen und es deshalb eine besonders hohe Menge an Zusatzstoffen braucht, um eine Immunantwort zu erzwingen!

Seit 1972 wuchs die Zahl der Impfdosen, die im ersten Lebensjahr verabreicht werden, von eins auf dreißig. Gleichzeitig nahm die Anzahl chronischer Erkrankungen bei Kindern wie Rheuma, Krebs, Allergien, Infektanfälligkeit und Verhaltensauffälligkeiten wie AD(H)S sprunghaft zu. »Der deutschen Zulassungsbehörde für Impfstoffe, dem Paul-Ehrlich-Institut (PEI) in Langen, sind mindestens sechzehn Todesfälle im zeitlichen Zusammenhang mit einer vorausgegangenen Sechsfach-Impfung bekannt, für die keine anderen Todesursachen gefunden werden konnten (Stand Frühjahr 2003).« Vermerkt in *www.impfkritik.de*. Das PEI wiegelte ab. Die Todesfälle seien bereits durch einen europäischen Ausschuss untersucht und bewertet worden.

Mögliche Folgen von Impfungen sind: chronische Abwehrschwäche, Infektanfälligkeit, Enzephalopathie (ein Hirnödem, das vor allem bei Kindern unter 3 Jahren auftritt, da diese wegen des noch nicht voll entwickelten Gehirns auf die Impfung nicht mit einer Entzündung reagieren können), Schreianfälle/Cri encéphalique (durchdringendes, schrilles Schreien, ein Zeichen für eine mögliche Hirnschädigung), Allergien wie Asthma, Heuschnupfen, Lebensmittelallergien und -unverträglichkeiten, Epilepsie, Krampfanfälle, Schlafsucht, Autismus, multiple Sklerose, Diabetes, plötzlicher Kindstod, Sprachentwicklungsverzögerungen, Makrophagische Myofasziitis (Störungen in den Zellen, mit chronischen Muskel- und Gelenkschmerzen sowie chronischer Müdigkeit), Störungen des Bewegungsapparates und der Bewegungskoordination und mehr.

Wenn Sie mehr darüber wissen möchten, sehen Sie sich den Film *Wir impfen nicht!* an. Dort können Sie auch gleich zu Beginn die entsetzlichen Schreie eines geimpften Babys hören.

Übrigens: Das Paul-Ehrlich-Institut (PEI), das für die Zulassung und Überwachung von Impfstoffen zuständig ist, weigerte sich, für diesen Film vor laufender Kamera Interviews zu geben.[12]

»Erfolgsgeschichte Impfungen«

> »Impfungen verursachen unter anderem den Ausbruch von Leukämie.«
>
> Dr. B. Duperrat, Arzt am Saint-Louis-Krankenhaus, Paris

Ungeachtet zahlloser Fakten wird nach wie vor die »Erfolgsgeschichte der Impfungen« vermarktet, zum Beispiel am 25. Mai 2012 bei *alpha,* dem Bildungskanal der ARD. Dort heißt es unter dem Titel *Erfolgsgeschichte Impfung – Pocken, Polio und Diphtherie:* »Der Landarzt Edward Jenner läutete den Siegeszug des Impfens ein, als er 1796 Kinder mit Kuhpocken gegen die tödlichen Pocken immunisierte. Große Erfolge auf dem Feld des Langzeitschutzes erzielten Wissenschaftler mit abgetöteten Viren gegen Polio und mit inaktiven Bakteriengiften gegen Diphtherie.«[13]

Am 18. Juli 1961 trat das »Bundes-Seuchengesetz« in Kraft (Gesetz zur Verhütung und Bekämpfung übertragbarer Krankheiten beim Menschen) mit Bestimmungen über die Meldepflicht von Erkrankungen, Todesfällen und Regelungen zur Entschädigung bei Impfschäden. Dann wurde, ohne Angabe von Gründen, am 1. Januar 2003 ein neues Gesetz erlassen, das »Infektionsschutzgesetz« (Gesetz zur Verhütung und Bekämpfung von Infektionskrankheiten beim Menschen), in dem viele Maßnahmen des bisherigen Gesetzes weggelassen wurden. Die Meldepflicht entfällt nun für viele Krankheiten, dagegen werden die Impfungen für diese Krankheiten hervorgehoben, obwohl heute Impfungen auf dem Markt sind, deren Auswirkungen erst in 15–20 Jahren abzusehen sind.[14]

Über Impfungen kann man ganze Bücher schreiben – und es gibt einige ausgezeichnete dazu. Besonders berührend ist *Impfen. Das Geschäft mit der Angst* von Dr. med. Gerhard Buchwald. Der langjährige ärztliche Berater des Schutzverbandes für Impfgeschädigte e. V. arbeitete etwa 35 Jahre an diesem Buch, dem er die folgende Widmung voranstellte: »Dieses Buch widme ich allen Geschöpfen Gottes – also auch den Tieren –, die durch Impfungen Schaden erleiden mussten.« Abgebildet ist außerdem die Arbeit eines, wie Dr. Buchwald schreibt, »Vorgängers« aus dem Jahre 1912: Damals brachte Hugo Wegener das Buch *Impf-Friedhof. Was das Volk, die Sachverständigen und die Regierungen vom ›Segen der Impfung‹ wissen.* (Erster Band mit mehr als 36 000 Impfschäden und 139 Abbildungen) heraus. Das Buch können Sie im Internet unter *http://www.tolzin.de/download/Impf-Friedhof.pdf* herunterladen und lesen. In Dr. Buchwalds Buch finden Sie unter anderem die Statistiken des Statistischen Bundesamtes in Wiesbaden. Sie belegen, dass die großen Epidemien bereits zurück-

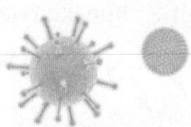

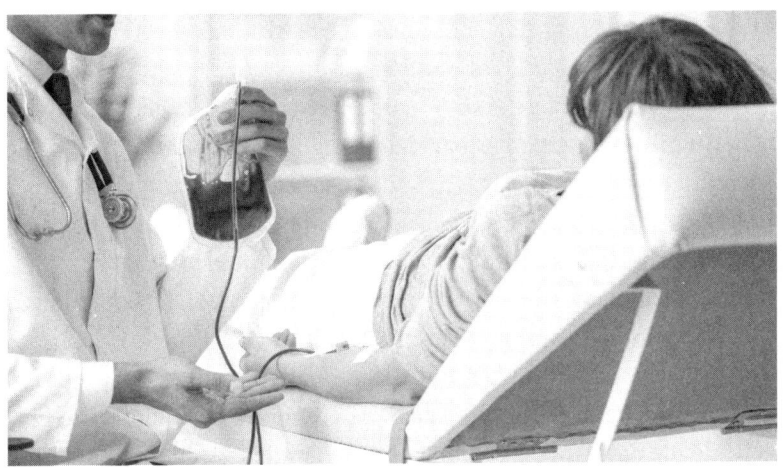

gingen, bevor die Impfkampagnen einsetzten – und zeigen, dass die Impfungen unwirksam, zumindest unnötig sind (Dr. Buchwald).

Eine systematische Auswertung von Erkrankungs- und Todesfallstatistiken zeigt, dass der Rückgang vieler Infektionskrankheiten schon lange vor Einführung der Impfungen begann oder dass bei der Darstellung entsprechender Statistiken wichtige Details einfach unterschlagen werden. Eine Publikation dazu finden Sie unter *http://www.impf-report.de/zeitschrift/archiv/impf-report080.html*

Weitere Fakten über Impfungen, die Sie kennen sollten

Die Bundesgesundheitsbehörden erklären Impfungen für unentbehrlich. Zwar gibt es in Deutschland keine gesetzlich verankerte Impfpflicht wie in Frankreich, wo Kinder gegen Tetanus, Diphtherie und Poliomyelitis geimpft werden müssen. Aber der psychologische Druck der Behörden, der Kinderärzte und vonseiten der Medien auf die Eltern ist enorm. Allerdings schwindet die Impfbereitschaft nicht nur in Deutschland immer mehr und ist so gering wie nie zuvor. In

Frankreich soll nun der Fall eines Ehepaares, das die DTPolio für ihre Kinder verweigert, vor den Verfassungsrat gebracht werden.[15]

Laut Strafgesetzbuch sind Impfungen eine Körperverletzung: »Die Impfung ist eine Körperverletzung (§ 223 StGB). Sie setzt die Einwilligung des Impflings (bzw. des/der Sorgeberechtigten oder Betreuers) voraus (§ 228 StGB). Die Einwilligung muss auf einer ausreichenden (…) Aufklärung beruhen.«[16] Damit eine solche Entscheidung getroffen werden kann, muss es überzeugende Beweise für die Wirksamkeit und Sicherheit von Impfungen geben. Hans U. P. Tolzin hat sich ausführlich mit dieser Frage beschäftigt. In seinem *impf-report* stellt er die Frage: »Sind Geimpfte gesünder? Die entscheidende ›Gretchenfrage‹ an Behörden und Hersteller.« Seit Jahren sammelt der Impfkritiker Studien, in denen der Gesundheitszustand beider verglichen wurde.

Die mRNA-Impfung – Gentechnik, die in das menschliche Genom eingreift

Was ist ein mRNA-Impfstoff?

> »Es ist ein einzigartiger Weg, einen Impfstoff herzustellen, und bisher ist kein derartiger Impfstoff für eine Infektionskrankheit zugelassen worden.«
>
> Prof. Isabelle Bekeredjian-Ding, Paul-Ehrlich-Institut, Deutschland

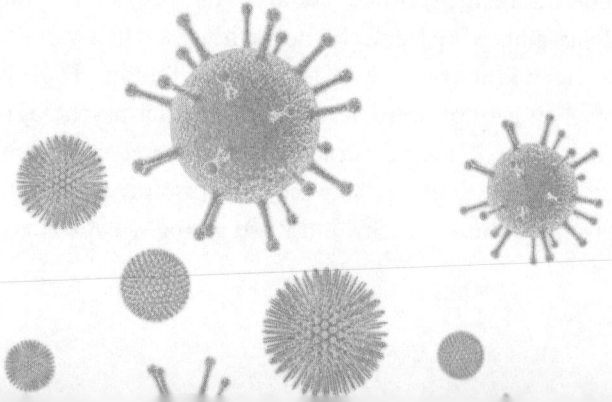

Zusammenfassung

- Seit einigen Jahren werden Impfstoffe wie RNA-Impfstoffe und Vektor-Impfstoffe, die auf Nukleinsäure basieren, als Alternative zu den herkömmlichen Impfstoffen untersucht. Diese Gen-Impfstoffe leiten eine neue Ära der Impfstoffentwicklung ein und sind mit den herkömmlichen Impfstoffen nicht zu vergleichen.
- Nukleinsäuren sind große Moleküle, in denen die genetischen Informationen für den Aufbau des menschlichen Körpers gespeichert sind. Sie enthalten das genetische Programm, nach dem sich unser Körper mit all seinen Merkmalen entfaltet. Jeder Eingriff verändert dieses Programm.
- Sowohl RNA-Impfstoffe als auch Vektor-Impfstoffe verwenden Nukleinsäuren als Einschleuser der Impfinformation.
- Herkömmliche Impfstoffe immunisieren, indem sie abgeschwächte oder abgetötete Erreger oder deren Antigene in den Körper einbringen. Sie enthalten eine Reihe Zusatzstoffe, die als Wirkkraftverstärker dienen.
- Genbasierte Impfstoffe wie der mRNA-Impfstoff sollen das Immunsystem dagegen anleiten, entsprechende Krankheitserreger selbst herzustellen. Es werden keine Bestandteile eines Erregers injiziert, sondern nur die Baupläne dafür. Damit werden die ursprünglichen, natürlichen RNA-Baupläne für die Proteinsynthese umgeschrieben. Diese Baupläne befinden sich in jeder Zelle unseres Körpers.
- Anders als herkömmliche Impfstoffe enthalten mRNA-Impfstoffe keine zusätzlichen Wirkkraftverstärker (Adjuvantien). Da sie in die Proteinbauanleitung selbst eingreifen, sind keine Verstärker nötig.

- »mRNA« ist die Abkürzung für »messenger RNA« beziehungsweise »messenger ribonuclein acid« (Boten-Ribonukleinsäure, Boten-RNA).
- Bei der mRNA-Impfung wird freies genetisches Material über eine Trägersubstanz – Nanosomen, also Nanopartikel – direkt in unsere Zellen hineingebracht und dann von unseren Zellen ausgelesen. Dies bedeutet ganz klar eine gentechnologische Veränderung des Menschen (Prof. Hockertz).
- Wir wissen nicht, in welche Zellen dieses genetische Virusmaterial gelangt, wie lange es abgelesen wird, und wir haben keine Möglichkeit, die Ablesung zu stoppen. Wir wissen auch nicht, ob dieses Material auch in die Keimzellen eindringt und ob es dann in die Eizellen oder das Sperma eingebaut wird.[17]
- Wir wissen nicht, wie das Immunsystem auf diese Impfung reagiert, ob es vielleicht sogar überreagiert und Autoimmunerkrankungen und Krebs auslöst.
- Ein solcher Eingriff in das menschliche Genom, das als Blaupause für den Proteinaufbau dient, ist ein Eingriff in die Basis des menschlichen Lebens, dessen Ausmaß und Auswirkungen kein Wissenschaftler wirklich beurteilen kann.
- Schwerwiegende Nebenwirkungen haben in der Vergangenheit dazu geführt, dass diese Impfstoffe keine Zulassung bekommen haben. Nun werden sie im Schnellverfahren unter Aushebelung aller Prüf- und Vorsichtsmaßnahmen gepusht und stehen davor, auf den Markt zu kommen.
- RNA-Impfstoffe brauchen ein Transportvehikel, um sicher vor Zerstörung in die Zelle gelangen zu können. Professor Hockertz konnte – auch über seine Kontakte zur Impfindustrie – in Erfahrung bringen, dass es sehr schwierig ist, diese Impfstoffe hochrein zu produzieren. 98 oder 99 Prozent Rein-

heit sind nicht hochrein, sondern sogar ziemlich verschmutzt. Verunreinigungen, die durch diese Carrier-Systeme mit in die Zelle gelangen, müssen genauestens untersucht werden und können große Schäden anrichten.
- In der Impfforschung ist bekannt, dass wir bei einem Impfstoff, der nicht über 5–8 Jahre genauestens geprüft wurde, schon allein durch die Verunreinigungen mit Impfschäden rechnen müssen.
- Mehrere RNA-Impfstoffe befinden sich in der klinischen Prüfung, das heißt, sie werden an Freiwilligen getestet. Für Tier-Impfstoffe auf genetischer Basis gibt es bereits mehrere Zulassungen. Die Zulassung für Menschen steht kurz bevor.
- In einem *CBW-News*-Interview mit Norah O'Donnell am 23. Juli 2020 warnte Bill Gates, dass wir von dieser »einzigartigen« Impfung mehr als eine Dosis brauchen werden.

Ein genetischer Eingriff, der den Menschen für immer verändert

»Ein Impfstoff ist die dringlichste Erfindung der Welt«, erklärte Bill Gates in einem vom *Welt* Nachrichtensender am 4. Mai 2020 veröffentlichten Beitrag – wichtiger, als die Weltwirtschaft zu retten. Gates erklärte, wie Impfstoffe funktionieren, und teilte mit, dass 7 Milliarden Menschen den neuen Impfstoff erhalten sollen. Eine gewagte Aussage, wenn man bedenkt, wie wenig wir wirklich über Eingriffe in das menschliche Genom wissen. In einem Interview mit dem US-amerikanischen Sender CNBC räumt Gates dann auch (wörtlich) gegen Ende des Interviews ein:

»We have ... you know ... one in ten thousand ... ah ... side effects. Thats ... you know ... way more. Seven hundred thousand ... ah ... you know ... people who will suffer from that. So, really understanding the safety at gigantic scale across all age ranges – you know – pregnant, male, female, undernourished and existing comorbidities. It's very, very hard and that actual desicion of, OK, let's go and give this vaccine to the entire world...ah...governments will have to be involved because there will be some risk and indemnification needed before that...ah...can be decided on.«

Die Internetseite *alpenschau.com* hat sich die Mühe gemacht, den obigen Text zu transkribieren und auch eine deutsche Übersetzung dazu anzubieten:

»Wir haben...wissen Sie...eine von zehntausend...ah...Nebenwirkungen. Das sind...wissen Sie...viel mehr. Siebenhunderttausend...ah...wissen Sie...Menschen, die darunter leiden werden. Also, wirklich die Sicherheit in gigantischem Ausmaß über alle Altersgruppen hinweg zu verstehen – wissen Sie – schwanger, männlich, weiblich, unterernährt und bestehende Komorbiditäten. Es ist sehr, sehr schwer, und die tatsächliche Entscheidung, OK, lasst uns loslegen und diesen Impfstoff der ganzen Welt geben...ah...die Regierungen werden einbezogen werden müssen, weil es ein gewisses Risiko und eine Entschädigung geben wird, bevor darüber...ah...entschieden werden kann.«[18]

Die Meinung, es sei wichtiger, das Leben von Menschen als die Weltwirtschaft zu retten, wird besonders heikel, wenn man erfährt, dass 10 000 Kinder im ohnehin von Hungersnöten geplagten Westafrika wegen des Lockdowns an Hunger sterben. Weitere 550 000 sind stark unterernährt.[19] Eine Metaanalyse über 42 Studien mit 20 Millionen Teilnehmern aus dem Jahr 2011 ergab, dass Arbeitslosigkeit das Risiko zu sterben erhöht, wobei Männer stärker betroffen sind.[20] Einem Bericht der US-amerikanischen Seuchenbehörde CDC zufolge denkt einer von vier jungen Menschen zwischen 18 und 24 seit Beginn der Pandemie über Selbstmord nach. Die tatsächliche Selbstmordrate ist seitdem deutlich gestiegen (CDC 14. August 2020). Dies ist nur ein kleiner Ausschnitt der Katastrophen, die der Lockdown

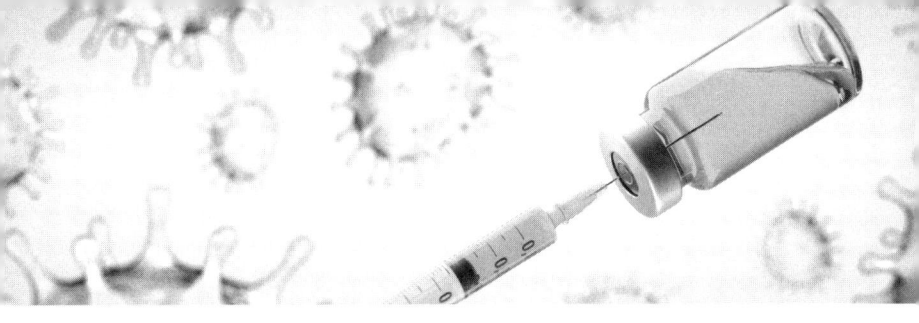

bereits verursacht hat. Blicken wir nach Indien oder ganz einfach hier bei uns in die Wohnungen oft allein lebender alter Menschen, in Altersheime und Krankenhäuser, wo Sterbende nicht von ihren Verwandten besucht werden durften.

Müssen diese Menschen nicht gerettet werden? Für Bill Gates scheinen nur die – potenziellen – Corona-Toten zu zählen. Da sie noch nicht gestorben sind, kann man sie ja noch impfen.

EU setzt Regelung zum Schutz vor Gentechnik für Covid-19-Impfstoff außer Kraft

Bisher galten in der EU strenge Regeln für den Umgang mit Gentechnik. Nur wenn die Unschädlichkeit bewiesen war, durfte Gentechnik eingesetzt werden. Seit dem 14. Juli 2020 gilt eine neue Regelung. In der »Verordnung des Europäischen Parlaments und des Rates über die Durchführung klinischer Prüfungen mit genetisch veränderte Organismen enthaltenden oder aus solchen bestehenden Humanarzneimitteln zur Behandlung oder Verhütung der Coronavirus-Erkrankung (Covid-19) und deren Abgabe« werden diese Vorgaben nun wegen der als virulent eingestuften Corona-Pandemie außer Kraft gesetzt. In der Praxis bedeutet das: Vor Testversuchen an Menschen müssen weder die Folgen für das menschliche Genom durch Gen-Impfstoffe noch die Umweltfolgen geprüft werden. Es muss auch keine Genehmigung für klinische Tests eingeholt werden. Produkte mit gentechnisch veränderten Anteilen müssen nicht mehr gekennzeichnet werden, sodass Menschen, die den Impfstoff erhalten, nicht mehr über deren Inhalt aufgeklärt werden. Außerdem wurden die in den EU-Verträgen festgelegten Prüf- und Einspruchsmöglichkeiten der nationalen Parlamente außer Kraft ge-

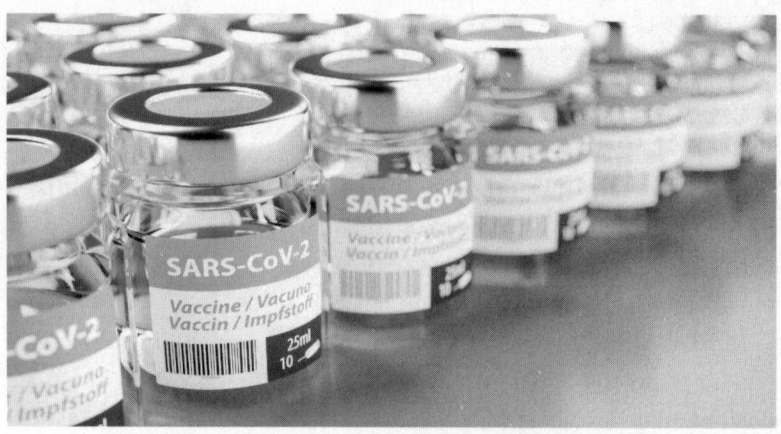

setzt. Diese Regelungen gelten für sämtliche EU-Länder, und zwar auch dann, wenn sie eine sehr restriktive Linie bei der Zulassung von gentechnisch veränderten Produkten (GVO) verfolgen.

Die großen Pharmafirmen, die bereits mit Milliarden Geldern bedacht wurden, wurden von staatlicher Seite von der Haftung für Impfschäden freigestellt und haben rechtliche Immunität erhalten. Die WHO unterstützt das Modell von national einzurichtenden Spezialfonds, welche die Kosten eventueller Kompensationszahlungen letztlich auf den Steuerzahler abwälzen. Ruud Dobber, hochrangiger Vorstandsrepräsentant von AstraZeneca, teilte hierzu wörtlich gegenüber der Nachrichtenagentur *Reuters* mit: »In all unseren vertraglichen Vereinbarungen haben wir uns das Recht auf Immunität ausbedungen. Aus Sicht der meisten Länder ist es akzeptabel, wenn sie selbst dieses Risiko übernehmen, weil die Entwicklung eines Impfstoffs in deren nationalem Interesse ist. Es handelt sich um eine einzigartige Situation, in der wir als Unternehmen ein solches Risiko einfach nicht eingehen können – vor allem dann nicht, wenn ein Impfstoff über Jahre Nebenwirkungen zur Folge haben sollte.«

Der Gen-Impfstoff ist noch nicht zugelassen, wird aber bereits bestellt und produziert. Am 13. Juni 2020 berichtete die FAZ: »Vier europäische Länder sichern 300 Millionen Corona-Impfdosen.« Deutschland, Frankreich, Italien und die Niederlande haben einen Vertrag über mindestens 300 Millionen Corona-Impfdosen mit der Firma AstraZeneca geschlossen. Mit im Rennen um die Impfmilliarden sind unter anderem die Tübinger Firma Curevac und der US-amerikanische Pharmariese Pfizer, der schon vor einigen Monaten einen Impfstoff für September ankündigte. Die staatlichen Zuwendungen an die Pharmaunternehmen sind gigantisch. Auch die US-amerikanische Regierung hat inzwischen nachgezogen und einen Vertrag mit Pfizer und BioNTech geschlossen. Die Pharma-Riesen erhalten 1,95 Milliarden Dollar für eine erste Lieferung über 100 Millionen Dosen, sobald der Impfstoff als »sicher« und wirksam eingestuft wird, mit einer Option auf weitere 500 Millionen Dosen.[21] Pfizer/BioNTech hat auch einen Vertrag mit der britischen Regierung über eine erste Lieferung von 30 Millionen Dosen geschlossen. Der Pfizer-Impfstoff wird in zwei Dosen verabreicht.

Zu Risiken und Nebenwirkungen befragen Sie Ihre Regierung und Bill Gates

Namhafte Wissenschaftler haben sich äußerst besorgt über die geplanten Massenimpfungen geäußert. Einer von ihnen ist der renommierte Immunologe und Toxikologe Prof. Dr. Stefan Hockertz. In einem Interview mit Markus Langemann[22] erklärt Professor Hockertz ausführlich die grundsätzliche Impfproblematik und die Gefahren der geplanten Impfung. Dieses Interview erschien auf YouTube, wurde jedoch umgehend gelöscht und kann als Re-Upload bei Club der klaren Worte angesehen werden.

In diesem Interview weist Prof. Hockertz darauf hin, dass eine Infektion nicht gleichzeitig eine Erkrankung ist und dass gesunde Menschen geimpft werden. Es müssen daher sehr hohe Sicherheitsmaßstäbe an einen Impfstoff gelegt werden. In der Risikobewertung ist ein Impfstoff einem Lebensmittel vergleichbar, das gesunde Menschen bekommen.« »Bei einer neuen Impfstrategie gilt: Vom Beginn der Impfstoffentwicklung bis zur regulatorisch zugelassenen Verabreichung an einen Menschen vergehen 5–8 Jahre.« Und weiter erklärt er: »Es gibt bisher keinen Impfstoff für Sars-CoV-2. Das liegt daran, dass Coronaviren bislang für die Pharmaindustrie völlig uninteressant waren. Eigentlich auch weiterhin uninteressant sein sollten, weil sie keine lebensbedrohliche Erkrankung darstellen.«

Ein weiteres Video mit Aussagen von Prof. Dr. Stefan Hockertz wurde inzwischen ebenfalls gelöscht. Ein Zitat daraus lautet: »Das Virus hat nach meiner Auffassung – und da habe ich eine große Übereinstimmung mit vielen anderen Medizinern – in etwa die gleiche Gefährlichkeit wie Influenza. Wir sehen das an den Todesraten, die in etwa bei 0,3–0,7 Prozent liegen. Das entspricht dem, was wir bei Influenza auch sehen. Der Verlauf ist ähnlich. Also es ist eine Erkrankung des Hals-Nasen-Bereichs bis hin zur Lunge. Das ist eine Infektion, die ähnlich verläuft wie Influenza und auch ähnlich ansteckend ist. (…) Masern sind deutlich gefährlicher.«

Professor Hockertz rechnet im Falle einer Corona-Zwangsimpfung mit 80 000 Toten und 4 Millionen Impfgeschädigten in Deutschland. Hockertz bezeichnet die von der Regierung geplanten Massenimpfungen als vorsätzliche Körperverletzung und macht ebenso wie viele andere Experten deutlich, dass die mRNA-COVID-Impfung ein gentechnischer Eingriff ist, der das Erbgut des Menschen verändert. Er sagt wörtlich: »Wir wissen heute aus den Überlegungen heraus, dass ein nicht nach den Regeln der Kunst – State of the Art, wie wir sagen – geprüfter Impfstoff, der also nicht über einen Zeitraum von 5 bis 8 Jahren geprüft und insbesondere präklinisch – also vor der Klinik – sauber untersucht worden ist, dass wir mit Impfschäden rechnen müssen. Wir müssen damit rechnen, dass, auch schon allein durch die Verunreinigungen – Ich möchte jetzt gar nicht mehr darüber sprechen, inwieweit hier DNA oder RNA Krebs auslösen können. Das sind Langzeitwirkungen. Ich möchte von den Kurzzeitwirkungen sprechen. Wie zum Beispiel diese Verunreinigungen Impfschäden hervorrufen können bei etwa 5 Prozent der Bevölkerung oder bei 5 Prozent der Menschen, die geimpft werden. Und das ist eine Zahl, die ich mir nicht ausgedacht habe, sondern die eine realistische Einschätzung wiedergibt, die wir aus statistischen Bereichen kennen, wie häufig Nebenwirkungen auftreten können. 5 Prozent erscheinen jetzt gering, und ›Impfschäden‹ heißt, dass es eine Überreaktion des Immunsystems geben kann, den sogenannten Zytokinsturm, dass es Fehlreaktionen geben kann, Kreuzreaktivitäten, was auch immer. Wenn wir uns aber jetzt vor Augen halten, dass in kürzester Zeit 80 Millionen Impfungen ja durchgeführt werden sollen. Dass das Bundesministerium des Inneren, Herr Spahn, 80 Millionen Impfdosen bestellt hat – eines Impfstoffes, der noch gar nicht zugelassen worden ist. Und wir haben nur 5 Prozent Impfschäden. Dann sind das – und ich hoffe, dass die Zuhörer mitrechnen können – 4 Millionen Menschen mit Impfschäden. Das sind 4 Millionen Mal Körperverletzungen. Das ist 4 Millionen Mal im Wissen um die unzureichende Prüfung eines Impfstoffes nach 3 Monaten vorsätzliche Körperverletzung. Das ist ein Straftatbestand.«

Wettrennen um den ersten Impfstoff

Schon im Oktober soll der erste Impfstoff auf den Markt kommen. Im Rennen sind eine Reihe Hersteller. Zu den Favoriten zählen Pfizer, BioNTech und Moderna, AstraZeneca, Gilead Sciences und das Tübinger Unternehmen Curevac. Am 11. August 2020 kam Vladimir Putin allen mit der Ankündigung zuvor, das russische Gesundheitsministerium habe den ersten Covid-19-Impfstoff zugelassen. Die Reaktion von Politik und Medien war erstaunlich: Nachdem man selbst von der Zulassung eines Impfstoffs für Herbst 2020 gesprochen hatte, ist der russische Impfstoff nun fragwürdig, weil er »viel zu schnell« auf den Markt kam.

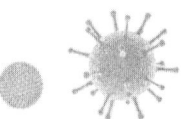

Kann Impfen die Lösung sein?

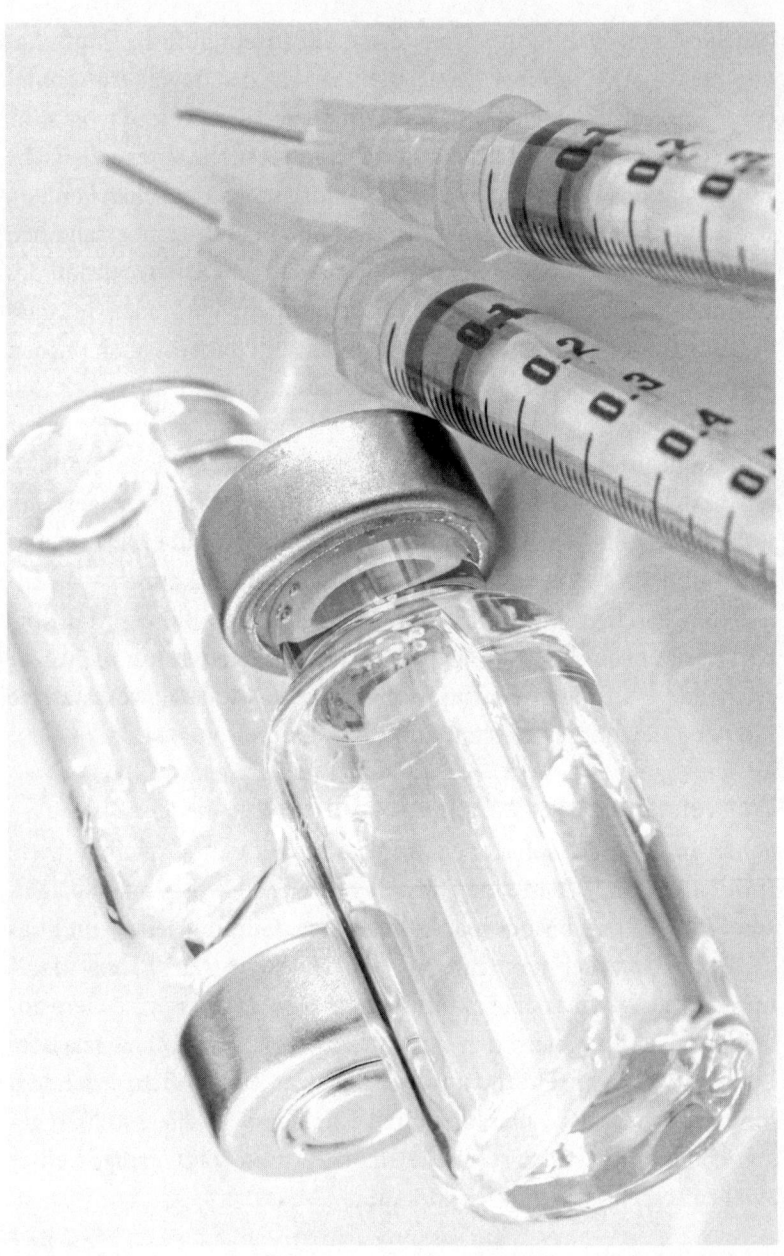

Bill Gates – wer ist der »Philanthrop«, der die gesamte Menschheit impfen will?

»Ohne Corona-Impfung keine Rückkehr zum normalen Leben.«

Bill Gates

Ist Bill Gates ein Philanthrop? Oder ein macht- und geldhungriger Geschäftsmann? Oder ist er ein Mensch, dessen Familiengeschichte und Werdegang man kennen muss, um seine Aktionen einschätzen zu können?

Diese Fragen sind nicht neu. Schon vor Jahren wurde dazu recherchiert und publiziert. Einer dieser Journalisten ist Jakob Simmank, Autor von *Zeit*-Online. Am 4. April 2020 titelte Simmank: »Der heimliche WHO-Chef heißt Bill Gates« und schrieb zu den Geldnöten der Weltgesundheitsorganisation und ihrem großen Sponsor, der Bill & Melinda Gates Foundation. Am 8. Juni 2020 ruderte Simmank dann reuig zurück: »Verschwörungstheorie: Bill Gates, die Weltverschwörung und ich«. »Unser Autor«, so das offensichtlich von der *Zeit*-Redaktion eingefügte Intro, »schrieb vor Jahren über den Einfluss der Gates-Stiftung auf die WHO. Nun benutzen Verschwörungsanhänger den Text als vermeintlichen Beleg. Zeit für Aufklärung«. Weiter geht es im Text: Nein, Bill Gates will keine neue Weltordnung. Wieso auch? Die alte hat ihn reich gemacht.« Und Jakob Simmank erklärt: »Ich halte Deutschlands Antwort auf die Pandemie für eine großartige Leistung.« Angesichts der sehr deutlichen Aussagen im ersten Artikel verblüfft diese Kehrtwende um 180 Grad. Doch wer die allgemeine Tendenz in den Leitmedien verfolgt, ist kaum erstaunt. Zur »neuen Normalität« gehört eine neue Meinungsfreiheit: Alle vertreten nur noch die erwünschte Richtung.

Im Gegensatz dazu hat die Organisation International Network of Human Rights e.V. ihre seit Langem vertretenen Positionen beibehalten, so auch zu Bill Gates. Unter dem Titel »Bill Gates, Monsanto und Eugenik: Geförderte Industrie-Konzerne« erschien am 16. September 2012 ein Text im Online-Portal der Organisation, der sich ausführlich mit Bill Gates und seinem familiären Ursprung befasst. Der Artikel beginnt mit den Worten: »Nachdem bekannt wurde, dass die Bill & Melinda Gates Foundation, das philanthropische Geisteskind von Microsoft-Gründer Bill Gates, im Jahr 2010 für über 23 Millionen Dollar 500.000 Monsanto-Aktien gekauft hatte, wurde mehr als deutlich, dass diese angeblich wohltätige Stiftung ganz andere Pläne verfolgt als die Ausrottung von Krankheiten und die Bekämpfung des Hungers unter den Armen dieser Welt. Wie sich herausstellt, greift die Familie Gates schon seit langer Zeit in das wirtschaftliche Gefüge der Welt ein, besonders in den Bereichen Technik, Medizin und jetzt auch Landwirtschaft.« Die Gates-Stiftung gibt Milliarden Dollar aus, um im Namen der Humanität ein globales Nahrungsmittelmonopol zu errichten, in dem gentechnisch veränderte Pflanzen und entsprechendes Saatgut den Markt beherrschen. Über die Kontrolle von Konzernen nimmt die Gates-Familie damals wie heute Einfluss auf die weltweite Nahrungsmittelversorgung und mischt sich in weltpolitische Angelegenheiten ein. Erklärtes Ziel ist außerdem, die Weltbevölkerung zu reduzieren. Gentechnisch veränderte Pflanzen tragen das Ihre dazu bei.[23]

William H. Gates, Sr., Ex-Chef von Planned Parenthood

William H. Gates, Sr. war lange Zeit Vorsitzender des größten US-amerikanischen Abtreibungsanbieters Planned Parenthood, einer umbenannten Organisation, die aus der American Eugenics Society hervorging (der amerikanischen Gesellschaft für Eugenik).

Bekannt wurde Eugenik (Erbgesundheitslehre) in der Zeit des Nationalsozialismus, wo sie auch Erbpflege genannt wurde und dem Ideal der Rassenhygiene folgte. Aus nachvollziehbaren Gründen geriet der Begriff in Verruf. Heute hat die Eugenik einen neuen Namen: Humangenetik. Kurz gefasst befasst sie sich mit Erbmerkmalen, zu denen auch körperliche und geistige Erbkrankheiten zählen, und den Möglichkeiten, darauf Einfluss zu nehmen. Seit den Zeiten der Eugenik sind die Forschungsergebnisse rasant fortgeschritten, und die Möglichkeiten einzugreifen haben sich drastisch erhöht. Der verantwortungsvolle Umgang mit diesem Wissen wird daher immer dringender.

Planned Parenthood geriet unter anderem wegen des illegalen Handels mit abgetriebenen Föten in Verruf. Zeugen, zu denen auch Führungskräfte der Organisation zählen, sowie Dokumente, die in einem Video des Center for Medical Progress (CMP) gezeigt werden, belegen, dass Planned Parenthood abgetriebene Föten oder deren Körperteile illegal verkaufte.

William Gates, Sr. ist nach wie vor aktives Mitglied von Planned Parenthood, der Organisation, die großen Einfluss auf den Bereich »Bevölkerung und Fortpflanzungsmedizin« hat. Diese Mitgliedschaft ist von besonderem Interesse, denn William Gates ist auch Co-Vorsitzender der Bill & Melinda Gates Foundation. Dort leitet er die »Vision und strategische Orientierung« der Gates-Stiftung[24], die sich – neben Impfstoffen und Humangenetik – damit befasst, afrikanischen Ländern genetisch verändertes Saatgut aufzuzwingen, und zwar durch die finanzielle Unterstützung der Alliance for a Green Revolution in Africa (AGRA). Einem Bericht der Bauernorganisation La Via Campesina aus dem Jahr 2010 war zu entnehmen, dass in Kenia 70 Prozent der von AGRA geförderten Betriebe direkt mit Monsanto zusammenarbeiten.[25]

Die Bill & Melinda Gates Stiftung – ein weltweites Geschäftsmodell

Wo immer es um Lösungen für die Probleme der Welt geht, ist Bill Gates zur Stelle – zumindest wenn es etwas daran zu verdienen oder zu gewinnen gibt. Seine Lösungsvorschläge bestehen in schädlichen

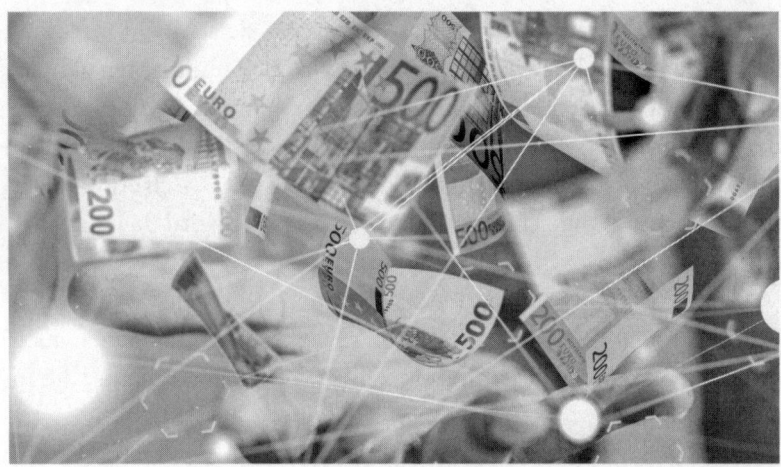

Maßnahmen wie dem bereits erwähnten Eingriff in Landwirtschaft und Welternährung durch genetisch veränderte Organismen (GVO), in der Entwicklung von Impfstoffen und Ausdehnung der Macht der Pharmaindustrie. Seine »menschenfreundlichen« Aktivitäten haben ausnahmslos dazu geführt, eine gewaltige politische Macht und ein ebenso gewaltiges Vermögen aufzubauen. Gewinner der von ihm initiierten Strategien sind ausschließlich Menschen und Organisationen, die bereits unvorstellbar reich sind, wie es auch die Gates-Stiftung ist. Impfstoffe für die gesamte Menschheit und ein Nachverfolgungssystem (»tracking«) sind für ihn die Hauptlösungen für die Probleme der Welt.

Mit Spenden an die Macht

Einst wollte Bill Gates die ganze Welt mit Microsoft und seinen Softwares Windows und Office überziehen. Das ist ihm nicht gelungen. Nun hat er einen neuen Traum: Die gesamte Menschheit impfen – das Weltumspannende in seinen Vorstellungen bleibt erhalten. Dazu hat er akribisch ein Imperium aufgebaut. Auf der Spendenliste der Bill & Melinda Gates Foundation stehen die Weltgesundheitsorganisation (WHO), die ohnehin zu 80 Prozent in den Händen von Stiftungen und der Pharmaindustrie ist, die Impfallianz GAVI (Global Alliance for Vaccines and Immunisations), GMBP (Global Preparedness Monitoring Board), die Coronavirus Global Response, der Covid-19 Therapeutics Accelerator, CEPI (Coalition for Epidemic Preparedness Innovations) und die Charité in Berlin, an der Professor Christian Drosten, der Entwickler des PCR-Tests und Verkünder der neuen Covid-19-Pandemie, tätig ist. Allein im Jahr 2020 hat die Charité bisher 249 550 Dollar erhalten, 2019, dem Jahr, in dem die finanziellen Zuwendungen der Gates-Stiftung an die Charité begannen, waren es noch 86 181 Dollar.[26] Die GAVI Allianz erhielt 957 000 000 Dollar (Stand Oktober 2017). Für die GAVI Campaign wurden 2009 und davor 3 500 000 Dollar ausgegeben (in der Zeit der großen Impfkampagnen in Afrika), und für Spenden an Planned Parenthood finden sich auf der Spendenseite der Stiftung für die Zeit von »2009 und früher« 32 Ergebnisse mit Beträgen in Milliardenhöhe.[27] Die Weltgesundheitsorganisation (WHO), die heute zu 80 Prozent von der Pharmaindustrie und Stiftungen und nur noch zu 20 Prozent von Staaten finanziert wird (ursprünglich war das Verhältnis umgekehrt), finden sich in den Awarded Grants bis Mitte August 2020 siebzehn Einträge in Milliardenhöhe.[28] Die Bill & Melinda Gates Stiftung war in den vergangenen Jahren der größte private Beitragszahler der WHO, und bis zum Ausscheiden der USA der zweitgrößte Beitragszahler überhaupt. Die Spenden sind zweckgebunden, und allein aus diesem Grund ist es vorstellbar, dass die Zuwendungen der WHO eine bestimmte Richtung vorgeben können.

»Bill Gates – der in dieselben Unternehmen investiert, die er mit Spenden bedenkt, und der ein Weltgesundheitsprogramm verfolgt, das eben diesen Unternehmen zugutekommt – hat nun erklärt, dass es erst wieder ein normales Leben geben wird, wenn wir die Möglichkeit haben, die gesamte Weltbevölkerung gegen Covid-19 zu impfen«, schreibt der renommierte Arzt Dr. Joseph Mercola in seinem Artikel »Bill Gates Horrifying ID2020 Quantum Dot Tattoo – A Rockefeller Tracking Plan«[29]. Dr. Mercola bezieht sich dabei auf die GatesNotes vom 3. April 2020 aus dem Bill-Gates-Blog mit dem Titel »What you need to know about the Covid-19 vaccine«[30]. Als Gates 2014 als Vorsitzender von Microsoft zurücktrat erklärte er, er wolle sich nur noch karitativen Zielen widmen und 95 Prozent seines Vermögens dafür ausgegeben. Auf wundersame Weise trat das Gegenteil ein: Sein Vermögen wuchs sprunghaft an.

Blickt man zurück, so springt einem sofort ins Auge, dass Bill Gates einen besonderen Spürsinn dafür besitzt, Pandemien mit einer großen Anzahl von Toten vorauszusagen, weshalb er ein Tracking-System für unumgänglich hält, mit dem man Infizierte und Nichtinfizierte, Geimpfte und Nichtgeimpfte im Auge behalten kann.

Bill Gates, Impfstoffe und der Traum, die Weltbevölkerung zu reduzieren

2003 hatte Bill Gates in einem Interview mit Bill Moyers vom Fernsehsender PBS (Public Broadcasting Service) darüber gesprochen, dass sein Vater Vorsitzender von Planned Parenthood war[31], einer Organisation, die »mit der Vorstellung gegründet worden war, die meisten Menschen seien nur »rücksichtslose Züchter« und »menschliches Unkraut«, das gekeult beziehungsweise ausgerissen werden müsse« (International Network of Human Rights e.V.). Gates bestätigte, dass Fragen der Fortpflanzung ein zentrales Thema in der Familie waren. Früher sei er selbst Anhänger der Idee des Eugenikers Thomas Malthus gewesen, die Weltbevölkerung müsse durch Einschränkung der Fortpflanzung begrenzt werden. Heute, so Gates, denke er anders darüber. Verfolgt man jedoch die Aktivitäten der Bill & Melinda Gates Foundation, zeigt sich, dass es ihm noch immer darum geht, die Weltbevölkerung zu reduzieren – zum Beispiel über Impfstoffe und gentechnisch veränderte Organismen (GVO). Videos, in denen sich Bill Gates offen dazu äußert, dass die 7 Milliarden Menschen geimpft

Bill Gates – wer ist der »Philanthrop«, der die gesamte Menschheit impfen will?

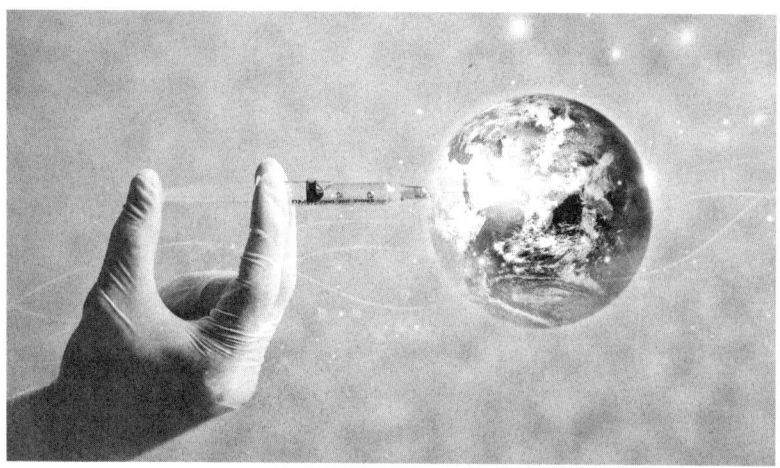

werden müssen und dass diese Impfung den Vorteil einer sinkenden Bevölkerungszahl mit sich bringt, sind (noch) im Internet zu finden.

Die dramatischen Folgen des Gates'schen Impfwahns zeigten sich zum Beispiel in Indien. Dort wurden Bill und Melinda Gates vom Obersten Gerichtshof angeklagt. Auslöser war eine in der *Economic Times India* veröffentlichte Beweissammlung zu den betrügerischen und skandalösen Aktivitäten rund um die Bill & Melinda Gates Foundation, die verschwiegen worden waren. Was war geschehen? 23 000 Mädchen im Alter zwischen 9 und 15 Jahren erhielten den HPV-Impfstoff Gardasil/Cervarix gegen Gebärmutterhalskrebs – mit schrecklichen Folgen. Viele Mädchen brachen zusammen und wurden ernsthaft krank, erlitten epileptische Anfälle, starke Blutungen und hatten Schmerzen. Bei vielen traten langfristige Impfschäden auf, einige starben. Der Artikel ist übrigens nicht mehr bei *Economic Times India* zu finden.

Im Jahr 2010 finanzierte die Gates-Stiftung eine Impfkampagne mit einem experimentellen Malaria-Impfstoff von GlaxoSmithKline, an der 5049 afrikanische Kinder teilnahmen. 151 Kleinkinder

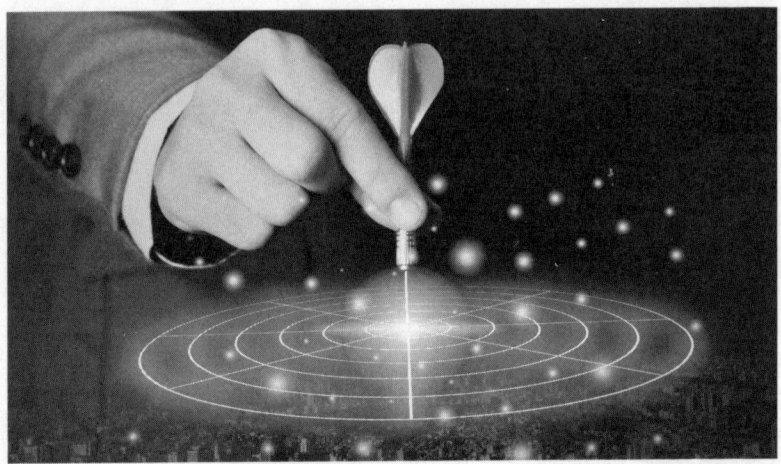

starben, und bei 1048 Kindern traten schwere Wirkungen auf wie Lähmung, Krampfanfälle und Fieberkrämpfe.

Bei dem Versuch, Polio auszurotten, erhielt jedes indische Kind vor seinem 5. Lebensjahr fünfzig Polio-Impfstoffe statt der üblichen fünf. Die Folge war eine katastrophale Polioepidemie, bei der in den Jahren 2000–2017 496 000 Kinder gelähmt wurden. Die Lähmungen gingen rapide zurück, als die Impfungen ab 2017 eingestellt wurden. Im selben Jahr musste die WHO zugeben, dass die Explosion an Polio-Erkrankungen in Verbindung mit dem Impfstoffprogramm von Bill Gates stand. Diese Beispiele aus der Gates'schen Impfhistorie wurden von Robert F. Kennedy auf seinem Twitter-Account beschrieben.[32]

Heute sieht sich Bill Gates kurz vor dem Ziel

All dies ist nur ein minimaler Ausschnitt aus der langen Liste an Ungeheuerlichkeiten, die sich offenbaren, wenn man tiefer in die Themen eindringt, die sich um die Stiftung ranken. Heute sehen sich Bill und Melinda Gates am Ziel. »Das nächste Virus wird wirklich Aufmerksamkeit erregen«, erklärte Bill Gates in einem mittlerweile bei YouTube gelöschten Video, und Bill und Melinda lächeln sich zu diesen Worten an. Nun wird mit Hochdruck an einem Corona-Impfstoff gearbeitet. Bill Gates bereitet uns schon darauf vor, dass wir mehr als eine Impfdosis brauchen und dass die Pandemie noch lange nicht enden wird.[33]

Zahlreichen US-Bürgern platzt inzwischen der Kragen. Im Juli 2020 unterzeichneten 595 392 Bürger eine Petition zur Untersuchung von Bill Gates wegen »medizinischer Verfehlungen« und »Verbrechen gegen die Menschlichkeit«. Das ist fast das Sechsfache der Gesamtzahl, die erforderlich ist, um eine Antwort vom Weißen Haus zu erhalten.

Sind das alles Fragen und Fakten, die nur für die USA wichtig sind? Nein, denn das Gates-Imperium überzieht die Welt und nimmt überall Einfluss. Zusammen mit Global Playern wie dem riesigen Hedgefonds Black Rock, den Rockefellers und anderen steuern sie die weltweite Entwicklung. Falls Sie mehr darüber wissen wollen, empfehle ich Ihnen das ausgezeichnete Buch von Jens Berger *Wer schützt die Welt vor den Konzernen? – Die heimlichen Herrscher und ihre Gehilfen.*

Wollen wir einem Mann wie Bill Gates die Entscheidung überlassen, ob wir uns mit einem Impfstoff impfen lassen müssen, der unsere Gene verändert und Einfluss auf unsere Nachkommen nimmt? Wollen wir unsere Kinder einem Mann ausliefern, der in einem Video, das aktuell noch verfügbar ist, kichernd demonstriert, wie kleinen Kindern gentechnisch veränderte Organismen »direkt in die Venen« injiziert werden?[34]

Bill Gates ist Teil einer großen Organisation, die sich seit mehr als 50 Jahren damit befasst, wie man die »Welt und die Menschen besser« machen kann, dem Weltwirtschaftsforum. In dieser Organisation sind die reichsten Unternehmen und Personen der Welt versammelt. Am großen Tisch operieren sie mit einem Arsenal an Projekten, zu denen unter anderem Datensammlung und Genmanipulation gehören.[35]

Ein gesundes Immunsystem – Ihr bester Freund

»Die Krankheit selbst kann ein Stimulans
des Lebens sein, nur muss man gesund genug
für dieses Stimulans sein.«

Robert Musil, Schriftsteller (1880–1942)

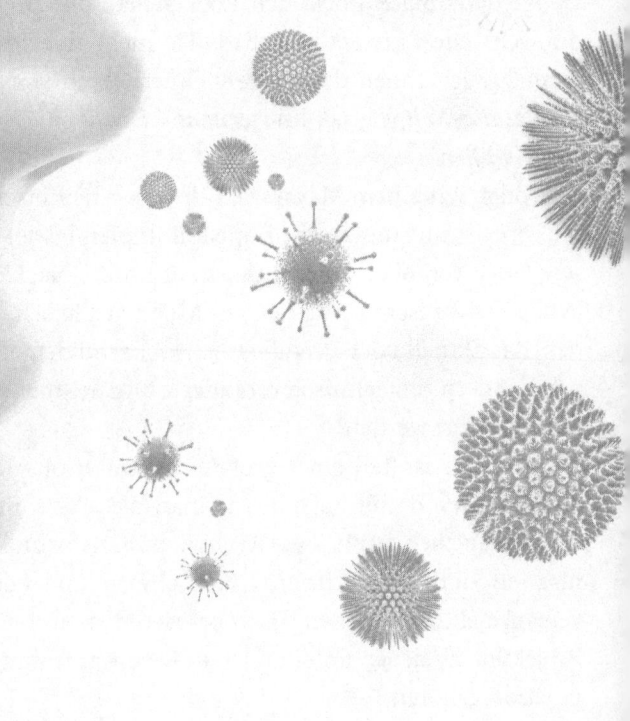

»Immunis« – frei von Krankheit

Viele Loblieder wurden schon auf unser Immunsystem gesungen – und das zu Recht. Denn ohne diese durchsetzungsstarke und schlagkräftige Instanz in unserem Körper würden wir nicht lange leben. Nicht nur Mensch und Tier, selbst einfache Organismen haben eine Form von Immunabwehr. Das Immunsystem entstand schon sehr früh in der Entwicklungsgeschichte der Lebewesen und ist in seinem grundsätzlichen Aufbau gleich geblieben. Eine besondere und zusätzliche Form haben nur Wirbeltiere und damit auch der Mensch entwickelt: die adaptive Immunabwehr, die auch als erworbene und spezifische Abwehr bezeichnet wird.

Meist bemerken wir es nicht, aber wir sind Tag und Nacht mit Bakterien, Viren, Parasiten und Pilzen in Kontakt, die uns schaden könnten. Sie sind überall, in der Atemluft, in der Nahrung und auf jedem Gegenstand, den wir berühren. Sie bevölkern unsere Haut und sind in unserem Inneren. Manchmal wohnen sie schon lange in uns, wie es bei Herpesviren der Fall sein kann. Sie »schlafen« in Nervenknoten des Rückenmarks und treten erst wieder auf den Plan, wenn die richtigen Bedingungen herrschen. Ohne das Immunsystem, das sie in Schach hält, würden sie sich geradezu explosionsartig vermehren und dabei zahllose gesunde Zellen zerstören. Die Arbeit der Immunabwehr geht aber weit über den reinen Schutz vor Infektionen hinaus. Große und kleine Verletzungen müssen geheilt, Gift- und Schadstoffe entfernt, abgestorbenes Gewebe und veränderte Zellen, die während der normalen Stoffwechselprozesse entstehen, entsorgt werden. Auch entartete Zellen, die zum Beispiel aufgrund von Fehlern während der Zellteilung entstehen, sind täglich dabei. Das Immunsystem muss dabei genau zwischen Körpereigenem und Fremdem unterscheiden, damit es in der Lage ist, das Gesunde zu schützen und das Krankmachende zu beseitigen.

Das Wort »Immunsystem« leitet sich vom lateinischen Wort *immunis* ab. Es bedeutet »frei«, »unberührt«, »rein« und auch »verschont von« – besser hätte man diese wunderbare Kraft in uns nicht benennen können. Solange sie ihre Aufgaben erfüllen kann, sind wir frei von körperlichen Übeln. Weil Körper, Seele und Geist untrennbar verbunden sind, sorgt das Immunsystem auch für unser Glück und unsere Fähigkeit, aktiv denkende und bewusste Wesen zu sein.

Ein starkes Immunsystem hält frei von Krankheit

Ob wir krank werden oder nicht, nachdem wir uns infiziert haben, hängt vom Zustand unseres Immunsystems ab. Wenn in der Winterzeit die Menschen um uns herum husten, schnupfen und niesen oder eine Magen-Darm-Grippe »herumgeht«, werden wir vielleicht ebenfalls krank – vielleicht aber auch nicht. Die Reaktionsfähigkeit unseres Immunsystems wird auch von seelischen Faktoren beeinflusst.

Eine schlagkräftige Immunabwehr ist in der Lage, sogar die tödlichsten Krankheiten zu besiegen oder sie gar nicht erst ausbrechen zu lassen. Erinnern wir uns daran, dass es auch in Zeiten schlimmster Epidemien und Pandemien Menschen gab, die gesund blieben, und viele, die trotz einer Infektion überlebten. Sie waren weder geimpft noch gab es pharmazeutisch hergestellte Antibiotika oder andere moderne Medikamente. Impfungen kamen erst viel später auf, und an Medizin hatte man nur das zur Verfügung, was in der Volksheilkunde bekannt war. Die natürlichen Heilmittel aus jener Zeit waren allerdings oft erstaunlich effektiv und werden heute aus gutem Grund wiederentdeckt.

Natürlich können nicht einfach alle Krankheitserreger in einen Topf geworfen werden. Sie unterscheiden sich deutlich in ihrer Aggressivität und Gefährlichkeit. Die Geschichte der Seuchen zeigt aber, was eine Studie an der Universität von Michigan von 2011 in Bezug auf Grippeinfektionen ergab: Es ist ein Irrtum zu glauben, wir könnten nur dann gesund bleiben, wenn wir gar nicht erst mit

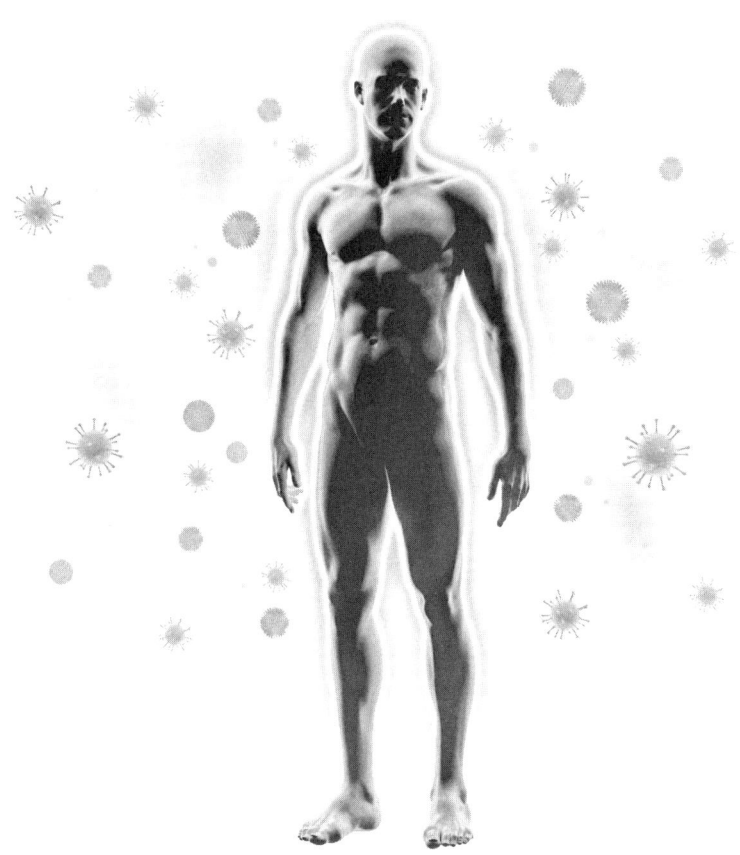

Krankheitskeimen in Berührung kommen. Das ist ohnehin nicht möglich, weil es überall nur so davon wimmelt. US-Forscher brachten im Verlauf einer Studie siebzehn Personen mit einem Grippevirus in Berührung.

Krank wurde aber nur die Hälfte, die anderen blieben so gesund, wie sie gewesen waren. Das Wichtigste: 36 Stunden, bevor die Grippesymptome auftraten, untersuchten die Wissenschaftler das Blut aller Testpersonen. Bei allen hatte das Immunsystem reagiert, unabhängig davon, ob sie Grippe bekamen oder nicht. Es sind also die

Reaktionsfähigkeit und die Qualität des Immunsystems, die darüber entscheiden, was nach einer Infektion geschieht. Obwohl es sich bei siebzehn Teilnehmern nicht um eine groß angelegte, beweiskräftige Studie handelt, bestätigt sie eine Erfahrung, die wir alle schon gemacht haben.

In einem Interview mit MSNBC (US-amerikanischer Nachrichtensender mit Sitz in New York City) erklärte Alfred Hero, Professor an der Universität von Michigan und Autor der Studie: »Viele Menschen könnten daraus schließen, dass, wenn sie einem Virus ausgesetzt sind, sie nur nicht krank werden, weil das Virus nicht genügend Kraft hat, oder es so schwach war, dass ihr Körpersystem es nicht bemerkt hat. Das ist nicht die richtige Schlussfolgerung: Es gibt eine aktive Immunantwort, die für die Resistenz bestimmter Menschen verantwortlich ist, und diese Antwort ist genauso aktiv wie die Resonanz, die wir alle, wenn wir krank werden, kennen und hassen, nämlich Schnupfen, Fieber, Husten und Niesen. Es ist nur, dass die Antworten unterschiedlich sind.«[1]

Neben der Immunantwort wurden noch andere Faktoren gefunden, die Gesunde und Kranke unterscheiden: Es gab Unterschiede in der sogenannten Gen-Expression, das heißt, in der Art, in der eine genetische Anlage zum Ausdruck kommt. Wie die Epigenetik zeigt, legen unsere Gene uns nicht einfach lebenslang fest. Auch im biologischen Stoffwechsel gab es wichtige Unterschiede: Die Menschen, die nicht krank wurden, wiesen deutlich mehr Antioxidantien auf. Diese »Fänger« der zellzerstörenden freien Radikale sind unentbehrliche Helfer, um die Zellen gesund und leistungsfähig zu erhalten.

Ein System der Superlative

Wer das Bedürfnis hat, einmal wirklich von Ehrfurcht überwältigt zu werden, braucht nur in das Wunderwerk des menschlichen Körpers zu blicken. Selbst ein vager Eindruck von der komplexen

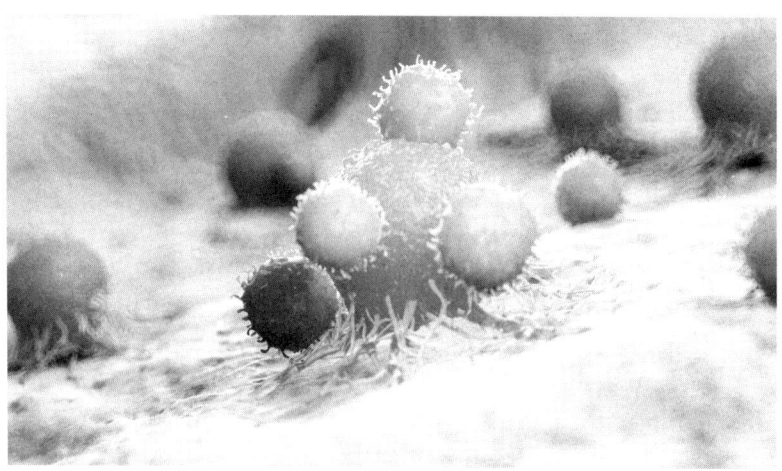

Vielfalt und dem subtilen Zusammenspiel zahlloser Faktoren lässt uns verändert zurück. Das Immunsystem ist eine besondere Intelligenz innerhalb dieser hochintelligent kooperierenden, ausbalancierenden und schöpferischen Welt. Denn es kann etwas, das höchste Anforderungen an die Fähigkeit, zu unterscheiden und zu beurteilen, stellt: Es findet heraus, was körpereigen und was fremd ist, und weiß, was es bekämpfen und was es tolerieren und schützen muss. Das mag sich einfach anhören, ist es jedoch nicht. Allein die wachsende Zahl an Autoimmunerkrankungen und Allergien, bei denen die Immunabwehr falsch reagiert, zeigt das. Darüber hinaus haben sich auch Mikroben etwas einfallen lassen, um das Immunsystem zu überlisten. Viele tarnen sich mehr oder minder geschickt oder verstecken sich in unzugänglichen Bereichen des Körpers. Dann kann die Immunabwehr nur vor den Toren stehen und warten, ob sich ein »schlafendes« Virus blicken lässt. Schlagkräftigkeit und korrekte Unterscheidungsfähigkeit sind die beiden Komponenten, die ein gut funktionierendes Immunsystem ausmachen.

Wer überleben und dann auch noch möglichst gut leben will, muss bereit sein, unaufhörlich zu lernen und sich optimal an wechselnde Bedingungen anzupassen. Das Immunsystem ist darin Weltmeister. Es ist ein flexibles und äußerst komplexes System, das über eine hoch entwickelte Lern- und Adaptionsbereitschaft verfügt. Die auf faszinierende Weise ineinandergreifenden Abwehrmechanismen basieren auf der Kommunikation unterschiedlichster Zellen im ganzen Körper, von Darm bis Hirn. Thymus, Milz, Lymphknoten, Knochenmark und die weißen Blutzellen (früher: Blutkörperchen) sowie eine Fülle weiterer Faktoren arbeiten zusammen und erfüllen spezielle und übergeordnete Aufgaben im Dienst des Lebenserhalts.

Äußere Abwehrmechanismen bilden eine erste Barriere gegen Eindringlinge. Dazu gehören die Haut und der Talg, den sie produziert, der Schleim auf den Schleimhäuten, die Scheidenflüssigkeit, der Urin, der den Harnleiter von Keimen reinigt, der Magensaft, die Tränenflüssigkeit in den Augen, der Speichel sowie der Talg in den Ohren.

Innere Abwehrmechanismen bekämpfen Erreger, denen es gelungen ist, diese Barrieren zu überwinden. Dazu haben sie ein komplexes Repertoire an Reaktionen zur Verfügung, die ineinandergreifen: Fresszellen (Phagozyten), Leukozyten, natürliche Killerzellen und immunstimulierende Substanzen wie Interferon.

Zwei ineinandergreifende Abwehrsysteme sorgen dafür, dass Höchstleistung möglich ist: die angeborene, unspezifische Immunabwehr und die erworbene, spezifische Immunabwehr (siehe Kasten rechts). Die Angeborene ist relativ einfach aufgebaut, schnell und breit angelegt, die Erworbene hoch spezialisiert, komplex und lernfähig und wird deshalb oft auch als adaptive Immunabwehr bezeichnet.

Die eine bleibt, wie sie ist, und profitiert davon, dass sie das, was sie kann, zahllose Male in der gleichen Form geübt hat. Die andere lernt immer wieder neu und braucht daher mehr Zeit, um ihre Maßnahmen zusammenzustellen.

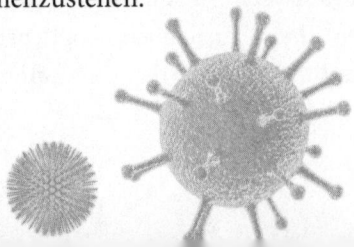

Die beiden Basissysteme des Immunsystems

Angeborene, unspezifische Abwehr

Die angeborene Abwehr ist
- schnell
- läuft in fixierter, vorgegebener Form ab

Erworbene, spezifische Abwehr (adaptiv)

Die erworbene Abwehr ist
- langsam
- reagiert auf jeden Keim mit einer individuelle zugeschnittenen Immunantwort
- speichert das neue Wissen in Gedächtniszellen

Weitere Unterteilung des Immunsystems

Bestandteile der angeborenen wie auch der erworbenen Abwehr sind
- mechanische Barrieren wie Haut, Atemwege oder Magen und Darm
- zelluläres Abwehrsystem mit aktiv wandernden Abwehrzellen
- humorales Abwehrsystem mit passiv zirkulierenden Plasmaproteinen (Antikörpern)

Sowohl die angeborene als auch die erworbene Immunabwehr verfügen über ein zelluläres und ein humorales Abwehrsystem. Das bedeutet, dass beide die Abwehrsystemerreger sowohl mithilfe von speziellen Zellen bekämpfen können, wie über Plasmaproteine, die passiv in den Körperflüssigkeiten (Blut, Lymphe, Gewebsflüssigkeiten) zirkulieren. Sie können nicht aktiv an den Ort des Geschehens wandern, sondern werden dorthin transportiert.

Zum **zellulären Immunsystem** gehören spezialisierte Immunzellen wie Granulozyten, Makrophagen (Fresszellen), dendritische Zellen, natürliche Killerzellen, B-Lymphozyten und T-Lymphozyten, die sich in T-Helferzellen, regulatorische T-Zellen und zytotoxische T-Zellen unterteilen.

Das **humorale Immunsystem,** das über die Körperflüssigkeiten aktiv wird, nicht über die Zellen, umfasst Antikörper (Immunglobuline), das Komplementsystem (trägt zur Eliminierung von Antigenen wie Bakterien bei) und Interleukine (Botenstoffe der Zellen, welche die Kommunikation zwischen Leukozyten und anderen Abwehrzellen vermitteln).

Die angeborene Immunabwehr – an Schnelligkeit nicht zu übertreffen

Dieser Teil der Immunabwehr ist seit der Geburt in seiner endgültigen Form vorhanden und wird deshalb als angeboren bezeichnet. Die angeborene Immunabwehr ist nicht in der Lage, spezifische Eigenarten von Erregern zu erkennen, sich darauf einzustellen und ihre Erkennungsmerkmale in einem Gedächtnisspeicher abzulegen wie ihre später hinzugekommene Schwester, die erworbene Immunabwehr. Die beiden Teile des Immunsystems werden daher auch als unspezifische (nicht auf Erregermerkmale ausgerichtete) und als spezifische (spezialisierte) Immunabwehr bezeichnet.

Weil kein Immungedächtnis vorhanden ist, reagiert die angeborene Immunabwehr auch auf einen bereits bekannten Krankheitserreger, auf Gifte oder Schadstoffe jedes Mal so, als wäre sie noch nie mit ihnen in Berührung gekommen. Ein Spielraum für Anpassung besteht nur bei der Erregerzahl, das heißt, sie kann kleinere und größere Mengen davon bekämpfen. Daher bildet die angeborene Immunabwehr keine Immunität für künftige Angriffe aus. Ihre Stärke liegt in ihrer unglaublichen Schnelligkeit. Noch bevor die spezifische Abwehr in Aktion tritt, sind ihre Fresszellen (Makrophagen) und weitere Killerzellen schon am Ort des Geschehens. Einige dieser Killerzellen sind auf Viren und Tumorzellen spezialisiert, für die sie einen eigenen Zerstörungsmechanismus ausgebildet haben. Man geht davon aus, dass rund 90 Prozent der Infektionen und körperinternen Schädigungen von der angeborenen Abwehr erkannt und vernichtet werden können. Dazu stehen ihr drei Hauptarten von Killerzellen zur Verfügung: die neutrophilen Granulozyten, Makrophagen und

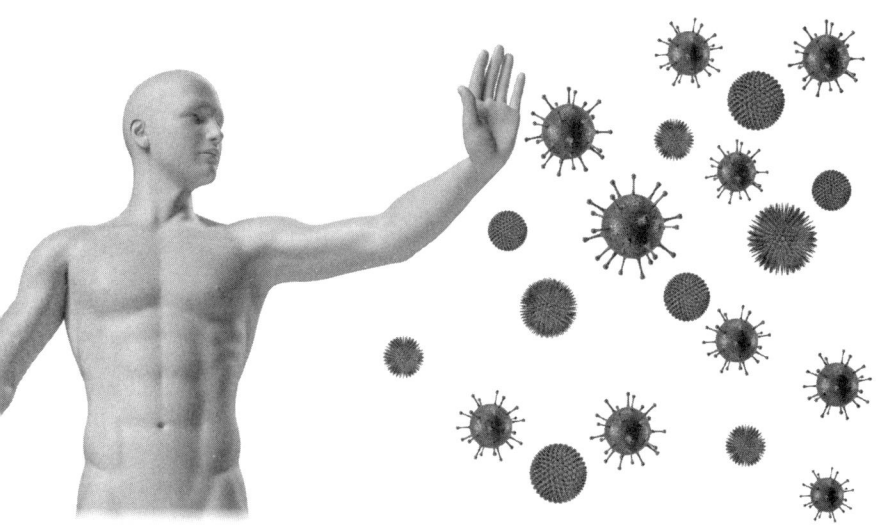

die natürlichen Killerzellen (NK-Zellen). Außerdem produzieren die Zellen der angeborenen Immunabwehr Botenstoffe, die den Körper in einen Alarmzustand versetzen und weitere Immunreaktionen wie Fieber hervorrufen.

Die erworbene Immunabwehr – ein hoch spezialisiertes Memory-System

Die erworbene Immunabwehr entwickelt sich erst im Laufe des Lebens durch den Kontakt mit Erregern. Dieser Teil des Immunsystems ist unablässig dabei, zu lernen und sich an einen neuen Angreifer anzupassen. Deshalb wird er auch als adaptive oder spezifische Immunabwehr bezeichnet. Die beeindruckende Flexibilität macht es der adaptiven Immunabwehr möglich, sich sowohl an unterschiedliche Erregermengen als auch an ihre spezifischen Eigenarten, die sogenannten Antigene, anzupassen. Dieses Lernen beginnt beim ersten Kontakt. Es bilden sich spezielle Abwehrmechanismen, die gezielt gegen den Erreger gerichtet sind. Antikörper sind ein wichtiger Teil dieser Abwehrstrategien. Das neu erworbene Wissen wird in Gedächtniszellen gespeichert, um eine bessere und schnellere Immunreaktion bei einer erneuten Infektion sicherzustellen. Jeder weitere Kontakt verstärkt die einmal gebildete Immunantwort. Dieses sportliche Wettrüsten Immunsystem gegen Erreger ist ein Training, bei dem die Abwehrkräfte ihre Muskeln spielen lassen und immer effektiver werden.

Leukozyten – die Vielkönner des Immunsystems

Weiße Blutzellen werden in der medizinischen Fachsprache Leukozyten genannt. Statt von weißen Blutkörperchen, die den meisten Lesern noch geläufig sein dürften, wird heute meist von weißen Blutzellen gesprochen, da sie Zellen und keine Partikel sind. Es gibt unterschiedliche Arten, von denen jede einzelne spezielle Aufgaben erfüllt. Sie sind im Blut, im Knochenmark und im Lymphsystem enthalten. Im Gegensatz zu den roten Blutzellen (Erythrozyten) haben sie keinen roten Blutfarbstoff (Hämoglobin) und erscheinen deshalb unter dem Mikroskop weiß. Während die roten Blutzellen die wichtigen Aufgaben des Sauerstoff- oder Nährstofftransports erfüllen, kümmern sich die weißen Blutzellen um unsere Widerstandskraft und unser Überleben. Dazu arbeiten sie je nach Art für die angeborene oder die erworbene Immunabwehr. Sie suchen den Körper routinemäßig und systematisch nach allem ab, was ihnen verdächtig erscheint, und setzen dann verschiedene Mechanismen in Gang, um sie zu vernichten. Ohne eine ausreichende Zahl an Leukozyten kann das Immunsystem nicht richtig funktionieren, da die Abwehr sonst zum Erliegen kommt. Umgekehrt kann eine stark überhöhte Zahl weißer Blutzellen lebensgefährlich werden, wie es das Krankheitsbild der Leukämie zeigt. Bei der oft auch als Blutkrebs bezeichneten Erkrankung steigt die Anzahl der weißen Blutzellen so stark an, dass es zu einem Mangel an roten Blutzellen kommt. Aber auch die weißen Blutzellen sind in diesem Stadium nicht mehr funktionstüchtig.

Bei der chronischen Leukämie ist der Verlauf schleichend. Die akute Krankheitsform kann innerhalb weniger Monate zum Tod führen.

Leukozyten im Dienst der angeborenen Immunabwehr

Als Soforteingreif-Instanz hat die angeborene Immunabwehr einiges aufzubieten. Bei einer Infektion schickt sie als Erstes die neutrophilen Granulozyten vor. Mit einem Anteil von 50 bis 80 Prozent sind sie die stärkste Fraktion der weißen Blutzellen. Sie können am schnellsten mobilisiert werden und sind sofort am Ort des Geschehens. Dort »fressen« sie Bakterien, Pilze und Gewebetrümmer, ohne sich anzusehen, um welchen Keim es sich im Einzelnen handelt. Bei diesem Kampf gehen sie allerdings selbst zugrunde. Ihre Überreste sehen wir als weiß-gelblichen Eiter.

Die Monozyten machen zwar nur etwa 3–7 Prozent der weißen Blutzellen aus, spielen aber eine wichtige Rolle: Sie sind die Vorläufer der eigentlichen »Fresszellen«, der Makrophagen. Monozyten werden im Knochenmark gebildet und zirkulieren als Sofortreaktion einige Tage im Blut. Dann wandern sie zum Entzündungsherd oder zu der infizierten Zelle im Gewebe und bilden sich dort in Makrophagen um. Das sind besonders große Fresszellen, die als wichtiger Teil des generellen Aufräumtrupps Gewebeteile, Erreger, abgestorbene rote Blutzellen, Eiter, Immunkomplexe, Tumorzellen, Staubkörnchen und vieles andere in sich aufnehmen, zerlegen und abtransportieren. Ihr Name erklärt zum einen, dass sie groß sind (griech. *makro*) und dass »fressen« ihre Aufgabe ist (griech. *phage*, »fressen«). Dem Wortteil »phage« begegnen wir übrigens nicht nur in der Welt der weißen Blutzellen. Auch unter den Viren gibt es einige, die als Phagen bezeichnet werden: die Bakteriophagen und die Virophagen.

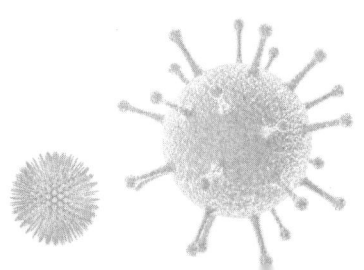
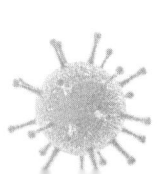

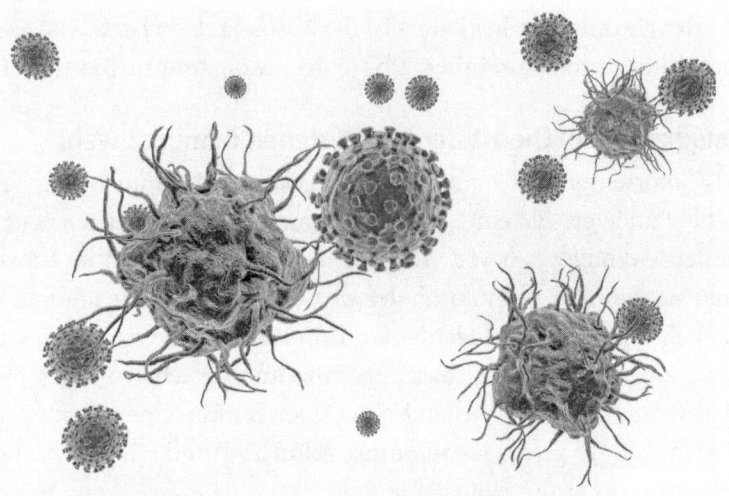

Die Phagozytose: fressen und verdauen

Phagozytose ist der appetitliche Name für einen unappetitlichen, aber höchst segensreichen Vorgang. Er beginnt damit, dass die angeborene Immunabwehr Erreger oder andere als schädlich eingestufte Substanzen im Körper erkennt. Worum es sich dabei im Einzelnen handelt, ist ihr egal. Nun schickt sie die Fresszellen (Phagozyten) vor, um den Fremdstoff einzufangen: Bakterien, Viren, Pilze, schadhafte Zellen, freie Radikale, was immer es ist, wird zuerst mit den Ausläufern der Zellen umschlungen. Dann verleiben sie es sich ein und »verdauen« es mithilfe von Enzymen. Manches davon wird nutzbringend eingebaut, anderes ausgeschieden, und einige Teile wandern zur Außenhülle der Zelle, wo die T-Lymphozyten der erworbenen Immunabwehr ihren Aufbau erkennen und die Mechanismen der spezifischen Immunabwehr in Gang bringen.

Die T-Helferzellen arbeiten je nach Typ entweder für das angeborene oder für das erworbene Immunsystem. Bei der angeborenen Immunabwehr triggern sie die Produktion von NK-Zellen (natürliche Killerzellen). NK-Zellen sind auf Zellen mit einer krebsartig veränderten Oberfläche spezialisiert und erkennen virusinfizierte Zellen ohne das Virus als solches zu erkennen, das heißt, sie können Antigene nicht erkennen. Zum Schutz weisen gesunde Zellen dagegen eine Oberfläche auf, welche die Aktivität der NK-Zellen hemmt.

Lymphozyten im Dienst der erworbenen Immunabwehr

Die Lymphozyten bilden die Kampftruppe der erworbenen Immunabwehr. Unter allen weißen Blutzellen sind sie die kleinsten. Sie nehmen nur einen relativ geringen Anteil im Blut ein, zwischen 25 und 40 Prozent. Bei Kindern ist der Anteil mit über 50 Prozent noch deutlich höher. Rund 95 Prozent der Lymphozyten werden im Knochenmark und in den lymphatischen Organen wie der Thymusdrüse, der Milz, den Lymphknoten, den Mandeln und den Peyerschen Plaques gebildet und dort gespeichert. So gibt es immer einen Vorrat, der bei Bedarf ins Blut abgegeben werden kann. Auch der Wurmfortsatz, ein Anhang des Blinddarms, beteiligt sich an der Produktion. Vom Knochenmark wandern die Lymphozyten in den Thymus. Dort werden sie geschult und auf ihre künftigen Aufgaben als T-Helferzellen, T-Killerzellen, regulatorische T-Zellen oder Gedächtniszellen vorbereitet. Das »T« steht dabei für den Thymus.

Lymphozyten funktionieren nach einem besonderen System: sie bilden Antikörper, sobald sie auf ein Antigen treffen. Doch davon später mehr. Eine weitere Besonderheit ist, dass sie ein immunologisches Gedächtnis besitzen, das heißt, sie können Informationen über einmal bekämpfte Erreger für zukünftige Angriffe speichern. Und sie haben noch eine weitere wichtige Aufgabe: die Bildung von Zytokinen.

Zytokine – die Regulierungsbehörde der spezifischen Immunabwehr

Um Bakterien, Viren und andere Gefahren zu bekämpfen, setzen die Lymphozyten Zytokine frei. Das sind Botenstoffe, mit deren Hilfe die Immunzellen miteinander kommunizieren. Auf diese Weise regeln Zytokine die Immunabwehr und lösen je nach Bedarf eine Immunantwort aus oder hemmen sie. Als Steuerungselemente nehmen sie eine zentrale Position innerhalb der Immunabwehr ein. Wenn die entsprechenden Organe nicht in der Lage sind, Zytokine zu produzieren, oder wenn diese fehlerhaft sind, kann es zu schweren Erkrankungen des Immunsystems kommen. In jedem Fall ist die Abwehr vorübergehend oder dauerhaft geschwächt. Die Ursache dafür kann erblich bedingt oder erworben sein. In der Medizin wird dann von einem Immundefekt gesprochen.

Zytokine können Entzündungsreaktionen fördern oder hemmen. Entzündungen sind natürliche Abwehrreaktionen des Körpers auf Erreger, Fremdkörper, Strahlen und schädliche Stoffwechselprodukte wie freie Radikale. Sie unterstützen die Arbeit des Immunsystems, das darüber wieder einen gesunden Zustand herbeiführen will. Sie können jedoch überhandnehmen und das Immunsystem überfordern, oder es können sich chronische Entzündungen entwickeln, die das Immunsystem aus einer Vielzahl von Gründen nicht abbauen kann. Entzündungshemmende Zytokine als Gegenspieler halten im gesunden Organismus das Gleichgewicht aufrecht.

Was T-Zellen für die erworbene Immunabwehr leisten

T-Helferzellen, T-Killerzellen, regulatorische T-Zellen oder Gedächtniszellen sind die Akteure der spezifischen Immunabwehr. Die T-Helferzellen können zwar zwischen körpereigenen und körperfremden Zellen unterscheiden und befallene Zellen erkennen, erzeugen jedoch keine Antikörper. Stattdessen produzieren sie Signalstoffe, mit denen sie weitere Abwehrzellen aktivieren, die T-Killerzellen, die dann die Vernichtung von Erregern, körperfremden Stoffen und defekten oder entarteten Zellen wie Tumorzellen übernehmen. Unter die T-Killerzellen fallen alle Zellen des Immunsystems, die veränderte Körperzellen wie Krebszellen und Zellen, die von Erregern befallen sind, erkennen können.

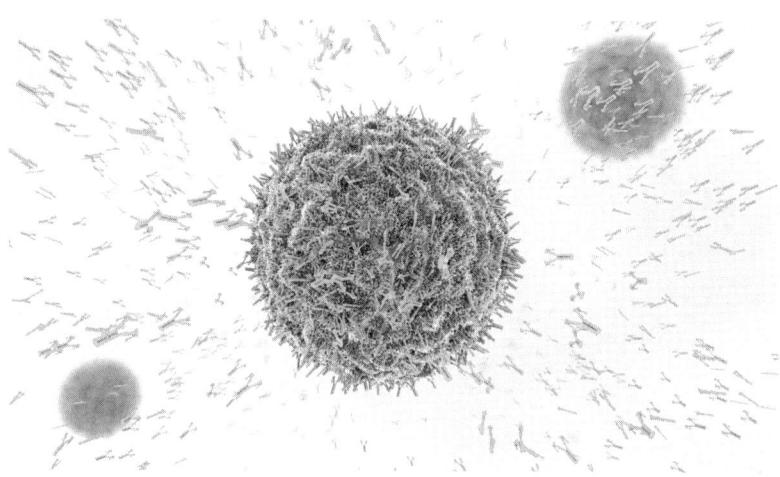

Die T-Gedächtniszellen tun das, was ihr Name besagt: Sie speichern Informationen über einmal erkannte Erreger. Die regulatorischen T-Zellen haben eine ganz andere Aufgabe: Sie aktivieren das Immunsystem nicht, sondern unterdrücken es, um die Toleranz gegenüber Stoffen zu erhöhen, die als feindlich erkannt werden könnten, es aber nicht sind. Früher wurden sie deshalb T-Suppressor-Zellen genannt. Durch diese regulierende Tätigkeit senken sie das Risiko von Autoimmunerkrankungen, bei denen die Immunabwehr körpereigenes Gewebe angreift, und von Allergien, bei denen harmlose Substanzen wie Pollen, Staub oder Nahrungsmittelbestandteile wie Milcheiweiß vom Immunsystem als gefährlich eingestuft werden.

Antigen und Antikörper – Schlüssel und Schloss

Eindringlinge, die das Immunsystem als gefährlich einstuft, werden Antigene genannt. Der Begriff ist eine verkürzte Form der englischen Bezeichnung *Antibody generating*, was so viel bedeutet wie »Herstellung von Bekämpfungspartikeln« beziehungsweise »Auslöser einer Immunreaktion«. Als Antigene werden eine Vielzahl von Molekülen bezeichnet, die sich zum Beispiel auf der Oberfläche von Bakterien

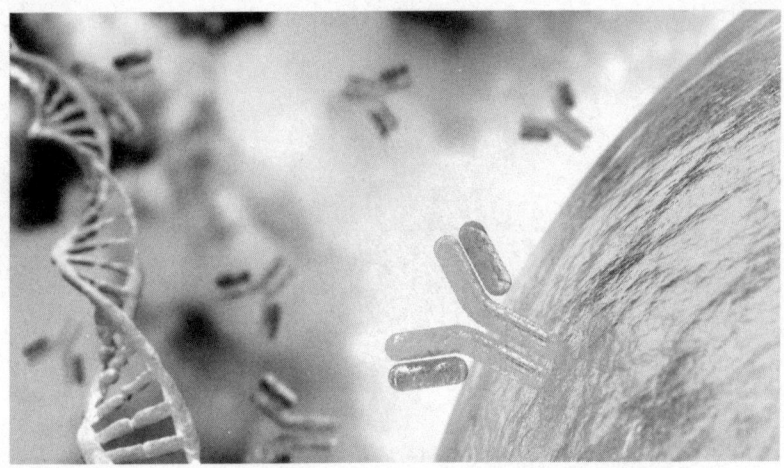

befinden und die Immunabwehr zur Bildung von Antikörpern, das heißt Abwehrstoffen, anregen. Wenn Antigen und Antikörper aufeinandertreffen, kommt ein Prozess in Gang, bei dem das Antigen und auch der Erreger, auf dem es sich befindet, zerstört werden.

Erkannt werden die Antigene von den B-Lymphozyten. Sie sind die einzigen weißen Blutzellen, die Antikörper bilden können. Dabei sind sie immer nur auf ein bestimmtes Antigen spezialisiert. Nur dieses können sie erkennen und binden. Die Antikörper werden passend zu den Strukturen des Erregers gebildet und können ihn erfolgreich zerstören oder zumindest kampfunfähig machen. Dies geschieht, indem sich Antigen und Antikörper zu einer Einheit verbinden, die man Immunkomplex nennt. Durch die Bindung wird der Erreger neutralisiert. Immunkomplexe spielen jedoch auch bei Allergien vom Typ III eine wichtige Rolle. Mehr darüber im Kapitel über Allergien.

Kleinere Mengen an Immunkomplexen entstehen täglich, da wir laufend mit Erregern konfrontiert sind, zum Beispiel wenn bei Verletzungen Bakterien ins Blut gelangen. Immunkomplexe werden auch bei manchen Virusinfektionen wie Hepatitis B und C gebildet. Immunkomplexe verursachen Entzündungsreaktionen, über die sie abgebaut werden. Die Endprodukte werden zur Leber transportiert und dort abgebaut. Entsteht eine zu große Menge an Immunkomplexen in zu kurzer Zeit oder bilden sich besonders große, stark vernetzte Immunkomplexe, kann das Immunsystem mit dem Abbau überfordert sein, mit Konsequenzen, die unter den Ausführungen zu Autoimmunerkrankungen und Allergien nachgelesen werden können.

Gedächtniszellen speichern Erfahrungen

Die adaptive, erworbene Immunabwehr zeichnet sich durch eine besondere Memory-Funktion aus. Nach dem Kontakt mit einem Antigen speichern die T-Gedächtniszellen die einmal gelernte, passende Immunantwort. Sobald das gleiche Antigen wieder auftaucht, sind sie sofort zur Stelle und ermöglichen eine schnelle, effektivere und genau passende Immunantwort. Sie sorgen also für eine Immunisierung. Voraussetzung ist dabei, dass die Gedächtniszellen das Antigen wiedererkennen können. Hat der Erreger eine Mutation durchlaufen (eine Veränderung des Erbguts) oder sich im Aufbau verändert, zum Beispiel durch die Verbindung zweier Viren zu einem neuen Virus, passt der Schlüssel nicht mehr ins Schloss. Die gebildeten Antikörper sind wirkungslos.

Weiße Blutzellen – wenn es zu viele oder zu wenige sind

Infektionen können die Anzahl der weißen Blutzellen stark ansteigen und auch abfallen lassen. Ein häufiger Grund für erhöhte Werte sind Entzündungen im Körper, die bekämpft werden sollen. Noch höher steigen die Werte bei Erkrankungen des Knochenmarks wie der Leukämie (Blutkrebs). Infektionen wie Röteln, Tuberkulose oder virale Lungenentzündungen, Keuchhusten, Syphilis, Hepatitis A und bestimmte Krebsarten lassen die Werte ebenfalls hochschnellen. Auch nach einem Herzinfarkt sind die weißen Blutzellen erhöht.

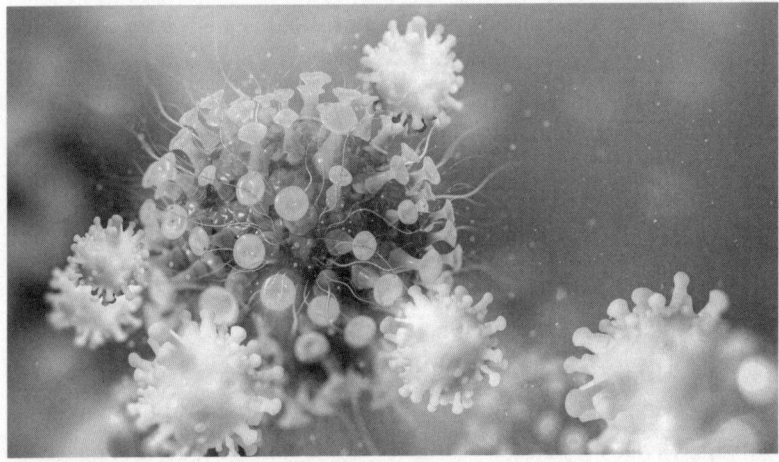

Bei schweren bakteriellen oder viralen Infektionen sowie bei Schädigung des Knochenmarks kann die Leukozytenzahl im Blut vermindert sein. Dies ist ein Ausdruck zunehmender Erschöpfung des körpereigenen Abwehrsystems.

Auch bei einer Chemo- oder Strahlentherapie und wenn Medikamente wie Cortison oder Zytostatika gegeben werden, sinken die Werte. Zytostatika sind Medikamente, die das Zellwachstum oder die Zellteilung hemmen. Sie sind Teil der Chemotherapie bei Krebs und werden auch bei der Behandlung von Autoimmunerkrankungen eingesetzt. Die Nebenwirkungen von Zytostatika sind sehr stark, da auch gesunde Zellen betroffen werden. Typische Effekte sind Haarausfall, Übelkeit und Erbrechen.

Das Komplement – Brücke zwischen den Systemen

Als Paul Ehrlich 1890 einen weiteren Akteur des Immunsystems entdeckte, war die Überraschung groß. Die Aufgabe des neu gefundenen Systems schien darin zu liegen, die Antikörperantwort der erworbenen Immunabwehr zu verstärken. Seine mehr als zwanzig Proteine bedeckten die Oberfläche von Krankheitserregern, sodass die Phagozyten (Fresszellen) sie erkennen und »fressen« konnten. Der Arzt nannte das System daher das »Komplementsystem«, den ergänzenden (komplementierenden) Teil. Es war jedoch der Bakteriologe und Immunologe Jules Bordet, der das Komplementsystem in seinem vollen Leistungsumfang beschrieb, denn es ist sowohl bei der Antikörperreaktion beteiligt als auch fähig, allein vorzugehen. Aus diesem Grund wird das Komplementsystem heute zur angeborenen Immunabwehr gezählt, zu dem Teil, der seine Geschütze auffährt, ohne sich auf bestimmte Merkmale eines Erregers zu beziehen und entsprechende Antikörper zu bilden. Die Proteine des Komplements sind im Blut gelöst. Sie sind für zentrale Aufgaben zuständig wie die Abwehr von Bakterien, Viren, Pilzen und Parasiten, die Auflösung und den Abtransport von geschädigten, zerstörten oder entarteten Zellen, von freien Radikalen und Immunkomplexen, die sich infolge der Antigen-Antikörperreaktion gebildet haben. Das Komplementsystem sorgt außerdem für die Freisetzung von Substanzen, die das Immunsystem triggern. Dazu gehört die Bildung von Entzündungen, die die Immunabwehr auf den Plan rufen. Gerät die zellzerstörende Kraft des Komplementsystems jedoch außer Kontrolle, kann sie bei vielen Erkrankungen wie der rheumatoiden Arthritis nicht mehr abbaubare Entzündungen fördern und Gewebeschäden hervorrufen.

Vier Teilsysteme sorgen für Sicherheit

Durch seinen komplexen Aufbau hat das Immunsystem für die unterschiedlichsten Bedrohungen eine Antwort bereit. Um die Schlagkraft zu erhöhen, umfassen sowohl die angeborene als auch die erworbene Abwehr zwei Untersysteme, ein zelluläres, das seine Arbeit mithilfe von Zellen verrichtet, und ein humorales, das seine Wirkungen über Körperflüssigkeiten entfaltet. Der Begriff »humoral« kommt aus dem Lateinischen und bedeutet »die Körperflüssigkeiten betreffend«. Er bezeichnet alle nicht zellulären Teile der Abwehr; das sind zum Beispiel im Blut gelöste Stoffe wie Immunglobuline (Antikörper), oder Stoffe wie Lysozym, ein Enzym, das eine antibakterielle Wirkung hat.

Es gibt aber noch weitere Helfer, vor allem die Haut und die Schleimhäute. Wie wichtig eine gesunde Haut für unsere Gesundheit insgesamt ist, wird oft unterschätzt. Als größtes Organ bietet sie eine ausgedehnte Angriffs-, aber auch Abwehrfläche. Mit einem pH-Wert zwischen 4,0 und 6,5 ist die gesunde Haut eher sauer, daher können die meisten Viren, Bakterien, Pilze und Parasiten diese Barriere nicht durchdringen und kommen erst gar nicht ins Körperinnere. Eine kranke Haut kann diese Barrierefunktion nur ungenügend erfüllen. Die Schleimhäute in der Nase, in Rachen und Hals, in den Bronchien, im Genitalbereich und im Darm halten ebenfalls Erreger und Schadstoffe ab, vorausgesetzt, sie sind in gutem Zustand. Vor allem spielt die Darmschleimhaut eine zentrale Rolle, da im Darm ohnehin der größte Teil des Immunsystems angesiedelt ist und im Darm entschieden wird, was aufgenommen und was ausgeschieden wird. Bevor die Nahrung in den Darm gelangt, werden viele Bakterien bereits im Magen durch die Magensäure abgetötet. Die Flimmerhaare in der Nase tragen ebenfalls dazu bei, denn sie filtern die Atemluft und sorgen für größtmögliche Reinheit, bevor sie in die Lungen aufgenommen wird.

Weitere Organe der Immunabwehr

Wie der Name besagt, besteht das Immunsystem nicht nur aus einem bestimmten Bereich im Körper, sondern aus einem komplexen System an Organen und Abläufen, die ineinandergreifen. Dazu gehören die lymphatischen Organe und Gewebe, in denen sich die Lymphozyten vermehren und ausdifferenzieren. Eine besondere Rolle spielt dabei das darmassoziierte lymphatische Gewebe, das sich in der Schleimhaut des Magen-Darm-Traktes befindet. Besser bekannt ist es unter

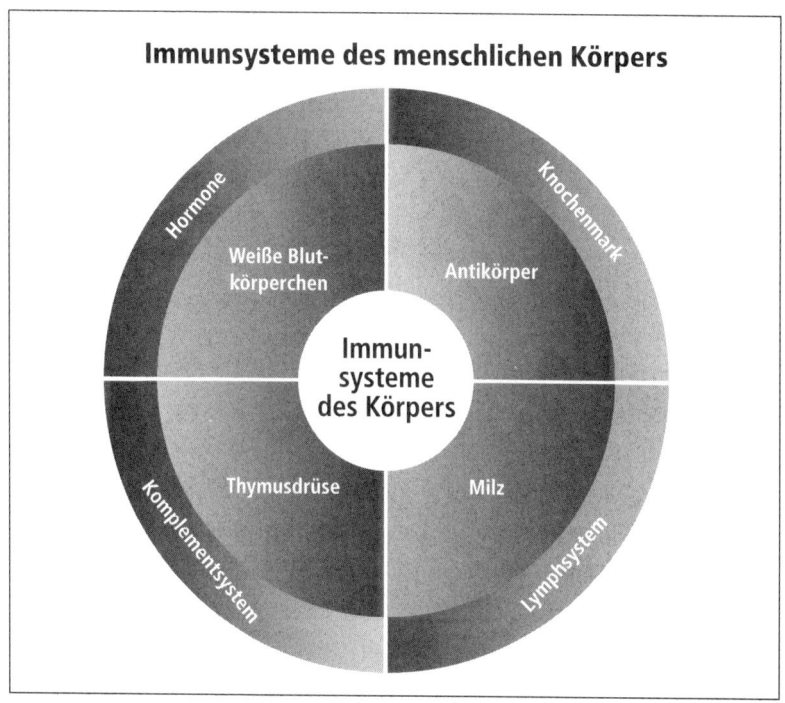

der Bezeichnung Darmimmunsystem. Die Gesundheit des Darms ist deshalb ausschlaggebend für eine optimal funktionierende Immunabwehr. In den Schleimhautfalten des Dünndarms befinden sich die Peyer-Plaques, Lymphfollikel, die zu den lymphatischen Organen gehören. Keime, die nicht im Magen abgetötet wurden und in den Dünndarm gelangen, lösen dort eine spezifische und unspezifische Immunantwort aus. Ist die Darmschleimhaut entzündet und durchlässig wie beim Leaky-Gut-Syndrom und anderen Erkrankungen des Dünndarms, kann sie diese Abwehrfunktion nicht ausreichend erfüllen. Erreger gelangen ins Körperinnere mit vielfältigen Folgen.

Tagtäglich fallen unzählige schadhafte oder entartete Zellen, Erreger und freie Radikale an, die entsorgt werden müssen. Ein wichtiger Teil dieser Müllabfuhr findet über das Lymphgefäßsystem und die

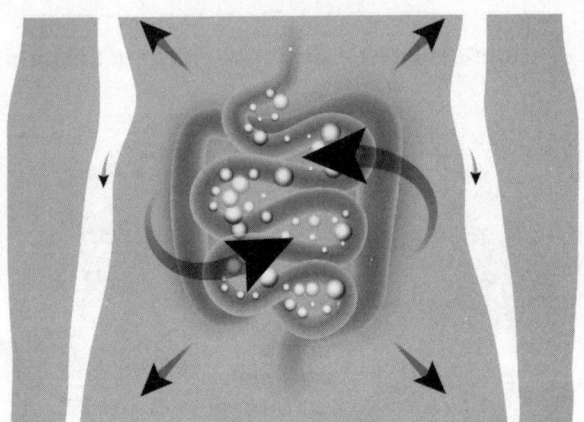

Lymphknoten statt, in denen die Lymphe, eine im Normalfall klare Flüssigkeit, fließt. Bei Infektionen und anderen hohen Belastungen sind die Lymphknoten deshalb oft vergrößert. Das größte Organ des Lymphgefäßsystems ist die Milz. Sie erledigt ganz unterschiedliche Aufgaben: Zum einen werden in ihr die für die Abwehr unentbehrlichen Lymphozyten gebildet, zum anderen ist sie ein Speicher für weitere weiße Blutzellen wie die Monozyten und die Makrophagen. Ihre dritte Aufgabe liegt darin, verbrauchte rote Blutzellen auszusortieren. Auch der Wurmfortsatz, ein Anhängsel des Blinddarms, produziert Lymphozyten und ist deshalb wichtig für die Immunabwehr. Wird er entfernt, kann das Immunsystem geschwächt werden.

Weitere Einflüsse kommen über das Nerven- und Hormonsystem. Beide reagieren auf Stimmungen und seelische Befindlichkeiten, sodass die Immunfunktion auch deutlich von der Psyche gesteuert wird. Es ist nichts Neues, dass gestresste, überlastete, traurige oder depressive Menschen leichter erkranken als zufriedene und glückliche. Grundsätzlich gilt, dass eine Störung in einem der vielen Bereiche, die Einfluss auf das Immunsystem nehmen, sich auch als größere oder kleinere Beeinträchtigung der Immunabwehr zeigt. Da diese über eine besondere Flexibilität verfügt, können kurzfristige Belastungen aufgefangen werden. Langfristig werden die Abwehrkräfte jedoch schwächer und können schließlich versagen.

Ein wichtiges Organ der Immunabwehr ist das Knochenmark. Dort liegt die Wiege der weißen Blutzellen (Leukozyten). Sie werden im Knochenmark gebildet und wandern dann weiter zur Thymusdrüse, wo sie in ihren vielfältigen Aufgaben »geschult« werden. Vor allem lernen sie hier, körpereigenes Gewebe von Fremdkörpern zu unterscheiden.

Der Magen-Darm-Trakt ist nicht nur zum Verdauen da

Eine besonders wichtige Gesundheitsbarriere ist der Magen-Darm-Trakt. Denn es lässt sich kaum verhindern: Wenn wir essen oder auch nur einfach atmen, gelangen Krankheitserreger in den Mund und von dort in den Magen. Für die meisten Bakterien ist die Reise dort zu Ende, denn die Magensäure macht ihnen den Garaus und die Magenschleimhaut verhindert im Normalfall ein Einnisten. Einige Keime überstehen das Säurebad, das übrigens nicht so stark ist wie die oft als Vergleich herangezogene Salzsäure, und finden ein Plätzchen, wo sie existieren können. Zu den Überlebenden gehört *Helicobacter pylori*, ein Bakterium, das Magenerkrankungen hervorrufen kann, bei denen sich sogar mehr Magensäure bildet wie bei der *Typ B-Gastritis* und einem Großteil der Magengeschwüre. Gelingt es Erregern, die Magenbarriere zu passieren und in den Darmtrakt zu gelangen, warten dort bereits hocheffektive Abwehrzellen auf sie. Ein gesunder Darm mit einer Darmwand, die ihre komplexen Aufgaben erfüllen kann, ist die Grundvoraussetzung für ein funktionierendes Immunsystem. Denn ein Großteil der Immunabwehr befindet sich im Darm: Rund 70 Prozent der antikörperbildenden Zellen sitzen in der Darmwand. Treffen sie auf Keime und Fremdstoffe (Antigene), bilden sie Antikörper, mit deren Hilfe sie die Eindringlinge vernichten. Weiteren Schutz bieten die zahllosen, bereits im Darm wohnenden Mikroben. Eine gesunde Darmflora verhindert außerdem, dass sich schädliche Keime ansiedeln können. Es lässt sich leicht erkennen, dass wir nur so gesund sein können, wie es unser Verdauungstrakt ist. Auf der Liste der immunsteigernden Maßnahmen hat dieser Bereich deshalb einen Platz ganz oben auf der Liste.

Wunderwerk Immunsystem – warum werden wir trotzdem krank?

Wenn wir uns mit einem Erreger infiziert haben, bedeutet das nicht zwangsläufig, dass wir krank werden. Ob das geschieht, hängt von einer Vielzahl von Faktoren ab. Dazu gehört der Zustand, in dem sich das Immunsystem grundsätzlich befindet – ist es stark oder überfordert und schwach? Bedeutsam sind zudem Faktoren wie die der Erregermenge und wie ausgeprägt die Fähigkeit der Keime ist, eine Erkrankung hervorzurufen. Man nennt das Virulenz (Infektionskraft). Es kann eine Immunität bestehen, weil wir die Krankheit bereits einmal hatten und sich das Immunsystem daran erinnert, wie dieser spezielle Erreger zu bekämpfen ist, sodass er erst gar nicht wirksam werden kann. Wenn unser Immunsystem gesund ist und die Menge an Erregern seine Kraft nicht übersteigt, bleiben wir ohnehin gesund, zum Beispiel bei einer Erkältung oder Grippe. Manchmal gelingt es Erregern allerdings, das Immunsystem zu täuschen und zu verhindern, dass es reagiert. Auch manche Tumore entkommen dem Immunsystem – man nennt das »Immunescape«.

Wenn zu viele Erkrankungen parallel auftreten und das Immunsystem einen Vielfrontenkrieg führen muss, kann das vor allem langfristig zu einer Erschöpfung der Schlagkraft führen. Es braucht ein sehr fittes Immunsystem, das durch geeignete Ernährung, Bewegung, Sonnenlicht, ausreichend Schlaf und eine positive Einstellung zum Leben gestärkt ist, um mit solchen Herausforderungen erfolgreich umzugehen.[2] Meist werden Menschen jedoch auf mehreren Ebenen krank, weil ihre Immunabwehr bereits geschwächt ist. Da-

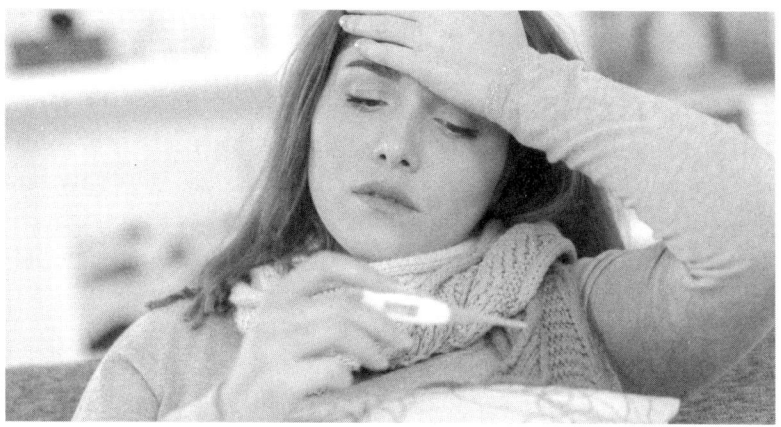

her konzentrieren sich heute viele Ärzte nicht nur darauf, die Krankheit selbst zu bekämpfen. Sie versuchen auch, das Immunsystem zu stärken. Mehr dazu im Buchabschnitt »Die besten Strategien für ein starkes Immunsystem« (S. 260).

Auch das Immunsystem kann krank werden
Wie alles im Körper kann auch das Immunsystem krank werden, und es können sich Funktionsfehler entwickeln. Die Ursachen für eine Störung oder Erkrankungen sind so vielfältig wie die Komponenten und Prozesse des Immunsystems selbst. Überall kann etwas aus der Bahn geraten, trotz der eingebauten Sicherungssysteme. Ein krankes oder überfordertes Immunsystem kann zum Beispiel zu wenig oder so gut wie gar nicht mehr reagieren, oder es kann umgekehrt eine überschießende Reaktion produzieren, bei der »mit Kanonen auf Spatzen geschossen wird«. Viele Allergien und Autoimmunerkrankungen fallen in diesen Bereich – bis an den Punkt, an dem das Immunsystem körpereigenes Gewebe angreift, statt es zu schützen. Bei einer zu schwachen oder fehlenden Reaktion können dagegen auch Erkrankungen, die normalerweise harmlos sind, lebensbedrohlich werden.

Wie alle anderen Zellen können auch die Zellen des Immunsystems entarten. Eine Krebserkrankung des Immunsystems kann sich auf den ganzen Körper ausdehnen, vor allem auf die Organe der Immunabwehr, die dadurch immer schwächer wird. Neuere Forschungsergebnisse zeigen außerdem, dass das Immunsystem Krankheiten nicht nur bekämpft, sondern ihre Entstehung manchmal sogar fördert, vor allem bei Krebs. Tumore nutzen dann das Immunsystem, um schneller zu wachsen.[3]

Ein treuer Begleiter seit Jahrmillionen

Seit es Lebewesen auf der Erde gibt, existiert auch ein Überlebensmechanismus. Über Jahrmillionen hat die Natur diese Abwehrfähigkeit getestet, weiterentwickelt und das Wissen gespeichert. Die besondere Errungenschaft der Immunabwehr von fast allen Wirbeltieren, zu denen auch der Mensch zählt, ist das erworbene, adaptive Immunsystem. Vorformen dazu hat es jedoch bereits viel früher gegeben. Wissenschaftler fanden heraus, dass eine frühe Form der Thymusdrüse bereits in Millionen Jahre alten Wirbeltieren existierte. Im Thymus werden die Abwehrzellen der erworbenen Immunabwehr »geschult«. Urtümliche Wirbeltiere wie die fischähnlichen Neunaugen, die vor rund 500 Millionen Jahren entstanden sind, waren bereits in der Lage, Antikörper zu bilden. Gerüstet mit diesen neuen Erkenntnissen hoffen die Forscher nun, neue Einsichten in Fehlfunktionen der Immunabwehr wie Autoimmunerkrankungen zu gewinnen. »Vom Hai bis zum Menschen ist das Immunsystem ähnlich komplex«, erklärte 2011 Thomas Boehm vom Max-Planck-Institut für Immunologie und Epigenetik in Freiburg. »Da sehen wir den Wald vor lauter Bäumen nicht mehr.«[4]

Von den Anfängen bis heute hat die adaptive Immunabwehr einen intensiven Prozess des Lernens und der Anpassung an Bedrohungen und Umweltbedingungen durchlaufen. »Die Überlebenschancen wuchsen mit der Zahl der gespeicherten Antwortmöglichkeiten. Sie alle wurden – um die moderne Computersprache zu verwenden – in jedem Zellkern über Jahrmillionen gespeichert«, schreibt Dr. Hermann Geesing in *Gegen Viren wehren*. »Ohne dieses ›Wissen‹ hätten wir auch heute keine Überlebenschance. Wir besitzen in unseren Genanlagen auch noch ›Antworten‹ auf Umweltbedrohungen, die es seit Jahrmillionen schon nicht mehr gibt.«[5]

Krankheiten sind so alt wie die Welt. Nicht selten nahmen sie das Ausmaß einer Epidemie oder sogar Pandemie an. Doch schon früh bemerkten aufmerksame Beobachter wie der griechische Geschichtsschreiber Thukydides, dass es immer Überlebende gab. In der Zeit des Peloponnesischen Krieges, als zwischen 430 und 426 v. Chr. die attische Seuche in Athen wütete, notierte Thukydides, dass es nicht nur Überlebende gab. Es kam nur selten vor, dass ein Überlebender ein zweites Mal erkrankte. Und er beobachtete, dass manche starben, weil sich niemand um sie kümmerte, dass aber auch Menschen starben, obwohl sie so gut wie nur irgend möglich versorgt wurden. Dank unseres Immunsystems hat die Menschheit überlebt. Epidemien und Pandemien mögen ein Weg der Natur sein, Überbevölkerung zu vermeiden, sie sind jedoch nicht das Ende der Welt.

Nicht nur der Mensch, auch sein Immunsystem reift heran

Ein im Mutterleib heranwachsendes Baby hat noch kein entwickeltes Immunsystem, aber sein Überlebensmechanismus ist bereits aktiv. Das ist auch notwendig, denn der Fötus weist ebenfalls Gene des Vaters auf und ist daher dem Immunsystem der Mutter in Anteilen fremd. Die Andersartigkeit könnte das Immunsystem der Mutter zu einer Abwehrreaktion veranlassen – und der Fötus würde abgestoßen. Doch das Baby tarnt sich geschickt – »wie ein Parasit im Körper seines Wirts«, erklärt das Forscherteam der britischen Universität Reading. Dazu nutzt es Proteine, welche die Plazenta der Mutter zur Verfügung stellt, und setzt sich eine Tarnkappe auf. Der Mechanismus ähnelt dem eines Fadenwurms, der von der Immunabwehr

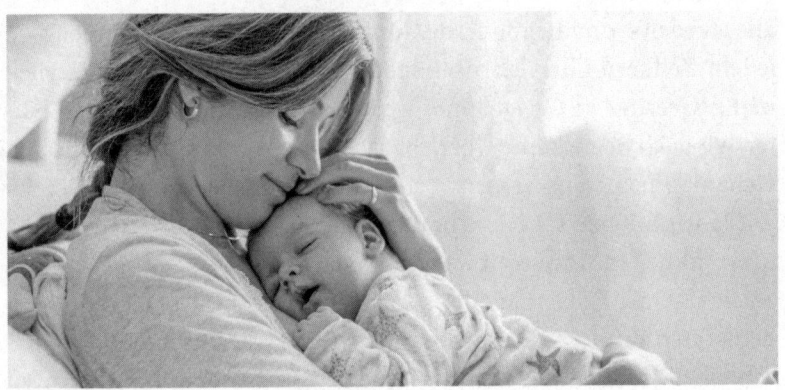

unentdeckt bleiben will. Diese neue Erkenntnis war nicht nur eine große Überraschung, sie bietet auch Raum für weitere Forschungen. Denn eine Tarnung von Zellen könnte Hilfe für Menschen mit Autoimmunerkrankungen bringen, bei denen das Immunsystem körpereigene Zellen angreift und zerstört.[6]

Die Mutter bietet dem Ungeborenen nicht nur Schutz vor Gefahren im eigenen Körper. Während der Schwangerschaft überträgt sie Antikörper auf das Ungeborene – sogenannte IgG (Immunglobuline der Klasse G). Daher kommt das Baby mit einem »Nestschutz« auf die Welt und ist sofort nach der Geburt für die ersten 2½–3 Monate weitgehend gegen Krankheiten geschützt. Die Muttermilch enthält zusätzlich Antikörper der Klasse IgA (Immunglobuline der Klasse A). Das ist einer der Gründe, die für das Stillen sprechen. Der von der Mutter bereitgestellte Immunschutz nimmt nach und nach ab, während sich das eigene Immunsystem des Babys langsam aufbaut. Ab dem 6. bis 7. Lebensmonat ist der Immunschutz durch die Mutter verschwunden. Dann ist das Baby auf sich gestellt, weshalb Kleinkinder ab dem 7. Monat bis etwa zum 5. Lebensjahr leichter Infektionen bekommen. Denn in dieser Zeit lernen sie die gängigen Erreger im Umfeld kennen und entwickeln ganz natürlich eine Immunantwort, die auch als wieder abrufbares Wissen gespeichert wird. Bei Kleinkindern ist die Thymusdrüse, das Schulungsorgan der Abwehrzellen, noch voll ausgebildet und wächst oft sogar noch etwas. Denn in diesen ersten Jahren läuft die Ausbildung der T-Zellen auf Hochtouren. Ist alles normal, geht diese Trainingszeit zu Ende, wenn die Schule beginnt, die Kinder sind dann gesundheitlich stabiler.

Es ist faszinierend, einen Blick auf die sinnvoll aufeinander aufbauenden Entwicklungsphasen unserer Gesundheit zu werfen. Zudem schärft es auch unser Verständnis dafür, was es bedeuten kann, in diese subtilen, ausgeklügelten Mechanismen einzugreifen.

Da die Schulmedizin davon ausgeht, dass diese erste Entwicklungsphase des kindlichen Immunsystems ideal für den Aufbau von zusätzlichem Schutz ist, werden in dieser Zeit die ersten, extrem umfangreichen Impfungen gegeben, die meisten in den ersten beiden Lebensmonaten. Was Protein-Schwermetall-Bomben in einem Organismus anrichten können, der noch fragil und gerade dabei ist, sich sozusagen selbst zu finden, darüber haben Sie bereits im Kapitel »Kann Impfen die Lösung sein?« gelesen.

»Übung macht den Meister«, das gilt auch für unser Immunsystem. Je mehr Informationen es über Erreger und andere Umweltbelastungen sammeln konnte und je größer das Spektrum seiner möglichen Immunantworten ist, desto schlagkräftiger ist es auch. Werden alle Bedrohungen ferngehalten oder mithilfe von Fremdsubstanzen bewältigt, entfällt dieses Training mit möglicherweise fatalen Folgen. Wir brauchen ein neues Verständnis davon, wer wir sind – ein lebendes System, in dem vor allem Bakterien eine zentrale Rolle spielen. Nach den eindrücklichen Erfahrungen, die wir mit einer größeren Hygiene im Bereich von Krankheiten und Seuchen gemacht haben, müssen wir nun wieder umdenken und das richtige Maß in einem erdnahen Leben finden, bei dem wir nicht versuchen, jede Mikrobe um jeden Preis zu vermeiden oder sogar auszurotten, und einem Leben, das genügend Sauberkeit bietet, um unser Immunsystem nicht zu überfordern.

2008 hatten Forscher der US-amerikanischen Cornell University die Idee, die Wirkungsweise des Immunsystems anhand einer Computersimulation zu beschreiben. Was herauskam, hörte sich ziemlich abwegig an: Gesund bleiben wir nur, wenn wir genügend Kontakt mit Keimen haben. Anders ausgedrückt muss unser Immunsystem permanent eine ausreichende Menge an Krankheitserregern bekämpfen können, damit es voll funktionstüchtig bleibt. Je steriler die Umgebung ist, desto mehr läuft dieses Gleichgewicht aus dem Ruder.[7]

Besondere Belastungszeiten des Immunsystems

Neben den alltäglichen Aufgaben und den besonderen, die das Immunsystem erfüllen muss, wenn wir stärker oder ernsthaft erkranken, gibt es bestimmte Stationen im Leben, die alle Menschen durchlaufen. Manche davon gelten nur für Frauen, wie eben die Schwangerschaft. Die Wechseljahre erleben jedoch Frau und Mann, wenn auch unterschiedlich ausgeprägt. Die erste große, lebensbedingte Belastung ist die Pubertät. In dieser Zeit beginnt der Körper, Sexualhormone zu produzieren, oft schon ab dem 12. Lebensjahr. Ab dann wird die Tätigkeit der Thymusdrüse heruntergefahren, und sie bildet sich zurück. Beim Erwachsenen ist nur noch ein Rest des einst so üppigen Organs vorhanden. Das gedrosselte Immunsystem kann dann vorübergehend nur mit einer schwächeren Leistung aufwarten, weshalb virale Infektionen wie Grippe, Herpes und Warzen, aber auch bakterielle Infektionen eine größere Chance haben. Die Drosselung des Thymus hat einen Sinn: Auf diese Weise kann die sexuelle Entwicklung ungehindert ihren Lauf nehmen.

Auch die Schwangerschaft stellt das Immunsystem vor besondere Aufgaben. Es muss einerseits die Mutter weiterhin schützen, und es muss sie dabei unterstützen, das ungeborene Leben mit den nötigen Antikörpern zu versorgen. Andererseits darf es den Embryo nicht angreifen, obwohl er auch genetisches Fremdmaterial vom Vater in sich trägt.

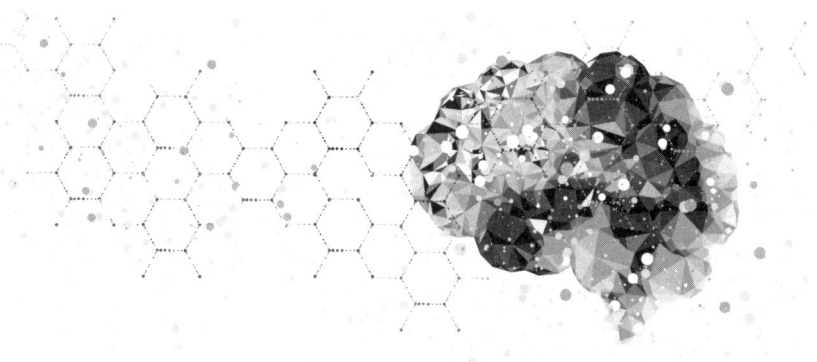

Die Wechseljahre bringen ebenfalls eine einschneidende hormonelle Umstellung mit sich. In dieser Lebensphase werden nicht nur immer weniger Sexualhormone produziert, auch der Thymus regelt weiter herunter. Bei älteren Menschen kann sich der Thymus in manchen Fällen so stark zurückbilden, dass die Immunabwehr immer schwächer wird.

Neben diesen natürlich auftretenden Krisen gibt es zahlreiche andere Gründe, die unsere Immunabwehr stark beanspruchen und schwächen. Dazu gehören schwere und chronische Erkrankungen, Operationen, Unfälle, aber auch Belastungen, die sich aus der Lebensführung ergeben. Dazu zählen Stress, Hektik, anhaltende Ängste, Depressionen – aber auch Zeiten, in denen wir uns nicht gut ernähren oder keine Bewegung haben.

Gehirn und Immunsystem – ein kompetentes Team

Lange Zeit glaubte man, Gehirn und Immunsystem würden völlig voneinander getrennt funktionieren. Heute weiß man mehr: Auch das Gehirn reagiert auf Warnsignale aus dem Immunsystem. Es erhält sozusagen einen Bericht über Verletzungen, Infektionen und schadhaftes Zellgewebe. Dass Gehirn und Immunsystem miteinander kommunizieren, hatte Professor Dr. Hugo Besedovsky in den 1980er-Jahren nachgewiesen. Der Marburger Physiologe belegte, dass Botenstoffe des Immunsystems, sogenannte Zytokine, die Ausschüttung von Stresshormonen stimulieren, wenn zum Beispiel eine Erkältung oder Grippe im Anzug ist.»Schon ein paar Tage, bevor man anfängt zu husten und zu schnupfen, bevor man Schüttelfrost und Fieberattacken hat, fühlt man sich schlapp und krank, hat keinen Appetit und ist müde. Dank der bahnbrechenden Forschungsarbeiten von Hugo Besedovsky weiß man heute, wie dies zustande kommt. Zytokine, Botenstoffe des Immunsystems, signalisieren dem Gehirn: Es ist Gefahr im Verzug. Das heißt: Körper schonen, Temperatur bis hin zum Fieber erhöhen«, erläuterte Professor Dr. Karlheinz Voigt anlässlich eines Symposiums zur Zukunft der Psychoneuroimmunologie, einer medizinischen Fachrichtung, die sich mit den Wechselwirkungen zwischen der Seele (Psyche), dem Nervensystem (Neuro) und dem Immunsystem (Immunologie) beschäftigt.

Viele Maßnahmen der Immunantwort wie Fieber, Appetitlosigkeit und erhöhtes Schlafbedürfnis werden von einem Teil des Gehirns gesteuert, der Hypothalamus heißt. Er ist die oberste Steuerzentrale für das »vegetative« oder »autonome« Nervensystem, das sich um viele wichtige Vorgänge im Körper wie Atmung, Blutdruck, Herzschlag, Verdauung, Stoffwechsel, Regeneration der Zellen und noch vieles mehr kümmert, ohne dass wir etwas dazu tun müssten.

Das kluge Gehirn: Auch Immunreaktionen können im Weg sein

Stresshormone werden immer dann ausgeschüttet, wenn wir besonderen Belastungen ausgesetzt sind. Das können Verletzungen und Infektionen, aber auch seelischer und körperlicher Stress sein und gilt normalerweise für den Akutfall. Stresshormone sorgen dafür, dass der Körper sich darauf einstellt, was nun am meisten gebraucht wird. Sie verändern bestimmte Vorgänge im Körper, sodass er besser an die Belastung – den Stressauslöser – angepasst ist. In erster Linie werden alle im Körper verfügbaren Energiereserven mobilisiert, um die seit Jahrmillionen in unseren Genen liegende Überlebensreaktion von Flucht oder Kampf vorzubereiten.

Das Immunsystem ist dabei nur im Weg. Jetzt gilt es, sofort auf die aktuelle Bedrohung zu reagieren, nicht darum, Wunden zu heilen oder Erreger abzuwehren. Das kluge Gehirn weist daher die Nebennieren an, mehr Cortisol auszuschütten. Dieses spezielle Hormon hat die Aufgabe, das Immunsystem zu unterdrücken, was auch in der Medizin mit der Gabe von Cortison-Präparaten genutzt wird. Mit Cortison lässt sich alles unterdrücken: Entzündungen, Juckreiz, Schwellungen, rheumatische Schmerzen, einfach alle Symptome, die durch eine Immunreaktion hervorgerufen werden können. Allerdings ist dann auch immer die allgemeine Immunabwehr des Körpers unterdrückt beziehungsweise verringert.

Je höher die Dosis und je länger der Einnahmezeitraum, desto intensiver greifen diese Präparate in den natürlichen Cortisol-Haushalt des Körpers und damit in die Funktion des Immunsystems ein. Werden Stresshormone wie das Cortisol ausgeschüttet, entsteht der Nebeneffekt, dass sich die Anfälligkeit für Infektionen erhöht. Es gilt die Regel: Je höher der Cortisolspiegel, desto schwächer ist das Immunsystem. Sicher ist Ihnen schon aufgefallen, dass Sie viel schneller eine Erkältung oder Grippe bekamen, wenn Sie angespannt und gestresst waren, denn dann ist der Cortisolspiegel besonders hoch.

Kein Luxus, sondern notwendig: Das Gehirn hat ein eigenes Immunsystem

Das Gehirn ist nicht nur an der Regelung des allgemeinen Immunsystems beteiligt, es besitzt sogar ein eigenes. Denn wenn die Zellen der normalen Immunabwehr zuschlagen, gibt es immer »Kollateralschäden« – auch gesunde Zellen werden geschädigt oder vernichtet. Im normalen Gewebe ist das kein Problem, die Zellen werden

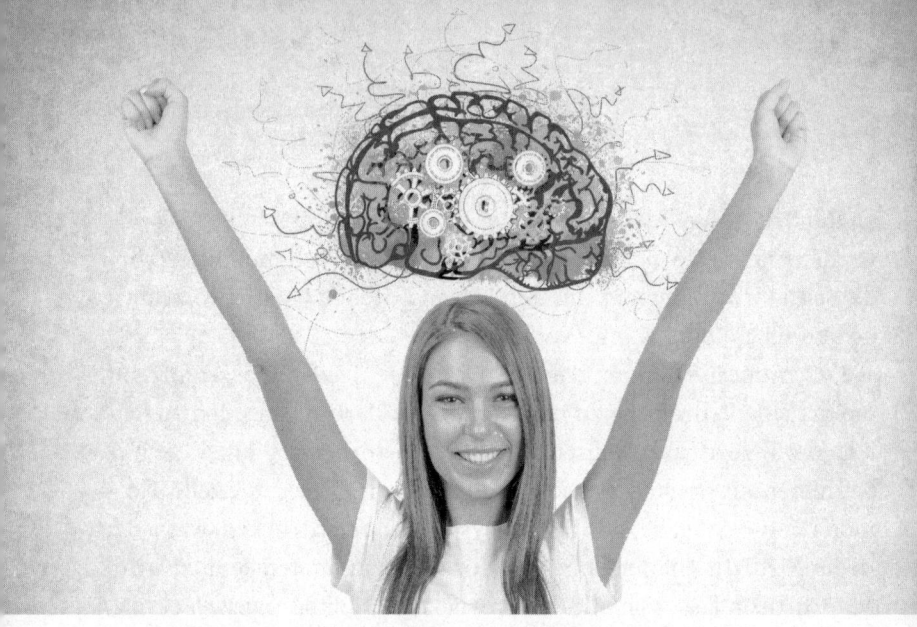

einfach ersetzt. Die Nervenzellen im Gehirn und im Rückenmark sind sensibler. Wird innerhalb dieses Zentralnervensystems etwas geschädigt, lässt sich dies nach heutigem Kenntnisstand nicht ersetzen. Die Folge wären kleinere oder größere Ausfälle in der Signalverarbeitung. Denn im Zentralnervensystem werden die von überall aus dem Körper eintreffenden Wahrnehmungen wie Wärme, Kälte, Schmerz und Berührung verarbeitet, ebenso wie all das, was wir sehen, riechen, hören und schmecken. Dazu gehören auch die Empfindung für unsere Bewegungen und all die Signale, die uns helfen, das körperliche Gleichgewicht aufrechtzuerhalten. Um dieses empfindliche System zu schützen, hat die Natur besondere Vorkehrungen getroffen. Eine Blut-Hirn-Schranke sorgt dafür, dass Unerwünschtes draußen bleibt. Krankheitserreger, Toxine und bestimmte Botenstoffe, die im Blut zirkulieren, werden abgeblockt, Nährstoffe dagegen durchgelassen und Stoffwechselendprodukte entsorgt.

Zu den potenziellen Schädlingen zählen auch die zu den weißen Blutzellen gehörenden Immunzellen. Sie können das Gehirn nur erreichen, wenn die Blutgefäßwände verletzt oder durch Erkrankungen geschädigt sind. Daher glaubte man lange, das Zentralnervensystem sei ohne Immunschutz. Inzwischen ist klar: Es besitzt ein ganz eigenes Verteidigungsnetz, dessen Zellen Immunschutz bieten, ohne Nervenzellen zu schädigen. Dieses spezielle Immunsystem kann ebenso außer Kontrolle geraten wie das Abwehrsystem des sonstigen Körpers, das unter anderem Allergien hervorrufen kann. Fehlgeleitete Immunzellen des Zentralnervensystems sind nach heutigem Kenntnisstand mitverantwortlich für Leiden wie Schlaganfall, Alzheimerkrankheit, multiple Sklerose und andere neurodegenerative Erkrankungen.

Wenn wir uns vor Augen führen, wie grundlegend und intensiv die Wechselwirkungen zwischen Immunsystem und Gehirn sind – und was Sie hier lesen ist nur ein kleiner Ausschnitt davon –, wird deutlich, wie wichtig es für unsere Gesundheit ist, auch unserem Gehirn bewusste Aufmerksamkeit zu schenken. Dabei geht es nicht nur darum, die kleinen grauen Zellen durch Lernen und neue Erfahrungen aktiv zu halten. Unser Gehirn braucht noch mehr: zum Beispiel bestimmte Fette und Antioxidantien, die es gesund erhalten, und Achtsamkeit im Umgang mit Substanzen, die nachweislich hirnschädigend wirken wie Mononatriumglutamat (MSG).

Wie die Seele das Immunsystem steuert

»Unser Gehirn ist mit Abstand die beste Apotheke der Welt.«

Prof. Dr. Robert Ornstein, US-Neurologe

Körper, Geist und Seele sind eins – heute gilt dies schon fast als Binsenweisheit, wird sie uns doch von allen Seiten mitgeteilt. In Zeiten wie heute, wo wir mit noch nicht einschätzbaren Angriffen auf unsere Gesundheit rechnen müssen, bekommt diese alte Weisheit eine neue Bedeutung. Was immer kommen mag – um es gut zu überstehen, müssen wir an Körper, Seele und Geist so gesund wie nur möglich sein. Denn ein schlagkräftiges Immunsystem wird zu einem

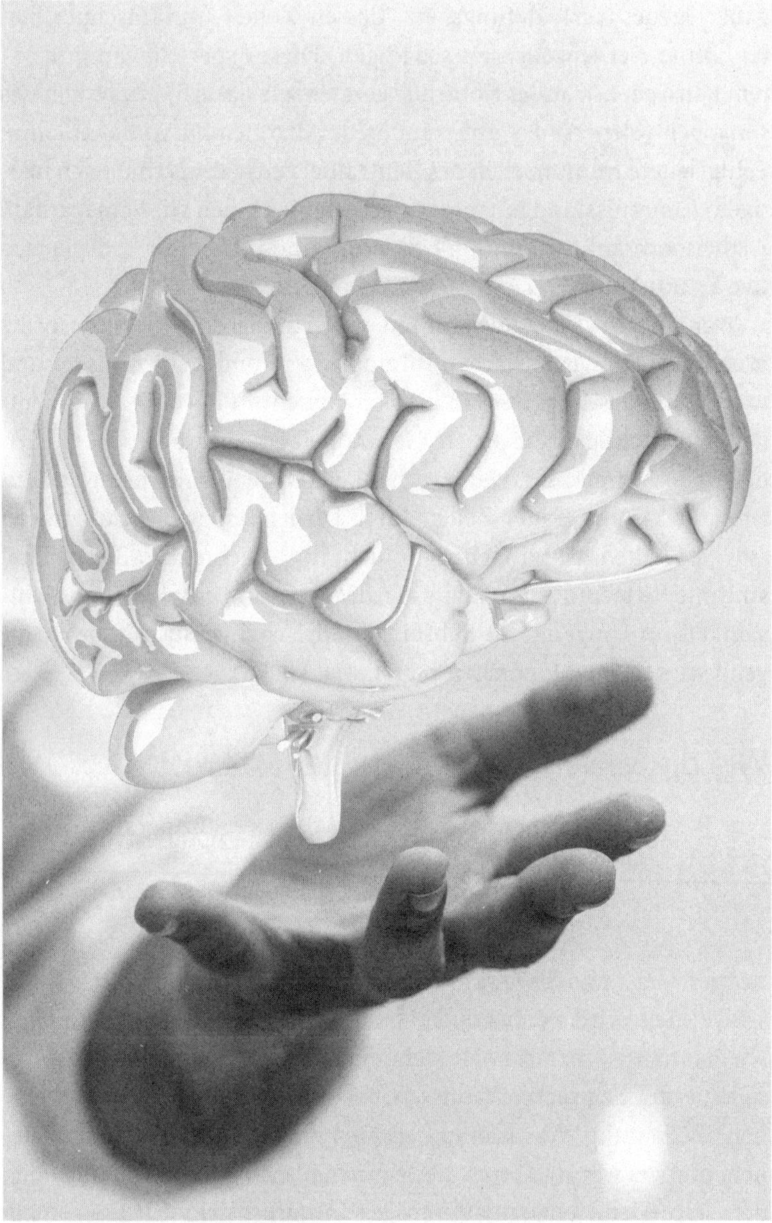

großen Teil von der Psyche gesteuert. Unser Seelenleben ist untrennbar verbunden mit dem Nervensystem, dem Gehirn, dem Immunsystem und den Organen. Wir sind eine Leib-Seele-Geist-Einheit.

Schon immer wurden Menschen wegen körperlicher Einflüsse wie Ernährung, seelischer Faktoren oder geistiger Vorgänge wie starken Vorstellungen krank. Wir erkranken wegen der Denaturierung unserer Nahrung, wegen Giftstoffen und Lebensmittelzusätzen, wegen Umweltbelastungen, wegen eines Lebens, bei dem wir uns innerlich fern und nach außen orientiert sind, und wegen Ängsten, die uns so sehr auf Risiken oder Symptome starren lassen, dass wir sie zementieren, statt ihren wahren Gehalt zu erkennen.

Ob Schlaganfall, Rückenschmerzen oder Virusinfektion, die Psyche spielt eine unübersehbare Rolle bei der Frage, ob, wann und wo im Körper Erkrankungen auftreten und wie die Heilung verläuft. Eine gute medizinische Behandlung wird sich deshalb nicht auf körperliche Symptome und das Verschreiben eines Medikaments beschränken. Auch wenn Erkrankungen als »vererbt« eingestuft werden, zeigt doch die Epigenetik, ob unsere Gene uns lebenslang festlegen oder nicht. Denn wenn unsere Gene uns lebenslang festlegen, müssen wir genetisch angelegte Erkrankungen nicht zwangsläufig bekommen. Das Ergebnis: Es gibt nicht nur genetische Prozesse, die eine Zelle anlagebedingt steuern, sondern auch solche, die die Zelltätigkeit darüber hinaus und im Nachhinein beeinflussen. Epigenetische Veränderungen ermöglichen den Zellen, lebenslang auf Umweltveränderungen und Einflüsse zu reagieren, ohne dass die DNA selbst geändert werden muss. Diese Anpassung an die Umstände kann positiv oder negativ ausfallen, denn sie kann zum Beispiel ebenso zur Entstehung von Krebs führen wie zu einer Heilung. Vereinfacht ausgedrückt bedeutet das, dass die Art und Weise, wie wir auf Umweltbedingungen und Erlebnisse reagieren, einen fundamentalen Einfluss darauf hat, ob krankheitsauslösende Gene in Ruhestellung verbleiben oder ein- oder wieder ausgeschaltet werden.

Mind-Body-Medizin

Wenn wir von der »Psyche« oder »Seele« sprechen, ist letztlich immer das Gehirn beteiligt. Denn im Gehirn findet die Verarbeitung aller Sinneseindrücke und ihrer Verknüpfung mit früheren Erfahrungen, Denkmuster und Überzeugungen statt. Die englische Sprache kennt deshalb ein Wort, das Geist und Seele zusammenfasst und als untrennbare Einheit sieht. Es ist das Wort »mind«, das nicht nur Denken oder nur Fühlen, sondern beides zusammen meint. Daraus entwickelten sich der bereits erwähnte Zweig der Psychoneuroimmunologie (PNI) und seine konkrete Umsetzung als Mind-Body-Medizin. Die PNI hat beeindruckende Nachweise für die Auswirkungen seelischer Vorgänge auf die Immunabwehr und das Hormonsystem erbracht. Bei Dauerstress und starken seelischen Belastungen sinkt zum Beispiel die Produktion des Immunglobulins A, das für die Abwehrkräfte wichtig ist. Umgekehrt konnten die Wissenschaftler einen Zusammenhang zwischen Neugierde und der Aktivität der T-Helferzellen feststellen, die an den beiden Funktionen der Immunabwehr, der zellulären und der humoralen, beteiligt sind. Diese und weitere Messwerte bestätigen die Erkenntnisse der Hirnforscher, denen zufolge Begeisterung, Offenheit und Wissensdrang, die mit der Neugierde auf Neues in Verbindung stehen, gesundheitsfördernd sind. Besonders stark reagieren Gehirntätigkeit, Nebennieren und alle Zellen der Immunabwehr auf positive oder negative psychische Zustände. Heute hat man den Zusammenhang zwischen Körper und Mind so gut erforscht, dass klar ist: Gesundheit und Heilung können sowohl von körperlichen Maßnahmen ausgehen, zu denen nicht nur medizinische Behandlung, sondern schon einfachste Veränderungen im Umgang mit dem Körper gehören. Wir können Gesundheit und Immunsystem auch über unseren Geist und über gefühlsstimulierende Praktiken anregen.

Zur Auswirkung unserer Gefühle auf die Immunabwehr gibt es zahlreiche Studien. Zwei davon möchte ich Ihnen hier vorstellen.

Eine Studie des Center for Neuroscience in Colorado, USA, zeigte, dass nicht nur Infektionen die Ausschüttung von Zytokinen stimulieren, sondern auch negative Gefühle und Stress. Als Reaktion auf die tatsächliche oder vermeintliche Gefahr löst der Hypothalamus dann die gleichen Symptome aus wie bei Infektionen, wie Entzündungen und Fieber. Dann kommt es zum Ausbruch von Rheuma und Arthritis oder zu Schmerzschüben. Noch immer ist es ein großes Rätsel, wie es sein kann, dass Menschen spontan und ohne besondere Behandlung von Krebs genesen, und zwar auch und gerade in aussichtslosen Fällen. Untersuchungen der Universität Bonn haben nun möglicherweise eine erste Erklärung. Die Wissenschaftler konnten Nervenfasern in Tumorzellen nachweisen, was bedeutet, dass Krebszellen mit dem Gehirn in Verbindung stehen. Gedanken werden über Signale übertragen und diese laufen über Nervenzellen – also ist es auch aus medizinischer Sicht erstmals vorstellbar, dass unsere Gedanken die Rückbildung von Tumoren beeinflussen können. Wenn eine intensive Vorstellungskraft ausreicht, einen Menschen dazu zu bringen, in einem nicht funktionierenden Kühlcontainer zu erfrieren, kann sie auch andere phänomenale Wirkungen hervorbringen. Dieses Schicksal ereilte einen kalifornischen Eisenbahnarbeiter, der beauftragt wurde, die Fracht in einem Kühlcontainer, dessen Kühlsystem deaktiviert war, zu kontrollieren. Plötzlich fielen hinter ihm die Türen in Schloss. Er konnte sie von innen nicht öffnen und war gefangen. Am anderen Morgen fand man ihn tot auf. Er hatte an die Wände geschrieben. »Meine Hände und Füße werden immer kälter. Ich weiß nicht, wie lange ich das noch aushalte.« Er war an seiner Vorstellung gestorben, nun hilflos zu sein und erfrieren zu müssen.[8] Der Eisenbahnarbeiter erlangte traurige Berühmtheit, sein Fall ging durch die Presse, doch er ist kein Einzelfall. Immer wieder berichten die Medien über Menschen, die aufgrund von Bedingungen starben, die nur in ihrer Vorstellung existierten.

Die größten Feinde des Immunsystems

»Die Art, wie wir unseren Körper behandeln, verursacht ihm so viel Leid, dass er uns gar nicht in Ruhe lassen kann. Um Frieden in unseren Körper zu bringen, müssen wir ihm Ruhe gönnen, damit er sich erneuern und heilen kann. Das können wir heute tun. Schon nach ein oder zwei Stunden wird es uns besser gehen. Wir sprechen nicht nur über Frieden in unserem Körper, wir tragen ihn hinein.«

Thích Nhat Hanh, Mönch und Schriftsteller

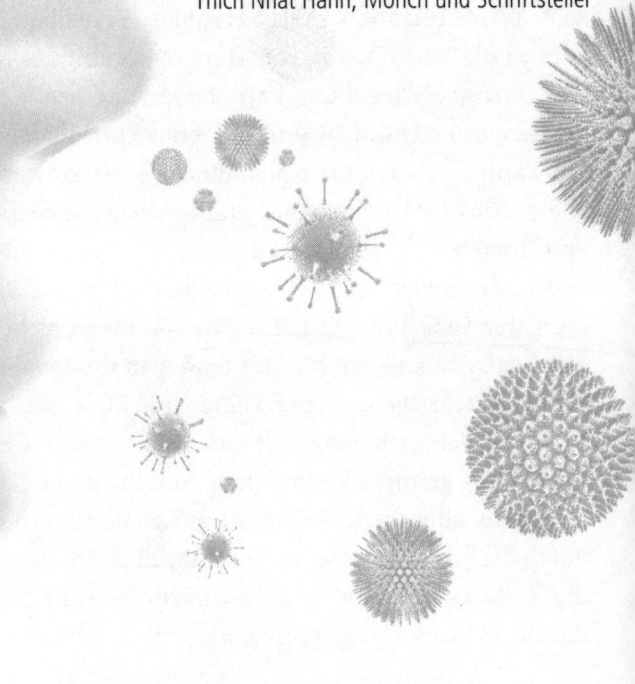

Immunsystem unter Beschuss

Autoimmunerkrankungen wie Allergien, Colitis ulcerosa und Morbus Crohn, multiple Sklerose (MS), Schilddrüsenüberfunktion und Psoriasis häufen sich weltweit, die Zahl an Krebserkrankungen steigt rapide an. Laut einer Studie des Kieler Instituts für Gesundheits-System-Forschung (IGSF) von 2009 werden die Krankheiten, die als altersbedingt eingestuft werden, wie Demenz, Schlaganfälle und Tuberkulose, explosionsartig ansteigen. Hinzu kommt, dass die Zahl der über 80-Jährigen bis 2050 um 156 Prozent wachsen soll. Doch länger zu leben bedeutet nicht zwingend, kränker zu werden. Die Menschen werden kränker, weil wir in einem Sumpf aus Nahrungsmittel- und Pharmaindustrie stecken, vor dem uns auch »Bio« nur zum Teil schützt, weil Elektrosmog und toxische Belastungen zunehmen, und nicht zuletzt, weil ihre Lebensbedingungen häufig belastend sind. Mit den Lebensjahren wächst auch die Anzahl der Jahre, in denen selbst oder unwissentlich verursachte Ernährungssünden begangen wurden. Erschreckend ist, dass immer mehr junge Menschen und selbst Kinder von Allergien, Autoimmunerkrankungen und anderen gesundheitlichen Störungen betroffen sind. Der Blick in Gegenwart und Zukunft erlaubt zunächst nicht, ein besonders erfreuliches Bild zu zeichnen. Dem steht gegenüber, dass immer mehr Menschen sich der Probleme bewusst werden und das Interesse an Lösungen wächst, auch wenn das Einschnitte in der Lebensführung, höhere Ausgaben und mehr täglichen Aufwand bedeutet.

Wir leben in einer Zeit, in der das Immunsystem von einer Vielzahl von Faktoren schwer belastet ist. Es ist Zeit, innezuhalten und unseren Körper neu zu betrachten, unser Immunsystem verstehen zu lernen und seine Leistung ebenso wie seine Notwendigkeiten zu achten. Es gibt besondere Feinde des Immunsystems, und das sind natürlich Viren, Bakterien, Pilze oder Parasiten, doch darauf ist das Immunsystem eingestellt. Der Kampf gegen Mikroben ist eine von der Natur vorgesehene Aufgabe der Immunabwehr, keine menschengemachte Bedrohung. Das Gleiche gilt für das Erkennen und Unschädlichmachen von Zellschutt. Die größten Feinde des Immunsystems, von denen hier die Rede sein wird, sind Folgen menschlicher Unwissenheit, unausgewogene Lebensführung und Profitgier. Stress, Ernährung und der Zustand des Darms sowie der Darmflora entscheiden mit, wie stark die Immunabwehr ist, ebenso ein eventueller Mangel an wichtigen Mineralstoffen, Vitaminen und mehr. In den folgenden Kapiteln werden wir diese Feinde ansehen und hilfreiche Strategien entwerfen, die Sie dort anwenden können, wo Sie Bedarf für sich sehen.

Ernährung, die krank macht

> »Was der Bauer nicht kennt, das frisst er nicht.
> Würde der Städter kennen, was er frisst,
> er würde umgehend Bauer werden.«
>
> Oliver Hassencamp, Schauspieler und Autor (1921–1988)

Ganz oben auf der Liste der Freunde wie der Feinde des Immunsystems steht die Ernährung. »Der Mensch ist, was er isst«, diese mittlerweile abgedroschene Binsenweisheit ist nach wie vor der kluge Leitsatz für die Auswahl von Essen und Trinken. Wollen Sie eine Anhäufung aus Konservierungsmitteln oder Pestiziden sein? Oder von bekanntermaßen schädlichen Substanzen wie Aspartam und Glutamat? Finden Sie Schwermetalle, Dioxine oder Antibiotika im Essen lecker? Essen *kann* nicht nur krank machen, sondern *tut* es schon seit Langem. Mehr als 100 000 chemische Stoffe sind seit dem Zweiten Weltkrieg auf den Markt gekommen. Immer mehr Menschen werden sich darüber klar, dass es eine Verbindung zwischen der riesigen Menge an chemischen Stoffen in unserer Nahrung und Umwelt sowie der wachsenden Rate von Krebserkrankungen, Aller-

Ernährung, die krank macht 155

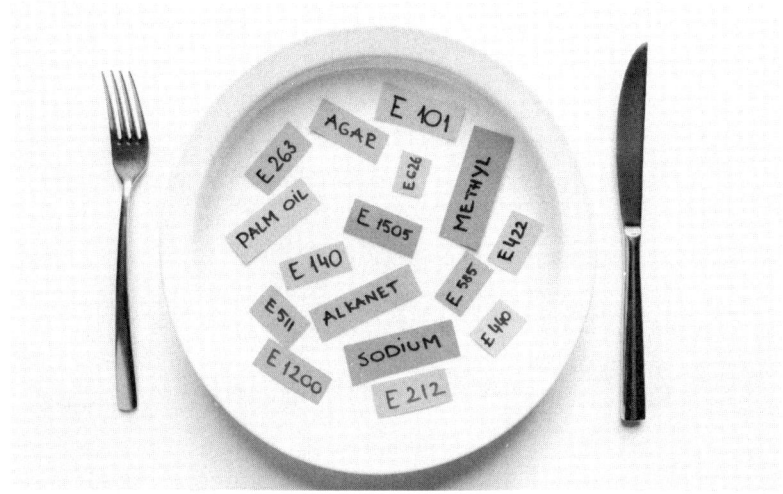

gien, chronischen Erkrankungen, Parkinson und Alzheimer in den westlichen Industrienationen geben muss.

Im Januar 2008 veröffentlichte Greenpeace das Ergebnis der Studie »Grenzen der Pestizidanalytik«. Die Untersuchung ergab, dass von den mehr als 1300 weltweit in der Landwirtschaft eingesetzten Pestiziden höchstens 600 von staatlichen Lebensmittellaboren nachgewie- sen werden, die eigentlich die Qualität von Obst, Gemüse und Getreide überwachen sollen. Im Schnitt ist das Ergebnis eher noch niederschmetternder: Die Labore der meisten deutschen Bundesländer kommen oft auf weniger als 400!

Als wäre es nicht genug, dass hochgiftige Pflanzenschutzmittel die Nahrung belasten – die Zahl der Zusatzstoffe wie Geschmacksverstärker und Farbstoffe nimmt ständig zu. Das gilt nicht nur für die Stoffe selbst, sondern auch für die Anzahl an Nahrungsmitteln, die damit aufgepeppt, attraktiver und haltbarer gemacht werden. Auch der aufmerksame Bürger, der sich die Liste der Inhaltsstoffe ansieht, bevor er kauft, wird mit vertriebsfreundlicher Augenwischerei konfrontiert. Sie möchten kein Glutamat in Ihrem Essen? Nun, auf

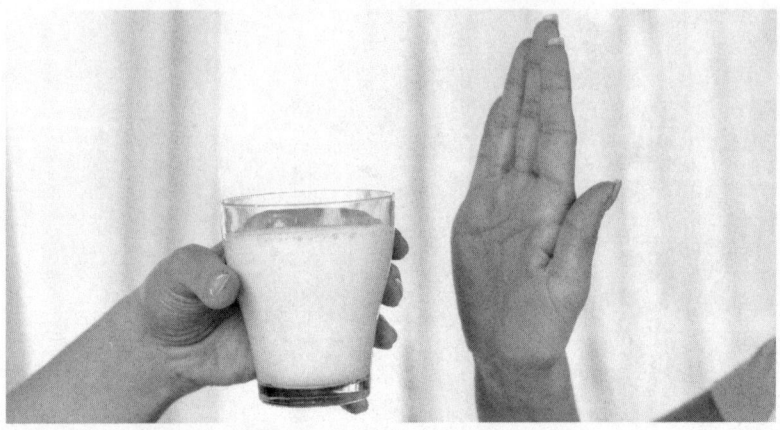

der Würstchenverpackung, der Gemüsebrühe und selbst auf vegetarischen Pasten steht ja auch nur das freundliche Wort »Gewürzextrakte« oder »Hefeextrakt«. Hefe ist doch etwas Natürliches, nicht? Also, alles gut. Unser täglich Brot aus ertragsmaximiertem umgezüchtetem Weizen und anderem Getreide versorgt uns mit einer ordentlichen Extraportion Stressgluten, und die Milch und alles, was aus ihr hergestellt wird – na ja, es ist schon ein alter Hut: Sie ist nicht nur pasteurisiert und homogenisiert und hat deshalb mit Milch im ursprünglichen Sinn nichts mehr zu tun. Mit unserer Milch bekommen wir das Super-Power-Mega-Kraftfutter der Kühe mit, das sie rund ums Jahr maximal melkfähig macht, und natürlich auch die Extraportion Stress-Östrogen. Von den Antibiotika ganz zu schweigen, welche die Tiere brauchen, um ihre trübselige Existenz ohne größere Krankheiten zu überdauern. Wussten Sie, dass pasteurisierte Milch für Tiere tödlich ist? Ein Kälbchen, das mit pasteurisierter Muttermilch gefüttert wird, stirbt spätestens nach einem halben Jahr, manchmal schon innerhalb von 3 Wochen. Falls Sie mehr über dieses brisante Thema wissen wollen als das, was Sie in diesem Buch finden, lesen Sie die Neuauflage von Hans-Ulrich Grimms *Die Suppe lügt*. Sie werden Ihren Glauben an eine doch immer noch irgendwie heile Welt verlieren, aber es lohnt sich.

Gesundheitsthemen haben Hochkonjunktur. Die meisten Menschen erkennen, dass etwas nicht stimmt, und wollen mehr darüber wissen. Doch nicht nur der Wunsch nach Information und einer verlässlichen Quelle ist groß, sondern auch der Informationsdschungel mit zahlreichen, oft widersprüchlichen Aussagen, in dem sich viele verloren fühlen. Das Fazit daraus gilt in jedem Bereich, ob politisch, wirtschaftlich, sozial, psychologisch, wissenschaftlich, spirituell; keine Informationsquelle der Welt kann uns die Verantwortung abnehmen, selbst zu entscheiden, was wir übernehmen, anwenden oder essen wollen, und dann auszuprobieren, ob es für uns funktioniert und ob es gut ist. Im nächsten Abschnitt werden Bestandteile wie Milch und Soja behandelt, die in den meisten Nahrungsmitteln enthalten sind. Sie zählen daher zu den bei uns am häufigsten konsumierten. Vor allem zählen sie zu denjenigen, die Ihrem Körper und Ihrem Immunsystem den größten Schaden zufügen.

Die helle und die dunkle Seite von Milch, Soja und Co.

Vielleicht fragen Sie sich nun, warum Soja, Milch und Milchprodukte, Getreide und selbst Glutamat auch positiv beurteilt und von manchen Seiten sogar empfohlen werden. Es ist richtig, zu diesen und anderen bedenklichen Nahrungsmitteln werden Sie auch positive Informationen und sogar Studien finden. Und tatsächlich ist es so: Zu der dunklen Seite dieser Produkte gibt es auch eine helle. Die entscheidende Frage ist nur, was überwiegt. Soja enthält zum Beispiel Lecithin, ein Fett, das im Fettstoffwechsel eine große Rolle spielt. Es kann Gefäßverkalkungen vorbeugen und vor Arteriosklerose und Herz-Kreislauf-Erkrankungen schützen. Die Bohne enthält Vitamine und Mineralstoffe wie Vitamin A, E, K, B_1, B_2, Kalium, Calcium, Magnesium, Zink, Selen und mehr. Daher heißt es bei *www.lebensmittellexikon.de*: »Die Inhaltsstoffe, insbesondere der hohe Gehalt

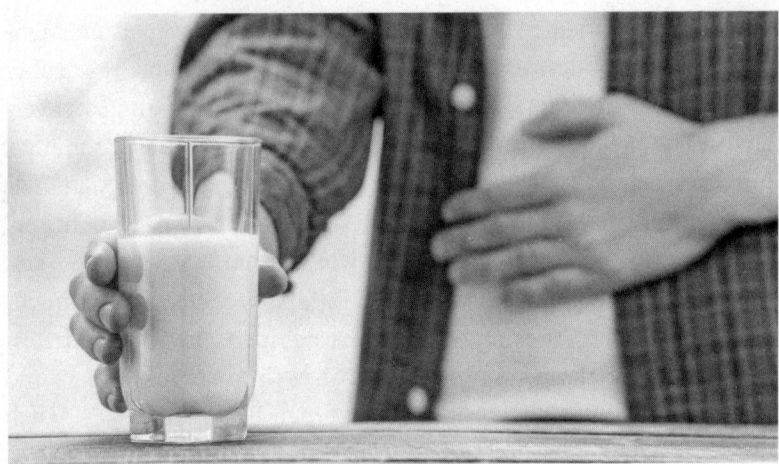

der Grundnährstoffe der Sojabohne lässt sie zu einem bedeutenden Nahrungsmittel werden. Sie stellt in vielen sogenannten Entwicklungsländern die Versorgung der Grundnährstoffe sicher.«

Milch wird als hochwertiges Nahrungsmittel empfohlen. Zum Beispiel, weil Forscher der Harvard-Universität in Boston, USA, herausfanden, dass bei Frauen, die täglich zweimal fettarme Milch oder Milchprodukte zu sich genommen hatten, das Risiko für Bluthochdruck um 10 Prozent niedriger war als bei Frauen, die höchstens einmal im Monat Milch konsumiert hatten. Die Wissenschaftler nehmen an, dass das in der Milch enthaltene Calcium und Vitamin D sich positiv auf die Gefäße auswirkt.[1] Eine ebenfalls in Harvard durchgeführte Studie ergab, dass Männer, die regelmäßig Milch konsumierten, seltener an Gicht erkrankten. Grund dafür soll sein, dass Milch purinfrei ist und gleichzeitig Harnsäure austreibend ist.[2] Studien der gleichen Universität und anderer Forschungseinrichtungen ergaben allerdings auch, dass die Zahl der Knochenbrüche bei Frauen proportional zum Milchkonsum anstieg.[3] Als Ursache werden die Milcheiweiße und der hohe Phosphatanteil betrachtet, die zu einer Übersäuerung führen, wodurch mehr Calcium verbraucht wird.

Um Untersuchungen wirklich beurteilen zu können, wäre es wichtig zu wissen, welche Art von Milch beispielsweise überhaupt verwendet wurde. Schließlich macht es einen großen Unterschied, ob es sich um natürlich belassene Milch von Weidekühen oder um die übliche, verarbeitete Milch und die daraus gewonnenen Produkte handelt.

Lesen Sie mehr zu den Kehrseiten und entscheiden Sie selbst, ob Sie die negativen Seiten für eventuelle positive Wirkungen in Kauf nehmen wollen.

Milch und Milchprodukte – schon lange nicht mehr gesund

Milch ist gesund … kommt Ihnen dieser Gedanke auch immer, wenn Sie an den Regalen mit »extra lang haltbarer«, trotzdem »frischer« Milch, »probiotischem« Joghurt und ultrahocherhitzen Tetrapacks vorbeigehen? Das Gesund-Feeling wurde noch verstärkt durch Verpackungen, auf denen glückliche Kühe auf grünen Weiden grasen. Denn Kühe, die artgerecht gehalten werden und viel Gras fressen, sind nachweislich nicht nur gesünder, in ihrer Milch sind auch mehr Omega-3-Fettsäuren und weitere wertvolle Bestandteile enthalten. Der Bund für Umwelt und Naturschutz Deutschland (BUND, *www.bund.net*) setzte sich 2010 in dem Bericht »Für eine grundlegende Reform der EU-Agrarpolitik« dafür ein, dass

- ▶ auf Milchverpackungen keine weidenden Kühe mehr abgebildet werden dürfen, wenn die Milch von Tieren stammt, die keinen Weidegang mehr haben.
- ▶ nicht mehr mit Regionalangaben geworben werden darf, wenn die Produkte woanders erzeugt wurden.
- ▶ die Lücke bei der EU-Kennzeichnungsverordnung von Fleisch, Eiern und Milch bei Tieren, die gentechnisch gefüttert wurden, geschlossen wird.

Glückliche Kühe sind inzwischen nicht mehr auf den Verpackungen zu sehen, bemerkenswert, finden Sie nicht? Dass die Milch – außer bei den hochrangigen Bio-Labels – nicht von Weidekühen stammt, ist nur ein kleiner Teil der Milchkatastrophe. Es gibt nichts wirklich Gutes über verarbeitete, das heißt, pasteurisierte, homogenisierte oder sogar ultrahocherhitzte Milch zu berichten. Nichts Lebendes, das gesund sein könnte, so wie nützliche Bakterien, ist in einer behandelten Milch noch vorhanden. Durch die Pasteurisierung werden Mineralstoffe und Vitamine beschädigt. Noch schlimmer ist, dass die Milcheiweiße denaturiert werden, was die Milch unter anderem schwerer verdaulich macht. Sozusagen zum Ausgleich finden sich andere Dinge, von denen Sie vermutlich nichts wissen: entzündungsauslösende und krebserregende Stoffe, Medikamente, Hormone, Antibiotika, Eiter, Bakterien, Viren und weitere Krankheitserreger.

Eine der hartnäckigsten Mythen über Milch lautet, dass sie gut für die Knochen sei. Die höchste Osteoporoserate findet sich in den Ländern, in denen die meiste Milch und deren Produkte verzehrt werden, das sind die USA, Großbritannien, Kanada, Norwegen, Schweden und Finnland. Der Mythos entstand, als sich vor rund 100 Jahren bei der Untersuchung der Knochen herausstellte, dass sie aus Calcium bestehen. Eine mangelnde Knochendichte, so schlossen die Wissenschaftler messerscharf, konnte also nur auf einem Mangel an Calcium basieren. Tatsächlich braucht es mehr, damit das Calcium überhaupt in den Knochen ankommt. Zum Beispiel ist Magnesium dabei ein unverzichtbarer Helfer. Weitaus mehr als Calcium stärken Magnesium und Silizium die Knochen! Aufgrund der ungesunden Bestandteile kann Milch sogar Osteoporose begünstigen. Denken Sie daran, wenn Sie wieder einkaufen gehen.

Die Segnungen moderner Milch

Von den Unmengen an Kraftfutter und den Stresshormonen haben Sie schon im vorherigen Kapitel gelesen. Ein besonders interessanter Umstand, der Milch hochsuspekt erscheinen lässt, sind die Milcheiweiße, die in der modernen Milch hochkonzentriert enthalten sind. Das Milcheiweiß Kasein hat ähnlich freundliche Eigenschaften wie Gluten. Es gibt nicht nur immer mehr Menschen, die auf beides allergisch sind, auch wer keine Allergie aufweist, profitiert von einer Besonderheit: Ähnlich wie Gluten, das den Namen »Klebereiweiß« hat, verklebt Kasein den Darm und stört die Aufnahme von Nährstoffen. Längerfristig führt das zu einem Nährstoffmangel mit entsprechenden Folgen für den Organismus. Viele Menschen können Kasein außerdem wegen fehlender Enzyme nicht ausreichend aufspalten, das heißt verdauen. Das führt zu chronischen Entzündungen und letztlich zum Leaky-Gut-Syndrom, dem durchlässigen Darm, der heute bei den Volkskrankheiten ganz oben steht. Durch Leaky Gut werden nicht nur noch weniger Nährstoffe aufgenommen, es können durch die kranke Darmbarriere auch Schadstoffe nicht mehr ausreichend entsorgt werden. Außerdem gelangen Stoffe, die durch eine gesunde Darmwand abgehalten würden, wie die mangelhaft verdauten Eiweißbestandteile der Milch, in den Blutkreislauf und erzeugen Immunreaktionen mit einer Vielzahl von Folgen für den gesamten Organismus. Dazu mehr unter »Leaky-Gut-Syndrom«. Studien ergaben darüber hinaus, dass Milch das Risiko von Parkinson und Herz-Kreislauf-Erkrankungen erhöht. Auch Zusammenhänge zur Entstehung von Tumoren, vor allem Prostatakrebs, wurden gefunden. Denn Milch ist reich an insulinähnlichen Wachstumsfaktoren (IGF-1), die im Verdacht stehen, das Tumorwachstum zu begünstigen. Eine Langzeitstudie der Harvard-Universität in Boston, USA, zu einem Milchkonsum von täglich zwei Gläsern und mehr zeigte, dass Männer, die täglich Milch trinken, ein 2,4-fach höheres Risiko haben, an Prostatakrebs zu erkranken. Bei Frauen war das Brustkrebsrisiko um das 2,2-Fache höher. Das Risiko für Eierstocktumore ist sogar um 44 Prozent höher.[4]

Die frühe Gabe von Kuhmilch bei Säuglingen steht im Verdacht, die insulinproduzierenden Zellen der Bauspeicheldrüse zu zerstören und mitverantwortlich für die Entstehung von Typ-1-Diabetes zu sein.

Homogenisierte Milch ist besonders schädlich. Bei diesem Verfahren werden die Fett- und Eiweißmoleküle der Milch »homogenisiert«, also alle gleich groß gemacht. Durch diese Behandlung verändert sich ihre Wirkung im Körper entscheidend. Menschen mit Laktoseintoleranz stellen zum Beispiel immer wieder fest, dass sie nicht homogenisierte Milch in nicht allzu großen Mengen durchaus vertragen. Möglicherweise steht die starke Zunahme an Laktoseintoleranz in Zusammenhang mit der Verbreitung der homogenisierten Milch.

Eine besondere Verbraucher-Verdummung ist Bio-H-Milch. Denn selbst wenn die Kühe nicht das übliche Power-Katastrophenfutter verabreicht bekommen haben – die Eiweiße in ultrahocherhitzter Milch sind stark denaturiert und einfach nur schädlich für den Körper.

Falls Sie noch mehr wissen möchten: In der Ausgabe vom April 2013 veröffentlichte *ÖKO-Test* eine Untersuchung mit dem Titel »Milchprodukte – Die Legende vom Glück ohne Ende«. Wenn Sie mehr über die traurige Wahrheit eines Kuhlebens und dessen Folgen für den Verbraucher erfahren wollen, können Sie diesen Artikel im Internet abrufen.[5]

▶▶ Was können Sie tun?

Reduzieren Sie Ihren Konsum von Milch und Milchprodukten und wählen Sie solche, für deren Qualität ein Bio-Siegel steht. Meist handelt es sich ebenfalls um pasteurisierte Milch oder die Produkte sind daraus gemacht, aber sie vermeiden die wirklich bedenklichen

Stoffe, die sich in industriell gefertigter Milch finden. Es gibt zum Beispiel auch Rohmilchkäse. Meiden Sie homogenisierte und ultrahocherhitzte Milch (H-Milch) wie der Teufel das Weihwasser. Für Ihr Müsli oder auch mal zum Kochen gibt es Alternativen, unter denen Sie abwechseln können: So zum Beispiel Mandelmilch, die allerdings nur in kleinen Mengen für Menschen mit Herpes simplex oder Herpes zoster geeignet ist. Mandeln, die übrigens keine Nüsse, sondern Steinfrüchte sind, enthalten genauso wie Nüsse größere Mengen der Aminosäure Arginin, die für das Herpesvirus ein vitalisierender Leckerbissen ist. Sehr gesund, aber ebenfalls reich an Arginin, ist die Kokosmilch. Sie können mit einer Gabe der Aminosäure Lysin, die ein Gegenspieler zu Arginin ist, bis zu einem gewissen Grad ausgleichen, aber nur dann, wenn Sie beispielsweise schon einige Zeit vor dem Verzehr der Kokosmilch eine Kapsel mit Lysin einnehmen (je nach aktuellem Mageninhalt). Hanfmilch, die heute noch unter dem schlechten Image von Cannabis leidet, enthält hochwertige Aminosäuren und Eiweiße, außerdem essenzielle Fettsäuren (Omega-3-Fettsäuren und die seltene Gamma-Linolensäure (GLA)). Rund 60 Prozent der Eiweiße stellt das besonders leicht verdauliche Edestin, der Rest besteht größtenteils aus Albumin. Hanfmilch, die korrekt Trinkhanf heißt, ist einer der wenigen vollständigen pflanzlichen Eiweißlieferanten.

- ▶ Rohmilch von grasgefütterten Tieren ist die gesunde Form von Milch, die früher selbstverständlich war. Sie ist nicht pasteurisiert und enthält daher viele nützliche Bakterien (Probiotika), Enzyme und Vitamine. Außerdem ist sie leichter verdaulich als behandelte Milch. Rohmilch ist nur sehr kurz haltbar und muss kühl und sauber aufbewahrt werden.
- ▶ Eine weitere Alternative ist rohe Ziegenmilch. Sie ist sehr leicht verdaulich und hat entzündungshemmende Eigenschaften.[6]

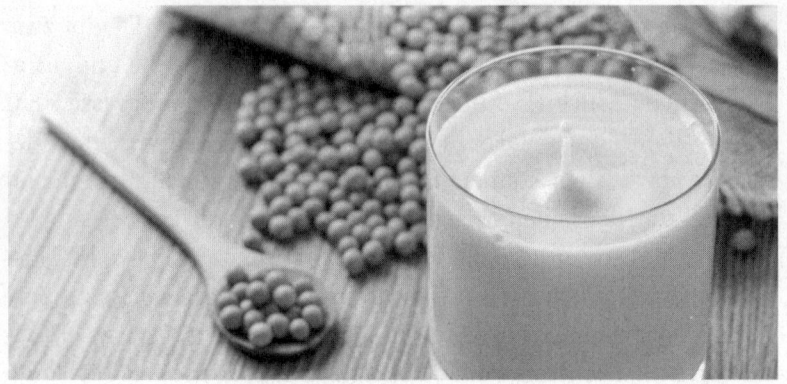

▶ Decken Sie Ihren Calciumbedarf aus anderen Quellen als Milch und Milchprodukten. Grünes Gemüse wie Grünkohl, Brokkoli und Feldsalat, weiße Bohnen, getrocknete Feigen und Orangen sind ausgezeichnete Lieferanten, ebenso Spirulina, Chlorella und AFA-Algen. Besonders viel Calcium enthalten. Gerstengras (Saft oder Tabletten) und Sango-Meereskorallen.

Soja – ein Mythos wird entzaubert

Noch ein bisschen mehr zu Soja gefällig? Falls Sie bisher ein Soja-Fan waren, dann lohnt es sich, einmal ein paar Fakten anzusehen. Soja ist ein riesiger Trend – mit entsprechenden Umsatzchancen. Denn Soja ist in der Herstellung extrem billig. Wer vegetarisch oder vegan lebt, findet Soja ohnehin in den meisten Produkten. Nicht nur als Sojamilch oder Tofu. Sojaprotein in Form von Mehl oder Pulver ist heute zahlreichen Lebensmitteln zugesetzt. Die Bohne wird als fettarm, eiweißreich und supergesund gepriesen, der ideale, leicht verdauliche Ersatz für Fleisch, Kuhmilch und ihre Produkte. Was ist daran wahr? Beginnen wir mit den positiven Seiten.

Sojabohnen haben einen hohen Eiweißanteil, außerdem enthalten sie Mineralstoffe wie Magnesium, Eisen, Kalium, Zink und Vitamine, vor allem Vitamin E und einige B-Vitamine. An vielen Stellen ist zu lesen, Sojaeiweiß sei ein vollständiges Eiweiß, das alle acht essenziellen Aminosäuren liefert. Das Öl hat einen Anteil von rund 64 Prozent an mehrfach ungesättigten Fettsäuren, daher soll es cholesterinsenkend wirken und dem Risiko von Herz- und Gefäßerkrankungen vorbeugen. Die Phytoöstrogene – das sind pflanzliche Hormone – wirken wie Östrogen, daher soll Soja besonders für Frauen empfehlenswert sein, die sich am Übergang zur Menopause befinden. Untersuchungen ergaben außerdem eine geringere Tumorrate in Regionen mit einem hohen Sojakonsum wie in Ostasien. Obendrein ist die Bohne cholesterinarm, also doch ein wahres Superfood!

»Mit dem Soja kam das Fieber«

Bei näherer Betrachtung sind viele der gepriesenen Vorzüge von Soja einfach nicht wahr. Zum Beispiel die Sache mit dem vollständigen Eiweiß. Soja ist kein vollständiges Protein, da die essenzielle Aminosäure Methionin fehlt. In der Sojawerbung werden die – vorhandenen und nicht vorhandenen – Vorzüge vollmundig gelobt, die erschreckende Kehrseite der Pflanze wird, wie das Wort schon sagt, unter den Tisch gekehrt.

Bereits die Tatsache, dass Soja weltweit fast ausschließlich aus gentechnisch veränderten Pflanzen hergestellt wird, würde genügen, Sojaprodukten Adieu zu sagen. Allerdings gibt es hier immer noch die Möglichkeit, einen der wenigen Hersteller von genfreiem Soja zu wählen. Gensoja ist das Produkt des Gentechnik-Konzerns Monsanto (Übernahme des Konzerns am 7. Juni 2018 durch die deutsche Bayer AG). Die Pflanzen wurden von der Saatgutfirma so verändert, dass sie »Roundup ready« sind. Das von Monsanto vermarktete Unkrautvernichtungsmittel Roundup sorgt dafür, dass alles, was um die Sojapflanzen herum wächst, vernichtet wird, nur die genetisch modifizierten, auf Roundup abgestimmten Sojapflanzen nicht. Dieser Kunstgriff bringt Monsanto Milliarden ein, verdient wird am

Saatgut und am Herbizid. Denn man kann diese neuen Sojapflanzen nur mit Roundup behandeln, bei anderen Herbiziden gehen sie ein. Der wichtigste Bestandteil in Roundup ist Glyphosat, eine Substanz mit einer langen Liste an schädlichen Wirkungen. Forschungen zeigen, dass die Substanz eine Gefahr für Schwangere darstellt, weil es die Versorgung des Embryos mit Nährstoffen und den Abtransport von Abfallstoffen aus der Gebärmutter beeinträchtigt. Die Folge sind Geburtsschäden, Früh- und Fehlgeburten.[7] Glyphosat häuft sich im Körper von Mensch und Tier an, führt zu chronischen Erkrankungen des Herzens und des Verdauungstrakts und wirkt krebserregend.[8] Der Stoff verursacht Glutenintoleranz und Störungen des Zellstoffwechsels. Eine aufschlussreiche Studie von 2013 zeigt einen deutlichen Zusammenhang zwischen Zöliakie (eine unter anderem durch Glutenunverträglichkeit verursachte Erkrankung des Magen-Darm-Trakts), dem Reizdarmsyndrom und dem wachsenden Einsatz von Roundup.

»Glutenunverträglichkeit stellt in den USA und zunehmend auch weltweit eine regelrechte Epidemie dar«, schreiben die Wissenschaftler in ihrem Bericht.[9]

Zahlreiche Studien belegen, dass Glyphosat die Genexpression verändert, das heißt die Art und Weise, in der das angelegte Erbmaterial zum Ausdruck kommt.[10] Besonders stark sind die Fortpflanzungsorgane betroffen. Eine 2013 durchgeführte Studie wies erneut nach, dass Glyphosat weitaus toxischer ist, als von Monsanto zugegeben wird. Zudem wird unter anderem auch die Qualität der Spermien negativ beeinflusst.[11]

Die immunschwächende Wirkung von Gensoja erlebte Argentinien im Jahr 2008. Das Land wurde von der schlimmsten Dengue-Epidemie der vergangenen Jahre heimgesucht. Gemeldet wurden über 20 000 Fälle, die tatsächlichen Erkrankungsfälle wurden auf 30 000 geschätzt. Die Infektionen mit der Tropenkrankheit stimmen fast metergenau mit den Pflanzungen von Gensoja in Argentinien

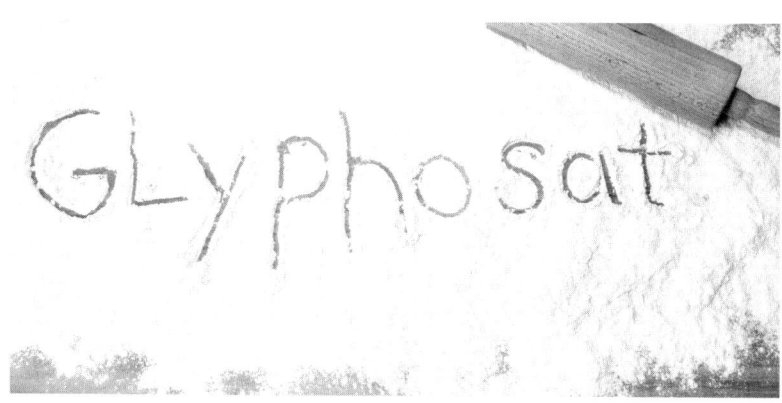

überein, wo die gentechnisch veränderten Pflanzen von Monsanto seit 1996 angebaut wurden, erklärte der argentinische Agrarwissenschaftler Alberto Lapolla. Die Regierung machte dagegen eine Infektionswelle aus Bolivien dafür verantwortlich. Sojasamen von Monsanto werden zusammen mit Roundup nicht nur in Argentinien, sondern auch in Bolivien, Paraguay, Brasilien und Uruguay vertrieben. Die Mücken, die das Dengue-Fieber übertragen, sind gegen Roundup resistent und können sich in dieser Umgebung besonders gut ausbreiten.

Wissenschaftlicher, die Untersuchungen über die Gefahren gentechnisch veränderten Sojas und von Roundup durchführen, wurden bedroht. 2009 schrieb Harald Neuber in seinem Artikel »Mit dem Soja kam das Fieber«: »Der Mediziner Andrés Carrasco, ein ehemaliger Institutspräsident und derzeit Forscher für das argentinische Verteidigungsministerium, stellte vor wenigen Wochen seine Ergebnisse über die Folgen von Glyphosat vor. Schon in geringeren Dosen verursache das Toxin embryonale Schäden, sagt er. Nachdem der 63-jährige Mediziner seine Thesen in der Presse vorstellte, tauchten in seinem Labor an der Medizinfakultät der Universität von Buenos Aires Ende April unangemeldet vier Männer auf. Ohne ihre Namen zu nennen, forderten sie von der diensthabenden Laborantin

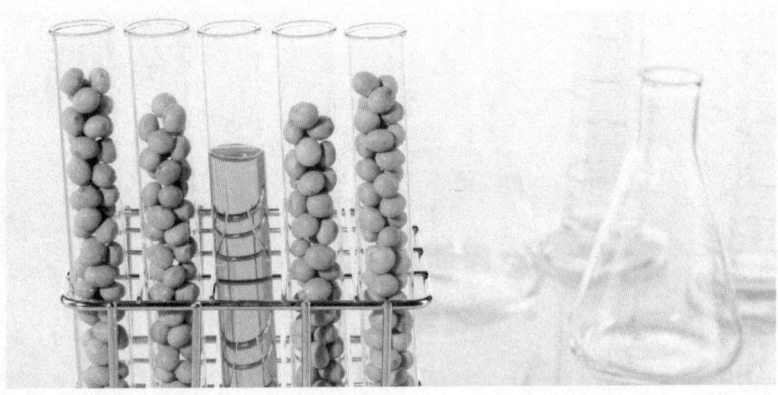

die Herausgabe der Forschungsergebnisse. Carrasco und der Dekan der Fakultät wehrten sich später gegen die ›Bedrohung‹ von Wissenschaftlern, die sich nicht nur auf den Besuch im Labor beschränkten: Am Abend des Tages fand Carrasco auf seinem heimischen Anrufbeantworter einen Drohanruf«.[12]

Toxische Stoffe

Es ist gar nicht so einfach, dem Gensoja zu entkommen. Im Februar 2014 zog die Geflügelbranche das Versprechen zurück, nur genfreies Futter zu verwenden. Wenig später folgte der Bundesverband Deutsches Ei. Das gentechnikfreie Soja, erklärte die Sprecherin des Zentralverbandes der Deutschen Geflügelwirtschaft (ZDG), Katharina Wolfhard, sei bereits zu sehr mit gentechnisch verändertem Soja verunreinigt. Mit Gensoja sinken die Futterkosten für Hühnchen, weshalb Geflügelfleisch bei Aldi, Lidl und weiteren Discountern um 20 Prozent billiger wurde. Während in Europa der Kampf um gentechnisch verändertes Saatgut noch tobte, steigerten die US-Farmer den Anbau gentechnisch veränderter Pflanzen erneut – um ganze 11 Prozent. Eine aktuelle Entwicklung in Deutschland lässt hoffen: Der deutsche Lebensmitteleinzelhandel will sich diese Situation nicht bieten lassen. Denn wie die Angebote in den Regalen der Supermärkte zeigen, wachen immer mehr Verbraucher auf. Der Handel pocht »in großer Einmütigkeit« darauf, dass wieder gentechnikfrei gefüttert wird, wie es bis Anfang 2014 Praxis war.

Gensoja im Futter von Hähnchen, Puten, Legehennen und Milchkühen ist nicht die einzige Gefahr. Denn die Sojapflanze und ihre Bohnen enthalten Stoffe, über die offiziell nicht gesprochen wird, die drastische Auswirkungen auf die Gesundheit haben können. Soja ist kanzerogen und kann unter anderem Brustkrebs verursachen; es schädigt die Schilddrüse, verursacht eine Unterfunktion, was bei einer bereits bestehenden Schilddrüsenunterfunktion fatal ist, zudem kann es Schilddrüsenkrebs und Kropfbildung auslösen. Soja blockiert die Aufnahme von Calcium und kann die Knochen zerstören, es fördert Blutgerinnsel, Thrombosen und Embolien durch verklebende rote Blutzellen. Immer mehr Menschen reagieren allergisch auf Soja. Die pflanzlichen Hormone (Phytoöstrogene) in Soja, sogenannte Isoflavone wie Genistein, Daidzein und Equinol, führen vor allem bei Kindern und Jugendlichen zu Entwicklungsstörungen. Sie schädigen das Nervensystem und die Fortpflanzungsorgane mit dem Risiko der Unfruchtbarkeit.

Eine Reihe von Wirkstoffen in Soja blockieren wichtige Verdauungsenzyme, können heftige Magenbeschwerden hervorrufen, das Wachstum eines Kropfs begünstigen und das Immunsystem angreifen. Sie erhöhen das Risiko, ein prämenstruelles Syndrom (PMS), Endometriose, eine Aufmerksamkeitsdefizit- beziehungsweise Hyperaktivitätsstörung (ADHD), Allergien, Herz-Kreislauf-Erkrankungen sowie Tumore zu entwickeln, und können vor allem bei Männern zum Verlust der Libido führen. Soja als Erleichterung für ein zölibatäres Leben soll übrigens ein Grund sein, weshalb asiatische Mönche die Bohne aßen. Vor allem Kinder sind gefährdet, ebenso wie alle, die eine sojareiche Kost zu sich nehmen, und Frauen, die Sojaprodukte gegen Beschwerden während der einsetzenden Menopause konsumieren. Unfermentiertes Soja enthält außerdem hohe Konzentrationen an Phytinsäure. Die Substanz bindet Mineralstoffe im Darm, vor allem Calcium, Eisen, Magnesium, Zink, Mangan und Kupfer, die dem Organismus dann nicht mehr zur Verfügung stehen. Phytinsäure kann mit Nahrungseiweißen Komplexe bilden, wodurch diese schwerer verdaulich sind. Soja gilt als leicht verdaulich, ist es aber nicht! Ein weiterer, entscheidender negativer Effekt ist, dass Phytinsäure verschiedene Enzyme wie Lipase, Pepsin und Pankreas-α-Amylase hemmen kann.

Während es bei anderen Bohnen genügt, sie eine Weile einzuweichen, um die dort teilweise ebenfalls vorhandenen Stoffe wie Phytinsäure fast vollständig zu entfernen, ist das bei Soja nicht möglich. Auch Kochen hilft nicht.

Eine Studie der Mayo Klinik brachte die Vorteile des Sojakonsums auf den Punkt: Von 34 angeblich positiven gesundheitlichen Wirkungen konnten nur drei nachgewiesen werden: Sojabohnen liefern gutes Eiweiß, sie senken den Cholesterinspiegel und helfen Kindern, die Durchfall haben und handelsübliche Mittel nicht vertragen.

Fermentiertes Soja

Wie Soja gesund sein kann und warum es sich in Asien so durchgesetzt hat – diese Geschichte soll vor rund 1000 Jahren in China begonnen haben. Damals wurde entdeckt, wie man Soja verwenden kann, sodass die Giftstoffe weitgehend zerstört und die wertvollen Stoffe verwertbar gemacht werden. Es war der Prozess der Fermentierung, der Soja in Form von Tempeh, Miso, Nattō und Sojasauce in die asiatische Küche einführte. In Sojasauce ist außerdem relativ viel Glutamat enthalten, das im Verdacht steht, Hirnzellen zu zerstören. Auch Tofu ist fermentiert, aber nicht vollständig, sodass die negativen Wirkungen immer noch bestehen, wenn auch in geringerem Umfang. Wie bei so vielem ist die Schädlichkeit eine Frage der

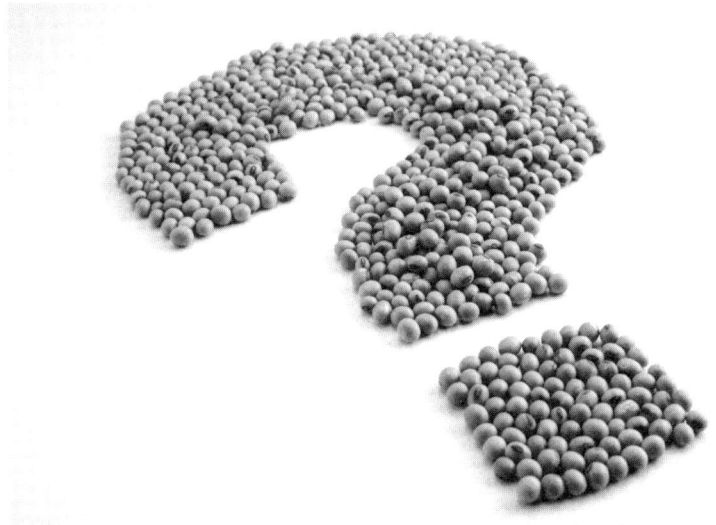

Menge. Die aktuelle Verzehrempfehlung für Sojaprodukte lautet maximal 100–200 Gramm pro Woche. Wer die weiter oben beschriebenen Wirkungen von Soja gelesen hat, mag sich fragen, ob Soja überhaupt auf dem Speisezettel stehen sollte, und wenn, dann nur fermentiert. Denn auch fermentiertes Soja kann in größeren Mengen schädlich sein.

Das Motto des ehemaligen Vorstandsvorsitzenden des Coca-Cola-Konzerns, Roberto C. Goizueta, lautete: »Es muss Menschen weltweit unmöglich gemacht werden, Coca-Cola zu entfliehen.« Ersetzen Sie Coca-Cola durch Soja und Sie haben das Motto von Lebensmittelkonzernen wie Monsanto und Co. Da es inzwischen tatsächlich fast unmöglich ist, Soja zu entfliehen, weil es auf allen möglichen Wegen in unsere Küche gelangt, könnte es eine wertvolle Überlegung sein, Soja nicht auch noch absichtlich zu konsumieren. Ein ausführlicher Bericht über die Bohne würde ein Buch füllen. Dieser Überblick soll Ihnen einen Einstieg in das brisante Thema geben, sodass Sie entscheiden können, wie Sie in Zukunft damit umgehen wollen.

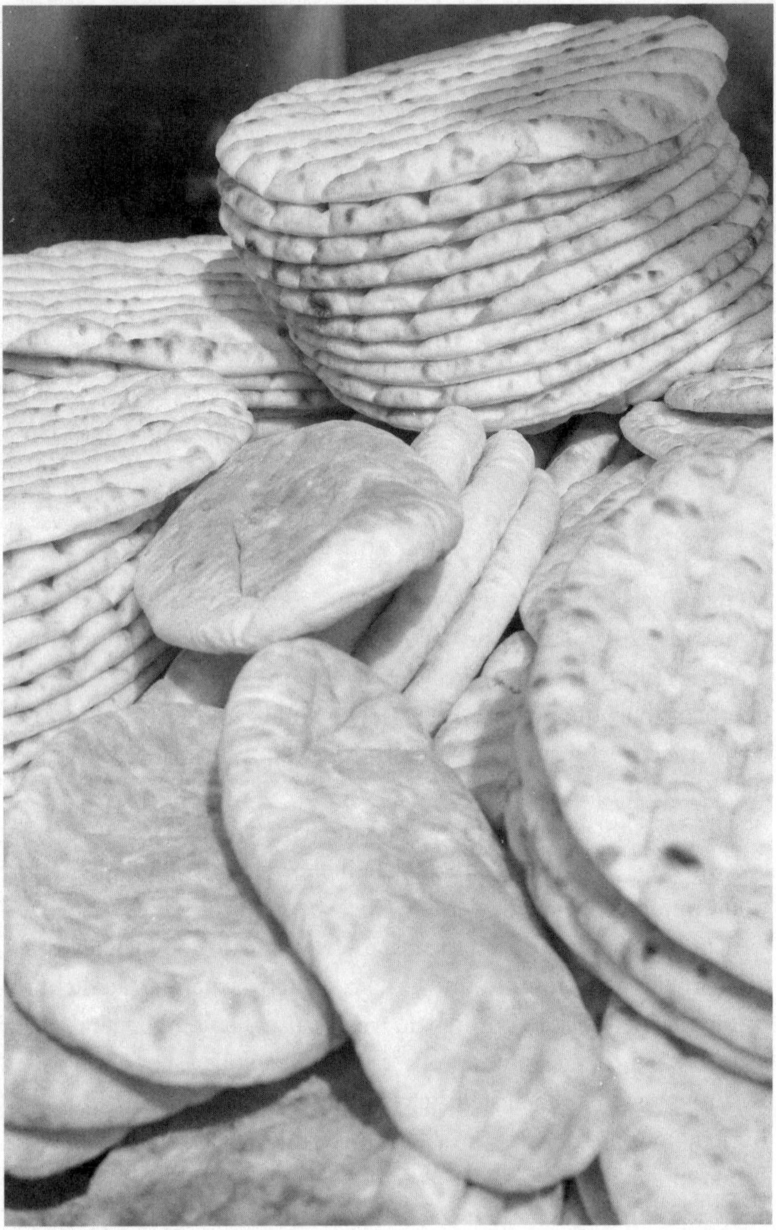

Weizen – das wirklich ungesunde Getreide

»Ich war weder physisch noch psychisch in der Lage, es mit den Besten des Sports aufzunehmen. Ich hatte die Fähigkeiten, das Talent, den Ehrgeiz. Ich hatte die Möglichkeit, jedes bekannte mentale und körperliche Training auszuprobieren, die besten Ärzte der Welt standen mir zur Verfügung. Nie hätte ich vermutet, wo mein tatsächliches Problem lag – ich ernährte mich völlig falsch.«

Novak Đoković, Profi-Tennisspieler

Im Jahr 2011 gewann der Tennisprofi Novak Đoković zehn Titel, drei Grand-Slam-Turniere und 43 aufeinanderfolgende Matches. Das war die erfolgreichste Saison, die jemals im Tennis erreicht wurde.

Inzwischen hat Đoković die drittlängste Siegesserie in der Geschichte des Profi-Tennis geschafft und war mit einer kurzen Ausnahme im Oktober 2013 die Nummer eins der Weltrangliste. Beeindruckend, nicht? Aber wirklich spektakulär wird es, wenn wir erfahren, welche Geschichte hinter seinen Erfolgen steht. Denn Đoković war körperlich alles andere als in Höchstform. »Kurz vor dem Gipfel stürzte ich ab«, schreibt er in seinem Buch *Siegernahrung. Glutenfreie Ernährung für Höchstleistung*. »Ich war 19 Jahre alt, ein unbekannter Junge aus einem kriegszerrütteten Land, der aus dem Nichts in der Profi-Szene aufgetaucht war. Ich hatte neun Spiele hintereinander gewonnen und stand kurz davor, die Führung im Finale der Croatia Open 2006 zu übernehmen. Das Publikum im Stadion war auf meiner Seite; mein Team feuerte mich an. Doch ich hörte es nicht. In meinem Kopf dröhnte es, und ich hatte furchtbare Schmerzen. Etwas hielt mir die Nase zu, hatte meinen Brustkorb im Klammergriff und goss Zement in meine Beine.« Das Atemholen fiel ihm schwer. Im Viertelfinalspiel gegen Jo-Wilfried Tsonga bei den Australian Open 2010 musste Đoković vom Platz getragen werden.

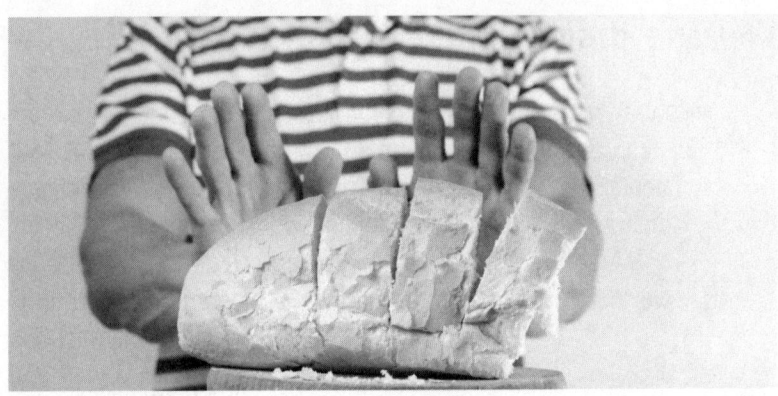

Die Chancen, dass es einem Mittelklassespieler mit solchen Beschwerden gelingen würde, sich an die absolute Spitze zu katapultieren, und das in nur 18 Monaten, standen also nicht besonders gut. Und doch war es möglich, und das aus einem einzigen Grund: Novak Đoković stellte seine Ernährung um. »Die Veränderungen waren erstaunlich einfach umzusetzen. Ich ließ einfach nur ein paar Tage lang Gluten – ein Proteingemisch, das unter anderem im Weizen vorkommt – weg, und mein Körper fühlte sich sofort besser an. Ich war leichter, schneller, mein Kopf fühlte sich besser an«, berichtet der Tennis-Profi weiter. Brot, Pizza und Co. sowie etwas später auch Milchprodukte verschwanden von seinem Speisezettel. Zudem aß er weniger Zucker. Bereits beim Aufwachen am Morgen merkte er, dass er nicht mehr derselbe war. Er sprang aus dem Bett und stürzte sich energiegeladen in den neuen Tag.

Was Novak Đoković erfahren hat, gilt für viele Menschen. Sein Körper kann Gluten nicht richtig verarbeiten, das Klebereiweiß, das am stärksten im Weizen, aber auch in anderen Getreidesorten enthalten ist. Nicht nur Menschen mit Zöliakie, einer Glutenunverträglichkeit, die mit einem entzündeten Darm einhergeht, haben Probleme damit, Gluten richtig zu verdauen. Von seinen sonstigen, beunruhigenden Eigenschaften ganz abgesehen.

Weizen stellt hier aus einer Mehrzahl von Gründen eine besondere Gefahr dar. Ob Vollkorn oder nicht, die schädigenden Bestandteile sind immer vorhanden. Das ist umso schlimmer, weil Nahrungsmittel, die ganz oder teilweise aus Weizen bestehen, fast täglich bei uns auf dem Speisezettel stehen. Von Nudeln über Müsli bis zu Brot – Weizen füllt die Vorrats- und Kühlschränke, und das nicht nur in Deutschland, sondern in Europa, den USA und anderen Ländern der Erde.

Die erschreckende Geschichte des Weizens beginnt im 20. Jahrhundert, als es darum ging, größere Erträge zu erzielen und das Korn weniger anfällig für Krankheiten, Hitze und Dürre zu machen. Weizen wurde so lange umgezüchtet und genetisch verändert, bis er kurze, starre Halme und extradicke Ähren lieferte. Was aus diesem Weizen wurde, hat mit dem Weizen von einst kaum noch etwas zu tun. Auf Sicherheit für den Verbraucher wurde bei den Kreuzungsversuchen nicht geachtet. Denn schließlich war das, was herauskam, ja immer noch Weizen.

Dr. William Davis, Autor des Buches *Weizenwampe. Warum Weizen krank und dick macht,* reagiert empfindlich auf Weizen. Um zu prüfen ob die ältesten kultivierten Weizensorten, Einkorn und Emmer, keine unerwünschten Nebenwirkungen haben, griff er zu einem Selbstversuch. Er nahm 2 Pfund Einkorn und backte daraus ein Brot.

Aus der gleichen Menge biologisch angebautem Vollkornmehl entstand ein zweites Brot, ebenfalls nur mit Wasser und Hefe. Wie erwartet ließ sich der Einkornteig weniger gut kneten, er war klebriger, weniger elastisch als gewohnter Teig und ging schlechter auf. Das Ergebnis spricht für sich: Wie beim Verzehr von Kohlenhydraten zu erwarten, stieg der Blutzuckerspiegel nach dem Einkornbrot an. Ansonsten gab es keine wahrnehmbaren Wirkungen, keine Müdigkeit, Übelkeit oder Schmerzen. Das Vollkornweizenbrot ließ nicht nur den Zuckerspiegel stärker ansteigen. Es wurde Dr. Davis so übel, dass er sich beinahe übergeben musste. »Diese unangenehme Wirkung hielt 36 Stunden an und war von Magenkrämpfen begleitet, die fast augenblicklich einsetzten und etliche Stunden andauerten.«[13]

Bio-Weizen und anderes Bio-Getreide unterscheidet sich nämlich nur durch die Anbauweise. Auch in der biologischen Landwirtschaft werden die neuen Sorten verwendet. Bio ist also nicht die Lösung, sondern Urgetreide mit all seinen, wie es scheint, unbequemeren Eigenschaften. Wer ein wenig anders schaut, wird feststellen, dass ein solches »Steinzeitbrot« doch sehr lecker aussieht und nach echtem Schrot und Korn schmeckt.

Weizenwampe und mehr

Weizen ist ein Superkohlenhydrat. Weizenstärke bildet komplexe Kohlenhydrate, die aus Glukosemolekülen, vor allem aus Amylopektin bestehen. Das im Weizen vorkommende Amylopektin A lässt den Blutzucker wegen seiner extrem guten Verwertbarkeit rasant ansteigen – mehr als Haushaltszucker. Da nützen auch die Ballaststoffe aus dem Vollkornweizen nichts. Zwei Scheiben Vollkornbrot haben mindestens die gleiche negative Wirkung wie eine Dose Limonade oder ein Schokoriegel, so Dr. Davis.

Weizen macht nicht nur dick und lässt mit Vorliebe die Ringe um den Bauch wachsen. Auch die Organe im Bauchraum verfetten. Denn ein häufig hoher Blutzucker- und Insulinspiegel, wie er durch viele Kohlenhydrate und besonders durch Weizen entsteht, fördert die Bildung von Eingeweidefett. Es sammelt sich um Nieren, Leber und Bauchspeicheldrüse sowie im Dünndarm und Dickdarm an. Sogar das Herz kann verfetten. Das Schlimme: Bauchfett enthält viele weiße Blutzellen (Makrophagen), was zeigt, dass es entzündet ist. Das Bauchfett der typischen Weizenwampe sorgt darüber hinaus dafür, dass anomale Entzündungssignale ins Blut abgegeben werden – je mehr Bauchfett, desto mehr Signale.[14]

Weizen macht süchtig, denn er hat eine besondere Wirkung auf das Gehirn. Der Grund dafür liegt in dem darin enthaltenen Gluten, das im Magen zu Polypeptiden zerfällt. Diese sind in der Lage, die Blut-Hirn-Schranke zu überwinden, die normalerweise dafür sorgt, dass kein Blut ins Gehirn gelangt. Da dieser Schutz des hochempfindlichen Gehirns nicht funktioniert, können die Polypeptide des Weizens ungehindert an den Morphinrezeptoren andocken. Weizen macht daher glücklich, oder zumindest leicht euphorisch, ein Grund, immer wieder danach zu greifen. Wer den Konsum einstellt, braucht bis zu 14 Tage, um die Entzugserscheinungen abzubauen. Glutenfreies Getreide wie Hirse hat dagegen keine der bereits beschriebenen Wirkungen. Interessant ist auch, dass sich der Zustand von Schizophrenen deutlich bessert, oft sogar bis hin zur Genesung, wenn auf Gluten verzichtet wird.

Das Säure-Basen-Gleichgewicht ist ein komplexes, ausgeklügeltes System, das unverzichtbar für unsere Gesundheit und den Zustand des Immunsystems ist. Bei einer Erkrankung kippt das Verhältnis ins Saure, wodurch die Menge an sauren Abfallprodukten zunimmt. In manchen Fällen, beispielsweise bei schweren Infektionskrankheiten, kann die Flut an Stoffen so groß werden, dass der Körper sie nicht mehr neutralisieren, geschweige denn ausscheiden kann. Stress

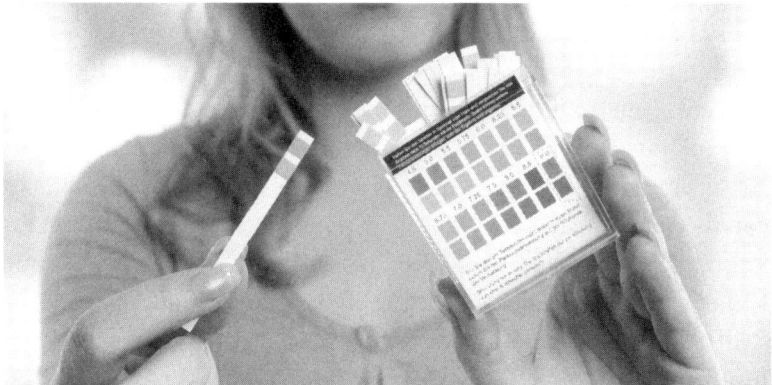

und Ernährungsfehler treiben die Säurelast im Körper in die Höhe. Kohlensäurehaltige Getränke, Alkohol, Fleisch und Fisch ohne basische Gegenspieler wie Gemüse und Obst, Milch und Käse, Eier, Fast Food und alle Süßigkeiten sind stark säurebildend. Dazu gehören alle Weizenprodukte, vom Brot bis zum Kuchen.

Für Diabetiker ist Weizen ein absolutes No-Go. Das Korn fördert die Insulinresistenz. Wenn Diabetiker keinen Weizen mehr essen, sinken die Blutzuckerausschläge und die Insulinproduktion normalisiert sich. Die Blutzuckerspitzen fordern die Bauchspeicheldrüse auf das Äußerste, und das nicht nur bei Menschen mit Diabetes oder Prädiabetes.

Um das Maß vollzumachen: Eine Langzeitanalyse über 9 Jahre zeigte: Weizen kann bei langfristigem Konsum die Sterblichkeit nachweislich erhöhen. »Vollkorn«, »Mehrkorn« oder »ballaststoffreich« machen da keine Ausnahme. Umso erstaunlicher ist es, dass zum Beispiel die Deutsche Gesellschaft für Ernährung e. V. »reichlich Getreideprodukte und Kartoffeln« sowie vier bis sechs Scheiben Vollkornbrot am Tag empfiehlt.[15]

Weizen, AGEs und der Alterungsprozess

AGE (*Advanced Glycation Endproducts*) – mit diesem Begriff werden in Zukunft immer mehr Menschen Bekanntschaft machen. Denn diese Substanzen haben enorme Auswirkungen im Körper, von Gefäßkomplikationen, Entzündungen des Gewebes, Verhärtung der Kollagenfasern in Haut und Bindegewebe über Diabetes und Herz-Kreislauf-Erkrankungen bis zur generellen Alterung. Eine 2010 veröffentlichte Arbeit ergab, dass die AGEs buchstäblich alle Zellen, Gewebe und Organe beeinträchtigen und die Wahrscheinlichkeit von chronischen Erkrankungen erhöhen.[16] AGEs lagern sich in den Blutgefäßen ab und können zu einer Gefäßverkalkung führen. Aufgrund der gestörten Zellfunktion kann auch das körpereigene Reparatursystem nicht richtig arbeiten, wodurch die Zellalterung beschleunigt wird.

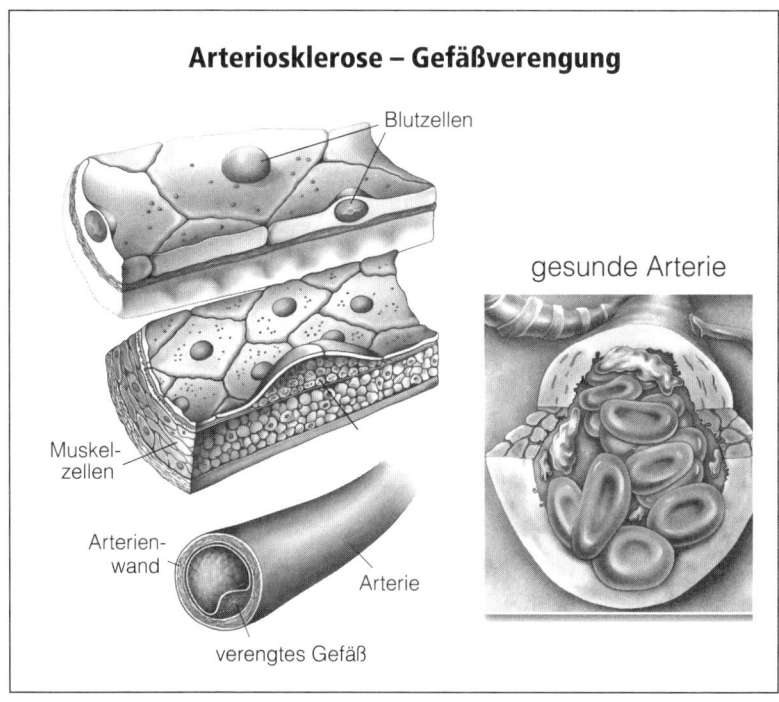

AGE entstehen als Folge der Glykierung (auch Glykation). Bei diesem Vorgang binden sich Zuckermoleküle an Proteine oder Lipide (Fette und fettähnliche Substanzen) und verbreiten sich überall im Körper. Nach heutigem Kenntnisstand ist es nicht möglich, die Folgen von AGEs umzukehren. Besonders viele entstehen bei Hyperglykämie (erhöhtem Blutzucker) und oxidativem Stress. Erinnern wir uns: Bestimmte Kohlenhydrate, bei denen der Weizen an vorderster Stelle steht, katapultieren den Blutzuckerspiegel nach oben, mit allen Folgen. AGEs wirken sich im Gehirn aus und können Demenz verursachen, sie lagern sich an der Linse des Auges ab und erzeugen grauen Star (Linsentrübung). Hier wird verständlich, dass diese Augenerkrankung meist Menschen ab 60 betrifft (auch deutlich jüngere Personen können betroffen sein). Die AGEs sammeln sich im Laufe

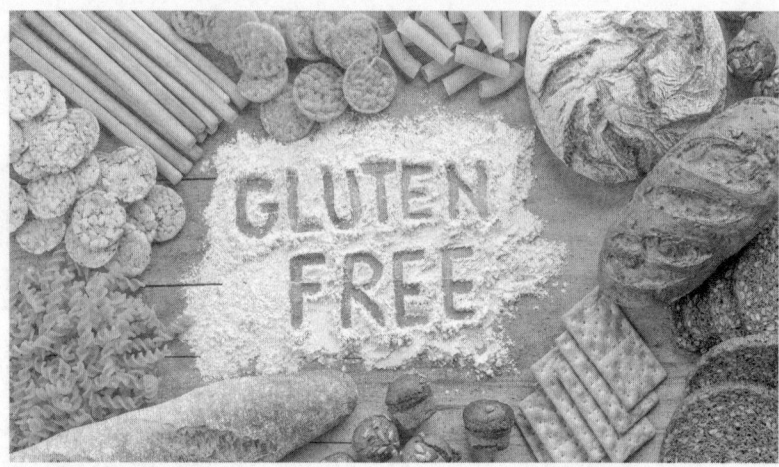

der Jahre an, auch in den Organen. Eine faltige, schlaffe und müde Haut ist das Ergebnis der AGEs. Diese Abfallprodukte werden immer gebildet, auch ohne den Genuss von Zuckerhaltigem, aber sie bilden sich nicht schnell. Der Zucker in Obst wird besser verwertet als Industriezucker oder Weißmehlprodukte, die im Körper genauso eine Glykierung bilden und verstoffwechselt werden wie reiner Zucker. Der Vorgang der Glykierung ist der Grund, weshalb heute häufig eine Ernährungsweise mit Lebensmitteln empfohlen wird, die einen niedrigen glykämischen Index haben. Das sind Nahrungsmittel, die nach dem Verzehr wenig Insulin ausschütten im Gegensatz zu solchen, die eine hohe Insulinausschüttung bewirken wie Weißbrot, Kuchen, Nudeln, Fruchtsäfte und Limonaden. Gemüse hat mit wenigen Ausnahmen einen niedrigen glykämischen Index.[17]

Gluten – Leim für Ihren Darm

Neben den besonders leicht verwertbaren Kohlenhydraten ist bei Weizen Gluten das Hauptproblem. Das Klebereiweiß kommt auch in Dinkel, Roggen, Hafer und in der Gerste vor. Verwandte Getreidesorten wie Kamut, Bulgur und die Urweizensorten Emmer und Einkorn, Grünkern (unreif geernteter Dinkel) und Triticale (eine Weizen-Roggen-Kreuzung) enthalten ebenfalls Gluten. Weizen (Weichweizen und Hartweizen) hat einen besonders hohen Glutengehalt, gefolgt von Dinkel, Roggen, Kamut, Emmer und Einkorn. Hafer und Gerste enthalten deutlich weniger Gluten.

Die besonderen Eigenschaften des Klebereiweißes sorgen dafür, dass Brot- und Kuchenteig leicht zu kneten und doch stabil ist. So kann sich die Luft im Teig beim Backen ausdehnen und das Backgut wird leicht und locker. Gluten bildet sich übrigens erst, wenn Getreide mit Wasser in Berührung kommt. Wussten Sie, dass Gluten auch in Dosensuppen, fettreduzierten Produkten, Sojasauce, Eiscreme (wegen der Geschmackszusätze), fertigen Salatsaucen, Veggie-Burgern und in Lakritze (Zusatz von Mehl) und natürlich in Bier enthalten ist? Außerdem findet es sich zum Beispiel in Medikamenten, Vitaminpräparaten und Lippenstiften. Ähnlich wie Milch und Soja und deren Produkte ist auch Gluten allgegenwärtig in unserer Nahrung.

Zur Aussprache gibt es ein wenig Verwirrung: Manche sagen, es heiße **Glu**ten, mit der Betonung auf der ersten Silbe. Laut Duden liegt die Betonung jedoch auf der zweiten Silbe, also Glu**ten**. Das Wort kommt aus dem Lateinischen und bedeutet »Leim«.

Vielleicht denken Sie nun: Die Menschen haben schon immer Brot gegessen, und schon im Vaterunser heißt es: »Unser tägliches Brot gib uns heute«. Doch wie schon im Abschnitt über Weizen beschrieben, haben die dicken Ähren und kurzen Halme des modernen Weizens mit dem wahren Weizen nicht mehr viel gemeinsam. Keine wogenden Weizenfelder mehr, sondern kurze, starre Halme, die unter der Ährenlast nicht umknicken. Das Ergebnis zeigt, was es heißt, die Natur so zu vergewaltigen. Vor allem Weizen produziert beim Verarbeiten eine extra Portion Stressgluten, die wir als glückliche Verbraucher mit allen Folgen mitkonsumieren dürfen.

Gluten zerstört die Darmwand

Die Eiweiße im Weizen stellen ein besonderes Problem dar. Vor allem das Gliadin, das zu den höchst bindungsfreudigen Lektinen zählt, kann die Durchlässigkeit der Darmwand krankhaft erhöhen. Lektine binden sich an die Darmwand des Dünndarms und können ihre komplexe Mehrfachfunktion schädigen: Der Dünndarm hat die fundamental wichtige Aufgabe, alles, was wir essen und trinken, zu zerlegen (in Fette, Eiweiße, Kohlenhydrate, Salze, Mineralstoffe, Vitamine und mehr) und nach Brauchbarkeit entweder über die Zotten der Darmschleimhaut aufzunehmen oder an den Dickdarm zur Ausscheidung weiterzuleiten. Um der anspruchsvollen Aufgabe, Gutes und Schlechtes zu unterscheiden und richtig unterzubringen, gerecht zu werden, muss das Darmsystem voll funktionstüchtig sein. Ist der Darm krank und die Darmschleimhaut entzündet, können Nährstoffe nicht mehr ausreichend aufgenommen und Giftstoffe nicht abgeblockt werden. Es entsteht ein Nährstoffmangel, der gravierende Formen annehmen kann bis hin zu Entzündungen, die eine Vielzahl massiver Folgen im Körper auslösen können.

Gluten hat nicht umsonst den Namen Klebereiweiß. Es verklebt die Darmwand, sodass Nährstoffe nicht mehr ausreichend aufgenommen werden können. Außerdem ist Gluten schwer verdaulich, da die geeigneten Verdauungsenzyme fehlen. Es wird deswegen oft nicht vollständig im Dünndarm aufgespalten. Immer wenn Eiweiß unvollständig verdaut wird, bleiben Proteinstücke zurück, die man Peptide nennt. Sie können die Darmschleimhaut passieren, gelangen in die Blutbahn und ins Gehirn. Dort imitieren sie körpereigene Stoffe, sogenannte Endorphine, die glückliche Gefühle auslösen und Schmerz mildern können. Außerdem steuern sie das Hungergefühl. Neben dem Zucker ist das der Hauptgrund, warum Glutenhaltiges und Süßes aus Getreide und Zucker geradezu suchtbildend ist, vor allem, wenn es aus Weizen gebacken wurde.

Machen Sie sich bewusst, dass unverdaute Peptide, wie sie bei einer ungenügenden Aufspaltung von Gluten, Kasein (Milcheiweiß) oder Eier-Eiweiß entstehen, den Dünndarm auch dann schädigen können – bis hin zu einer chronischen Entzündung –, wenn keine Glutenunverträglichkeit besteht. Der Klebereiweiß-Effekt, das Verkleistern der Darmwand, findet ohnehin statt.

Zöliakie – wenn Gluten zum Lebensproblem wird

Zöliakie ist die schwerste Form der Glutenunverträglichkeit. Sie zählt zu den Autoimmunerkrankungen, weil das Immunsystem den Dünndarm, also körpereigenes Gewebe, angreift. Dabei werden die Darmzotten geschädigt – Darmzotten sind kleine Ausstülpungen in der Schleimhaut, über die Nährstoffe aufgenommen und ins Blut transportiert werden. Es kommt zu einer chronischen Entzündung der Dünndarmschleimhaut. Aber selbst, wenn »nur« eine Glutensensitivität besteht, die meist auch als Glutenunverträglichkeit bezeichnet wird, hat Gluten negative Auswirkungen auf Körper und Immunsystem. Eine Reihe von Symptomen weisen auf eine Glutenunverträglichkeit hin, insbesondere Magen-Darm-Beschwerden und Verdauungsprobleme wie Blähungen, Krämpfe im Bauch, Übelkeit, Verstopfung, Durchfall oder beides im Wechsel und Reizdarmsymptome. Selbst Gelenkbeschwerden können die Folge einer Nahrungsmittelunverträglichkeit von Gluten oder Milcheiweiß sein. Weitere Auswirkungen können Kopfschmerzen, die Symptome einer Fibromyalgie, Schwindel, Gleichgewichtsstörungen und Reizbarkeit sowie plötzliche Stimmungswechsel sein. Nach dem Essen fühlen sich die Betroffenen meist erschöpft, können sich nicht konzentrieren, und das Gehirn ist irgendwie vernebelt. Diese Symptome sind allerdings auch typisch für Nahrungsmittelallergien und weite-

184 Die größten Feinde des Immunsystems

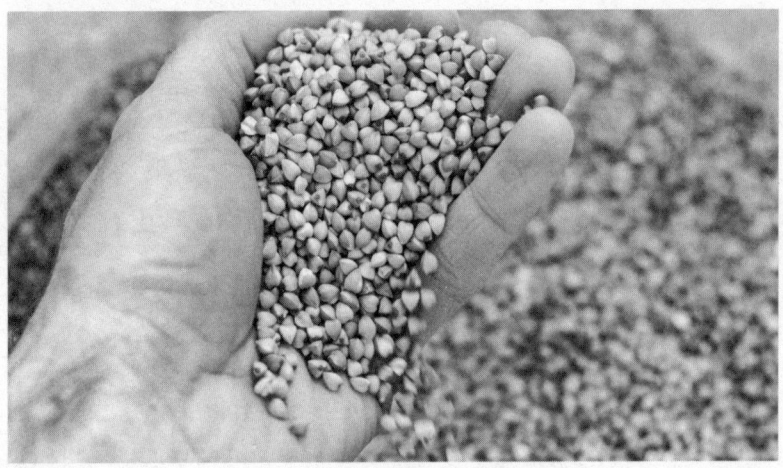

Buchweizen

re Erkrankungen. Ob es sich tatsächlich um eine Glutenproblematik handelt, muss deshalb geprüft werden. Wenn Sie nicht zum Arzt gehen möchten, können Sie es zuerst mit einer glutenfreien Ernährung über 2 Monate versuchen und prüfen, ob es Ihnen besser geht. Die meisten Betroffenen spüren übrigens sehr schnell eine Erleichterung. Vor allem Magen-Darm-Symptome gehen schnell zurück.

Gluten beeinträchtigt die Hirnfunktion

Es schleicht sich in unser Hirn und scheint uns glücklich zu machen, sodass wir es immer wieder wollen – doch das ist nicht die einzige Wirkung, die Gluten – vor allem aus Weizen – auf unser Denkorgan hat. Aktuelle wissenschaftliche Erkenntnisse belegen, dass Weizen – und modernes Getreide generell – unsere Denkleistung und unser Gedächtnis massiv angreift und Hirnzellen zerstört. Kopfschmerzen, Schlafstörungen, Depressionen, starke Stimmungsschwankungen, Alzheimer, Epilepsie und mehr können die Folge sein. Umgekehrt ist es möglich, durch die richtige Ernährung stärkend auf das Gehirn einzuwirken.

▶▶ Was können Sie tun?

Ersetzen Sie vor allem Weizen und Weizenmehl durch andere Sorten wie Buchweizen, Hirse, Teff (Zwerghirse aus Äthiopien), Amarant (enthält hochwertiges Eiweiß, ungesättigte Fettsäuren, wichtige Mineralstoffe und Spurenelemente und ist sehr gut verdaulich), Guarkernmehl (wird aus dem Samen der Guarbohne gewonnen) oder Johannisbrotkernmehl. Das geschmacksneutrale Johannisbrotkernmehl kann vom menschlichen Organismus nur teilweise verdaut werden und gilt deshalb als Ballaststoff. Es ist außerordentlich quellfähig und kann bis zum Hundertfachen seines Eigengewichts binden. Zum Backen eignen sich auch Kokosmehl und Süßlupinenmehl. Saucen können mit Tapioka gebunden werden. Tapiokastärke wird aus der Maniokwurzel gewonnen. Wählen Sie Produkte mit dem Vermerk »glutenfrei«. Es gibt inzwischen glutenfreies Mehl, Müslis, Kekse und vieles mehr.

Gehen Sie auch mit sogenannten »glutenfreien« Produkten zurückhaltend um. Sie enthalten zwar kein Gluten, bestehen aber in der Regel aus Kohlenhydraten, die den Blutzucker ebenfalls sehr stark ansteigen lassen. In den Regalen der Märkte stehen immer mehr Vollkornbrote wie Traubenkernmehlbrot, Haferbrot, Leinsamenbrot und Buchweizenbrot. Die Auswahl an weizen-, gluten- und hefefreien Backwaren wächst. Ebenso wird darauf hingewiesen, wenn Produkte ohne den Zusatz von Milch, Ei und Soja hergestellt sind. Und das nicht ohne Grund: Nicht nur die Zahl derjenigen wächst, die allergisch reagieren. Viele Menschen sind sich der Gefahren bewusst und achten auf mehr Sicherheit beim Essen.

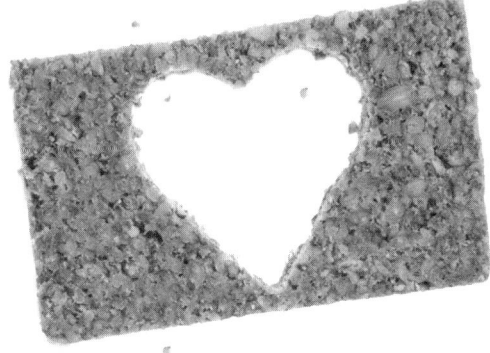

Beziehen Sie bei Ihrer Einkaufsliste ein, dass fertig gekaufte Brote und Brötchen, vor allem wenn sie vorverpackt sind, viele künstliche Zusätze wie Phosphate, Mehlbehandlungsmittel, Aromen, Farbstoffe und mehr enthalten. Weniger gängiges Brot zu essen wird Sie gesünder und fitter machen. Verwenden Sie gekeimtes Getreide, denn daraus lässt sich sehr gut Brot backen. Essenerbrot ist ein Vollkornbrot, das vollständig oder zum größten Teil aus gekeimtem Getreide besteht. Für Bierliebhaber: Malz besteht aus gekeimtem Getreide – Gerste, Weizen, Roggen, Dinkel.

Zucker – süß und riskant

Zucker ist heute ein Grundnahrungsmittel. Schaut man ein wenig genauer hin, ist er in den meisten Nahrungsmitteln enthalten, und wenn es nur eine Prise davon ist. Ich esse zum Beispiel gern die leckeren Suppen, die es in einem Bio-Laden in meiner Nähe gibt. Ich setze mich gemütlich an die Theke und denke, dass ich nun etwas ganz Gesundes, Vitalstoffreiches essen werde. Dann finde ich auf dem Etikett mit den Zutaten etwas, was mich doch in Erstaunen versetzt: Orangensaft. Säfte enthalten konzentrierten Zucker, daran ändert auch nichts, dass es sich um Fruchtzucker handelt. Was hat er in meiner Gemüsesuppe – mal was Zuckerfreies essen – zu suchen? In seinem aufschlussreichen und schockierenden Buch *Dumm wie Brot. Wie Weizen schleichend Ihr Gehirn zerstört* hat Dr. David Perlmutter dem Kapitel »Keine fruchtbare Verbindung: So reagiert das Gehirn auf Zucker jeglicher Art« ein Zitat vorangestellt, welches das Problem auf den Punkt bringt:

»Im Laufe der Evolution war Zucker für den Menschen stets nur wenige Monate (zur Erntezeit) in Form von Früchten oder aber in Form von Honig (und von Bienen bewacht) verfügbar. Inzwischen jedoch wird Zucker praktisch allen industriell verarbeiteten Lebensmitteln zugesetzt – der Verbraucher hat kaum noch eine Wahl. Die

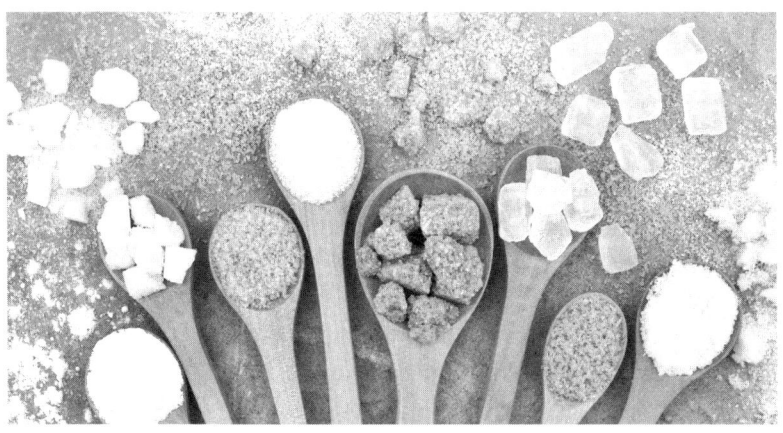

Natur hat Zucker schwer zugänglich gemacht; der Mensch macht es uns leicht.«[18]

Die Sucht nach Zucker ist inzwischen weltweit verbreitet. Denn wir nehmen dauernd Zucker zu uns, oft ohne es zu wissen. Eine 2010 im *Journal of Psychoactive Drugs* veröffentlichte Studie ergab, dass Zucker euphorisierende Endorphine im Gehirn freisetzen kann, die süchtig nach Zucker machen, denn dieser macht glücklich, zumindest für den Moment.[19] Industriezucker und der Zucker aus Früchten haben ähnliche, aber nicht gleiche Wirkungen. Früchte und Gemüse enthalten Fruktose, in Verbindung mit den Ballaststoffen aus dem Fruchtfleisch. Haushaltszucker ist dagegen aus Glukose und Fruktose zusammengesetzt, wodurch sich eine andere Wirkung ergibt: der Blutzuckerspiegel steigt deutlich schneller, genau genommen rapide an. Ob Haushaltszucker, Maissirup, Agavendicksaft oder Mehl – alles sind Kohlenhydrate. Eine kohlenhydratreiche Mahlzeit mit Reis, Kartoffeln, Nudeln und Mais und Getränke wie Limonaden, Fruchtsäfte, aber auch Bier und Wein, bewirken, dass die Bauchspeicheldrüse ihren Umsatz drastisch hochfährt und vermehrt Insulin produziert, damit der erhöhte Zuckergehalt im Blut zur Energiegewinnung in die Zellen transportiert wird. Auch kohlenhy-

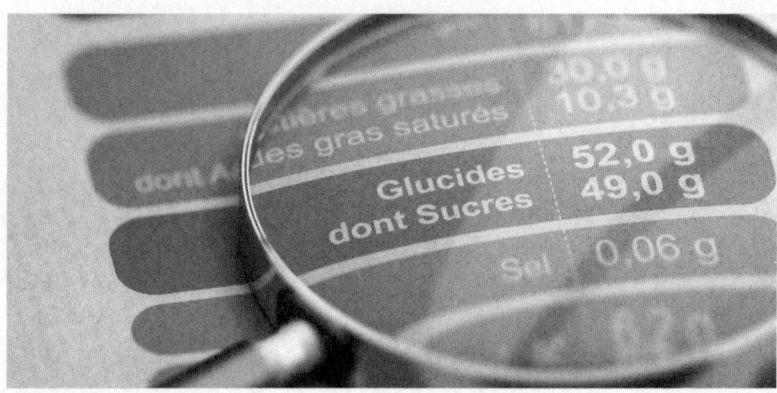

drathaltige Frühstückslieblinge wie Weißbrot, Müsli und Cornflakes überfluten das Blut mit Zucker. Für die Bauchspeicheldrüse ist ein Zuckeransturm harte Arbeit. Und bekanntlich möchte sich jemand, der andauernd harte Arbeit leistet, auch mal zur Ruhe setzen. Leicht verdauliche Kohlenhydrate haben außerdem die Eigenschaft, dass ihre überschüssigen Kalorien in Form von Fett gespeichert werden.

Viele Menschen ernähren sich heute von Brot, Nudeln und Reis. Müslis (»sind ja soooo gesund ...«), Kuchen, Knabbereien (»leckere Salzbrezeln, ganz ohne Zucker ...«), Eiscreme und Limonaden gehören zum Alltag. Blättern Sie einfach nochmal zurück und lesen Sie das Kapitel »Weizen, AGEs und der Alterungsprozess«, dann wissen Sie, was nicht nur Weizen, sondern jeder hohe Konsum von Zucker und Kohlenhydraten mit uns macht. Und nicht nur das: Wenn der Kohlenhydratstoffwechsel überlastet ist und aus dem Gleichgewicht gerät, wird immer mehr Insulin benötigt, um die gleiche Menge Zucker in die Zellen gelangen zu lassen. Denn die Zellen sind resistenter gegenüber der Insulinwirkung geworden. Der Zucker wird nur noch unzureichend oder gar nicht mehr in die Zellen aufgenommen. Diesen Vorgang nennt man Insulinresistenz. Weil der Blutzuckerspiegel hoch bleibt, schüttet die Bauchspeicheldrüse immer mehr Insulin aus, um den Blutzuckergehalt zu regulieren, was aber immer schlechter funktioniert. Dieser Prozess kann über einen langen Zeitraum so ablaufen, ohne dass etwas passiert. Plötzlich kippt die Situation und Diabetes Typ 2 ist die Folge. Diese Form des Diabetes nannte man lange Zeit den »Alterszucker«. Inzwischen weiß man, dass dies nicht korrekt ist. Immer mehr Kinder und junge Menschen sind davon betroffen.

Versteckte Zucker

»Die Möglichkeit, jedes einfache Nahrungsmittel durch Süßung mit Zucker in ein Genussmittel verwandeln zu können, steigert seine Verwendung als lusterzeugender Stoff fast ins Unbegrenzte.«

Dr. Max Otto Bruker, Arzt und Sachbuchautor (1909–2001)

Wussten Sie, dass in einer 500-Milliliter-Flasche Tomatenketchup rund 150 Gramm Zucker stecken? Das sind 44 Stück Würfelzucker. Oder dass ein Glas Rotkohl 25 Stück Würfelzucker enthält? Apfelsaft und Kirschsaft bringen es sogar auf noch etwas mehr als Coca-Cola: 120 Gramm im Vergleich zu 110 Gramm in einem Liter. Und 100 Gramm Himbeerbonbons erreichen einen Zuckeranteil von 94 Gramm![20] Selbst die Wurst enthält – zum Teil reichlich – Zucker. Von Früchten und Gemüsen in Gläsern und Dosen muss wohl gar nicht erst die Rede sein.

Zucker ist ein Volksproblem geworden, dem die WHO mit einer neuen Richtlinie zu begegnen versucht: Nur 5 Prozent des täglichen Energiebedarfs sollen durch Zucker gedeckt werden. Tatsächlich kommt jeder Deutsche laut Statistik auf 100 Gramm pro Tag – das sind im Jahr 36 Kilogramm Zucker, berichtet die Verbraucherzentrale Hamburg. In einem Marktcheck hat die Organisation »siebzig (!) weitere Zutatenbezeichnungen für süßende Substanzen ausfindig gemacht«.[21]

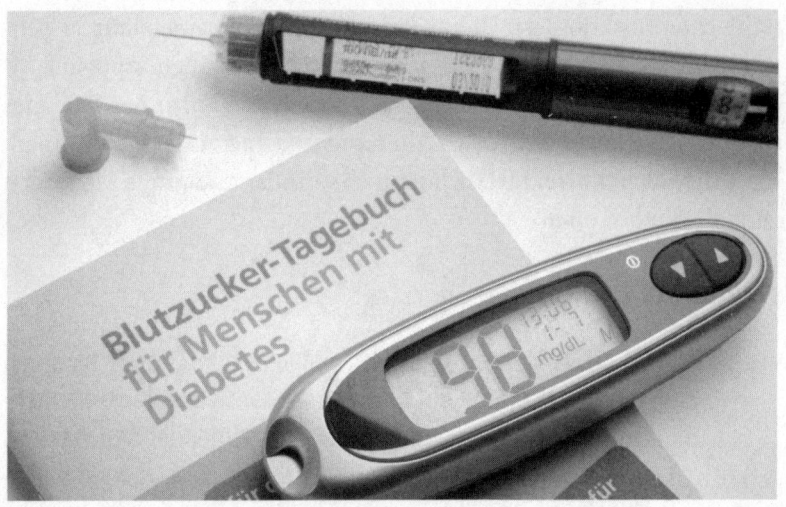

Weil wir ja nicht wissen sollen, was wir essen und was uns veranlasst, bestimmte Produkte so besonders lecker zu finden, dass wir sie immer wieder haben wollen, verbirgt sich der Zucker auf den Etiketten hinter so seriös klingenden Namen wie Fruktose, Dextrose, Glukose, Laktose, Maltose, Maltodextrin und Saccharose. Ein wenig deutlicher sind Bezeichnungen wie Glukose-Fruktosesirup, Glukosesirup, Milchzucker, Molkenerzeugnis, Süßmolkenpulver, Vollmilchpulver, Magermilchpulver und selbst Kondensmilch, die in der Regel gezuckert ist.

Die Folgen eines dauerhaft erhöhten Blutzuckerspiegels

Die Folgen eines dauerhaft erhöhten Blutzuckerspiegels sind unter anderem schwere Entzündungen, welche die Produktion von Zytokinen ansteigen lassen. Diese wiederum schädigen langfristig das Gehirn massiv. Außerdem werden wesentlich mehr freie Radikale gebildet, die die Zellen angreifen und das Gehirn zusätzlich schädigen. Neben Diabetes mellitus können unter anderem Gefäßerkrankungen wie Arteriosklerose, Schlaganfälle und andere degenerative

Hirnerkrankungen wie Demenz, ADHS, Depressionen, Schlafstörungen und Angstzustände, Kopfschmerzen, Nierenschäden, Allergien und Erschöpfungszustände die Folge sein. Nicht zuletzt steigt die Anfälligkeit für Infekte – das Immunsystem gerät unter enormen Beschuss. Wenn Sie Nahrungsmittel essen, die viel Zucker und/oder isolierte Kohlenhydrate (Auszugsmehl und Stärkemehl wie Mondamin) enthalten, werden Sie vermutlich feststellen, dass Sie sich fast sofort viel besser gelaunt und voll Energie fühlen. Anspannung und Nervosität lassen nach. Alles ist leichter. Der Grund für diese angenehme Begleiterscheinung ist allerdings auch der Grund für die weniger wünschenswerten späteren Folgen: Haushaltszucker kommt sehr schnell im Blut an. Damit der Zucker nicht dort bleibt, sondern in die Zellen gelangt, wo er zur Energiegewinnung bereitstehen soll, schüttet die Bauchspeicheldrüse Insulin aus, je mehr Zucker, desto mehr Insulin. Im Gehirn stimuliert das Hormon die Bildung des sogenannten Glückshormons Serotonin – und schon fühlen Sie sich wohl. Und natürlich macht dieses Gefühl ein bisschen süchtig. Wer möchte nicht mehr davon haben? Dann kippt die Situation. Der Zucker ist abgebaut, und das ziemlich schnell. Viel echten Brennstoff hat er ja nicht zu bieten. Und scheinbar grundlos fühlen Sie sich plötzlich müde und antriebslos, können sich nicht mehr gut konzentrieren, und der Stimmungspegel sinkt. Pilze wie der schädliche *Candida albicans* lieben Zucker im Darm. Er bietet ihnen die ideale Grundlage, um sich rasant zu vermehren. Kommen ungeeignete Lebensmittelkombinationen dazu, melden sich Darmprobleme mit Völlegefühl und Blähungen. Weil die Darmflora nicht stimmt, vertragen viele Menschen Ballaststoffe nur schlecht. Dazu gehören auch die »gesunden Zucker« Inulin und Oligofruktose, die in fermentierten, enzymreichen Getränken wie dem Trank des Lebens und dem Brottrunk den Nährboden für gesunde Bakterienstämme bilden.

Fruktose – die besonders gefährliche Zuckerart

Fruktose

Ein Wort vorweg: Fruktose in Obst und Gemüse ist nicht zu vergleichen mit der isolierten und hochkonzentrierten Form, in der wir die Substanz als Zusatzstoffe präsentiert bekommen. Sehr große Mengen vor allem an sehr zuckerreichem Obst können jedoch auch zu einer Fruktoseüberlastung führen. Aus diesem Grund ist zum Beispiel eine reine Obstdiät nicht zu empfehlen. »Obsttage« sollten Obst- und Gemüsetage sein und wirklich eine Fastenmenge umfassen.

Während der Körper Glukose für die Energiegewinnung in den Zellen braucht, ist Fruktose dafür nicht nötig. Glukose wird daher im Dünndarm sehr schnell aufgenommen und gelangt über die Blutbahn in alle Zellen und in die Leber, die einen Teil speichert. Fruktose wird dagegen nur langsam resorbiert. Auch Fruktose muss abgebaut werden. Da der Dünndarm große Mengen nicht aufschlüsseln und ins Blut abgeben kann, wird der Rest in den Dickdarm transportiert, wo sich die dort lebenden Bakterien darüber hermachen. Fruktose ist die ideale Grundlage, damit sie sich vermehren können. Dabei entstehen Säuren und Gase, die Folgen sind Blähungen, Darmkrämpfe und Durchfall. Die Fruktose-Malabsorption ist eine heute häufig vorkommende Stoffwechselstörung, die mit der eher seltenen Fruktoseintoleranz nicht verwechselt werden darf. Im Dünndarm kann Fruktose Entzündungen der Schleimhaut auslösen, wodurch schließlich ein krankhaft durchlässiger Darm (Leaky Gut) entstehen kann. Auslöser ist auch die durch hohen Fruktosekonsum entstehende Dysbakterie, bei der die Darmflora aus dem Gleichgewicht gerät. In diesem Milieu vermehren sich krankheitserzeugende Bakterien, Pilze und Parasiten in Windeseile, gute Bakterien können nicht überleben oder werden verdrängt, das Immunsystem wird geschwächt. Das ist noch nicht alles: Fruktose begünstigt die Entstehung von Gicht, da sie die körpereigene Herstellung von Purinen fördert, die in Harnsäure umgewandelt werden. Auch Nierensteine können sich so bilden. Der erhöhte Harnsäurespiegel vergrößert außerdem die Insulinresistenz, sodass die Gefahr besteht, an Diabetes zu erkranken. Fruktose belastet Nieren und Knochen und begünstigt Herz-Kreislauf-Erkrankungen. Krebszellen ernähren sich bevorzugt von Fruktose.

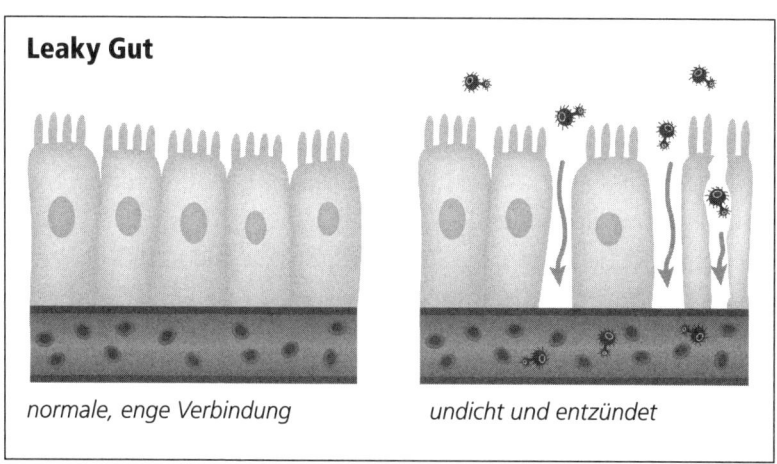

Leaky Gut

normale, enge Verbindung   undicht und entzündet

▶▶ Was können Sie tun?

Dürfen Sie nun nie wieder Kohlenhydrate oder Zuckerhaltiges essen? Wie so vieles andere, ist auch der Konsum solcher Lebensmittel letztlich eine Frage der Menge. Kleine Mengen sind für die meisten – gesunden – Menschen kein Problem. Außerdem ist es ausgesprochen schwierig, beidem vollständig zu entkommen, außer Sie essen wirklich nur selbst gekochtes Gemüse, Fleisch und Salat und machen definitiv einen großen Bogen um alle Fertigprodukte, was allerdings auch aus anderen Gründen eine gute Idee ist.

Versuchen Sie, Weizen zu ersetzen, wann immer Sie können, und reduzieren Sie Industriezucker drastisch. Kaffee, Tee und vieles andere schmeckt nach einer Umgewöhnungszeit auch ohne Zucker.

Gewöhnen Sie sich daran, weniger süße Nahrungsmittel angenehm zu finden. Reduzieren Sie generell die Kohlenhydratzufuhr. Übrigens ist auch Rohrohrzucker keine hilfreiche Alternative, trotz der schönen braunen Farbe. Lesen Sie die Inhaltsstoffe der Produkte, die Sie kaufen, und lassen Sie Zuckerhaltiges und Fruktosehaltiges möglichst weg. Essen Sie lieber einfacher, aber kochen Sie öfter selbst. Vermeiden Sie vor allem Limonaden, süße Säfte, Obst- und Gemüsekonserven sowie -gläser und natürlich die üblichen Süßigkeiten selbst. Essen Sie lieber mal ein gutes Stück Kuchen – vom Bio-Bäcker oder selbst gebacken, mit reduziertem Zuckergehalt. Maissirup (enthält in der Regel Fruktose und wird dann als Glukose-Fruktosesirup deklariert) und Agavendicksaft (Agavensirup) sind Fruktosebomben, die Sie meiden sollten!

Es gibt Möglichkeiten, die Sucht nach Zucker und nach Kohlenhydraten abzubauen. Dazu muss man wissen, dass Gemüse und Obst den Blutzuckerspiegel wesentlich langsamer ansteigen lassen, weil die Kohlenhydrate mit unverdaulichen Fasern verbunden sind und deshalb langsamer verdaut werden. Obst enthält relativ viel Wasser, manches wie Wassermelonen sogar sehr viel. Das verlangsamt das Ansteigen des Blutzuckerspiegels zusätzlich. Große Mengen, vor allem von süßem, reifem Obst, enthalten jedoch trotzdem viel Zucker in Form von Fruktose.

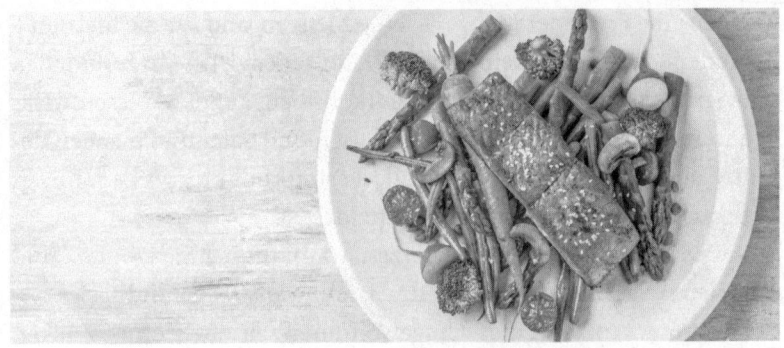

Wenn Sie trotzdem ein Müsli oder einen Brei essen, vielleicht sogar einen Kuchen backen wollen: Geben Sie Zimt dazu, eventuell auch etwas Ingwer. Als Getränk grüner Tee, das mildert die Blutzuckerspitzen. Neben Zimt wirkt auch Hafer blutzuckerregulierend, weil er aus Kohlenhydraten besteht, die nur langsam verdaut werden. Brokkoli und Süßkartoffeln enthalten besonders viele Ballaststoffe und sind ein guter Ersatz für Gemüse wie Kartoffeln und Mais, die den Blutzucker in die Höhe treiben. Zusätzlich findet sich in dem grünen Gemüse reichlich Chrom, das ebenfalls regulierend wirkt.[22] Das essenzielle Spurenelement ist auch in Lachs enthalten.

Eine höchst interessante Pflanze ist Ginseng. Die Wurzel ist ein Adaptogen, was bedeutet, dass sie sich an die jeweiligen Erfordernisse des Körpers anpasst. Sie reduziert Überfunktionen und regt bei Unterfunktionen an, wirkt stärkend, vitalisierend und auch ausgleichend und beruhigend. Ginseng stärkt das Immunsystem und kann den Blutzuckerspiegel nach dem Essen senken und stabilisieren, zum Beispiel in Form eines Tees oder in Kapseln.[23] Für den Anstieg des Blutzuckerspiegels spielt es auch eine Rolle, was Sie vorher gegessen haben. Wenn Ihnen Ihr Sonntagskaffee mit Kuchen lieb und teuer ist, essen Sie zu Mittag einen großen Salat oder eine Gemüsesuppe.

Die folgenden Tipps helfen, die Lust auf Zucker zu mindern oder sogar ganz loszuwerden.

- ▶ Essen Sie Obst oder Gemüse, wenn Sie der Appetit nach Süßem plagt. Ein Vollkornbrot oder Knäckebrot (aus biologischem Anbau) mit Honig hilft ebenfalls und ist ein guter Ersatz für Kuchen und Gebäck, ebenso Nüsse und Studen-

tenfutter, die Sie wegen des hohen Argininanteils nicht essen sollten, wenn Sie Herpes simplex oder Herpes zoster haben, auch dann nicht, wenn er gerade nicht sichtbar auftritt.
► Füllen Sie Ihre Speicher mit gesunden Zuckern auf. Lieferanten von gesunden Zuckern enthalten gesunde Glykonährstoffe, welche die Lust auf einfache Zucker zurückgehen lassen.

»Zuckerfreie« Produkte sind keine Lösung

Meiden Sie unter allen Umständen Aspartam als Zuckerersatz. Ein paar wenig bekannte Fakten zu dem Zuckeraustauschstoff dürften Ihnen schnell zeigen, warum: Aspartam wird vom Körper in krebsverursachendes Formaldehyd umgewandelt. Eine 2013 in der Zeitschrift *Appetite* veröffentlichte Studie[24] ergab, dass Aspartam die Gewichtszunahme eher fördert. Außerdem greift es in die natürliche Hormonproduktion im Körper ein und erhöht generell den Appetit und den Heißhunger auf Zucker.[25] Die US-amerikanische Überwachungsbehörde für Lebensmittel und die Zulassung von Arzneimitteln, Federal Drug and Food Administration (FDA), veröffentlichte eine sehr lange Liste von Nebenwirkungen von Aspartam, zu denen allergische Re-

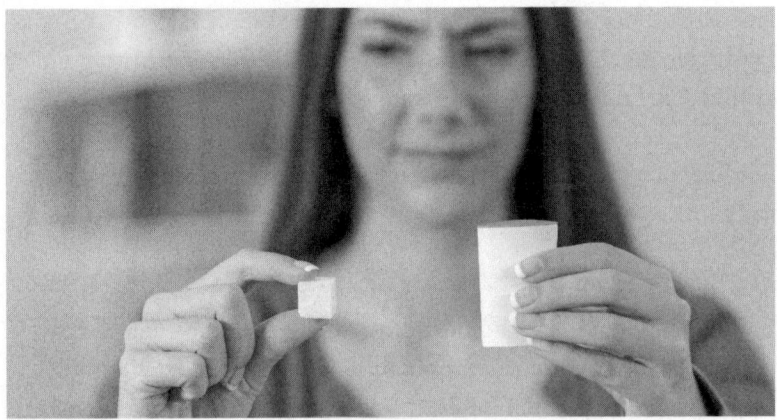

aktionen, Asthma, chronische Müdigkeit, Durchblutungsstörungen, Haarausfall, Herzrhythmusstörungen, hoher Blutdruck, Kopfschmerzen, Juckreiz, Schwindelanfälle, Sehbeschwerden und Infektionskrankheiten zählen bis hin zu Tinnitus, Impotenz und Panikzuständen. Trotzdem wurde Aspartam sowohl von der FDA als auch von der Europäischen Union als unbedenklich erklärt und zugelassen. In der EU, wo Aspartam als E951 deklariert wird, ist die erlaubte Tagesdosis 40 Milligramm pro Kilogramm Körpergewicht.

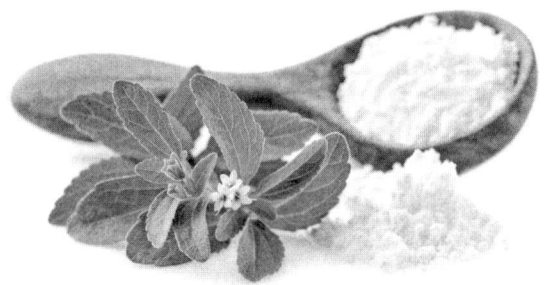

Wählen Sie statt Aspartam Stevia oder Xylit. Süßen Sie mit Honig. Zu bedenken ist, dass jedes Süßungsmittel die Lust auf Süßes aufrechterhält, auch wenn es sich nicht um Zucker handelt. Nutzen Sie jede Gelegenheit, um sich zu freuen, denn das »Glückshormon« Serotonin, ein Botenstoff, der im Gehirn ausgeschüttet wird, wenn es Ihnen gut geht, reguliert den Zuckerstoffwechsel.

Den Blutzuckerspiegel natürlich senken

Es gibt natürliche Methoden, wie der Blutzuckerspiegel gesenkt oder im Gleichgewicht gehalten werden kann. Diabetiker können diese testen, wenn sie nicht zu Medikamenten greifen wollen. Jeder, der gern ab und zu etwas Süßes mag und sicher ist, dass er die Lust darauf unter Kontrolle halten kann, hat die Möglichkeit, zum Beispiel den Frühstücksbrei, den Kuchen oder ein Müsli mit Zimt zu verfeinern, denn Zimt ist ein effektiver Blutzuckersenker.[26] Wenn Sie re-

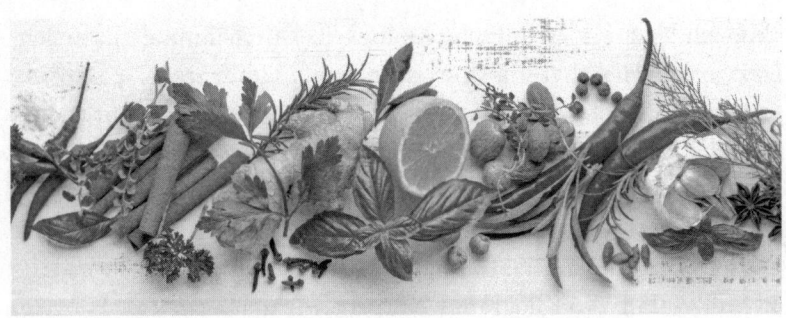

gelmäßig Zimt essen, sinkt der Blutzucker in der Regel deutlich. Eine Möglichkeit sind auch die Zimt-Catechine von der Firma Alsiroyal®, die speziell für Diabetiker entwickelt wurden, aber generell helfen, den Blutzucker zu stabilisieren. Außer Zimt enthalten die Kapseln Niacin (Vitamin B_3) und Chrom, das ebenfalls blutzuckerstabilisierend wirkt.

Wer viele frische Kräuter isst, hat ebenfalls gute Chancen auf einen ausgeglichenen Blutzuckerhaushalt. Hilfreich sind auch zinkreiche Lebensmittel wie Rindfleisch. Auch Aloe vera, Bittermelone (Balsambirne, Bittergurke, ein Kürbisgewächs), Brennnessel, Bockshornklee, Kaktusfeige, Kletterrebe und Stevia sowie Grüntee, Pampelmuse (eine Grapefruitart), Hintonia (als Tee) und Knoblauch sollen einen positiven Einfluss haben.

Apfelessig wird aus mehrfachen Gründen als Gesundheitskur empfohlen. Eine Studie mit Typ-2-Diabetikern an der US-amerikanischen Universität von Mesa, Arizona, zeigte, dass 2 Esslöffel Essig vor den Mahlzeiten in der Lage waren, den Blutzuckerspiegel deutlich zu senken. Dies ist nur eine kleine Auswahl der Möglichkeiten. Wählen Sie häufiger Nahrungsmittel mit einer niedrigen glykämischen Last wie Karotten, Spargel und Hülsenfrüchte. Verschiedene Diätformen wie Montignac-Methode, Metabolic Balance, LOGI-Methode oder Glyx-Diät empfehlen diese Nahrungsmittel unter dem Motto *low-carb*.

Man muss kein Diabetiker sein, um grünen Tee oder Brennnesseltee zu trinken, Knoblauch zu essen, Zimt ans Essen zu geben oder eine Kur mit Aloe-vera-Saft zu machen, der ohnehin randvoll mit erstaunlichen Wirkungen steckt. Hafer, Lachs und Brokkoli sind ganz normale Lebensmittel, die auf den meisten Speisezetteln vorkommen. Etwas von diesen Dingen täglich und Sie tun sich in jedem Fall etwas Gutes.

Glutamat – der allgegenwärtige Geschmacksverstärker

»Das Abendessen schlug ein wie eine Bombe. Kaum hatten die Teilnehmer einer Fortbildung des Arzneimittelherstellers Sandoz ihre Suppenteller geleert, da bekamen es gleich zehn Personen mit Zitteranfällen, Krämpfen und Kopfschmerzen zu tun. Einer der Erkrankten landete sogar im Krankenhaus. Doch die Symptome verschwanden so plötzlich, wie sie aufgetreten waren: Nach 2 Stunden ging es allen Betroffenen wieder gut. Die Probe aus dem sichergestellten Suppentopf ergab einen hohen Gehalt des Geschmacksverstärkers Glutamat, weshalb der Fall aus dem Jahre 1989 vom zuständigen gerichtlich-medizinischen Institut der Universität Bern als sogenanntes China-Restaurant-Syndrom festgehalten wurde.«[27]

Tamas Nagy, Ernährungsforscher

Mononatriumglutamat, kurz Glutamat genannt, ist eine der weiteren, wirklich bedenklichen Belastungen unseres Immunsystems. Vorab sei gesagt, dass die Substanz von offizieller Seite als »generell sicher« eingestuft wird. Der Geschmacksverstärker, der im Englischen MSG (Monosodiumglutamat) heißt, ist wirklich überall zu finden, nicht nur in China-Restaurants, wo er zum Standard gehört. Er ist in praktisch sämtlichen Fertigprodukten und -gerichten vorhanden, einschließlich den Fertigpackungen, mit denen Sie eine schnelle Sauce anrühren oder ein Gericht im Handumdrehen fertigstellen. So befindet er sich in Tütensuppen, in allen Würzmitteln wie Gemüse-, Rinder- und Hühnerbrühen, in Bratensaucen und in der Worcestershire Sauce, in der Würzpaste, mit der Fleisch beim Metzger vorgewürzt und kochfertig gemacht wird, in Milchpulver, Sojasauce, Brotaufstrichen und Kartoffelchips, in allem, was ultrahocherhitzt wurde, wie H-Milch, aber auch in fettreduzierter Milch und in den meisten fettreduzierten Produkten, in Maissirup und vielem mehr – und das, obwohl inzwischen hinreichend belegt ist, dass Glutamat extrem gesundheitsschädlich ist. Oft ist Glutamat nicht eindeutig deklariert. Es verbirgt sich hinter den Bezeichnungen E621 bis E625 oder hinter »Hefeextrakt«, das vor dem Gesetz nicht als Geschmacksverstärker gilt. Deshalb wird es häufig von Bio-Herstellern zugesetzt, obwohl Bio-Produkte kein Glutamat enthalten dürfen.

Eine Reihe von Studien belegen, dass Glutamat eine intensive und schädigende Wirkung auf das Nervensystem hat. Die Substanz ist in der Lage, die schützende Blut-Hirn-Schranke zu überwinden und die Gehirnfunktionen zu stören, vor allem das limbische System, in dem Eindrücke emotional verarbeitet werden, unter anderem auch das Hungergefühl. Glutamat macht künstlich hungrig und veranlasst uns, mehr zu essen als notwendig. Es verursacht Konzentrationsstörungen, reduziert die Lernfähigkeit und kann sogar Nervenzellen absterben lassen sowie das neuroendokrine System schädigen, das für die Herstellung und Ausschüttung von den zentral wichtigen, Prozesse steuernden Neurohormonen zuständig ist. Bei schwangeren Ratten, denen Glutamat gegeben wurde, entwickelten sich schwere Hirnschäden bei den Embryos.[28] Eine 2006 in der Fachzeitschrift *Biomedicine & Pharmacotherapy* publizierte Studie belegte, dass Glutamat Leber und Nieren schädigt[29] und generell die Funktion der inneren Organe beeinträchtigt. So wird auch über den grünen Star (Glaukom) als Spätfolge diskutiert.

Auffallend viele Menschen vertragen das glutamatreiche Essen in Asia-Restaurants nicht. Sie bekommen unter anderem Kopfschmerzen, Gliederschmerzen, und es wird ihnen schlecht. Ein häufig zu hörendes Gegenargument ist, dass Glutamat auch in natürlichen Lebensmitteln enthalten ist, zum Beispiel in Käse, vor allem dann, wenn er eine längere Reifungszeit durchlaufen hat wie Parmesan, Gouda und Gorgonzola. Tomaten, Schinken, Walnüsse und Getreide enthalten Glutamat, um die 30 Prozent oder mehr. Dass natürliche Lebensmittel Glutamat enthalten, wird gern von Herstellern, vor allem aus der Bio-Fraktion, angeführt. Zum einen ist die Tatsache, dass etwas in der Natur vorkommt, kein Argument dafür, dass es dem Menschen zuträglich ist. Tollkirschen und Fliegenpilze sind zum Beispiel ganz natürlich und hochgiftig. Dass die Natur auch Glutamat zur Verfügung stellt, bedeutet zum anderen nicht, dass sie vorhatte, uns mit den absonderlichen Mengen zu bombardieren, denen wir heute ausgesetzt sind.

Nitritpökelsalz – macht haltbar und schön rot

Pökeln und Räuchern sind die beiden ältesten Methoden, um Fleisch haltbar zu machen. Babylonier, Sumerer sowie die Griechen und Römer der Antike wandten sie an. Auf langen Schiffsfahrten quer über die Meere hatte man dadurch eine gut konservierte Eiweißquelle. Das Fleisch wurde entweder mit Pökelsalz eingerieben oder in eine Salzlake gelegt. Durch Pökeln wird Bakterien und Pilzen, die sich in und auf dem Fleisch angesiedelt haben, das Wasser aus den Zellen entzogen, sodass sie sich nicht mehr vermehren können. Auch das Fleisch verliert Wasser, es wird fester und verliert an Gewicht.

Das ist nicht der einzige Vorteil, den Pökeln bietet. Natürlich belassenes Fleisch wird schnell blass und grau. Wird nur normales Kochsalz zum Pökeln verwendet, reduzieren sich zwar die Mikroben, aber das Fleisch wird trotzdem grau. Deshalb wird das Kochsalz mit Nitrit (auch Nitrat) vermengt, wodurch das Fleisch schön appetitlich rot wird. Außerdem wirkt Nitritpökelsalz auch gegen das besonders hartnäckige, anaerobe Botulinum-Bakterium. Zudem verleiht es, genau wie das Räuchern, ein spezielles Aroma. Also hat der Vorgang doch nur Vorteile, denn wer möchte schon ein gräulich verfärbtes Stück Fleisch oder Wurst kaufen?

Was kaum jemand weiß: Nitrite, die durch den Verdauungsvorgang ins Blut gelangen, behindern über einen speziellen Vorgang die Abgabe von Sauerstoff an die Zellen. Unter normalen Bedingungen hält sich diese Wirkung in Grenzen, weil keine so großen Mengen gegessen werden. Aber ein erster Punkt ist es doch, vor allem für all diejenigen, die beim Anblick von gepökelten Wurstwaren dahinschmelzen. Für Säuglinge und Kleinkinder sind auch kleine Mengen schon bedenklich. Auch für Erwachsene ist problematisch, dass die im Pökelsalz enthaltenen Nitrite in der Regel im Körper mit Aminosäuren reagieren. Daraus entstehen Nitrosamine, die als krebserregend gelten. Besonders leicht werden Nitrosamine gebildet, wenn gepökelte Nahrungsmittel auf den Grill oder in die Bratpfanne gelegt werden: Bei hohen Temperaturen verbinden sich die Nitrite in jedem Fall mit den Eiweißen zu Nitrosaminen. Das gilt auch für das Eiweiß in Käse, der für einen Toast in den Backofen gelegt wird. Für Geräuchertes gilt übrigens das Gleiche. Wie Glutamat, so kommen auch Nitrite natürlich in Lebensmitteln vor.

▶▶▶ **Was können Sie tun?**
Wie bei Glutamat, Gluten und anderen Substanzen stehen wir auch hier vor einem Mengenproblem. Die Deutschen verzehren ungeheure Mengen an Brot und Wurst, gern auch mal mit gebackenem Käse. Zum einen ist es sinnvoll, die Menge an Fleisch und Wurst zu reduzieren, denn alles, schlichtweg alles, ist mit Nitritpökelsalz behandelt. Wegen der schönen roten Farbe, Sie wissen schon. Zum anderen gibt es Bio-Metzgereien, die kein Nitritpökelsalz verwenden. In

diesem Fall müssen Sie sich allerdings mit dem grauen und wenig ansehnlichen Stück Wurst oder Fleisch anfreunden, und das bedarf sicher einer Umgewöhnung. Schließlich meldet sich bei Rot »frisch und lecker« als Assoziation in unseren Köpfen.

Ansonsten hilft, weniger davon zu essen (der Körper kann ja einiges vertragen) und weder Gepökeltes noch Geräuchertes zu erhitzen. Für Liebhaber von gekochter Pökelzunge, geräuchertem Schweinebauch und Würstchen in Sauerkraut oder Linsen und Ähnlichem ist das natürlich keine erfreuliche Nachricht.

Aus dem Gleichgewicht – Übersäuerung und Verschlackung

Kaum etwas anderes hat so gravierende Auswirkungen auf das Immunsystem wie der Säure-Basen-Haushalt. Wie gesund Sie sind, hängt fundamental davon ab, ob Säuren und Basen bei Ihnen im Gleichgewicht sind. Übersäuerung ist heute zu einer Volksseuche geworden. Schätzungen zufolge sind 90 Prozent der Bundesbürger von Übersäuerung betroffen. Die meisten von ihnen wissen nicht, was der Grund für ihre Beschwerden ist. Kopfschmerzen, chronische Müdigkeit, Energiemangel, Verdauungsbeschwerden und andere, durchaus heftige Symptome und nicht zuletzt Haarausfall werden allem Möglichen zugeschrieben. Viele, auch starke Symptome verschwinden, bevor es zu einer ernsten Erkrankung kommt, wenn die notwendige Umstellung erfolgt und der Säure-Basen-Haushalt wieder im Gleichgewicht ist. Selbst eine leichte, aber andauernde Übersäuerung beeinträchtigt jedoch das Immunsystem und schwächt den Organismus als Ganzes. Übersäuerung bedeutet eine Überlastung und Vitalstoffauszehrung des Körpers – mit zahlreichen gesundheitlichen Folgen. Nicht nur eine falsche, einseitige Ernährung ist ein Hauptgrund für die steigende Übersäuerungsrate in der Bevölkerung und ein Grund für den Boom bei Detox-, Entsäuerungs- und

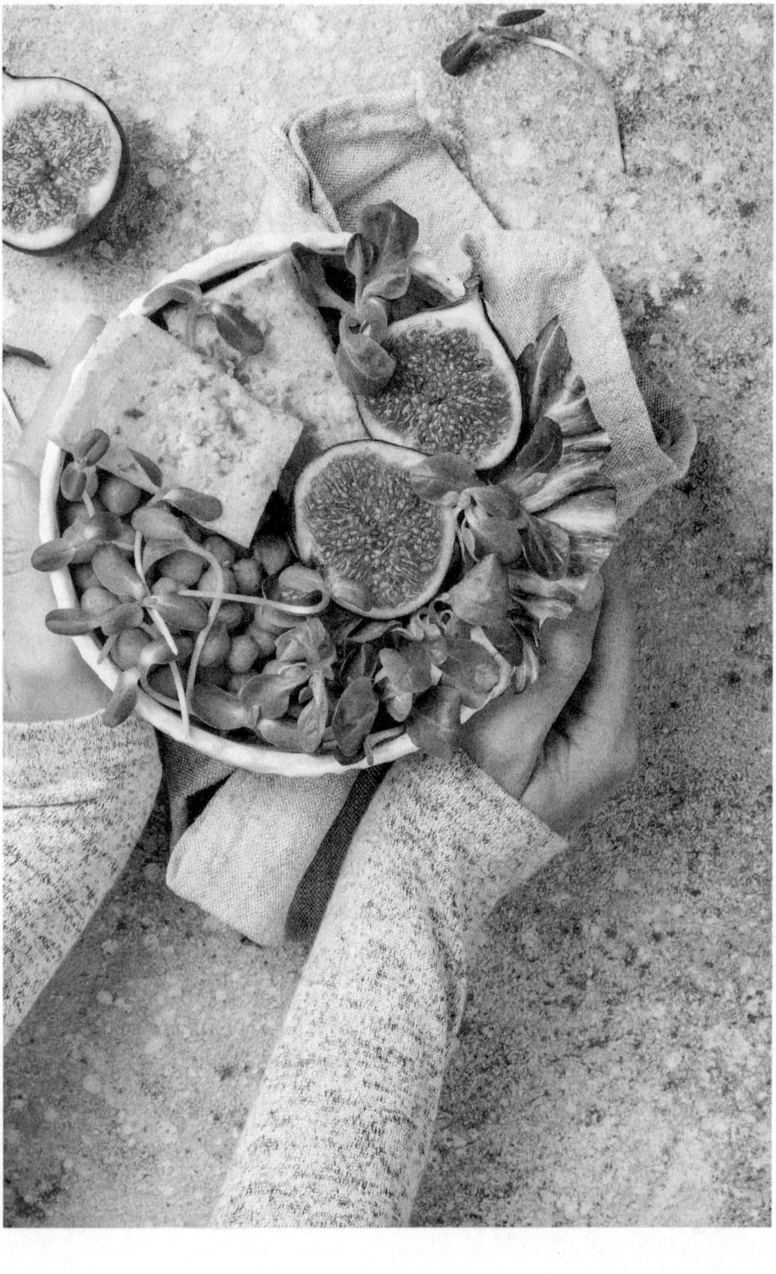

Gesundheitsdiätbüchern. Es ist auch das Essen, welches wir kaufen, das uns krank macht.

Zu den Grundregeln einer regenerierenden und immunstärkenden Ernährung gehört daher, deutlich mehr basenbildende Lebensmittel zu essen als Säurebildner. Es ist wissenschaftlich nachgewiesen, dass der pH-Wert des Organismus bei Erkrankungen ins Saure umschlägt. Dies gilt nicht nur für akute Fälle, sondern auch für chronische Krankheiten wie Diabetes, Rheuma, Krebs oder Darmerkrankungen, um nur einige Beispiele zu nennen. Bei Stress, traumatischen Erlebnissen und psychischen Krisen kippt der Säure-Basen-Haushalt ebenfalls in das saure Milieu – kurz in allen Situationen, in denen das körperliche und/oder seelische Gleichgewicht gestört ist. Falsche, zu stark säurebildende Ernährung, Rauchen, aber auch Bewegungsmangel, Medikamente, Umweltgifte, Lebensmittelzusatzstoffe und mehr bringen Säuren und Basen aus dem Gleichgewicht. Viele Ärzte und Wissenschaftler sehen in der Übersäuerung die Hauptursache für die Anfälligkeit für Erkrankungen jeglicher Art. Ein übersäuerter Organismus ist immer ein Organismus, dessen Abläufe gestört sind und dessen Abwehrkraft geschwächt ist. Ganz leicht können Sie das feststellen, wenn Sie Herpes zoster oder Herpes simplex haben: Sobald Sie weniger stabil sind, sieht das Virus seine Chance, aus seinem Versteck, in dem es »überwintert«, hervorzukommen und sich zu vermehren, denn das Immunsystem muss seine Kräfte an anderen Stellen einsetzen.

Gesund sein bedeutet:
Säuren und Basen sind im Gleichgewicht

Dass Säuren als Abfallprodukte des Stoffwechsels im Körper entstehen, ist zunächst ein natürlicher Vorgang. Ein gesunder Organismus, der mit einer Menge an Säuren konfrontiert wird, die seiner Entsorgungskapazität angemessen ist, kann diese mithilfe von Mineralstoffen und Spurenelementen, die mit der Nahrung zugeführt werden, neutralisieren. Außerdem regulieren hocheffektive Puffersysteme wie Blut, Nieren, Leber und Lunge das Verhältnis von Säuren und Basen. Die Neutralisation von Säuren ist ein lebensnotwendiger Vorgang, da die Säuren und Gifte den Körper und seine Organe sonst verätzen.

Da ein ausgeglichener Säure-Basen-Haushalt so fundamental wichtig ist, setzt der Körper alles daran, um das Gleichgewicht aufrechtzuerhalten oder wiederherzustellen. Er nützt daher alle zur Verfügung stehenden Möglichkeiten: Haarboden, Knochen, Gewebe; überall, wo Mineralstoffe zu finden sind, greift er zu. Nur das Blut muss unter allen Umständen basisch bleiben. Im Blut gibt es nur einen minimalen Spielraum, in dem eine Verschiebung des Gleichgewichts ohne dramatische Folgen möglich ist. Da der Haarboden besonders mineralstoffreich ist, wird er vorrangig herangezogen. Kopfschmerzen, die bei einer Entschlackungskur auftreten können, vor allem wenn sie zu schnell und intensiv durchgeführt wird, zeigen, dass der Körper dabei ist, einen Säureüberschuss abzubauen. Dasselbe gilt für die Kopfschmerzen, die nach dem Genuss von Wein, Bier oder Spirituosen auftreten können und in der Regel verschwinden, wenn die Neutralisierung beendet ist. Je größer die zu bewältigende Säurelast, desto mehr wächst die Gefahr einer Entmineralisierung. Beim Haarboden kommt es zu Haarausfall, die Knochen verlieren an Stabilität.

Schlacken sind Sondermüll im Körper

Schlacken sind neutralisierte Säuren, die als Sondermüll im Körper abgelegt werden. Durch das Neutralisieren entstehen Abfallstoffe, die ab einer gewissen Menge nicht mehr ausgeschieden werden können. Sie werden an verschiedenen Stellen, vor allem im Bindegewebe, als Schlacken eingelagert. Unter einer Verschlackung leidet insbesondere der Zwischenzellraum, ein sehr kleiner, durchlässiger Bereich zwischen den feinsten Blutgefäßen – den Kapillaren – und den Zellen. Dieser Bereich hat eine wichtige Aufgabe bei der Versorgung

Aus dem Gleichgewicht – Übersäuerung und Verschlackung

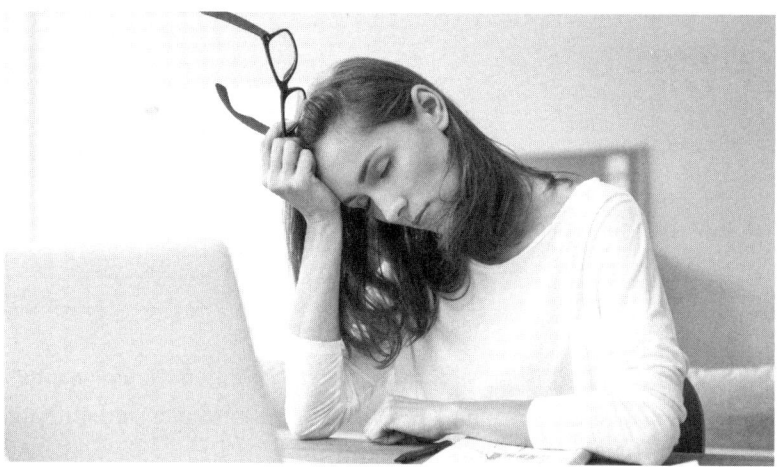

der Zellen mit Nährstoffen und Sauerstoff sowie der Signalübertragung zwischen den Zellen. Wenn dieser Raum nicht mehr frei, sondern von Schlacken verstopft ist, kann der Körper sich nicht mehr selbst entgiften. Die Zellen bekommen nicht mehr genügend Sauerstoff zugeführt, es fehlt an Nährstoffen. Deshalb macht Verschlackung müde, die Schmerzempfindlichkeit und die Anfälligkeit für Entzündungen steigen.

Übersäuerung ist der oft unerkannte, große Feind unseres Immunsystems. Die Symptome sind uneinheitlich. Sie reichen von brüchigen Nägeln, Haarausfall, Schuppenbildung und fahler, schlaffer und faltiger Haut über Müdigkeit, geringe Belastbarkeit, Kopfschmerzen und Migräne, Anfälligkeit für Infekte, eine laufende Nase ohne Erkältung und häufiges Wasserlassen bis zu Herzrhythmusstörungen, zu hohem oder zu niedrigem Blutdruck sowie Mund- und Körpergeruch. Bakterien und Pilze können sich leichter auf der Haut, in den Nägeln und im Darm ansiedeln. Durchblutungsstörungen, Stoffwechselerkrankungen, Allergien, Magenbeschwerden, rheumatische Erkrankungen und Gelenkprobleme wie Gicht, Arthrose und Arthritis, Gallensteine und Blasensteine, Störungen des vegetativen

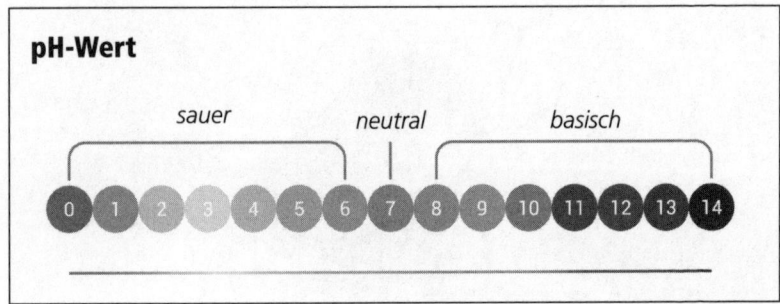

Nervensystems und Cellulitis sowie Ekzeme können die Folge eines Säureüberschusses sein. Die Säuren greifen die Magenschleimhaut an, was Gastritis zur Folge haben kann.

Um die Schlacken zu versorgen, legt der Körper an verschiedenen Stellen eine Art Sondermülldeponie an. Das Bindegewebe kann Schlacken zwischenlagern. Allerdings sinkt damit seine Fähigkeit, Wasser zu speichern, es wird weniger elastisch und kann den Körper nicht mehr so gut vor Verletzungen schützen. Cellulite ist eine der möglichen Folgen. Auch im Fettgewebe werden Schlacken abgelegt. Die Folgen einer chronischen Übersäuerung und Verschlackung können dramatisch sein: Der übersäuerte und verschlackte Körper leidet unter einer zunehmenden Vergiftung. Stoffwechselvorgänge können an verschlackten Stellen nicht mehr stattfinden, der Organismus verliert seine Abwehrstärke, die Muskelarbeit, die Signalübertragung zwischen den Nervenzellen und weitere Prozesse sind gestört, selbst die Hirnfunktion kann betroffen sein.

Krebs durch Übersäuerung

Übersäuerung kann Krebs auslösen. Wenn nicht nur die Zellzwischenräume übersäuert sind, sondern auch das Innere der Zellen, droht höchste Gefahr. Denn die vielen chemischen Reaktionen, die in den Zellen ablaufen, produzieren saure Abfallstoffe, die laufend in die Zellzwischenräume entsorgt werden müssen. Die Zelle entgiftet sich auf dieses Weise selbst und nimmt im Gegenzug basische Stoffe auf. Wenn die Zellzwischenräume und das Blut übersäuert sind, fehlt es nicht nur an basischen Stoffen, die Zellen können sich auch nicht reinigen. Die Säuren stauen sich an, es entsteht ein saures und sauerstoffarmes Milieu, und der gestörte Zellstoffwechsel erhöht das Risiko von Zellentartungen. Eine basenreichere Ernährung ist dann nicht mehr die Lösung, und auch die meisten Mineralsalze helfen nicht, weil die Basen nicht mehr in die Zellen gelangen können. Der Übersäuerungsprozess geht schleichend vor sich und wird häufig erst bemerkt, wenn Krebszellen entdeckt wurden. Ein Grund dafür ist, dass die intrazelluläre Übersäuerung mit den üblichen pH-Tests nicht festgestellt werden kann. Nur eine Entsäuerung, die bis hinein in die Zellen wirkt, kann hier helfen.

Der pH-Wert: Was sauer und was basisch macht

Der pH-Wert als Maßstab für das Säure-Basen-Verhältnis sollte zwischen sieben und vierzehn liegen. Je höher der Wert, desto basischer ist die gemessene Körperflüssigkeit. Ein Wert von sieben gilt als neutral, alles darunter ist ein saures Milieu. Der pH-Wert ist allerdings nicht überall im Körper gleich. Beim gesunden Menschen weist jeder Bereich den für ihn optimalen Wert auf. Im Darm zum Beispiel herrscht mit einem Wert von 8,0 oder höher ein basisches Milieu, ebenso im Blut mit einem pH-Wert von 7,35 bis 7,45. Die Magensäure hat dagegen einen pH-Wert von 1 bis 1,5, wenn der Magen leer ist, und von 2 bis 4 nach dem Essen. Eine Übersäuerung (Azidose) im Blut ist lebensbedrohlich.

Wie wichtig ein genauer pH-Wert im Blut ist, lässt sich an dem geringen Spielraum ablesen, der ein stabiles Milieu für das Blut anzeigt. Sinkt dieser Wert unter 7,35, sprechen die Mediziner von einer »metabolischen Azidose«, die durch Erkrankungen wie Diabetes, erhöhte Kaliumwerte im Blut, Nebenwirkungen von Medikamenten oder durch schwere Nierenerkrankungen ausgelöst werden kann.

Wenn nicht genügend Kohlendioxid abgeatmet wird, zum Beispiel aufgrund einer Lungenerkrankung, durch Medikamente oder einen flachen Atem, bei dem nicht ausreichend ausgeatmet wird, kann eine »respiratorische Azidose« entstehen. Auch für den gesunden Menschen ist es daher wichtig, tief ein- und vor allem auch wieder tief auszuatmen. Die »chronisch latente Azidose« entsteht, wenn die basischen Puffer im Blut bereits verbraucht sind, der pH-Wert jedoch noch im Rahmen bleibt. Denn der Organismus wird alles tun, um das Blut, den Lebenssaft, stabil zu halten. Daher greift er nach den Mineralsalzen, die in Knochen, Knorpeln, Zähnen und im Haarboden eingelagert sind. Diese Form der Übersäuerung ist die weiter oben beschriebene. Sie tritt am häufigsten auf, wird aber allgemein bisher in der Schulmedizin noch immer nicht als Symptom- und Erkrankungsursache akzeptiert und diagnostiziert.[30] Seien Sie deshalb Ihr eigener Arzt, der weiß, welche Nahrungsmittel Säurebildner sind, vor allem welche dies in besonders hohem Umfang tun und welche basisch verstoffwechselt werden.

Wir brauchen Säuren und Basen

Gehen Sie nun bitte nicht davon aus, dass Sie Ihrem Immunsystem zuliebe von nun an keinerlei säurebildende Nahrungsmittel mehr essen dürfen. Der menschliche Organismus braucht sowohl Säuren (zum Beispiel Aminosäuren, Fettsäuren) als auch Basen (zum Beispiel Calcium, Natrium, Magnesium). Basen sind die natürlichen Gegenspieler der Säuren, für deren Neutralisation und Abtransport sie zuständig sind. Zahlreiche Experten raten, 80 Prozent basische Nahrungsmittel zu verwenden und 20 Prozent säurebildende. Auch ein Verhältnis von 2:1 zugunsten der Basen wird als günstig betrachtet. Wer sich täglich und über lange Zeit von Pommes frites, Pizza, Brötchen und Ähnlichem ernährt, wer viel Alkohol trinkt, viel Wurst und Fleisch verzehrt, setzt seinem Immunsystem, dem Magen-Darm-Trakt und seiner Gesundheit insgesamt heftig zu. Sich nur basisch zu ernähren würde das Pendel nach der anderen Seite ausschlagen lassen. Die Azidosespezialistin Dr. Renate Collier unternahm einen Selbstversuch mit einer rein basischen Ernährung, an dem auch einige ihrer Studenten teilnahmen. Nach einigen Wochen stellten alle Teilnehmer fest, dass sie sich körperlich immer schwächer fühlten und sich schlechter konzentrieren konnten. Außerdem kann auch eine Alkalose eintreten, ein Zustand, bei dem der pH-Wert des Blutes über die gesunde Grenze von 7,45 steigt, also zu stark basisch wird. Diese Form kommt zwar nur sehr selten vor und reguliert sich meist von selbst, zeigt aber, dass es nicht um einen Ausschluss von Säuren, sondern um das richtige Verhältnis geht.

Symptome, die auf eine Übersäuerung hinweisen können
Kopfschmerzen, Übelkeit, Haarausfall, trockene, eventuell schuppige Haut, glanzloses, sprödes Haar, splitternde Nägel, empfindliche und trockene Augen, Zahnfleischentzündungen, Einrisse in den Mundwinkeln, Müdigkeit, Antriebsschwäche, Schlafstörungen, häufige Erkältungen, Infektanfälligkeit, Muskel- und Gelenkbeschwerden, Osteoporose, Verdauungsstörungen, Darmkrämpfe, Reizblase, Nieren- und Gallensteine, Appetitlosigkeit, Fuß- und Nagelpilz.

▶▶ Was können Sie tun?

Drei Empfehlungen vorneweg: Essen Sie basischer, atmen Sie tief ein und vor allem aus und bewegen Sie sich. Wenn Sie außerdem auch mal schwitzen, haben Sie das optimale Quartett. Bei Übersäuerung besteht zwar ein Basenmangel, es ist aber keine Lösung, einfach Basenprodukte einzunehmen und die altbewährten Ernährungsgewohnheiten beizubehalten. Das von vielen eingenommene Natrium-Bikarbonat kann die Funktion des Magens und der Bauchspeicheldrüse stark beeinträchtigen. Um die Übersäuerung körpergerecht auszugleichen, müssen mehr basische Lebensmittel zugeführt und die Säurebildner reduziert werden.

Im Folgenden finden Sie eine Reihe Tipps, die Sie auch dann nach Wahl in Ihren Tagesablauf einbauen können, wenn Sie keine spezielle Entgiftung und Ausleitung planen. Ein ausgeglichener Säure-Basen-Haushalt ist ein Lebensstil – kein reines Kurverfahren.

- Machen Sie sich einen Ernährungsplan mit viel Gemüse. Grünes Blattgemüse aus der Familie der Kreuzblütler (*Brassicaceae* oder *Cruciferae*) wie Weißkohl, Grünkohl und Blumenkohl. Rosenkohl, Brokkoli und Kohlrabi sowie Kresse und Steckrüben haben besonders gesundheitsfördernde und reinigende Eigenschaften.
- Essen Sie Gemüse auch roh. Knabbern Sie eine ungekochte Karotte, ein Stück Fenchel oder Stangensellerie. Ein sehr leckerer und gesunder Salat besteht aus Feldsalat, Apfel und Stangensellerie mit einem Dressing Ihrer Wahl. Apfelessig erhöht die Wirkung.
- Achten Sie bei allem auf leichte Verdaulichkeit.
- Lassen Sie zumindest für einige Wochen Zucker, vor allem weißen Zucker, sowie Milch- und Getreideprodukte weg. Bereits mit 2 Wochen, in denen Sie keine Produkte aus dieser Kategorie essen, entlasten Sie Ihren Stoffwechsel merklich. Falls Sie doch Käse, Eier und Müsli essen möchten, sollten Sie Ihre tägliche Menge an Gemüse und Gemüsesäften erhöhen. Gemüsesäfte enthalten keine Ballaststoffe, bitte einbeziehen!
- Wählen Sie, wenn Sie Getreide essen möchten, nur Vollkornprodukte (feingemahlen, da sie sonst den Darm belasten), kein Weißmehl. Das gilt auch für Reis, den Sie nur als volles Korn essen sollten. Vermeiden Sie in jedem Fall Weizen, auch Vollkornweizen. Brot und Brötchen enthalten wie alle Getreideprodukte viel Gluten und verkleben die Darmwand, was die Nährstoffaufnahme behindert (siehe im Kapitel über Gluten). Deshalb in der Ausleitungszeit besser weglassen

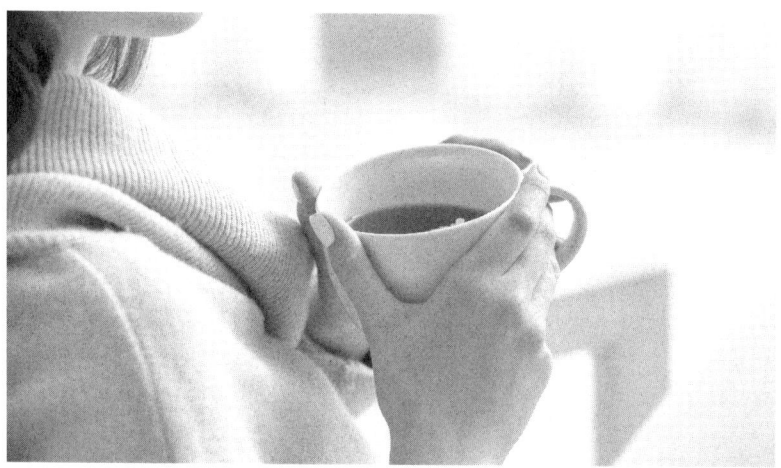

und danach nur in geringerem Umfang essen. Eine tägliche kalte Brotzeit mit Wurst, Käse und Brot ist die beste Voraussetzung für Übersäuerung.
- ▶ Trinken Sie grünen statt schwarzen Tee oder Kaffee. Mal 1 oder 2 Wochen ohne diese Getränke auszukommen, tut gut und muss kein Dauerzustand bleiben. Eine tägliche Menge entgiftender Tee wie Brennnesseltee, Löwenzahntee oder 7x7®-Kräutertee von Peter Jentschura unterstützt die Reinigung. Sehr basisch wirkt auch grüner Hafertee.
- ▶ Zur Ausleitung von Harnsäure, zur Reinigung des Blutes und zum Entsäuern können Sie eine Kur mit Brennnesseltee machen: 2 Wochen lang einen Liter Tee über den Tag verteilt, dann eine Woche Pause, dann nochmals 2 Wochen. Übrigens wurden schon mit der Hälfte – 500 Milliliter – gute Erfolge erzielt. Brennnesseltee ist sehr basisch und enthält viele Mineralien. In kurzer Zeit können Sie erleben, wie Nägel und Haare sprießen und gesünder aussehen.
- ▶ Wählen Sie weißes (Geflügel) statt rotes Fleisch, außerdem Fisch.

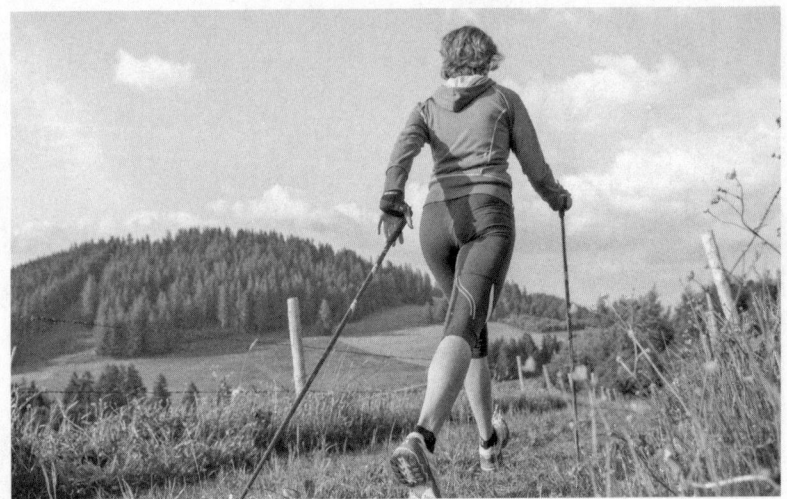

- Passen Sie die Menge an Gemüse an: Mindestens 2:1 Gemüse/Fleisch sollte es sein. Grundsätzlich sollte in einer Zeit, in der Sie ausleiten wollen, besonders leicht verdauliches Eiweiß gewählt werden. Hülsenfrüchte und rotes Fleisch erfordern eine größere Verdauungsleistung und müssen immer besonders gut gekaut werden. Kauen, kauen, kauen ist ohnehin einer der besten Gesundheitstipps! So speicheln Sie die Nahrung richtig ein, Ihr Magen und Ihr Darm werden es Ihnen danken.
- Hühnerbrühe ist in dieser Zeit übrigens besonders gut geeignet und kann wegen ihrer stärkenden und reinigenden Eigenschaften auch später weiterhin regelmäßig auf dem Speiseplan stehen. Essen Sie nur die Brühe oder entfernen Sie die Haut, wenn Sie auch Fleisch essen möchten. Die Haut enthält mehr Harnsäure erzeugende Purine als das Fleisch selbst, kann aber selbstverständlich gegessen werden, wenn Sie keine Probleme mit Harnsäure haben.
- Trinken Sie viel gutes, kohlensäurefreies und mineralstoffarmes Wasser. Nur solches Wasser leitet aus.

- Sorgen Sie für mehr Bewegung. Schnelles Spazierengehen (Power Walking), Trampolinspringen (regt den Lymphfluss an, baut Stress ab und macht den Kopf frei), Schwimmen, Nordic Walking, Training auf dem Laufband – wählen Sie eine zusätzliche Bewegungsart, die Ihnen Freude macht, oder machen Sie eine, die sie bereits ausüben, öfter und/oder länger.
- Schwitzen Sie. Es muss nicht die Sauna sein, gut ist sie aber allemal.
- Gönnen Sie sich regelmäßig ein basisches Voll- oder Fußbad.
- Machen Sie eine Ölziehkur und/oder eine Zitronensaftkur (mehr Informationen auf Seite 218).
- Bürsten Sie die Haut vor dem Duschen oder unter der Dusche.
- Wenn Ihnen Atemübungen liegen, empfehlen sich Kapalabhati und Kumbhaka.
- Seien Sie grundsätzlich kritisch mit allem, was Sie essen und trinken. Auf Qualität zu achten und dafür etwas mehr auszugeben lohnt sich!
- Übernehmen Sie nur Tipps, wenn Sie sich gut damit fühlen, egal ob aus diesem Buch oder von anderer Seite. Ein bisschen Disziplin braucht es allerdings schon. Vor allem Produkte, die mit Zucker und Getreide hergestellt sind, haben ein Suchtpotenzial.

Was Sie sonst noch wissen sollten

Säurebildende Nahrungsmittel haben keinen sauren Geschmack, sie können im Gegenteil sogar süß schmecken. Fleisch, Geflügel, Wild und Wurst, Fisch und Meeresfrüchte, Quark und Käse, Samen, Nüsse (außer Mandeln), Getreide, Brot, alles Zuckerhaltige wie Limonaden, Kuchen und Eis setzen bei ihrer Umwandlung in Energie Säuren frei. Phosphorsäurereiche Nahrungsmittelzusätze, wie sie besonders in Softdrinks vorkommen, fördern ebenfalls eine Übersäuerung. Schwach sauer sind grüner und schwarzer Tee sowie Bohnenkaffee, der wegen der enthaltenen Röststoffe Magenprobleme bereiten kann. Das gilt wegen des hohen Fruktosegehalts übrigens auch für süßes Obst, obwohl Obst meistens zu den Basenbildnern gerechnet wird. Sauer schmeckende Nahrungsmittel wie Zitrone, Limette, Rhabarber, Essig und Grapefruit (gelb) werden dagegen nicht sauer verstoffwechselt. Zu den Basenbildnern zählen Gemüse, Blattsalate und Kräuter, Mineralwasser ohne Kohlensäure, Früchte- und Kräutertees. Besorgen Sie sich eine verlässliche Liste von Lebensmitteln, zum Beispiel in einem der im Anhang angegebenen Bücher.

Gemüse und grüne Smoothies für Gesundheit und Vitalität

Essen Sie wirklich viel Gemüse. Das sollte zur Gewohnheit werden, auch über die Ausleitungszeit hinaus. Neben den gängigen Sorten bieten Schwarzwurzeln, Spitzkohl, Rote Bete, Brokkoli und Rosenkohl ein hohes Entgiftungs- und Entsäuerungspotenzial. Und vielleicht schaffen Sie es außerdem, sich regelmäßig ein chlorophyllreiches grünes Mixgetränk, einen Smoothie, zu gönnen. Mischen Sie Früchte und grünes Blattgemüse mit Wasser, Kokos- oder Mandelmilch und pürieren Sie alles in einem stabilen Mixer. Auch Löwenzahn, Spinat, Avocados und Kresse, besonders Wasserkresse und Kräuter eignen sich ausgezeichnet für eine Smoothiemischung. Dem

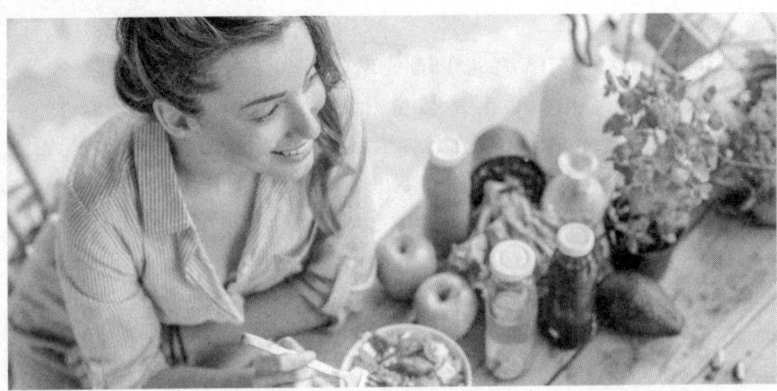

Einfallsreichtum sind kaum Grenzen gesetzt, Hauptsache, es ist viel Grünes dabei. Wer mag, kann etwas Kurkuma- und/oder Ingwerpulver zugeben. Die Nährstoffbomben sind voller Enzyme und reich an sekundären Pflanzenstoffen, die viele wunderbare Wirkungen haben. Allem voran schützen sie die Zellen durch ihre antioxidative Wirkung, erhalten Vitalität und Frische und verlangsamen den Alterungsprozess. Die vielseitigen Substanzen stärken das Immunsystem, bekämpfen Viren, Bakterien und selbst Tumore. Grüne Blattgemüse wie Kohlsorten, Stangensellerie und Brokkoli sind besonders reich an Ballaststoffen, die unverdaulich sind, den Darm regelrecht putzen und die Darmbewegungen anregen.

Die stark entgiftenden und blutreinigenden Brennnesseln können Sie als Tee nutzen. Hefe steht nicht auf Ihrem Speiseplan, auch nicht Hefeextrakt, der vielen Produkten als Geschmacksverstärker zugesetzt wird und Glutamat enthält. Zuckerarme Fruchtsorten wie Zitrone, Avocado und säuerliche Äpfel sind erlaubt, ja sogar erwünscht. Süßes Obst, das einen hohen Fruktosegehalt hat, sollten Sie nur in sehr geringen Mengen essen.

Basisch ausgleichend und entgiftend wirken Gemüsesuppen mit wenig oder ohne Fleisch, grüne Smoothies mit Blattgrün, Spinat und Kräutern, ebenso grüne Nahrungsergänzungsmittel wie Gerstengras, Weizengras sowie die Algen Spirulina und Chlorella. Sehr basisch und ausleitend sind auch Aloe-vera-Saft, Kurkuma und Zeolithgesteine wie Betonit und Klinoptilolith. Erhöhen Sie die Menge an Omega-3-Fettsäuren. Leinöl, Schwarzkümmelöl und Hanföl enthalten besonders viel von diesen wertvollen, das Immunsystem unterstützenden Fettsäuren. Diese Öle beziehungsweise Omega-3-Fettsäuren gibt es auch in Kapselform. Herausragend ist hier Krillöl. Es ist reich an Antioxidantien und enthält Astaxanthin, das zu den stärksten bekannten Fängern freier Radikale zählt, außerdem Phospholipide – Fette, die Hauptbestandteil der Zellmembranen sind. Sie ermöglichen den Zellen, Giftstoffe herauszufiltern.

Entgiften mit der Ölziehkur

Von der ayurvedischen Ölziehkur hat fast jeder schon einmal gehört. Morgens vor dem Zähneputzen nimmt man einen Esslöffel (oder etwas mehr, ja nach Geschmack) Sonnenblumen- oder Sesamöl in den Mund und bewegt es hin und her. Sie können das Öl auch kauen und durch die Zahnzwischenräume ziehen. Die Wirkung ist beeindruckend: Ölziehen entgiftet, wirkt antibakteriell, sorgt für gesunde Zähne und Zahnfleisch, beseitigt Zahnfleischbluten und Mundgeruch und hilft gegen Zahnbelag und Karies. Oft werden die Zähne wieder heller, weil sich die Ablagerungen lösen. Im Ayurveda wird Ölziehen bei vielen Erkrankungen eingesetzt. Es unterstützt nicht nur Heilungsprozesse im Mund- und Rachenraum, sondern soll sich auch positiv auf den Magen-Darm-Trakt, das Blut, das Herz, bei Hautleiden und Kopfschmerzen auswirken.

Allerdings schreckt es viele ab, dass man das Öl etwa 10 Minuten im Mund bewegen soll. Auch ist es gewöhnungsbedürftig, das Öl einfach so in den Mund zu nehmen. 10 Minuten sind optimal, aber Sie profitieren auch, wenn Sie nur 4–5 Minuten durchhalten. Sie werden sehen, dass das Öl dann bereits weißlich geworden ist, ein Zeichen, dass die Wirkung einsetzt. Ihr Zahnfleisch wird es Ihnen als Erstes danken, und die Mundhöhle, die ein Hort an Bakterien ist, wird gereinigt.

Entgiften mit der Zitronensaftkur

Es ist so einfach, dass man es kaum glauben kann: Morgens ein warmes Glas Wasser auf nüchternen Magen zu trinken regt den Stoffwechsel an, das weiß man aus dem indischen Ayurveda. Wenn Sie dem lauwarmen Wasser den Saft einer halben Zitrone oder etwas mehr zusetzen, maximieren Sie den Effekt. Zitrone wirkt im Körper außerordentlich basisch. Wenn Sie morgens Probleme haben, »in die Gänge« zu kommen, sich ruhelos, depressiv oder schnell müde fühlen, wenn Sie zu Erkältungen und Grippe neigen, ja selbst bei Haar-

15 Gründe, warum wir jeden Morgen Zitronenwasser trinken sollten

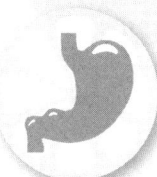   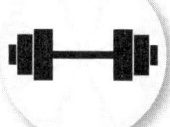

| Fördert die Verdauung | Stärkt das Immunsystem | Schenkt dem Körper Flüssigkeit | Fördert die Hirnleistung |

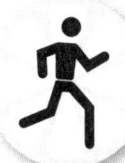   

Gibt Energie | Für gesunde und jugendliche Haut | Besänftigt Entzündungen | Bekämpft Krebs

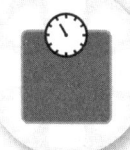 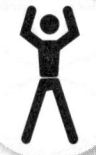 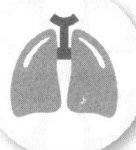 

Hilft beim Abnehmen | Reduziert die Übersäuerung | Reinigt den Körper | Macht Koffein überflüssig

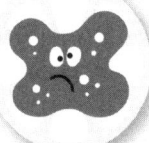  

Wirkt antibakteriell und antiviral | Reduziert Verschleimung | Sorgt für frischen, gesunden Atem

ausfall, Ekzemen und Gelenkbeschwerden kann die Zitronensaftkur Wunder wirken. Zitronen unterstützen die Verdauung, regen die Nieren an, enthalten viel Vitamin C und stärken nicht zuletzt deswegen das Immunsystem. Sie regulieren den pH-Wert, verbessern das Hautbild und wirken sich positiv auf den Flüssigkeitshaushalt des Körpers und alle Heilungsprozesse aus. Vielleicht kommt Ihnen das Zitronenwasser morgens auf nüchternen Magen sehr sauer vor. Beginnen Sie mit weniger und steigern Sie auf eine halbe Zitrone oder etwas mehr.

Stellen Sie sich einmal vor ...

Stellen Sie sich einmal vor, wir Verbraucher würden alle gemeinsam streiken. Keiner kauft mehr Bonsai-Weizen, die Bäckereien werden nur noch Brot und Gebäck aus gesünderen Getreidesorten los, schön rot gefärbtes Fleisch und Wurst blieben in den Auslagen liegen, Pommes frites und Fertiggerichte dümpeln in Tiefkühltruhen und Regalen vor sich hin, Fertigsaucen stapeln sich, Limonaden, bunte Smarties, Fruchtstäbchen und Salzbrezeln will keiner mehr ...wir boykottieren das Salz-Zucker-Fett-Komplott (gleichnamiges Buch von Michael Moss), die Zusatzstoffe, die tote Nahrung. Gemüsestände haben Hochkonjunktur, Bio-Fleisch wird den Verkäufern aus den Händen gerissen, Bio-Bauern und Bio-Läden werden belagert ...

Stress, Erschöpfung, Sorgen ...

Es braucht keine reale, körperliche Bedrohung: Stress, Hektik, Ängste und Sorgen, all die vielen Belastungen, unter denen so viele Menschen heute stehen, sorgen dafür, dass der Körper mit Stressreaktionen antwortet. Wer diese Situation akut erlebt, bei dem stellen sich die bekannten Symptome ein: Das Herz klopft heftig, der Atem wird schneller und flacher, der Blutdruck steigt; die Verdauung macht Pause, das Immunsystem auch. Beides wird jetzt nicht gebraucht.

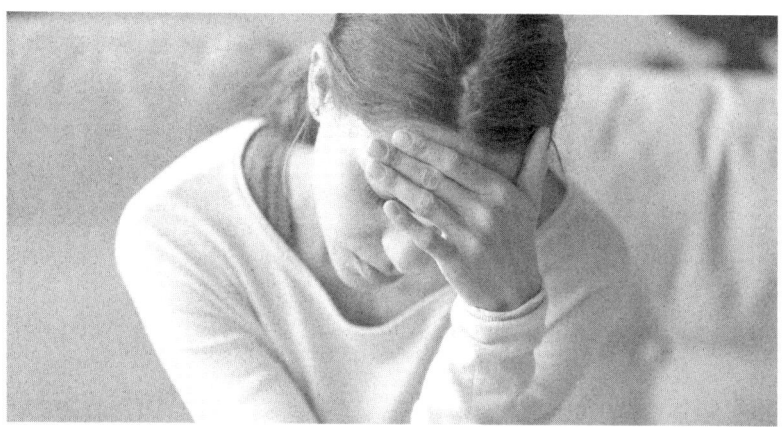

Das Blut fließt in die Peripherie zu den Gliedmaßen und Muskeln. Was immer jetzt geschieht, wir sind darauf vorbereitet, zu kämpfen oder zu fliehen.

Der alte Überlebensmechanismus ist noch genauso aktiv in uns wie in Zeiten, in denen wir als Jäger durch die freie Wildbahn streiften. Er setzt uns unter Stress, und das ist gut, wenn wir kurzzeitig Höchstleistungen erbringen müssen, ob bei der Erledigung bestimmter Aufgaben oder wenn wir, wie ursprünglich von der Natur angedacht, schnell körperlich reagieren müssen. Stellen Sie sich vor: Sie sind schon fast dabei, die Straße zu überqueren, ein Auto rast um die Ecke, und die Stressreaktionen in unserem Körper retten uns. Im letzten Moment halten wir uns zurück und bleiben am Straßenrand stehen oder sprinten gerade noch auf die andere Seite. Ein Glück, Sie sind der Gefahr entgangen! Herzschlag und Atem werden wieder ruhiger, Entspannung kehrt ein.

Wenn ein Mensch langfristig unter Stress steht, weil Sorgen, Kummer, Arbeitsdruck, schwere körperliche Arbeit oder gesundheitliche Probleme ihn nicht zur Ruhe kommen lassen, reagiert sein Körper dauerhaft so, wie er es nur für eine kurze Zeit leisten kann. Stress ist heute ein täglicher Begleiter für viele. Auch Schlafmangel,

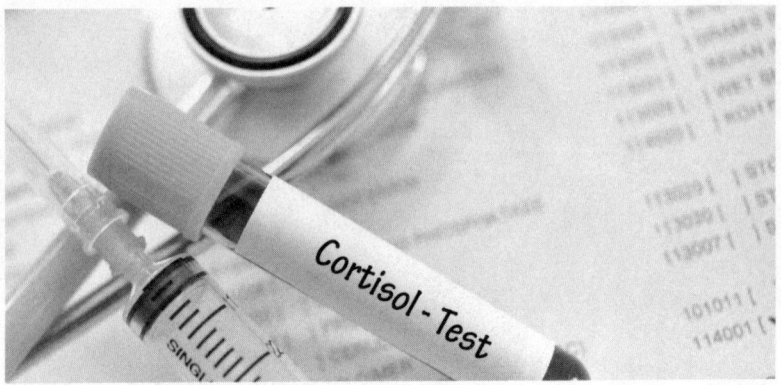

ungeeignete Ernährung, Lärm, Informationsüberflutung, Termin- und Leistungsdruck sowie extremer Leistungssport sind Stressoren. Nicht nur große, auch kleinere »stressige« Ereignisse wirken sich auf das Immunsystem aus. Menschen, die viel über negative Erlebnisse in der Vergangenheit grübeln, setzen sich selbst unter körperlichen Stress, je intensiver, desto stärker sind die Reaktionen. Der Körper unterscheidet nicht zwischen einer vorgestellten und einer realen Bedrohung. Er schüttet Stresshormone aus. Von einigen wie Adrenalin, Noradrenalin und Dopamin haben Sie vermutlich schon gehört. Über eine Kaskade an Reaktionen wird auch Cortisol freigesetzt, das Sie wohl eher unter dem Namen Cortison kennen (beide Namen werden hier synonym verwendet). Das Stresshormon ist die Hauptursache für die Unterdrückung des Immunsystems. Daneben dämpft es Entzündungen, Juckreiz und andere Symptome, weshalb es von der Medizin oft eingesetzt wird. Die Immunsuppression muss dabei allerdings in Kauf genommen werden. Wie sich eine langfristige Einnahme oder eine durch Stress stimulierte Ausschüttung von Cortison auswirkt, kann sich jeder mit ein bisschen Fantasie ausmalen. Nicht zu vergessen: Stress, unterdrückte Wut und Angst machen sauer. Alles, was in uns gärt, ist eine Belastung für den Säure-Basen-Haushalt. Stresshormone unterdrücken und schwächen das Immunsystem, Dauerstress macht es krank. Die Stress-Antworten des Körpers können sogar die Art und Weise verändern, in der die Gene in den Immunzellen ihre Informationen umsetzen, bevor sie in die Blutbahn gelangen, und so die Immunreaktionen stören. Die Veränderungen sorgen dafür, dass die Immunzellen darauf programmiert werden, eine Infektion zu bekämpfen, die gar nicht existiert. Als Folge treten gehäuft Entzündungen auf, die mit vielen Erkrankungen in Verbindung stehen.[31]

Dass ein stressintensives Leben die Gesundheit eines Menschen beeinträchtigen kann und auf welche Weise das nach heutigem Kenntnisstand geschieht, wiesen David A. Padgett und Ronald Glaser in einer 2003 veröffentlichten Untersuchung nach.[32] In stressigen Zeiten sind wir anfälliger für Erkältungen und generell für Erkrankungen. Leichter Stress kann die Immunabwehr dagegen sogar positiv beeinflussen. Das Gefühl, sich bemüht und etwas geleistet zu haben, löst eine Belohnungsreaktion im Gehirn aus, durch die vermehrt das Glückshormon Dopamin ausgeschüttet wird. Chronischer Stress beeinträchtigt dagegen die Bildung von Dopamin. Statt einer angeregten und positiven Stimmung kommen Lustlosigkeit, Teilnahmslosigkeit und Rückzug bis hin zur Depression auf.[33]

Das Immunsystem wird durch psychische Faktoren nicht nur beeinträchtigt. Es kann durch eine entsprechende innere Haltung auch gestärkt werden. Durch körperliche Ausarbeitung wie beim Krafttraining können die Stressreaktionen im Körper ebenfalls abgebaut werden. Bewegung ist gut, ob in Form von Spazierengehen, Walken, Joggen oder Tanzen bis hin zum Trampolinspringen. Schlechte Zeiten für »Couch-Potatoes« – denn auf dem Sofa klappt es nicht wirklich.

Wer es am Abend trotzdem ruhiger braucht, kann ein basisches Fußbad nehmen, eine halbe Stunde bis Stunde sollte es schon dauern. Praktizieren Sie eine Achtsamkeitsmeditation (siehe dazu »Seien Sie achtsam« ab Seite 357) oder lauschen Sie positiv motivierenden und entspannenden Texten und Musik.

Starker, chronischer Stress, psychische Belastungen, ungelöste, im Kopf kreisende Probleme, Schlafmangel sowie chronische und akute Infektionen können bis zur Nebennierenerschöpfung führen. Die auch unter Adrenal Fatigue bekannte Erkrankung ist von einer Reihe Symptome begleitet. Hierzu zählen Erschöpfung, Angst, Nervosität, Schlafprobleme, diffuse Schmerzen im Körper, Allergien, Konzentrationsschwierigkeiten und Verdauungsprobleme. Man kommt nicht »in die Gänge«. Häufig nehmen die Betroffenen zu, unabhängig davon, wie viel sie essen. Ihren Namen haben die Nebennieren, weil sie wie kleine Hügel auf den Nieren sitzen. Mit den Nieren haben sie ansonsten nichts zu tun. Es sind Drüsen, die für die Produktion verschiedener Hormone zuständig sind.

Während der Vorstufe der Adrenal Fatigue läuft der Körper auf Hochtouren. Die hochintensive Stressreaktion ist von einem ständig steigenden Cortisolspiegel begleitet, denn der Körper fordert immer mehr Cortisol, um mit dem Stress umgehen zu können. Das Immunsystem wird dabei immer weiter gedämpft. Hält der chronische Stress weiter an, kann dies dazu führen, dass die Nebennieren von diesen Produktionsanforderungen so erschöpft sind, dass sie trotz Stress immer weniger Hormone herstellen, sogar weniger als unter normalen Bedingungen. Der Cortisolspiegel ist schließlich so niedrig, dass es morgens schwierig wird, aufzustehen. Es geht nur langsam, man fühlt sich wie benebelt, hat Schwindelgefühle und kann sich nicht konzentrieren. Der Blutzucker wird nicht mehr richtig reguliert, der Blutdruck sinkt. Die Gefahren eines sinkenden Cortisolspiegels haben dem Hormon auch den Namen »Todeshormon« eingebracht. Denn Cortisol hat fundamental wichtige Aufgaben im Körper. Zusammen mit Insulin reguliert es den Blutzuckerspiegel, unterdrückt entzündliche Reaktionen und überschießende Immunreaktionen in Form von Allergien und Autoimmunerkrankungen und hilft generell dabei, mit Stress umzugehen.

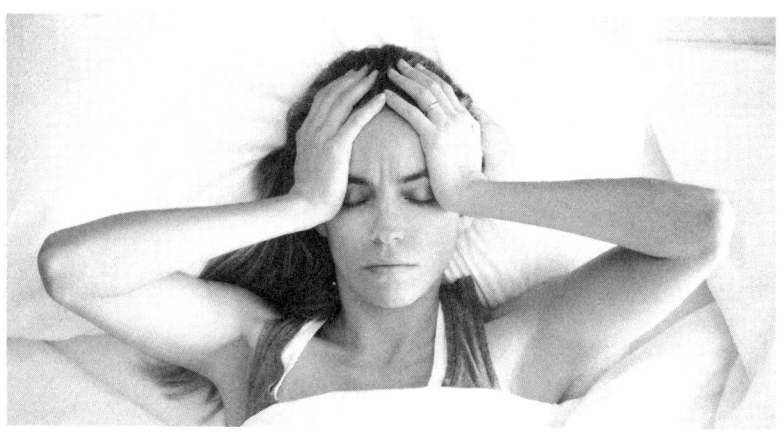

▶▶ Was können Sie tun?

Stressabbau ist eines der großen Themen unserer Zeit. Von körperlicher Bewegung, die dabei hilft, Stressprodukte im Körper abzubauen, über Wege, die Seele und Geist beruhigen, gibt es ein umfangreiches Angebot an Möglichkeiten, zur Ruhe zu kommen. Einige davon werden auch in diesem Buch vorgestellt.

Manche, oft unerkannte Krankheiten können den Körper unter Stress setzen. Abgeschlagenheit, Schlafprobleme, Kopf- und Gliederschmerzen und mehr können unter anderem ein Anzeichen für Nahrungsmittelunverträglichkeiten, beginnende Autoimmunerkrankungen und ein Darmproblem wie das Leaky-Gut-Syndrom sein. Ein Stoffwechselfunktionstest, wie er zum Beispiel von der Firma Indago angeboten und von immer mehr Ärzten und Heilpraktikern genutzt wird, kann Klarheit schaffen.

Untersuchungen ergaben, dass der Körper in Stresssituationen die zehnfache Menge an Vitamin C, die fünffache Menge an Vitamin E und die fünffache Menge an Energie benötigt, um Stress wirksam ausgleichen zu können. Das bedeutet, dass wir deutlich mehr von diesen Vitaminen aufnehmen müssen, um trotz Stress so gesund wie irgend möglich zu bleiben. Eine Ernährung, die besonders reich an

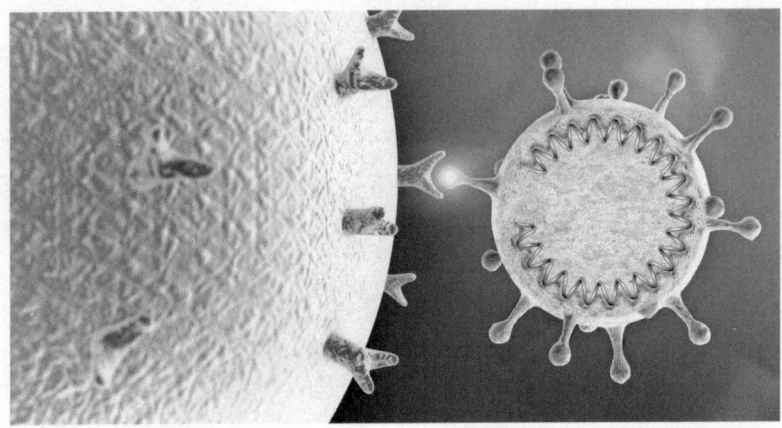

Antioxidantien ist, ist in diesen Zeiten auch besonders wichtig. Eine gute, basisch ausgelegte Ernährung sowie Entspannungsmethoden bewirken sehr viel. Wenn Ihr berufliches oder privates Stressniveau jedoch sehr lange anhält, ist es Zeit, über eine Veränderung in den Lebensbedingungen nachzudenken.

Zellen unter Beschuss – oxidativer und nitrosativer Stress

Alle Vorgänge, die auf Zellebene vor sich gehen, betreffen das Fundament, auf dem unser Körper und unser Leben an sich fußt. Wenn ständig mehr freie Radikale gebildet als abgebaut werden können, handelt es sich um oxidativen Stress. Er ist gekennzeichnet von einem ständigen Ungleichgewicht zwischen freien Radikalen und schützenden Antioxidantien.

Freie Radikale sind instabile, unvollständige Sauerstoffmoleküle, die ständig durch Stoffwechselprozesse in unserem Körper entstehen. Da freie Radikale im Gegensatz zum normalen Sauerstoff nur ein Elektron enthalten, sind sie sehr reaktionsfreudig. Um sich zu vervollständigen, reißen sie Elektronen aus anderen Molekülen und verwandeln diese ebenfalls in freie Radikale. Daraus entsteht eine Kettenreaktion, bei der Zellwände, Zellkerne, Proteine und sogar die Erbsubstanz (DNS) angegriffen und verändert werden. Für diese Zellen bedeutet das Degeneration bis hin zum Zelltod. Wenn freie Radikale bis zum Zellkern gelangen, können sie bewirken, dass die Zelle entartet und sich eine Krebszelle entwickelt. Da die freien Radikalen im Blut zirkulieren, erreichen sie alle Organe und Gewebe, wo sie neben einem schnelleren Alterungsprozess eine Vielzahl von Erkrankungen auslösen können. Einige davon sind Allergien, Hormonstörungen, Erkrankungen der Leber, Nieren und Lungen, Epilepsie, Gelenkschädigungen wie Arthrose und Arthritis, Schädigung der DNA und Störungen des Immunsystems. Die in der Fachsprache als ROS (Reaktive Sauerstoffspezies) bezeichneten freien Radikale schädigen außerdem Enzyme, vor allem die der mitochondrialen Atmungskette.[34] Damit sinkt die Energiegewinnung in den Zellen, und wichtige Zellfunktionen können nicht aufrechterhalten werden.

Neben den freien Radikalen, die im Körper im Verlauf von Stoffwechselprozessen gebildet werden, gibt es weitere Auslöser für oxidativen Stress: zu viel Ozon in der Atmosphäre, Umweltverschmutzung, UV-Licht, Rauchen, Alkohol, Mobilfunkstrahlung, falsche Ernährung und Mykotoxine (Schimmelpilzgifte). Ein Überschuss an Eisen bewirkt Oxidation, aber auch psychische Belastungen, Leistungsdruck, Unzufriedenheit und Ängste. Röntgenstrahlen, Dialyse und Medikamente können ebenfalls oxidativen Stress auslösen.

Nitrosativer Stress ist eine spezielle, verstärkte Form des oxidativen Stresses. Hier werden aggressive Sauerstoff-Stickstoff-Verbindungen wie Stickmonoxid und Peroxinitrit gebildet. Sie stören unter anderem die Funktion der Mitochondrien (das heißt der Energiegewinnung in den Zellen), den Cholesterinstoffwechsel, hemmen die Steroidhormonsynthese und führen zu einer gesteigerten Bildung von krebserregenden Nitrosaminen. Chronische Schmerzen, Leistungsschwäche, Autoimmunerkrankungen, degenerative Prozesse sowie eine Reihe von komplexen Erkrankungen mit Mangel- und Vergiftungserscheinungen gehen auf das Konto von nitrosativem Stress. Nitrostress fördert Depressionen, Schlafstörungen, Erschöpfung, Konzentrations- und Gedächtnisstörungen, Kopfschmerzen, Infektanfälligkeit, chronische Entzündungen und Erkrankungen im Magen-Darm-Trakt.

▶▶ **Was können Sie tun?**
Gegen oxidativen und nitrosativen Stress sind wir nicht machtlos. Wir verfügen über körpereigene Strategien, die beidem entgegentreten können – wenn wir gesund sind und dem Organismus die Chance dazu geben. Ein wichtiges Enzym mit stark antioxidativen Eigenschaften, das der Körper selbst herstellt, ist Glutathion. Es ist an entscheidenden Stoffwechselvorgängen beteiligt, stärkt das Immunsystem und neutralisiert die Wirkung freier Radikale. Ein weiteres wichtiges, körpereigenes Enzym ist Superoxid-Dismutase (SOD). Seine Aufgabe ist die Abwehr von freien Radikalen, insbesondere der Superoxide, den häufigsten und gefährlichsten Sauerstoffradikalen. SOD ist daher das wichtigste enzymatische Antioxidans mit einem außergewöhnlich hohen Schutzpotenzial für die Zellen. Das dritte Enzym im Bunde ist Katalase. Es baut das schädliche Wasserstoffperoxid zu Sauerstoff und Wasser ab und macht es auf diese Weise unschädlich. Damit diese drei antioxidativen Enzyme ihre Aufgaben erfüllen können, brauchen sie Kupfer, Selen, Mangan, Eisen und Zink, die wir mit einer entsprechenden Ernährung zuführen können. Natürliches Vitamin C (keine Ascorbinsäure, siehe dort), zum Beispiel aus Grapefruitkernextrakt, Vitamin E, Carotinoide (Beta-Carotin) und sekundäre Pflanzenstoffe (Flavonoide, Polyphenole, zum Beispiel aus OPC) sind wirksame Antioxidantien. Magnesium und Coenzym Q10 sowie weitere Antioxidantien, die wir in Obst und Gemüse finden, treten oxidativem und nitrosativem Stress entgegen. Die wirksamsten nennen wir heute Superfoods. Viele von

ihnen sind Adaptogene und können sich den jeweiligen körperlichen Gegebenheiten in alle Richtungen anpassen, was sie besonders effektiv macht.

Eisen und erhöhte Harnsäure, die durch einen Purinüberschuss zustande kommt, fördern ebenfalls Zellstress. Sie sind in Innereien, vor allem in Leber, Fleisch, aber auch in Hülsenfrüchten enthalten. Es hilft, eisen- und purinhaltige Nahrungsmittel zu reduzieren, genügt jedoch nicht. Eine einfache Methode hilft nicht nur, Harnsäure effektiv auszuschwemmen, sie ist obendrein auch noch ausgesprochen gesund: die Brennnesselteekur. Ein wenig Durchhaltevermögen brauchen Sie schon: Trinken Sie 14 Tage lang täglich mindestens einen halben, besser einen Liter Brennnesseltee am besten über den Tag verteilt. Danach machen Sie eine Woche Pause, und starten Sie dann nochmals 14 Tage lang die Teekur. Lassen Sie Ihre Werte bestimmen: Sie werden überrascht sein. Je nachdem, wie Sie sich ansonsten ernähren, sich bewegen und wie hoch die Werte sind, genügt etwas weniger Tee oder Sie brauchen mehr. Der Tee enthält unter anderem größere Mengen Kalium, Calcium, Kieselsäure, Eisen, Magnesium, Vitamin C, Provitamin A, Folsäure, Chlorophyll und Phosphor. Die Mineralstoffe und Flavonoide regen den Stoffwechsel an und wirken harntreibend und leicht abführend. Eisen und Folsäure unterstützen die Blutbildung und bringen Sauerstoff in die Zellen. Brennnesseltee fördert den Haarwuchs, lässt Ihre Nägel kräftig wachsen, reinigt das Blut, senkt den Blutzucker und löst Schleim. Wenden Sie den Tee nicht langfristig beziehungsweise ohne Pausen an, da der Wasserhaushalt wegen der entwässernden Wirkung durcheinandergeraten kann.

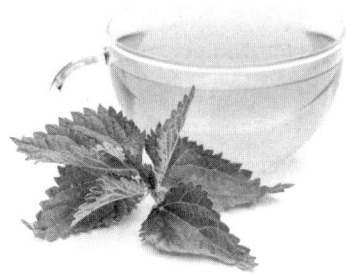

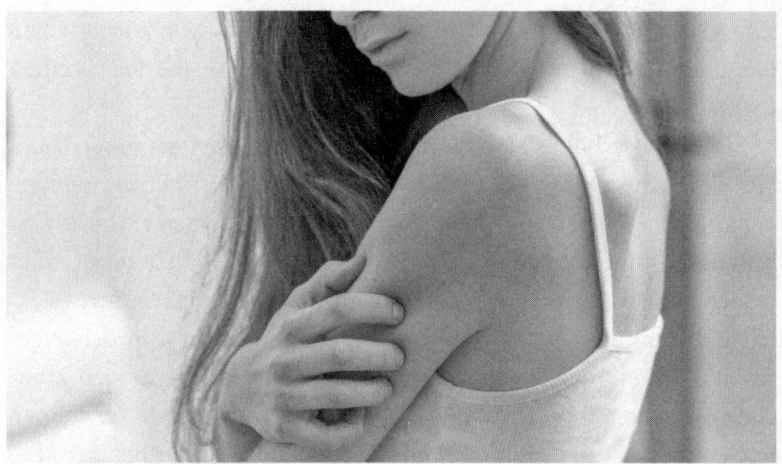

Der Tee hilft übrigens auch äußerlich bei schuppigem und fettigem Haar. Die Kopfhaut wird stärker durchblutet, und die Haarwurzeln profitieren von den Inhaltsstoffen. Zerstampfte Brennnesselblätter und der Tee helfen auch äußerlich, als Wundauflage bei frischen, entzündeten oder eitrigen Wunden.

Krankheitsursache Pilze

Fußpilz, Nagelpilz, Hautpilz und Genitalpilz lassen sich leicht erkennen. Aber was tun, wenn krank machende Pilze im Darm sitzen? Oder wenn sie über den Darm oder die Lungen auch in die Blutbahn gelangen und die inneren Organe und Gelenke befallen? Pilzinfektionen können weitreichende Konsequenzen im Körper auslösen, die Symptome sind vielfältig und oft schwer zuzuordnen. Die Ursache für unerklärliche Schmerzen, Müdigkeit, Gelenkschmerzen, Herzprobleme, Heißhungerattacken, merkwürdig schwankende Essgelüste und mehr kann in einer Mykose, einer Pilzerkrankung, liegen. Mykosen sind ausgesprochen hartnäckig, davon können leidgeprüfte Nagelpilzpatienten ein Lied singen. Und sie sind nicht immer harmlos. Menschen, deren Immunsystem geschwächt ist, zum Beispiel nach einer Operation oder einer schweren Krankheit, nach einer Chemotherapie oder bei der Immunschwäche Aids, sind ernsthaft gefährdet. Bei Darmpilzen reichen die Beschwerden von Durchfall, Verstopfung, Blähungen und einem aufgetriebenen Bauch bis zu ständig wiederkehrenden Scheidenpilzen, Juckreiz am After, Migräne, Gelenkschmerzen, Eisen- und Zinkmangel sowie Depressionen. Die Vielfalt der Symptome kommt zustande, weil jeder Mensch anders auf eine Pilzinfektion reagiert. Ein starkes Immunsystem gibt Pilzen keine Chance, aber nicht immer ist die Immunabwehr stark genug, und manchmal gelingt es ihr gerade mal, die Keime in Schach zu halten. Die Abfallstoffe der Pilze verbleiben im Körper und äußern sich zum Beispiel als Schmerzen in den Gelenken. Pilze sind eine große Belastung für das Immunsystem und können Erschöpfung und Müdigkeit auslösen.[35]

Es ist ganz gleich, ob sie im Körper oder außen auftreten: Pilze brauchen ein saures Milieu. In der Natur wachsen sie auf sauren Böden, und je mehr sich der Säure-Basen-Haushalt zum Sauren hin verschiebt, desto mehr fühlen sie sich zu Hause. Auch krankes Gewebe ist ein idealer Nährboden. Nicht nur Schimmelpilze finden dort Nahrung, die ihnen zusagt.

Nach heutiger Schätzung wachsen etwa hundert Pilzarten im menschlichen Organismus und warten auf ihre Chance. Nicht alle sind von vornherein krankheitserregend. »Opportunistisch« nennen die Fachleute Infektionen, die durch Keime entstehen, die in aller Ruhe darauf warten, angreifen zu können. Neben einem geschwächten Immunsystem schafft vor allem eine zuckerreiche und ballaststoffarme Ernährung den idealen Nährboden für Pilze im Darm. Unter ihnen sind die Hefen am häufigsten für Erkrankungen verantwortlich. In der Fachsprache werden sie *Candida* genannt. *Candida albicans* ist die Pilzart, unter der die meisten Menschen leiden. Der Hefepilz vermehrt sich im Darm und sorgt für ein wachsendes

Ungleichgewicht in der Darmflora. Vor allem der Dünndarm ist ein beliebter Aufenthaltsort. Dort wird die Nahrung aufgespalten und ins Blut abgegeben – aber die Pilze sind schon vorher da und holen sich alles, was sie brauchen, vor allem Kohlenhydrate und Calcium. Das macht sie dick und rund, und außerdem können sie sich in den Zotten der Dünndarmschleimhaut besonders gut einnisten. Eine *Candida-albicans*-Infektion kann die Darmschleimhaut angreifen, sodass sie krankhaft durchlässig wird und nicht mehr in der Lage ist, Nährstoffe richtig aufzunehmen und Schadstoffe abzuhalten. Der Pilz selbst kann in den Blutkreislauf gelangen und weiteren Schaden anrichten. Der Sickerdarm, das Leaky-Gut-Syndrom, ist zu einer ernährungs- und stressbedingten Volkskrankheit geworden. Wenn Pilze sich über das Blut im Körper ausbreiten, sprechen die Mediziner von einer »systemischen« Pilzerkrankung. Das bedeutet, der gesamte Körper, das gesamte System, ist davon betroffen. Der zuckerliebende Hefepilz kann außerdem den Zucker, der vom Gehirn als Energielieferant gebraucht wird, so stark aufbrauchen, dass der Blutzuckerspiegel sinkt. Die Betroffenen werden müde, kraftlos, bis hin zu Apathie und Depressionen. Ausgelöst wird die plötzliche Explosion des *Candida albicans* im Darm in der Regel durch ein geschwächtes Immunsystem und/oder die Einnahme von Antibiotika.

In die zweite Kategorie schädlicher Pilze fallen eine Reihe von Schimmelpilzen. Sie verursachen schwere Erkrankungen, wenn ihre Sporen eingeatmet werden, die tödlich enden können. Dermatophyten bilden die dritte Kategorie. Sie siedeln sich auf der Haut sowie auf Hand- und Fußnägeln an. Solche Infektionen sind ausgesprochen hartnäckig, da Sporen oft auch nach der Behandlung zurückbleiben, die sich wieder vermehren und Resistenzen entwickeln. Pilzinfektionen stehen immer in Verbindung mit einem übersäuerten Organismus, bei dem auch das Immunsystem schwach ist. Haut- und Nagelpilze sind letztlich das Symptom eines inneren Ungleichgewichts, das dringend behandelt werden muss, und zwar nicht nur äußerlich.

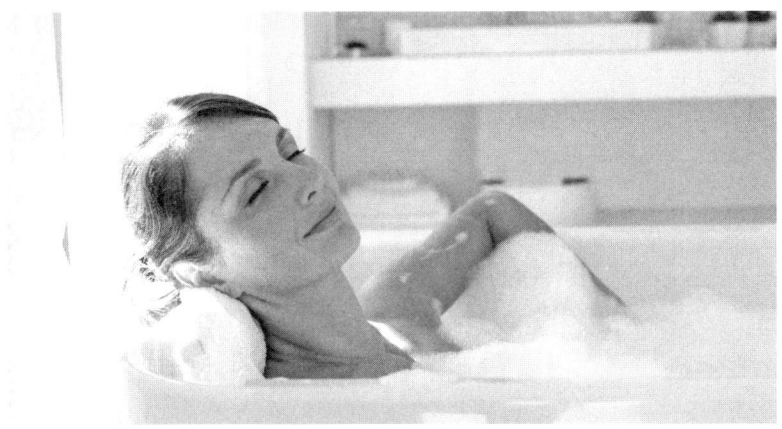

⏭ Was können Sie tun?

Pilze meiden basisches Milieu, daher ist alles, was basisch ist, eine gute Waffe. Das Fundament bildet eine basisch ausgelegte Ernährung, zu der es zahlreiche Bücher mit Tipps und Rezepten gibt. Für die Haut und die Nägel kommen außerdem basische Teil- und Vollbäder, basische Cremes und Einreibungen infrage. Ein basisches Fußbad am Abend fördert zudem Entspannung und Schlaf. Greifen Sie nur im äußersten Notfall zu Medikamenten, welche die Pilze abtöten. Ebenso wie Antibiotika wirken sie nicht nur dort, wo es gewünscht ist.

Es genügt nicht, die Ernährung umzustellen. Für eine effektive Gesundung und eine Stärkung des Immunsystems müssen Sie zusätzlich entsäuern. Dazu gibt es viele Wege: Basische Tees wie der 7x7®-Kräutertee haben sich als ausgesprochen wirksam erwiesen. Alle chlorophyllhaltigen (grünen) Pflanzen wie grünes Blattgemüse (zum Beispiel Brokkoli und Spinat) und Nahrungsergänzungsmittel (zum Beispiel Spirulina, Chlorella, Gerstengras und Weizengras) versorgen den Körper mit einer großen Menge an Mineralien. Chlorophyll gilt seit alters als ein besonderes Heilmittel, das die Darmflora und das Immunsystem stärkt. Zahlreiche Studien belegen, dass der

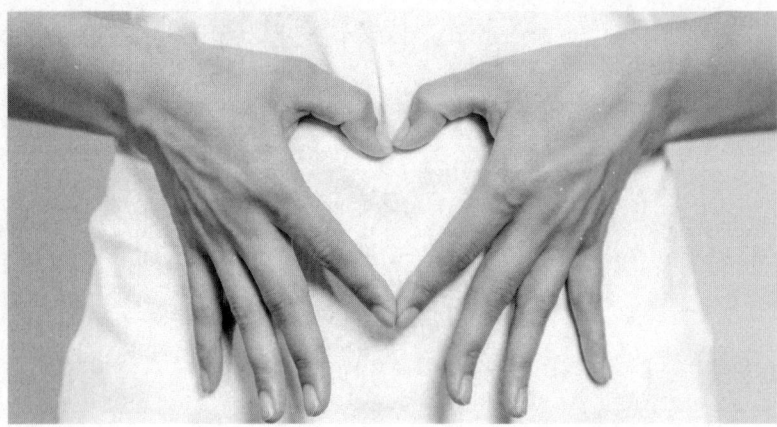

grüne Pflanzenfarbstoff bei fast jeder Krankheit hilfreich ist. Mehr als 54 000 wurden allein bei *PubMed* veröffentlicht.[36] Vielleicht haben Sie Lust auf einen täglichen grünen Smoothie, in den Sie auch frische Kräuter mischen können.

Stark entgiftend und entsäuernd wirken Zeolithe. Die artenreiche Mineralfamilie aus wasserreichen Gerüstsilikaten hat einige besondere Multitalente aufzuweisen. Zeolithe, zu denen auch der Klinoptilolith gehört, reinigen den Körper, regulieren die Darmtätigkeit und den Säure-Basen-Haushalt, neutralisieren freie Radikale, unterstützen Stoffwechselprozesse wie die Enzymtätigkeit, gleichen Vitalstoffmangel aus, erhalten Knorpel und Gelenke, fördern die Knochenbildung, regenerieren das Bindegewebe und können noch einiges mehr. Zum Beispiel stärken sie die Immunabwehr und stabilisieren den Blutzuckerspiegel. Die hohe Adsorptionskraft von Giftstoffen wie Konservierungsmittel, Schwermetallen, Medikamenten sowie von Stoffwechselprodukten wie Ammoniak entlastet Leber und Nieren. Selbst radioaktive Stoffe können gebunden und neutralisiert werden. Hauptbestandteil ist Silizium (Kieselsäure), ein Spurenelement, das der Körper nicht selbst herstellen kann. Mangelt es daran, beschleunigen sich Alterungs- und Abbauprozesse. Zeolithe und Probiotika helfen, den Darm zu sanieren und die Darmflora wieder so aufzubauen, dass schädliche Pilze und Bakterien verdrängt werden.

Natürliches Vitamin C ist ein weiteres, hocheffektives Anti-Pilz-Mittel, vor allem gegen *Candida albicans*, der unter anderem Scheidenpilze hervorrufen kann. Besonders bewährt haben sich Grapefruitkernextrakt und Granatapfelkernextrakt. Eines von beidem täglich und langfristig zu nehmen ist eine gute Wahl, die hilft, Ihren Darm frei von Pilzbefall zu halten, freie Radikale zu neutralisieren und das Immunsystem zu stärken. Die Extrakte haben sich auch gegen schädliche Bakterien und Viren bewährt. Sie sind natürliche Antibiotika, ohne die Nebenwirkungen chemischer Stoffe. Kokosöl und Oreganoöl eignen sich besonders zum Auftragen bei Hautpilz, sorgen aber auch innerlich für Gesundheit.

Effektiv gegen Pilze – innerlich wie äußerlich – ist kolloidales Silber, zu dem es ein eigenes Kapitel in diesem Buch gibt (Seite 315).

Leaky-Gut-Syndrom – der krankhaft durchlässige Darm

Können Sie sich schlecht konzentrieren? Ist Ihr Kopf wie in Watte gepackt? Schlafen Sie schlecht, sind dauernd müde und erschöpft und haben Probleme damit, sich etwas zu merken? Das sind einige der Symptome, die ein Leaky Gut (»lecker«, durchlässiger Darm) mit sich bringen kann. Verdauungsbeschwerden, Durchfall, Verstopfung, Blähungen, aber auch Verwertungsstörungen, die mit Gewichtsverlust einhergehen, Ödeme, Krämpfe und ein Ausbleiben der Regelblutung können auf das Konto des Leaky Gut gehen, einer Darmerkrankung bei der die Darmwand, die als hochkomplexe, selektive Barriere wirkt, »leck« wird. Chronische Entzündungen, Nahrungsmittelunverträglichkeiten und Allergietests, die auf besonders viele Allergene hinweisen, können ebenfalls Anzeichen für einen lecken Darm sein. Wenn man bedenkt, dass die meisten Abwehrzellen des

Immunsystems in der Darmwand sitzen – etwa 80 Prozent –, wird schnell deutlich, dass der Sickerdarm keine harmlose Angelegenheit ist. Die Darmerkrankung ist umso bedenklicher, als sie sich zu einer Art Volksseuche entwickelt. Immer mehr Menschen haben Verdauungsprobleme; eine mehr oder weniger aus dem Gleichgewicht geratene Darmflora (Dysbiose) ist schon fast der Normalzustand, und bei immer mehr Menschen ist die Darmwand angegriffen. Viele Menschen leiden unter diffusen Symptomen, die Arzt- und Heilpraktikerpraxen sind voll. Die Erkenntnis, dass ein lecker Darm die Ursache dieser Beschwerden sein könnte, setzt sich erst in neuerer Zeit in größerem Umfang durch.

Die Schleimhaut, die das Innere von Magen und Darm auskleidet, wird täglich enorm gefordert und muss vielen Belastungen widerstehen. Je nach Essgewohnheiten fluten Säuren, Fette, Eiweiße, Alkohol, schwer verdauliche oder scharfe Speisen, aber auch Bakterien, Pilze und Viren gegen die Schleimhäute an. Daher sollte abends nicht zu spät und nicht zu schwer gegessen werden. Der Verdauungstrakt insgesamt und besonders die Schleimhäute brauchen Ruhe und Erholung, Dünndarm und Dickdarm brauchen Zeit, um die Nahrung zu verarbeiten und sich selbst zu reinigen. Die hohe Belastung der Schleimhäute erfordert außerdem, dass sie sich ständig regenerieren. Ständig werden neue Zellen gebildet und abgestorbene entfernt. Wenn dieser Regenerationsprozess gestört ist, bilden sich schädliche Entzündungen oder ein unkontrolliertes Zellwachstum.

Die Symptome eines Leaky Gut sind so extrem vielfältig, weil unverdaute Nahrungsbestandteile, Giftstoffe, Stoffwechselprodukte, Bakterien und Pilze durch die geschädigte, lecke Darmwand in den Organismus gelangen und dort fast überall Schäden hervorrufen können. Der kranke Darm ist nicht mehr in der Lage, ausreichend Enzyme herzustellen, um Eiweiße aus der Nahrung zu verdauen, zu denen ebenso tierische Proteine wie auch die Eiweiße aus Teigwaren, Süßigkeiten und Milchprodukten gehören. Die unverdauten Nah-

Leaky-Gut-Syndrom – der krankhaft durchlässige Darm 237

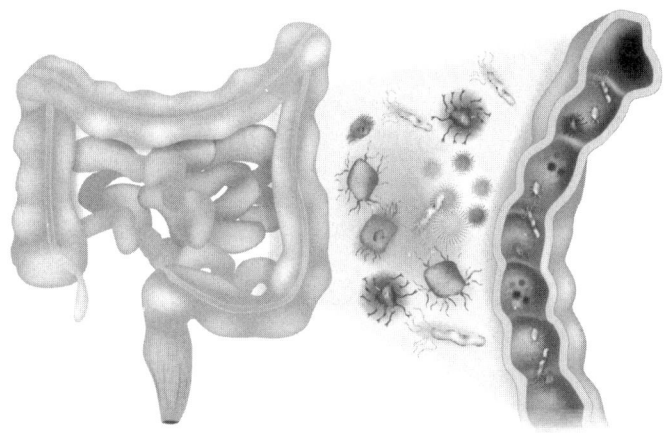

rungsmittelbestandteile treten durch die vergrößerten Öffnungen der Darmwand in die Blutbahn und werden vom Immunsystem als Fremdkörper eingestuft. Als Hüter des Körpers greift die Immunabwehr daraufhin diese Fremdstoffe an, um sie zu eliminieren. Es werden Antikörper gebildet, die zu dem jeweiligen Fremdstoff – dem sogenannten Antigen – passen und ihn unschädlich machen können. Diese spezifischen Antikörper bleiben im Organismus und warten, bis das gleiche Antigen wiederauftaucht. Dann greifen sie es an. Aus Antigen (dem schädlichen Stoff) und Antikörper (der Immunreaktion) werden Immunkomplexe gebildet, die das Antigen binden und unschädlich machen. Mediziner sprechen dann von einer Antigen-Antikörper-Reaktion, eine Maßnahme, mit der sich das Immunsystem gegen die Eindringlinge zur Wehr setzt. Nun müssen allerdings auch die Immunkomplexe aufgelöst und entsorgt werden. Dies geschieht durch Entzündungsreaktionen, die mit der Ausschüttung verschiedener aggressiver Stoffe verbunden sind und die auch immer gesundes Gewebe in Mitleidenschaft ziehen.

Die Immunabwehr kann allerdings nur eine bestimmte Menge an Immunkomplexen abbauen; nehmen sie überhand, können die Ent-

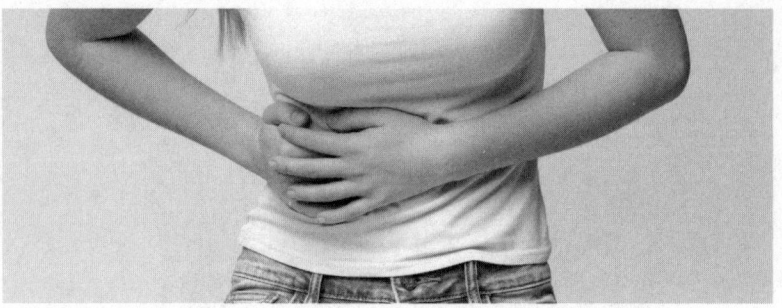

zündungsreaktionen chronisch werden und den Körper ernsthaft schädigen. Die Folgen werden oft nicht mit dem Darm in Verbindung gebracht. Dazu gehören unter anderem akute und chronische Entzündungen im Darm, Gelenkschmerzen, Rheuma und rheumatoide Arthritis, Akne, Neurodermitis, Migräne, niedriger Blutdruck, verstopfte Nase, Osteoporose und Asthma, Diabetes mellitus, multiple Sklerose, Autismus und psychische Erkrankungen, denn der Darm steht in direkter Beziehung zum Gehirn. Langfristig kann es zu einer Autoimmunreaktion kommen, bei der das Immunsystem plötzlich körpereigenes Gewebe bekämpft. Denn manche Antigene ähneln körpereigenem Gewebe, welche die Immunabwehr nicht unterscheiden kann. Dann werden nicht nur die Immunkomplexe ordnungsgemäß verdaut, sondern auch Bereiche des Körpers, die gesund sind und geschützt werden müssten. Zunächst handelt es sich meist um die Gelenke, die durch den Angriff des Immunsystems geschädigt werden. Langfristig können sich aus dem Sickerdarm jedoch Autoimmunerkrankungen entwickeln. Belegt ist dieser Zusammenhang vor allem für Diabetes Typ 1, multiple Sklerose und rheumatoide Arthritis.

Wenn der Ansturm von Fremdkörpern nicht nachlässt, sind Leber und Nieren durch die wachsende Entgiftungsanforderung überlastet, und der Harnsäurespiegel steigt an. Der Fettstoffwechsel, der Zuckerstoffwechsel und die Eiweißverwertung sind gestört.

Auf diese Weise entstehen Nahrungsmittelunverträglichkeiten und in einem späteren Stadium Autoimmunerkrankungen. Wer sehr lange an einem unbehandelten Sickerdarm leidet, hat nicht nur ein sehr geschwächtes Immunsystem, das gar nicht mehr weiß, wo es bei diesem Ansturm an Fremdsubstanzen beginnen soll, sondern auch ein wachsendes Risiko, Autoimmunerkrankungen wie Diabetes Typ-1, multiple Sklerose und Morbus Crohn zu entwickeln. Auch Ekzeme, Neurodermitis, generell Juckreiz, Reizdarm, Gelenkbeschwerden und eine Reihe weiterer Beschwerden und Erkrankungen können die Folge sein.

»Der Tod sitzt im Darm«, soll schon Hippokrates, der berühmte Arzt der Antike, gesagt haben. Um das Leaky-Gut-Syndrom genauer zu verstehen, muss man die Aufgaben des Darms kennen. Sie reichen von einer hochselektiven Aufnahme von Nährstoffen, welche die gesamte Energieversorgung des Körpers sicherstellt, über die Abwehr von Infektionen bis zur Entsorgung von Stoffwechsel-Endprodukten. Das Superorgan Darm ist beim erwachsenen Menschen etwa 8 Meter lang. Wegen der zahlreichen Darmzotten, die wie starke Falten in der Darmschleimhaut sitzen, hat er eine Oberfläche von etwa 400–500 Quadratmetern, je nach Körpergröße – eine erstaunliche Zahl, wenn man bedenkt, dass sich all dies in unserem Bauch befindet! Rund 80 Prozent des Immunsystems befinden sich im Darm, allein schon deswegen muss der Verdauungstrakt gesund sein.

Ein gesunder Darm beginnt mit einer gesunden Verdauung. Eine besondere Rolle bei den Verwertungsvorgängen spielt der Dünndarm. Hier wird die Nahrung aufgespalten und aufgenommen. Lebensnotwendige Nährstoffe, Vitamine und Mineralstoffe gelangen über die Mucosa, die Darmschleimhaut, in die Blutbahn und in die Zellen. Verdauungssäfte wie Speichel, Galle und Magensekrete werden im Dünndarm so aufbereitet, dass sie wieder genutzt werden können. Ein Heer an nützlichen, gesundheitsfördernden Bakterien ist an diesen Vorgängen beteiligt. Viele Bakterien sind in der Lage, für den Menschen wichtige Enzyme oder antibiotisch wirkende Substanzen zu bilden. Etwa 99 Prozent aller im Körper befindlichen Mikroorganismen befinden sich im Darm. Doch auch potenziell schädliche Mikroorganismen sind immer vorhanden und warten auf die Chance, sich vermehren zu können. Zu den bekannten Bakterien zählen *Escherichia coli* (*E. coli*) und Enterokokken. Nehmen sie überhand, können sie Erkrankungen auslösen. Da die hochkomplexen Aufgaben des Dünndarms verlangen, dass sowohl erwünschte Substanzen (Nährstoffe) aufgenommen als auch die Abwehr von Schadstoffen sichergestellt wird, lässt sich leicht ermessen, was geschieht, wenn dieser zentrale Bereich unseres Körpers aus dem Lot geraten ist. Aufnahmefähigkeit und Schutz des Körpers vor krank machenden Erregern und Stoffen stehen in einem Gegensatz, der eine intelligente Höchstleistung vom Dünndarm verlangt.

Im Dickdarm siedeln noch mehr Bakterien und Keime als im Dünndarm. Im Normalfall sind sie ein natürlicher Bestandteil der Darmflora und nicht schädlich. Bestandteile der Nahrung, die im Dünndarm nicht verdaut wurden, werden von den Dickdarmbakterien abgebaut. Der Dickdarm entzieht dem Nahrungsbrei Wasser und dickt ihn ein. Auch hier findet noch eine Verwertung statt: Wichtige Elektrolyte wie Natrium, Kalium oder Magnesium, die sich im Wasser befinden, gelangen in den Blutkreislauf und in die Zellen, wo sie für die Funktion von Herz, Muskeln, Nerven, den Knochenaufbau, den Energiestoffwechsel, die Eiweißsynthese und weitere Aufgaben gebraucht werden.

Leaky Gut hat vielfältige Ursachen – Ernährungsfehler stehen ganz oben auf der Liste: Zucker und Weißmehl (vor allem Weizen), Gluten, Glutamat, unverdaute Eiweiße (vor allem tierische Proteine, oft weil sie nicht ausreichend gekaut wurden), Milch und Milchprodukte (pasteurisiert, ultrahocherhitzt und homogenisiert), Nahrungsmittelunverträglichkeiten – alles, was die Darmflora aus dem Gleichgewicht bringt und zudem Pilzbefall, Übersäuerung und Verschlackung fördert. Weitere Faktoren sind lang anhaltender Stress, Krankheiten und Medikamente wie Antibiotika, Cortison und Rheumamittel.

▶▶| Was können Sie tun?

Eigentlich dürften wir den Darm gar nicht spüren. Durchfall, Blähungen, Verstopfung, ein häufiges Völlegefühl, Aufstoßen, Sodbrennen oder ein Grummeln im Bauch zeigen, dass etwas im Darm grundsätzlich nicht stimmt. Die Ursachen können Nahrungsmittelunverträglichkeiten und Allergien sein, eine Dysbiose nach einer Antibiotikatherapie oder eben die Form der Ernährung. Psychische Gründe können ebenso eine Rolle spielen, sollten aber nicht als einziger Grund herangezogen werden.

Ob ein Leaky Gut besteht, kann durch einen Stoffwechselfunktionstest (SFT) geprüft werden. Mit einer Darmspiegelung kann ein durchlässiger Darm nicht diagnostiziert werden. Stuhluntersuchungen liefern vor allem Hinweise auf Störungen der Darmflora, das heißt eine Fehlbesiedelung mit Pilzen, krank machenden Bakterien, Parasiten und Würmern.

Mithilfe des SFT lassen sich auch Stoffwechselstörungen erkennen, die zu Ursachen von Erkrankungen werden können oder es bereits sind. Die Ergebnisse schlüsseln auf, was im Immunsystem, im Verdauungssystem, im Hormonsystem sowie in Leber und Nieren vorgeht.

Ergibt sich bei dieser speziellen Form der Blutuntersuchung ein Hinweis auf eine Nahrungsmittelunverträglichkeit, dann kann durch einen weiteren Test festgestellt werden, um welche Nahrungsmittel es sich handelt und wie stark die Unverträglichkeit ist. Diese Untersuchungsmethode ist noch relativ neu und in der medizinischen Fachwelt umstritten. Immer mehr Ärzte und Heilpraktiker wenden sich allerdings dieser Methode zu, da sie besonders genaue und fein aufgeschlüsselte Ergebnisse liefert. Oft wird zusätzlich ein

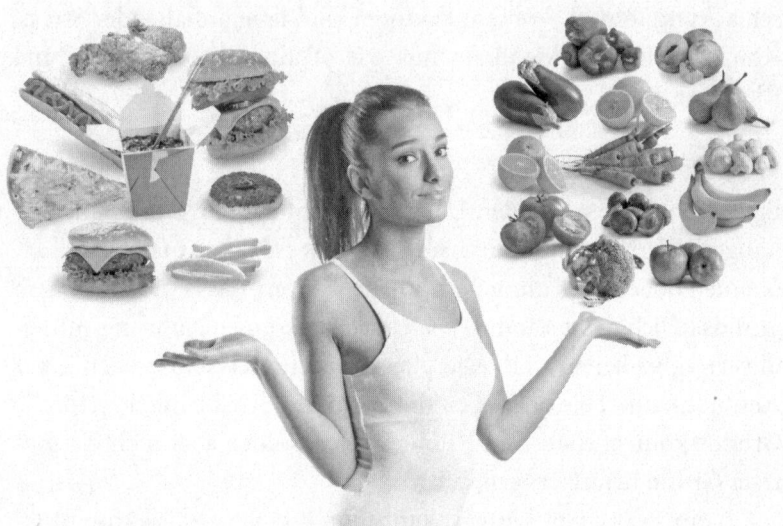

Stuhltest empfohlen, um die Zusammensetzung der Darmflora zu prüfen und um herauszufinden, welche Bakterienstämme (Probiotika) besonders gebraucht werden.

Sie selbst können sehr viel für Ihren Darm tun. Auch nach einem Test und während einer medizinischen Behandlung müssen Sie sich aktiv um die Gesundung Ihres Darms kümmern. Das braucht Zeit. Der Organismus mag sich durch Medikamente schnell beeinflussen lassen, eine fundamentale Heilung lässt sich nicht im Hauruckverfahren herbeiführen. Rechnen Sie mit mehreren Wochen oder eher Monaten, bis sich die Darmzotten wieder regeneriert und geschlossen haben. Falls Sie eine Nahrungsmittelunverträglichkeit haben, beispielsweise gegen das Milchprotein Kasein, und das Immunsystem eine Überzahl an Immunkomplexen bildet und sich sogar gegen körpereigenes Gewebe richtet, kann eine Auslassdiät von einem Jahr oder mehr nötig sein. Die Vorgehensweise sollten Sie mit einem Arzt oder Heilpraktiker Ihres Vertrauens abklären, da die Zusammenhänge sehr komplex sind.

Ernährung für den gesunden Darm und ein starkes Immunsystem

Der wichtigste Schritt zu einem gesunden Darm ist eine geeignete Ernährung. Nahrungsmittel, welche die Darmflora belasten und Pilzbefall fördern, müssen weggelassen werden. Dazu gehören vor allem Zucker in jeder Form, Gluten, Weißmehl, Milch und Milchprodukte, verarbeitete Lebensmittel und raffinierte Kohlenhydrate wie Weißmehl, Alkohol und eventuell auch Koffein. Stabilisierend und heilend wirkt eine Ernährung, die reich an Ballaststoffen, Enzymen (naturbelassene Nahrung, Rohkost), Vitaminen und Mineralstoffen ist. Setzen Sie auf Gemüse und essen Sie Obst nur in Maßen wegen des Zuckergehalts. Essenzielle Fettsäuren (Omega-3 und Omega-6) zum Beispiel aus fettem Fisch (Lachs), Leinsamen, Chiasamen, Walnüssen (nicht bei Herpesinfektion), Leinöl und Schwarzkümmelöl sind ebenfalls wichtig und stärken zudem das Immunsystem. Neben ballaststoffreichen Gemüsen wie Süßkartoffel, Brokkoli oder Staudensellerie eignen sich Flohsamenschalen (Psyllium), Chiasamen und Apfelpektin, das es in Kapseln gibt, zur Ernährungstherapie.

Chlorophyll in Kräutern, grünen Pflanzen und Nahrungsergänzungsmitteln stärkt das Immunsystem und unterstützt die Heilung des Darms. Es vernichtet schädliche Bakterien und Pilze, bekämpft Krebszellen, reinigt die Zellen und heilt die inneren Organe. Besonders reich an Chlorophyll sind alle grünen Blattgemüse und Pflanzen wie Spinat, Brokkoli, Brennnessel, Wasserkresse, Petersilie, Schnittlauch und weitere Kräuter, Braun-, Rot- und Grünalgen wie Arame, Nori und Agar-Agar (aus Irisch Moos gewonnen). Die Süßwasseralgen Spirulina, Chlorella und Afa sowie Gerstengras und Weizengras (als Saft, Pulver oder in Tablettenform) können außerdem Schwermetalle ausleiten.

Heilend auf den Darm wirken Eibischwurzel und Rotulme, da sie viel Schleim enthalten, der eine beruhigende Wirkung auf die Darmschleimhaut hat und die Durchlässigkeit verringert. Die Antioxidantien in der Rotulme bekämpfen freie Radikale und stärken das Immunsystem. Die kanadische Gelbwurz, Ackersauerklee, Fenchel, Ingwer und Grapefruitkernextrakt sind ebenfalls wertvoll – sie helfen dabei, gesund zu werden oder gesund zu bleiben. Reich an positiven Wirkungen auf den Darm und den gesamten Organismus ist Kurkuma, die »heilige Pflanze Indiens« (siehe im Kapitel über Kurkuma). Da bei Leaky Gut in der Regel ein Vitamin- und Mineralstoffmangel besteht, muss hier damit aufgefüllt werden. Neben Vitamin A, B, C und E fehlt es oft an Zink, Magnesium, Calcium und Selen. Superfoods wie Goji-Beeren, Moringa olifeira, Aronia und Aloe vera liefern wertvolle Nährstoffe in natürlichem Verbund.

Die für den Muskelaufbau bekannte Aminosäure L-Glutamin hilft, ein geschwächtes Immunsystem wiederaufzubauen und unterstützt generell die Wundheilung und die Heilung der Schleimhäute im Darm. Auch »gesunde Zucker«, Glykonährstoffe, die das Immunsystem stärken, unterstützen die Heilung des Sickerdarms. Lesen Sie dazu den Hinweis auf das Buch *Gesunde Zucker* auf Seite 332.

Gehen Sie sparsam mit ungefiltertem Leitungswasser um. Das darin enthaltene Chlor hat ebenfalls eine schädliche Wirkung auf die Darmflora.

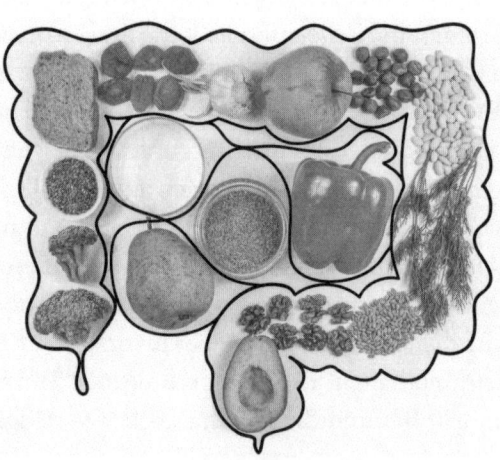

Probiotika – »Bakterien für das Leben«

Probiotika sind nützliche Bakterien, die »pro bios«, »für das Leben« sind. Sie stellen das Gleichgewicht der Darmflora wieder her und unterstützen die Regeneration der Darmschleimhaut. Eine Stuhluntersuchung kann zeigen, welche Bakterienstämme die wichtigsten für Sie sind.

Zahlreiche Studien haben die vielfältigen Wirkungen von Probiotika untersucht. Die probiotischen Bakterien fördern die Adsorption lebenswichtiger Nährstoffe im Darm, helfen, schädliche Keime zurückzudrängen, und unterstützen das Immunsystem, unter anderem indem sie Grippeviren und Erreger, die Erkältungen auslösen, erkennen. Von Probiotika können alle profitieren, die zu Infektionen neigen, eine Autoimmunerkrankung wie Diabetes mellitus Typ 1 haben, oder die Medikamente nehmen, welche die Immunabwehr unterdrücken wie Cortison. Abnehmen wird mit probiotischen Mitteln häufig leichter, und auch das metabolische Syndrom, das mit starker Fettleibigkeit, Bluthochdruck, veränderten Blutfettwerten und Insulinresistenz einhergeht, wird positiv beeinflusst. Weitere wünschenswerte Wirkungen sind die Besserung des Reizdarmsyndroms und schwerer Darmerkrankungen wie Morbus Crohn, ein geringeres Darmkrebsrisiko, die Bildung der Vitamine A, B_1, B_2, B_3, B_5, B_6, B_{12}, D und K sowie generell die Unterstützung gesunder Cholesterin-, Triglycerid- und Blutdruckwerte. Probiotika gibt es in Kapseln oder als Pulver zum Anrühren in unterschiedlicher Zusammensetzung.

Mit fermentierten Lebensmitteln und Getränken wie Sauerkraut, Nattō, Kefir, Tamari, Kombucha, Brottrunk, Trank des Lebens oder selbst fermentierten Gemüsen kann sich jeder im Alltag probiotisch ernähren. Ein Vorzug fermentierter Milchprodukte besteht darin, dass das Kasein, das Milcheiweiß, das viele Menschen nicht gut vertragen, so umgebaut wird, dass es leichter verdaulich ist. Wertvolle Enzyme, die während der Pasteurisierung zerstört werden, können durch Fermentation wiederhergestellt werden, einschließlich der Laktase, die gebraucht wird, um Milchzucker (Laktose) zu verdauen. Praktisch jedes Gemüse kann milchsauer eingelegt werden. Ob Karotten, Rüben, Gurken, Zwiebeln oder Paprika oder eine Mischung aus mehreren Gemüsen: Essen Sie täglich davon, Ihr Immunsystem, Ihre Gesundheit und Ihr Darm werden es Ihnen danken. Diese sehr enzymreichen Nahrungsmittel dürfen nicht erhitzt werden, da Enzyme bei Temperaturen von über 47 °C in Flüssigkeiten und über 64 °C in trockener Hitze absterben. Sauerkraut aus der Dose ist kein lebendiges Kraut mehr, die Enzyme haben schon längst den Geist aufgegeben. Auch tiefgefrorenes Gemüse ist aus dem gleichen Grund ungeeignet. Mehr zu den lebensspendenden Enzymen finden Sie im Kapitel »Enzyme – Katalysatoren für alle Lebensvorgänge«.

Das Bakterium *Bacillus coagulans* zählt zu den probiotischen Bakterien, die die Gesundheit des Darms und des Darmimmunsystems unterstützen. Unterschiedliche Studien weisen darauf hin, dass das *Bacillus coagulans* bei Bauchkrämpfen, Gasbildung und Durchfällen helfen kann, die mit einem Reizdarm verbunden sind. Eine kleine, an Menschen durchgeführte Studie mit zehn gesunden Frauen und Männern zeigte, dass das Bakterium das Immunsystem stärken und Infektionen der Atemwege wie eine Erkältung und Grippe abwehren kann. Die Studienteilnehmer wurden 30 Tage lang mit *Bacillus coagulans* behandelt und dann in Kontakt mit dem Adenovirus, das Erkrankungen der Atemwege auslöst, und Influenza A, einem Grippevirus, gebracht. Die Ergebnisse zeigten, dass *Bacillus coagulans* die Produktion von Zellen deutlich steigerte, die eine zentrale Rolle bei der Immunantwort spielen.[37]

Leaky Gut kann durch einen Mangel an Magensäure ausgelöst werden. Weil die Nahrung im Magen nicht richtig verdaut wird, gelangen unverdaute oder nur teilweise verdaute Nahrungsbestandteile in den Dünndarm und wirken dort wie Gift- und Fremdstoffe. Sie belasten die Darmflora und bringen sie aus dem Gleichgewicht. Es ist eine Kettenreaktion: Schädliche Bakterien und Pilze können sich nun mit Folgen für die Gesundheit der Darmschleimhaut vermehren, die ihre Fähigkeit, nur Geeignetes in die Blutbahn aufzunehmen und Ungeeignetes abzuwehren, immer mehr verliert. Lesen Sie im folgenden Kapitel über Magensäure, was Sie tun können.

Immunstärkende Kraftbrühen nach Uwe Karstädt

Knochen-, Fleisch- und Fischbrühen sind ein ideales Lebensmittel, mit dem Sie die Heilung Ihres Darms und Ihres Immunsystems unterstützen können. Sie enthalten Mineralien, Glycin, Gelatine und Kollagen, die heilend auf die Darmschleimhaut wirken. Der Heilpraktiker Uwe Karstädt empfiehlt, Kraftbrühen aus Huhn, Rind, Kalb, Gans, Ente, Pute, Bison, Lamm, Fasan, Wachtel oder Fisch, alles aus Bio-Zucht, zuzubereiten. Nur die besten Zutaten sollen es sein.

Für die Hühnerbrühe wird ein ganzes Bio-Huhn ohne Innereien verwendet. Es wird mit Wasser bedeckt, mit etwas Salz und grob geschroteten Pfefferkörnern gewürzt und in einem Topf bei niedriger Temperatur 3–4 Stunden geköchelt. Schöpfen sie den Schaum ab, wenn er sich bildet. Dann wird die Brühe abgeseiht und die weich gekochten Gewebe und Fette der Knochen wieder in die Brühe gegeben. Sie enthalten die heilenden Substanzen für die Darmschleimhaut.

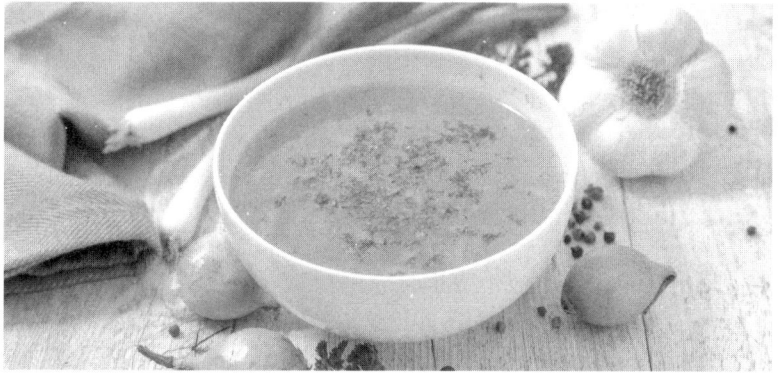

Für eine Rinderbrühe oder eine andere Art von Fleischbrühe können Sie Ochsenschwanz oder eine Beinscheibe, zugedeckt mit Wasser und etwas Salz sowie grob geschroteten Pfefferkörnern, 4–6 Stunden köcheln. Wenn sich Schaum bildet, sollte er abgeschöpft werden. Dann das Knochenmark und alle weich gekochten Substanzen um die Gelenke und Knochen wieder in die Brühe geben. Wie beim Huhn sind diese Nahrungsteile diejenigen, die die Darmwand aufbauen und heilen.

Für eine Fischbrühe sollten Sie nur Fische aus Bio-Zucht oder frisch gefangen kaufen, zum Beispiel auf dem Wochenmarkt. Wegen der Verschmutzung der Meere empfehlen sich Süßwasserfische wie Forelle, Saibling oder Renke. Der Fisch sollte zugedeckt mit Wasser, Salz und grob gemahlenen Pfefferkörnern etwa 2–3 Stunden köcheln. Schöpfen Sie auch hier den Schaum ab. Nach dem Abseihen der fertigen Brühe sollen wiederum die weichen Substanzen um die Knochen zurück in die Brühe gegeben werden.

Die Kraftbrühen halten sich im Kühlschrank. Auf diese Weise haben Sie eine schmackhafte Grundlage für Kraftsuppen, die Sie mit dem gegarten Fleisch sowie Gemüse anreichern können. Sie sind nicht nur für Menschen mit einem kranken Darm geeignet. Jeder kann von diesen immun- und darmstärkenden Brühen und Suppen profitieren.

Wenn Sie eine Heildiät einhalten müssen, können Sie die Kraftbrühen auch alle 2–3 Stunden trinken.[38] Einen ausführlichen Diät- und Heilplan sowie weiteres Hintergrundwissen bei Leaky-Gut-Syndrom stellt Uwe Karstädt in seinem Buch *Die Säure des Lebens* vor.

Magensäure – die »Säure des Lebens«

Verdauung beginnt bereits mit dem ersten Bissen im Mund. Je nachdem, wie gut und lange wir kauen, wird die Nahrung besser zerlegt und vor allem eingespeichelt. Speichel ist nicht nur dazu da, die

Mundhöhle feucht zu halten und das Schlucken zu erleichtern. Im Speichel sind wichtige Stoffe enthalten wie die Verdauungsenzyme Lysozym und Lactoferrin sowie Immunglobulin A und Histatin, die bereits im Mund Keime abtöten. Wird die Nahrung, wie heute üblich, nur angekaut und geschluckt – der Magen wird's schon richten –, wird der Rest des Verdauungstraktes mit mehr Bakterien konfrontiert, und es fehlt an wichtigen Vorverdauungsenzymen. Kauen ist also ein Gesundheitsargument, auch wenn Bequemlichkeit oder gesellschaftliche Vorstellungen dagegensprechen sollten. Dreißig- bis fünfzigmal sollen wir jeden Bissen kauen, egal, was es ist. Diese Empfehlung von Experten ist für viele Menschen recht ungewohnt. Wer so kaut, dass Magen und Darm einen optimalen Nahrungsbrei geschickt bekommen, mag in unserer Zivilisation ein wenig an eine wiederkäuende Kuh erinnern.

Damit die Verdauung im gesamten Verdauungstrakt gut funktionieren kann, ist ein optimales Zusammenspiel von Enzymen, Hormonen sowie sauren und basischen Verdauungssäften nötig, ebenso Speichel, Magensäure und das Verdauungsenzym Pepsin. Das Kohlensäuresalz Bikarbonat, die Galle und die Bauchspeicheldrüse arbeiten zusammen, um die Verdauung und Verwertung der Nahrung möglich zu machen. Wenn eine dieser Substanzen fehlt, gerät das System aus dem Gleichgewicht. Die Magensäure spielt dabei eine grundlegende Rolle. Ist nicht ausreichend davon vorhanden, kann der Magen weder seine Schutzfunktion gegen Keime und Fremdstoffe erfüllen, die mit der Nahrung aufgenommen werden, noch richtig verdauen. Der Darm, in dem sich 80 Prozent des Immunsystems befindet, wird mit Keimen überlastet. Außerdem kann er aus der ungenügend vorverdauten Nahrung auch nicht ausreichend Vitalstoffe wie Vitamine, Mineralstoffe und Aminosäuren ziehen, die vom Immunsystem gebraucht würden. Eiweiße, die im Magen für die Verwertung im Dünndarm aufgeschlüsselt werden müssten, bleiben ganz oder in Teilen erhalten. Dann liegt eine Mahlzeit oft mehr als die doppelte Zeit im Magen. Was normalerweise nach 2–3 Stunden in den Darm weitergeleitet würde, braucht nun 6 oder sogar 9 Stunden. Vom langen Liegen gärt und fault die Nahrung, es bilden sich Gase, die zu Magenbeschwerden und Aufstoßen führen. Der Magen versucht mit allen Mitteln, die wenige Magensäure auf den gesamten Speisebrei zu verteilen und beginnt, sich heftig zu bewegen. Meist genügt das allerdings trotzdem nicht für eine ordentliche Verdauung. Mit den Fäulnisgasen wird Magensäure in die Speiseröhre gedrückt. Das kann höllisch brennen, denn die Schleimhaut der Speiseröhre hat keine Schutzschicht gegen die Säuren. Um das zu verhindern, schützt normalerweise ein Ventil, der Sphinkter, die Speiseröhre.

Wenn wir den Speisebrei hinunterschlucken, öffnet sich das Ventil und schließt sich danach wieder. Dieses Ventil kann einfach offen sein. Es kann sich auch durch den größeren Druck öffnen, der durch die unverhältnismäßig starken Magenbewegungen entsteht, und es kann sich durch den Druck der Gase öffnen. In allen Fällen kommt Magensäure in Kontakt mit der Speiseröhre – das Sodbrennen hat hier also nichts mit zu viel an Magensäure zu tun. »Gutes und langes Kauen und damit verbunden das gute Einspeicheln sowie die optimale Magensäure können dem Immunsystem im Darm sehr viel Arbeit abnehmen«, erklärt Uwe Karstädt. »Aber nicht nur das! Wie ich bereits vorhin sagte, ist das Immunsystem auch auf die Bereitstellung von Spurenelementen, Aminosäuren, Vitaminen und Mineralien angewiesen, die ohne eine vollständige Aufschlüsselung nicht komplett verwertet werden. Die Zerkleinerung aber beginnt im Magen.«[39] Der Gäreffekt ist derselbe, der auftritt, wenn wir als Letztes etwas schnell Verdauliches wie Obst essen. Dann muss das Obst warten, bis die vorherigen Speiselagen verdaut sind, und fängt in der Wartezeit schon mal an zu gären.

Was im Magen nicht vorbereitet wurde, kann im Darm nicht nachgeholt werden. Der Magen hat keine Zähne, und der Darm hat keine Säuren, um die Nahrung zu desinfizieren und zu zersetzen.

Magensäure – die »Säure des Lebens« 251

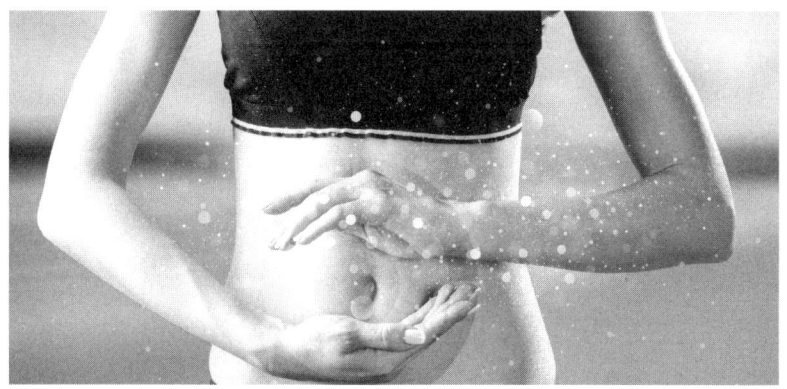

Die Aufgabe des Dünndarms besteht darin, die bereits im Magen zersetzte Nahrung aufzuspalten, das Brauchbare vom Unbrauchbaren zu trennen und nur das Brauchbare aufzunehmen. Der Dickdarm zieht das restliche Wasser aus dem Nahrungsbrei und dickt ihn ein. Dabei holt er noch die letzten Reste an Nährstoffen aus dem Wasser heraus. Jede Stufe der Verdauung baut auf der vorherigen auf. Es ist wie in der Arbeitswelt: Wenn Sie kein brauchbares Material auf den Schreibtisch gelegt bekommen, können Sie auch keine optimale Leistung erbringen.

Junge Menschen produzieren noch viel Magensäure. Sie können sich den Luxus geringen Kauens noch eher leisten, auch wenn er ihnen langfristig ebenfalls schadet. Im Laufe des Lebens sinkt die Magensäureproduktion. Bei einem 60-Jährigen sind es im Vergleich zum Jugendlichen nur noch 20–25 Prozent. Es ist also wichtig, diese natürliche Verringerung in die Ernährung einzubeziehen. Denn nicht nur das Immunsystem braucht die Magensäure, um an Nährstoffe zu kommen. Wenn Eiweiße und Vitalstoffe im Darm nicht ausreichend aufgenommen werden können, zehrt der Mensch aus. Neben der altersabhängigen Veränderung spielen auch Ernährungs- und Lebensfaktoren eine Rolle. Eine unausgewogene Ernährung, ein Mangel an Ballaststoffen und Nahrungsenzymen, hastiges Es-

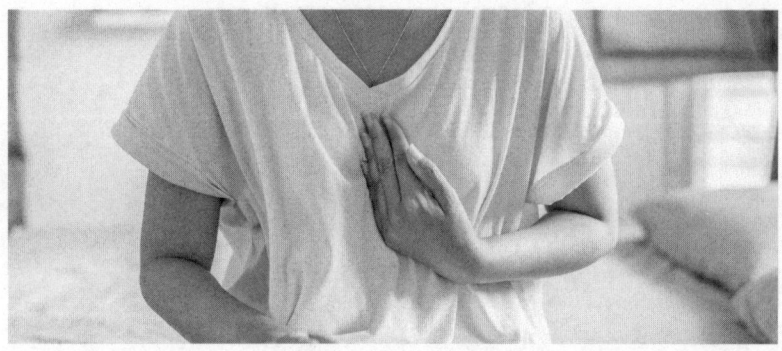

sen, Rauchen, Alkohol, Stress, Hektik und Erkrankungen beeinflussen die Magensaftproduktion und können zu Sodbrennen führen. Zuckerreiche Nahrungsmittel, industriell verarbeitete Produkte, chronische Übersäuerung und falsch zusammengestellte Mahlzeiten, auch was die Reihenfolge angeht, verstärken das Problem. Außerdem kann eine Infektion mit dem Bakterium *Helicobacter pylori* die Ursache sein. Allerdings führt *Helicobacter pylori* nicht immer zu Problemen. Bei vielen Menschen nistet das Bakterium in der Magenschleimhaut, ohne sich in Magenschleimhautentzündungen (Gastritis), Magengeschwüren oder Zwölffingerdarmgeschwüren zu äußern. Dafür braucht es einen geschwächten Magen und ein geschwächtes Immunsystem.

Die Magensäureproduktion wird außerdem von der Zusammensetzung der Bakterien im Darm beeinflusst. Ist das Mikrobiom gestört, wird oft auch zu wenig Magensäure produziert. Wer Probleme mit dem Magen hat, sollte deshalb auch den Zustand der Darmflora kontrollieren lassen.

Sodbrennen ist ein kulturelles Phänomen

Unter den Verdauungsbeschwerden, die heute so viele Menschen plagen, ist Sodbrennen eine der häufigsten. Dann folgt meist der Griff zum Säureblocker, denn Sodbrennen, so denken noch immer selbst viele Mediziner, kommt natürlich von einem Überschuss an Magensäure. Die Herstellung und der Verkauf von Säureblockern ist ein Milliardengeschäft. Doch bei vielen Menschen ist das Gegenteil der Fall – das Sodbrennen kommt von einem Mangel. Behandelt man diese Art von Sodbrennen mit den gängigen Säureblockern (Protonenpumpenhemmer, PPI) entsteht ein Teufelskreis. Kurzfristig helfen die Medikamente, aber langfristig verstärken sie den Mangel und alle Folgen.

▶▶ Was können Sie tun?

Wenn Leber, Galle und Bauchspeicheldrüse zu wenig Magensaft produzieren, muss auf gute Verdaulichkeit der Nahrung geachtet werden. Auch jüngere Menschen können übrigens betroffen sein. Es gibt natürliche Mittel, um die Herstellung von Magensäure anzuregen. Außerdem sollten diese Organe gestärkt werden.

Ein einfaches, aber sehr wirkungsvolles Mittel sind Artischocken. Essen Sie das Gemüse frisch gekocht oder nehmen Sie ein gutes Artischockenpräparat ein, am besten mit Cholin. Die vitaminähnliche Substanz unterstützt die Leber- und Gallenblasenfunktion, die Fettverwertung, reguliert den Cholesterinspiegel und hat eine positive Wirkung auf Gehirn- und Nervenzellen. Artischocken regen Leber und Galle an, fördern die Verdauung, unterstützen die Ausscheidung von Cholesterin und hemmen dessen Neubildung.

Ein wahres Wundermittel ist auch Kurkuma, die Gelbwurz. Die Liste ihrer heilkräftigen und nährenden Eigenschaften ist lang. Im indischen Ayurveda und in der indischen Küche hat sie einen festen Platz in Currys und Churnas. Das darin enthaltene Kurkumin stimuliert unter anderem die Produktion von Gallensaft. Das Medical Center der University of Maryland empfiehlt dreimal täglich 300 Milligramm, um die Leber- und Gallenfunktion zu unterstützen.

Aloe-vera-Saft ist ausgesprochen basisch und beruhigt Reizungen in Speiseröhre, Magen und Darm. Auch Ingwer, ob als Tee, in Pulverform oder eingelegt, kann die Menge der Magensäure nach beiden Richtungen ausgleichen. Zu den erprobten Hausmitteln zählen außerdem Apfelessig und der Saft von rohen pürierten Kartoffeln.

Ein etwas ungewöhnlicher Tipp gegen Sodbrennen ist so einfach, dass man es kaum glauben kann: Kauen Sie Kaugummi. Zuckerfrei und am besten mit Xylitol gesüßt sollte er sein. Meiden Sie Kaugummis mit Zuckeraustauschstoffen wie Aspartam.

Kaugummikauen stimuliert die Sekretion von Speichel, der wie ein Säurepuffer wirkt. Ein weiterer Vorteil ist, dass mit dem zusätzlichen Speichel auch mehr Verdauungsenzyme in den Magen gelangen. Wer zu wenig Magensäure hat, kann auf diese Weise die Verdauung noch im Nachhinein unterstützen. Untersuchungen belegen übrigens, dass Kaugummikauen auch die Nerven beruhigen kann und so hilft, Stress und Anspannung abzubauen. Die Konzentration wird gefördert, weil das Kauen die Blut- und Sauerstoffzufuhr im Gehirn erhöht. Kiefer und Nacken werden gelockert, Spannungskopfschmerzen können verschwinden. Der Zuckerersatz Xylitol hat eine antibakterielle Wirkung. Verschiedene Studien haben nachgewiesen, dass er vor Karies schützt und bereits bestehende zum Stillstand bringen kann.

Achten Sie generell darauf, dass genügend Verdauungsenzyme vorhanden sind. Ananas, Papaya und Zitrone sind ausgezeichnete Lieferanten. Eine Zitronensaftkur (siehe S. 219) kurbelt den Stoffwechsel und die Verdauung an. Bewährt hat sich bei Verdauungsproblemen auch Caricol®, eine Papaya-Zubereitung des Lotus Buddhist Monastery auf Hawaii. Früchte, die Berberin enthalten, können die Magensäureproduktion ebenfalls anregen. Dazu gehören unter anderem die Berberitze, deren Früchte und Wurzelrinde die Galle und generell die Verdauungsorgane stärken, die Kanadische Gelbwurz, die bei Magen-, Darm- und Leberproblemen Abhilfe schaffen kann, und die Mahonie, deren Früchte und Wurzeln schon seit Jahrhunderten von den Indianern Nordamerikas als Heilpflanze eingesetzt werden. Wichtig ist auch Bewegung. Sie stimuliert den Lymphfluss, die Darmbewegungen und hält den Körper insgesamt in Schuss. Eine gute Alternative für zu Hause ist das Minitrampolin, auf dem Sie innerhalb kurzer Zeit Stress abbauen und den Körper fit machen können. Schon ab 3 Minuten medizinischem Trampolinhüpfen, das mehr ein Wippen als ein Springen ist, sorgen für Ausgleich. 20 Minuten sind wie 30 Minuten Joggen oder mehr.

Bitterstoffe – Verdauungshelfer aus der Natur

Eine bessere und leichtere Verdauung lässt sich mit der Geschmacksrichtung »bitter« beziehungsweise mit Bitterstoffen erreichen. Die Magensaftproduktion wird auch durch Sinneseindrücke angeregt. Wenn wir Lebensmittel sehen, riechen und schmecken, beginnen Speichel und Magensaft zu fließen, vor allem, wenn es sich um bittere Geschmacksnoten handelt. Vor einer Mahlzeit eingenommen, regen Bitterstoffe an und unterstützen vor allem auch die Fettverdauung. Forscher der Rutgers-Universität in New Jersey fanden heraus, dass Bitterstoffe außerdem das Körpergewicht regulieren, da sie gleichzeitig ein rechtzeitiges Sättigungsgefühl fördern. Kurkuma, Bockshornklee, Ingwer, Knoblauch, Wermutblätter, Enzianwurzel und Löwenzahnkraut haben eine bittere Note. Viele Gewürze enthalten Bitterstoffe: Salbei, Rosmarin, Basilikum, Koriander, Thymian, Wacholder, Rosmarin, Oregano, Majoran, Kardamom und Nelken und natürlich die bekannten, verdauungsfördernden Kräuter Kümmel, Fenchel und Anis, die Blähungen besonders gut beruhigen können. Hilfreich sind Tees aus Bitterklee, Angelikawurzel, Wermut, Schafgarbe und Salbei. Ein kleiner Verdauungsschnaps wie Schwedenbitter oder Enzian kann ebenfalls helfen. Ein Insidertipp ist Grapefruitkernextrakt. Er enthält spezielle, besonders bittere Flavonoide (sekundäre Pflanzenstoffe), die außerdem helfen, die Blutgefäße elastisch und kräftig zu erhalten.

Eine optimale Kombination von Bitterstoffen, kann ganz einfach in flüssiger Form mit etwas Wasser vor dem Essen eingenommen werden. Bitterstoffe können übrigens noch mehr: Sie machen munter, hellen die Stimmung auf und stärken das Immunsystem.

Immunsystem auf Abwegen – Allergien und Nahrungsmittelunverträglichkeit

Allergien umfassen ein weites Feld, das sich in verschiedene Kategorien mit völlig unterschiedlichen Ursachen und Symptomen unterteilt. Es gibt Allergien vom Typ I, II, III und IV. Hier soll von der verzögerten Nahrungsmittelunverträglichkeit die Rede sein (Typ-III-Allergie), da sie besonders schwierig zu erkennen ist, im Körper jedoch gravierende Folgen haben kann. Die allergische Reaktion erfolgt Stunden, manchmal bis zu 3 Tage später, sodass es schwierig ist, einen Zusammenhang zwischen dem allergieauslösenden Stoff (dem Allergen) und der Reaktion festzustellen.

Wenn wir von Allergien sprechen, denken wir meist an Allergien vom Typ I. Heuschnupfen, Insektenstichallergien, allergisches Asthma und Nesselsucht sind unter anderem Reaktionen, die zeitnah zum Kontakt mit dem Allergen erfolgen. Kurz nachdem etwas gegessen wurde oder ein Kontakt mit einer Substanz bestand, gegen die man allergisch ist, treten Symptome wie Hautjucken, Schluckbeschwerden, Atemnot bis hin zum anaphylaktischen Schock auf, bei dem der Kreislauf kollabiert. Allergien vom Typ III sind anders. Sie entstehen durch eine allergische Reaktion des Immunsystems, an der IgG- und IgM-Antikörper beteiligt sind. Milch und Milchprodukte, Ei, Soja und Gluten sind besonders häufig Ursache für Typ-III-Allergien. Wenn man beispielsweise Produkte mit dem Milcheiweiß Kasein zu sich nimmt, betrachtet das Immunsystem diese als feindlich und antwortet mit der gleichen Reaktion wie bei Bakterien, Viren und anderen Schadstoffen: Es produziert IgG-Antikörper, die das Nahrungsmittel markieren und es durch Bildung von Immunkomplexen unschädlich machen. Immunkomplexe sind mit Entzündungen verbunden, welche die Fresszellen zum Abbau herbeirufen. Die Immunabwehr kann nur eine bestimmte Menge an Immunkomplexen abbauen. Bilden sich zu viele innerhalb kurzer Zeit, bleiben Entzündungsherde im Körper mit entsprechenden Folgen. Außerdem wendet sich das Immunsystem gegen körpereigenes Gewebe, das dem Allergen ähnelt, zum Beispiel an den Gelenken. Allergien vom Typ III erzeugen Autoimmunreaktionen, die nicht auf die leichte Schulter zu nehmen sind. Die Symptome sind vielfältig. Sie können die Haut, die Schleimhäute, jedes Organ und fast jeden Bereich des Körpers betreffen. Magen-, Verdauungs- und Darmbeschwerden, Leaky Gut, Morbus Crohn, Reizdarm, Zöliakie, Störungen des Zucker- und Fettstoffwechsels, Hautprobleme wie Neurodermitis, Psoriasis und Akne, Haarausfall, Kopfschmerzen und Migräne, hoher Blutdruck aufgrund der chronischen Entzündungen, alle chronisch-entzündlichen Prozesse an Gelenken, Muskeln und Drüsen, das Chronische Erschöpfungssyndrom (*Chronic Fatigue Syndrome/ CFS*), das metabolische Syndrom mit Fettleibigkeit, chronischer Eisenmangel, Schlafstörungen, Konzentrationsstörungen, Hyperaktivität und Aggressivität sowie seelische Probleme wie Depressionen können ein Hinweis auf eine Typ-III-Allergie sein und sollten unbedingt auch diesbezüglich abgeklärt werden. Autoimmunerkrankungen wie Diabetes mellitus Typ 1, Colitis ulcerosa, rheumatoide Arthritis, multiple Sklerose und Hepatitis sind mögliche Folgen einer langfristigen, überschießenden Reaktion des Immunsystems gegen den eigenen Körper. Hier besteht auch ein möglicher Zusammenhang mit Leaky Gut, bei dem die schädlichen Substanzen vermehrt durch die lecke Darmwand in den Organismus geraten.

Wichtig ist auch zu wissen, dass bei einer Typ-III-Allergie keine Abneigung gegen das kritische Nahrungsmittel besteht wie bei der Typ-II-Allergie, sondern im Gegenteil eine besondere Lust darauf.[40]

Die Nahrungsmittelunverträglichkeit vom Typ III darf nicht mit Nahrungsmittelintoleranzen verwechselt werden wie der Laktoseintoleranz, bei der ein Enzym zum Verdauen des Milchzuckers fehlt. Wer auf Milcheiweiß allergisch reagiert, wird mit laktosefreien Produkten die gleiche Immunkomplexreaktion erzeugen.

▶▶ Was können Sie tun?

Die Typ-III-Allergie ist bei Schulmedizinern noch weitgehend unbekannt oder wird nicht als ernsthaftes Gesundheitsrisiko eingestuft. Suchen Sie sich einen Arzt oder Heilpraktiker, der mit dem Stoffwechselfunktionstest (SFT) und einem Nahrungsmittelunverträglichkeitstest vertraut ist (zum Beispiel über das Internet). Beide Tests empfehlen sich auf jeden Fall, wenn unklare Beschwerden vorliegen, beziehungsweise Symptome, die nicht eindeutig zugeordnet werden können. Leider werden bei der Typ-III-Allergie immer noch häufig andere Diagnosen gestellt. Behandelt wird dann zum Beispiel eine Histaminintoleranz. Auch wer an einer Autoimmunerkrankung wie Diabetes Typ 1 oder multipler Sklerose leidet, kann von den Tests profitieren.

Der erste und wichtigste Schritt besteht darin, das allergieauslösende Nahrungsmittel wegzulassen. Je nach Stärke der Allergie können 3 Monate völligen Verzichts ausreichen, es kann aber auch 1 Jahr oder länger dauern, bis sich die Immunkomplexe im Körper aufgelöst und die Immunreaktion zurückgebildet hat, sodass der allergieauslösende Stoff wieder vertragen wird. Vor allem bei einer Unverträglichkeit von Eiweißen wie dem Milcheiweiß Kasein ist häufig ein Leaky Gut im Spiel. Hier muss zuerst der Darm saniert werden. Wenn die Darmwand wieder ihre natürliche Schutzfunktion erfüllen kann und die Darmflora wieder im Gleichgewicht ist, geht meist auch die Unverträglichkeit zurück. Ein Stuhltest gibt Aufschluss über den Zustand der Darmflora. Entsprechend zusammengestellte Probiotika helfen, krank machende Pilze und schlechte Bakterien

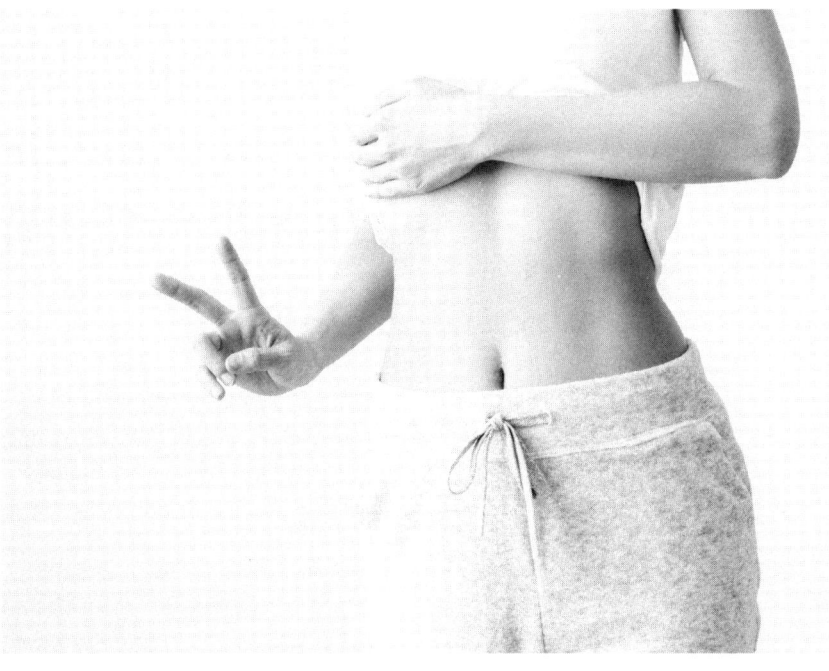

zu verdrängen. Die Empfehlungen, die im Kapitel über Leaky Gut (S. 235) gegeben werden, helfen generell, den Darm und das Darmimmunsystem zu stärken.

Bestimmte Darmbakterien können vor Lebensmittelallergien schützen und sie sogar umkehren. Eine an Mäusen durchgeführte Studie ergab, dass Clostridien dazu in der Lage sind, Bacteroides jedoch nicht.[41] Die Forscher fanden heraus, dass Clostridien die Immunzellen dazu veranlassen, den Signalstoff Interleukin-22 herzustellen, der die Darmdurchlässigkeit herabsetzt. Damit kann Interleukin-22 ein Leaky-Gut-Syndrom verhindern, bei dem Allergene durch die Darmwand in den Blutstrom wandern und eine Immunreaktion provozieren. Untersucht wird nun, wie Nahrungsmittelunverträglichkeiten mit einem entsprechenden Probiotikum behandelt werden können.

Die besten Strategien für ein starkes Immunsystem

»Ordnung zu halten, statt Unordnung aufzuräumen, ist das Grundprinzip der Weisheit. Eine Krankheit zu heilen, nachdem sie aufgetreten ist, ist wie einen Brunnen zu graben, wenn man Durst hat, oder Waffen zu schmieden, wenn der Krieg bereits ausgebrochen ist.«

Aus: Huang Di Nei Jing, Das Buch des Gelben Kaisers zur Inneren Medizin (ca. 300 v. Chr.)

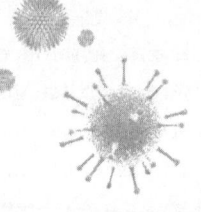
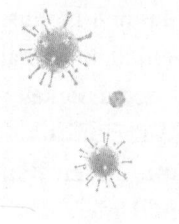
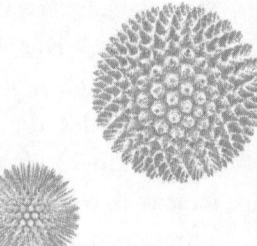

Optimale Gesundheit durch ein starkes Immunsystem

Wenn Ihr Immunsystem optimal arbeitet, haben Sie die besten Aussichten auf ein gesundes, langes Leben voller Energie – und die beste Chance, Krankheiten zu besiegen. Kein Medikament, keine Impfung kann die Intelligenz Ihrer Immunabwehr erreichen oder gar übertreffen – vorausgesetzt, die verschiedenen Komponenten arbeiten effektiv und harmonisch zusammen und das Immunsystem ist nicht mit Kämpfen gegen vermeidbare Belastungen wie Übersäuerung und falsche Ernährung und Lebensweise überfrachtet. Eine Vielzahl komplexer Abläufe muss ineinandergreifen, damit die Schlagkraft rund um die Uhr funktioniert und bei ernsthaften inneren und äußeren Bedrohungen Höchstleistungen erbringen kann. Ob Viren, Bakterien und Parasiten, mit denen wir unabdingbar ständig von außen konfrontiert werden, oder Zellschutt, entartete Zellen und freie Radikale im Innern, die Immunabwehr ist der Wächter unserer Gesundheit und unseres Überlebens. Bei der Behandlung von Symptomen und Erkrankungen ist es deshalb in den meisten Fällen sinnvoll, das Immunsystem zumindest parallel zu unterstützen.

Im Grunde ist es nicht schwierig, die Immunabwehr fit zu machen, denn sie nimmt dankbar alles Gute an, was wir für sie tun. Wichtig ist die Kontinuität. Was immer wir an Maßnahmen ergreifen, ob Ernährungsumstellung, Nahrungsergänzungsmittel, mehr Bewegung oder Atemübungen, sie wirken dann, wenn wir sie über einen längeren Zeitraum durchhalten – mindestens einige Monate, oft besser 2 oder mehr Jahre, und manche Strategien sollten zu lebensbegleitenden Maßnahmen werden, so selbstverständlich wie das morgendliche Aufstehen, Waschen und Ankleiden. Wenn Sie unter Allergien, Autoimmunerkrankungen, Krebs, einer Organschwäche oder anderen langfristigen Erkrankungen leiden, ist in jedem Fall Geduld angesagt, um eine grundsätzliche und nachhaltige Umstimmung des Körpers zu erreichen.

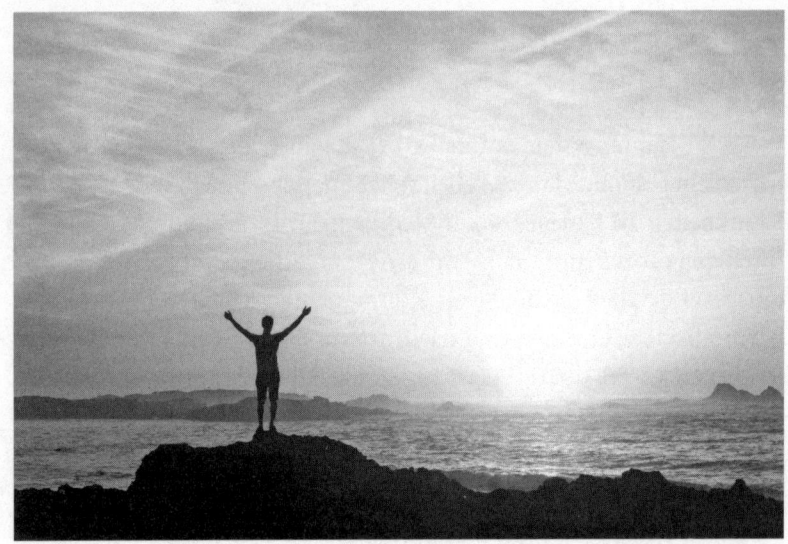

Um zu wissen, wie die Abwehrkräfte optimal gestärkt werden können, muss man den Menschen als Ganzes betrachten. Wir sind nicht nur ein Körper, sondern ein Körper-Seele-Geist-System, in dem körperliche Abläufe auf die Seele und den Geist einwirken und seelische und geistige Vorgänge auf den Körper. Jede Aufspaltung dieser Einheit ist künstlich und nur sinnvoll, um die Wechselwirkungen innerhalb dieser Dreiheit zu verstehen und die Maßnahmen darauf abstimmen zu können.

Die Basis eines gesunden Körpers ist die Ernährung. Essen ist Treibstoff und Medizin, und so, wie ein Sportwagen sich nicht mit Dieselbenzin zurechtfinden wird, wird sich unser Körper nicht folgenlos mit ungeeigneter Ernährung abfinden. Es dauert nur etwas länger, bis die Konsequenzen erkennbar werden, denn der menschliche Organismus verfügt über kraftvolle Überlebens- und Anpassungsmechanismen, die vieles für eine begrenzte Zeit puffern können. Die Folgen schädlicher Verhaltensweisen sind daher oft nicht sofort spürbar. Nach dem Motto »Der Krug geht so lange zum Brunnen, bis er bricht« treten schleichend oder auch plötzlich Symptome auf. Sie sind ein Warnschuss, Umdenken ist angesagt. Gewohnheiten, Gelüste, Stress, seelische Belastungen und auch die zahlreichen Zusatzstoffe, die nicht weniger abhängig machen als Nikotin, lassen uns immer wieder zu Nahrungs- und Genussmitteln greifen, von denen wir oft schon wissen, dass sie schädlich oder zumindest nicht besonders gesund sind. Wer oft außer Haus isst, steht vor zusätzlichen Herausforderungen. Es ist sicher kein Problem, mal zu »sündigen«, aber dieses »Mal« hat die fatale Tendenz, recht schnell zur Normalität zu werden. Der Einkaufskorb im Supermarkt ist schnell gefüllt mit all den schön verpackten Produkten, Schnellgerichten, mit Limonaden (»zuckerfrei«), mit Süßem von zweifelhaftem Inhalt, mit Aufbackbroten und Müslis (»glutenfrei«, »Bio«, angereichert mit künstlichen Vitaminen). Auch Bio ist leider keine Garantie dafür, dass Sie nur Gesundes bekommen, denn Bio lässt in manchen Fällen einiges zu, was nicht auf den Teller gehört. Gewöhnen Sie sich an, die Inhaltsstoffe zu lesen, und verwenden Sie vor allem Produkte, von denen Sie wissen, was sie enthalten.

Ist so viel Vorsicht nicht ein wenig hypochondrisch? Sicher kennen Sie die Menschen, die Ihnen erzählen, Sie seien beim Essen ganz entspannt und würden alles essen, was ihnen schmeckt. Alles andere sei Gesundheitswahn, leben müsse man ja auch noch. Richtig ist, dass Gesundheit nicht zum tagesfüllenden Selbstzweck werden darf. Doch es gibt einen deutlichen Unterschied zwischen dem Bemühen, sich gut zu ernähren und aufmerksam und liebevoll mit Körper, Seele und Geist umzugehen, und dem Wahn, der nichts mehr anderes kennt. Wer allerdings bereit ist, ehrlich zu schauen, was in der Welt geschieht – ob in der Pharmaindustrie, der Medizin, der Lebensmittelindustrie, der Politik und im Finanzsystem –, kommt nicht umhin, sich höchst beunruhigt zu fühlen. Der ehrliche Blick ist eine Aufforderung, die Initiative zu ergreifen und so gut wie möglich für sich zu sorgen, auf allen Ebenen, und dazu braucht es Information, kritisches Denken und den Mut, sich nicht auf die Meinungen von »Autoritäten« zu verlassen und die Verantwortung abzugeben. Ausbaden müssen Sie es immer selbst, gleich welchem Rat Sie gefolgt sind.

Der ehrliche Blick in die Gesundheitslandschaft zeigt: Was Chemie im Essen, Genmanipulation, Massentierhaltung, Umzüchtungen von Getreide und vieles mehr in den Menschen anrichten, lässt sich an den ständig wachsenden Zahlen von Menschen ablesen, die an scheinbar unerklärlichen Symptomen leiden, die Autoimmunerkrankungen, Allergien und Nahrungsmittelunverträglichkeiten entwickeln, die sich schwach und ausgelaugt fühlen, nicht schlafen können oder von diffusen Ängsten geplagt sind, für die es keinen erkennbaren Grund in der Lebenssituation gibt. Immer häufiger tritt das metabolische Syndrom auf, das auch das tödliche Quartett genannt wird, mit den Symptomen Fettleibigkeit (vor allem das verheerende innere Bauchfett), Bluthochdruck, veränderte Blutfettwerte und Insulinresistenz (Diabetes oder Prädiabetes). Immer mehr Kinder und Jugendliche sind betroffen. Die Autismuszahlen steigen, Arthrose und rheumatische Erkrankungen nehmen zu.

Wenn all das kein Weckruf ist, sich sehr bewusst um Ernährung zu kümmern, wie soll er sonst aussehen?

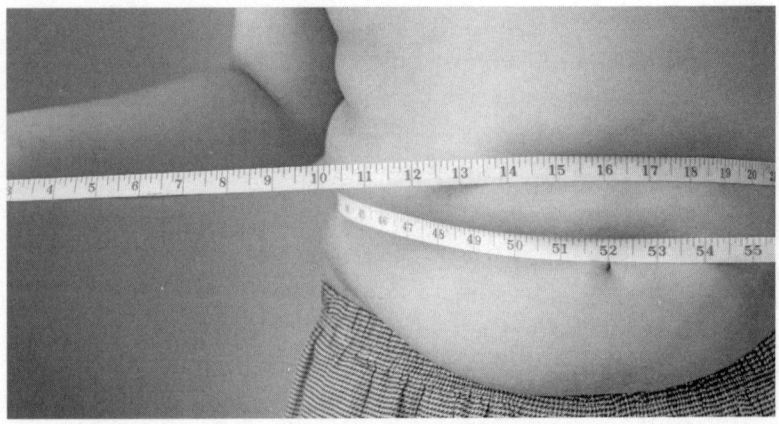

Ihr Immunsystem: das Ergebnis von Körper, Geist und Seele

»Ahme den Gang der Natur nach. Ihr Geheimnis ist Geduld.«
Ralph Waldo Emerson, amerikanischer Philosoph (1803–1882)

Die Immunabwehr ist ein komplexes System, das ebenso von körperlichen wie geistigen und seelischen Faktoren beeinflusst wird. Es ist daher nicht verwunderlich, dass die Immunstärkung auch auf allen drei Ebenen geschehen muss. Manchmal kann allerdings eine einzige Maßnahme genügen, zum Beispiel wenn Sie zu viel sitzen, sich nicht ausreichend bewegen und zu wenig frische Luft tanken. Je nachdem, wie schwach die Immunabwehr oder wie stark eine eventuelle Störung ist, braucht es deutlich mehr. Die wichtigste Säule ist, wie bereits erläutert, die Ernährung. Aber Sie können Gesundheit nicht einfach essen, indem Sie eine Pille oder ein Nahrungsergänzungsmittel schlucken, eventuelle schädliche Gewohnheiten aber beibehalten, und hoffen, dass dies genügt, um die Probleme zu beseitigen. Ein gesunder Lebensstil ist die Grundlage, auf der tägliche gesunde Nahrungsmittel, spezielle Superfoods und Nahrungsergänzungsmittel ihre Wirkung entfalten können. Und es braucht Ausdauer und Geduld. Die natürliche Umstimmung des Körpers findet allmählich, dafür aber nachhaltig statt. Anders als bei chemischen Mitteln, die darauf ausgerichtet sind, eine schnelle Wirkung zu erzielen, braucht die Natur Zeit. Um gesund zu sein, benötigen wir im Normalfall keine Medikamente, Impfstoffe oder chirurgischen Eingriffe, sondern eine Lebensführung, mit der wir unser Immunsystem und die Selbstheilungskräfte unterstützen. Was uns fehlt, schwächt und krank macht, ist nicht ein Mangel an Medizin, sondern ein Mangel an einem Leben, das Körper, Seele und Geist gerecht wird. Was Sie essen, wie Sie mit Ihrem Körper umgehen, was und wie Sie denken und Ihre Erfahrungen bewerten, wie Sie als Folge dessen fühlen und Ihr Leben und Ihre Zukunft beurteilen – all das bestimmt Ihren Gesundheitszustand, Ihr biologisches Alter und Ihre Fähigkeit, sich gegen Schädliches zu behaupten. Mit der richtigen Lebensweise können wir unsere innere Welt – die biologische wie die seelische – wiederherstellen, Krankheiten heilen und das Altern verlangsamen.

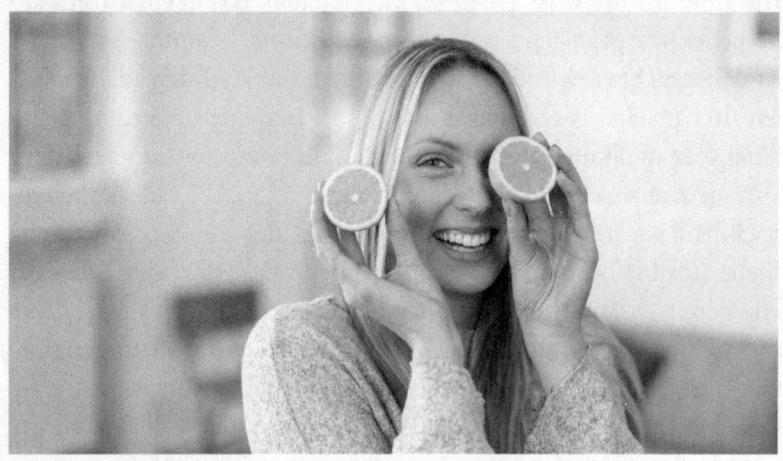

Immun durch ein gesundes inneres Milieu

»Die Mikrobe ist nichts, das Milieu ist alles!«

Dr. Antoine Béchamp, Chemiker und Arzt (1816–1908)

Wie entstehen Infektionskrankheiten? An dieser Frage scheiden sich die Geister: Die aktuell größere Fraktion vertritt die Ansteckungstheorie, die besagt, dass der menschliche Körper von außen durch Keime angegriffen und infiziert wird. Die anderen sind der Ansicht, dass Bakterien und Viren nicht von außen in den Körper eindringen und uns krank machen, sondern dass wir die krank machenden Keime selbst in unserem Inneren produzieren. Aus dieser Sicht gibt es keine Ansteckung. Was unter Ansteckung zu verstehen ist, weiß jeder. Aber wie kommt es zu der Ansicht, Ansteckung gäbe es nicht, und wir wären selbst die Verursacher von Gesundheit und Krankheit? Wichtig und interessant ist, dass nicht jeder Mensch, bei dem krank machende Bakterien oder Viren nachgewiesen werden, krank wird. Ob Ansteckung oder nicht: Etwas gibt es auf jeden Fall im Menschen selbst, was die Entscheidung trifft.

Mikroben wandeln ihre Gestalt

> »Während die Schulmedizin in ihrem Denken noch heute der linearen Kausalanalytik und dem materialistischen Weltbild folgt, hat die Mutter aller Naturwissenschaften, die Physik, auf welche sich die Schulmedizin gerne beruft, diesen scheinbar sicheren Boden schon längst verlassen. Die Quantenphysik zeichnet ein neues Weltbild unendlicher Wechselwirkungen, gegenseitiger Abhängigkeiten und das Schwinden von Raum und Zeit.«
>
> Dr. Marcel G. Brander, Chefarzt der Aeskulap-Klinik in Brunnen[1]

Bereits Louis Pasteur hatte beobachtet, dass Bakterien ihre Form verändern, je nachdem, in welchem Milieu sie sich befinden. Aus stäbchenförmigen oder zylinderförmigen Bakterien wurden zum Beispiel kugelförmige. Diese Veränderung in der Gestalt wurde später Pleomorphie genannt. Ein Test mit dem Dunkelfeld-Mikroskop zeigt, wie dieser Prozess vor sich geht. Wenn man einen Tropfen frisches Blut auf einen Untergrund bringt, ihn mit einem Glas abdeckt und eine Weile stehen lässt, kann man beobachten, wie Bakterien die roten und weißen Blutzellen verlassen. Nach einigen Tagen haben sich pilzartige Strukturen gebildet.[2]

Für die Frage nach der Entstehung von Krankheiten bedeutet das, dass aus Blutzellen auch Krankheitserreger entstehen können. Dazu aber braucht es ein geeignetes Milieu. »Die Lebensweise schafft das falsche innere Milieu und löst damit Krankheit und vorzeitigen Tod aus. Mikroorganismen – egal, welchen Namen sie tragen – sind die Folge einer falschen Lebensweise.« (Dr. Robert Young) Sind Bakterien, Viren und Pilze also nicht die Ursache einer Krankheit, sondern das Ergebnis eines kranken, inneren Milieus? Mediziner wie Claude Bernard und Antoine Béchamp forschen bereits im 19. Jahrhundert zum inneren Milieu, das je nachdem, ob es gesund oder krankhaft verändert ist, einen unterschiedlichen Nährboden für Keime bietet. Bernard soll einmal ein Glas Wasser, in dem sich Cholerabakterien befanden, getrunken haben, um zu beweisen, dass ein gesundes inneres Milieu nicht infiziert werden würde. Er blieb gesund.[3]

Ansteckungstheorie und Virusdiagnose

Die Ansteckungstheorie ist für Pharmakonzerne, Impfindustrie und ihre finanziellen »Verbandelungen« ein Milliardengeschäft. Die Vorstellung, dass etwas über die Luft angeflogen kommt oder durch Berührung in uns eindringt, ist extrem beängstigend. Kein Wunder also, dass sie sich als alleiniges Paradigma in Wissenschaft und Forschung festgesetzt hat. Aber ist sie deswegen völlig falsch und muss durch ein neues Paradigma, dem von der Entstehung von Krankheiten in uns selbst, ersetzt werden? Tatsächlich lässt sich Ansteckung nicht so eindeutig beweisen, wie es aus wissenschaftlicher Sicht zu fordern wäre. Bis heute gibt es keine eindeutige Virusdiagnose. Alle bisher bekannten Untersuchungen wie die auf der Basis der Antikörperbildung oder der Polymerase-Kettenreaktion (PCR) sind indirekte Verfahren. Tatsache ist aber auch, dass wir tagtäglich zahllose Keime über die Atmung, die Ernährung und Kontaktflächen in uns aufnehmen. Keime sind immer und überall, in uns und außerhalb von uns. Ansteckung ist also jederzeit möglich – vorausgesetzt unser inneres System reagiert auf das, was hereinströmt, mit einer Krankheitsreaktion.

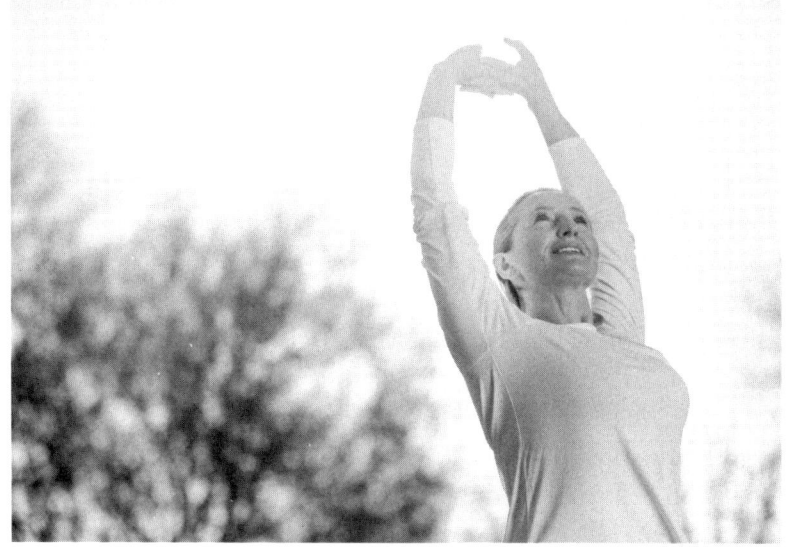

Autopoiese – ein Gedankenexperiment über Ursache und Wirkung

Alles, was wir erleben und was auf uns einströmt, wird von jedem Menschen individuell verarbeitet. Dieses wichtige Prinzip aus Psychologie und Biologie nennt man Autopoiese: Alle lebenden Systeme organisieren ihre Wirklichkeit autonom. Einfacher ausgedrückt bestimmt nicht der Sender einer Botschaft die Wirkung auf den Empfänger, sondern der Empfänger selbst. Aus diesem Grund können zwei oder mehr Menschen den gleichen Vorgang völlig unterschiedlich beschreiben. Machen Sie das Experiment mit einem Film: Wenn drei Menschen ihn gesehen haben, wird jeder etwas anderes hervorheben und jeder ihn anders auslegen. Bei dieser Deutung spielen Ängste, Meinungen und Glaubenssätze, das ganze bisher gelebte sowie das gegenwärtige Leben eine Rolle. Stimmungen und Gefühle können ansteckend sein, wenn wir offen dafür sind. Eleanor Roosevelt, Menschenrechtsaktivistin, Diplomatin und Ehefrau des US-Präsidenten Franklin D. Roosevelt, formulierte das so: »Niemand kann dir ohne deine Zustimmung das Gefühl geben, minderwertig zu sein.« Übertragen wir den Gedanken der Autopoiese auf die Frage der Ansteckung. Eleanor Roosevelts Worte könnten dann etwa lauten: »Niemand kann dich anstecken, wenn du nicht einen geeigneten Nährboden dafür bietest.«

Übersäuerung – der Nährboden für Krankheit

Was ein krankheitsförderliches Milieu ist, darin sind sich die Verfechter unterschiedlicher Ansichten zum Thema Ansteckung einig. Allem voran ist es ein Säureüberschuss, der Viren und Bakterien nährt. Was ist ein gesundes inneres Milieu? Hierbei handelt es sich um Zellen, die Abfallprodukte wie Säuren aus ihrem Stoffwechsel entsorgen können, um säurefreie Zellzwischenräume, um ein Minimum an Zelloxidation durch kraftvolle Radikalfänger, um gesunde Organe und Blutzellen sowie um einen gesunden Darm, der nur möglich ist, wenn der Verdauungsprozess von Mund bis After richtig funktioniert. Organe, Gewebe, Knochen, Blut – alles wird von der kleinsten Körpereinheit, den Zellen, bestimmt.

Stellen Sie sich Ihr inneres Milieu bildlich vor, wie eine Landschaft vielleicht. Ein Zuviel an Säuren lässt Pflanzen und Bäume verdorren, Basen spenden Leben. Ein ausgeglichener Säure-Basen-Haushalt liegt etwas mehr im basischen Bereich. Ebenso wie viele Böden, Flüsse, Meere und die Luft durch Chemikalien vergiftet wurden, Fische und Pflanzen starben oder zu etwas völlig anderem wurden wie der Weizen, wird auch unser inneres Milieu durch falsche Ernährung vergiftet und zu etwas völlig anderem, das krank machenden Keimen den idealen Nährboden bietet. Und hier sind wir wieder bei der modernen Nahrungsmittelindustrie: Wenn Nahrung wegen Profit und nicht zur Gesunderhaltung produziert wird, wachsen Keime und Krankheiten nehmen zu. Welche Überzeugung die richtige ist, ob eine Ansteckungstheorie, ob Keime in uns selbst entstehen oder aber etwas ganz anderes – richtig ist zweifellos, dass ein gesunder Organismus Keimen widerstehen kann. Dr. Young erklärt dazu: »Gesundheit ist wirklich eine Wahl, Krankheit genauso! Sie bekommen keinen Krebs, Sie machen sich Ihren Krebs selbst. Sie bekommen keinen Diabetes, Sie machen sich Diabetes. Wenn Sie krank sind, dann haben Sie in der Vergangenheit die falsche Entscheidung getroffen und leiden jetzt unter deren Folgen. Wenn Sie aber Gesundheit, Kraft und Energie wollen, dann müssen Sie offenbar eine andere Entscheidung treffen. Sie haben die Wahl. Was die Folgen ihrer Entscheidung angeht, haben Sie keine Wahl. Wir können so gesund sein, wie wir wollen. Wir kontrollieren selbst unser Schicksal. Wir können niemanden verantwortlich machen, nicht den Nachbarn, nicht den Partner, niemanden […]. Persönliche Verantwortung, das ist der Moment, in dem wir wirklich frei sein werden. Wenn wir der Pharmaindustrie, der Schulmedizin, der WHO (Weltgesundheitsorganisation) in die Hände arbeiten, wenn wir tun, was sie uns vorschreiben, wird die Zukunft einen noch viel größeren Holocaust bringen […]. Wir aber haben längst die Macht, unseren Körper zu reinigen, zu alkalisieren, zu energetisieren und dadurch uns selbst zu heilen!«[4]

Die sieben besten Strategien zur Immunstärkung

Strategie Nr. 1: Stärken Sie Ihr Immunsystem mit der richtigen Ernährung.

Strategie Nr. 2: Pflegen, schützen und nähren Sie Ihren Darm.

Strategie Nr. 3: Setzen Sie auf Natur: die besten alternativen Heil- und Nahrungsergänzungsmittel.

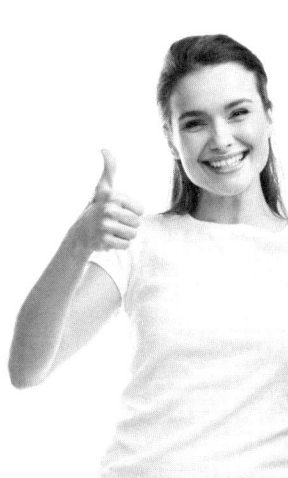

Strategie Nr. 4: Sorgen Sie für ausreichend Schlaf und eine gute Schlafqualität.

Strategie Nr. 5: Trainieren Sie Ihr Immunsystem.

Strategie Nr. 6: Reduzieren Sie Stress.

Strategie Nr. 7: Heilen Sie Seele und Geist.

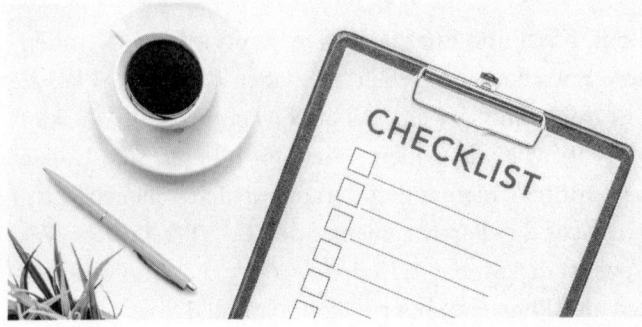

Checkliste für die individuelle Zusammenstellung immunstärkender Strategien

Eine Checkliste mit Fragen wird Ihnen zeigen, welche Strategie oder Strategien für Sie in Ihrer aktuellen Lebenssituation am wichtigsten ist. Lesen Sie dann bitte in den entsprechenden Kapiteln nach und stellen Sie sich daraus ein entsprechendes Programm zusammen:

- Wie ernähren Sie sich? Essen Sie viel oder wenig Gemüse (auch mal roh), Obst und Salat? Verwenden Sie frische Kräuter?
- Wie viel Fleisch, Fisch und Eier essen Sie? Schätzen Sie Ihre tägliche Eiweißzufuhr – vor allem tierisches Eiweiß – hoch, mittel oder niedrig ein?
- Welche Rolle spielen die Feinde des Immunsystems in Ihrer Ernährung – Milch und Milchprodukte, Gluten, Weizen und anderes Getreide, Zucker und Fruktose, Glutamat und Nitritpökelsalz?
- Ist Ihr Säure-Basen-Haushalt ausgeglichen? Haben Sie Symptome, die auf eine Übersäuerung hinweisen können (siehe Symptomliste S. 211 ff.)?
- Wie gut funktioniert Ihre Verdauung? Haben Sie Verdauungsprobleme, Sodbrennen, Blähungen, Durchfall oder Verstopfung? Ist Ihr Darm gesund oder spüren Sie, dass dort etwas nicht stimmt?

- ▸ Haben Sie starkes Übergewicht, vor allem Bauchfett?
- ▸ Verbringen Sie viel Zeit im Sitzen? Wie oft sind Sie an der frischen Luft, in Licht und Sonne? Was tun Sie, um Ihr Immunsystem zu trainieren?
- ▸ Haben Sie Nahrungsmittelunverträglichkeiten oder könnten Sie aufgrund von Symptomen eine verzögerte, das heißt nicht sofort erkennbare Allergie vom Typ III haben (Details siehe ab Seite 256)?

Könnte es sinnvoll sein, einen Stoffwechselfunktionstest (SFT) oder einen Nahrungsmittelunverträglichkeitstest (ImmuPro) zu machen?

- ▸ Wie gut schlafen Sie und wie viel? Sind Sie tagsüber oft müde?
- ▸ Haben Sie eine hohe Stressbelastung? Leben Sie unter belastenden Umständen?
- ▸ Was tun Sie, um sich zu entspannen und um zu sich zu finden?
- ▸ Was tun Sie, um sich seelisch zu nähren? Was gibt Ihnen Kraft und Lebensfreude? Das Gefühl, ein sinnvolles Leben zu führen?

Strategie Nr. 1: Stärken Sie Ihr Immunsystem mit der richtigen Ernährung

»Die Art ihrer Ernährung beeinflusst das Schicksal der Nationen entscheidend.«

Jean Anthelme Brillat-Savarin, französischer Schriftsteller (1755–1826)

Jeder Mensch braucht seine eigene Kombination aus Maßnahmen für ein gesundes und glückliches Leben. Je nach Körpertyp und aktueller Lebenssituation, nach seelischer Verfassung, Stressbedingun-

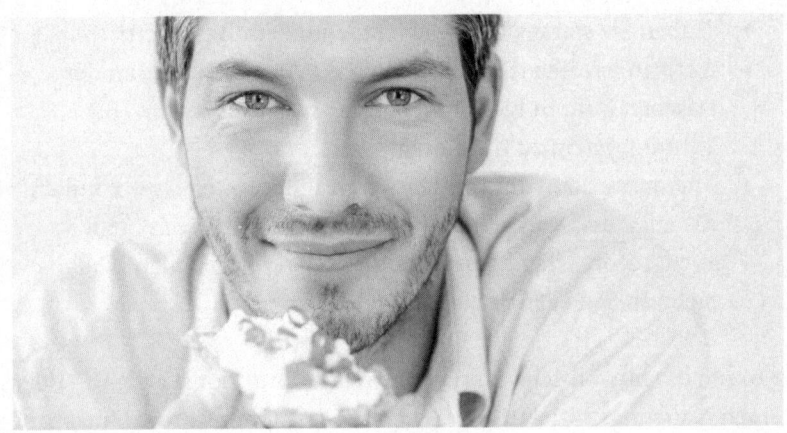

gen, Freizeitmöglichkeiten und körperlicher Betätigung muss ein individueller Cocktail zusammengestellt werden, der ausgleicht, wo zu viel oder zu wenig ist, ein Cocktail, der passt. Die Auswahl, die dafür zusammengestellt wird, ist für alle Menschen gleich: Ernährung, Bewegung, Entspannung und Regeneration, Lebensfreude und Genussfähigkeit, Heilung der Seele und Heilung von negativen, lebensfeindlichen Gedanken.

Der frühere englische Premierminister Winston Churchill wurde nicht nur durch seine Politik, sondern auch durch einfallsreiche Sprüche und unverwechselbare Fotografien bekannt, die ihn Zigarre rauchend zeigen. Der Mann, dem es im Zweiten Weltkrieg gelang, England vor der Niederlage zu retten, liebte den Genuss und gutes Essen, gerade auch in stressbeladenen Zeiten. Denn seine Überzeugung war: »Man soll dem Leib etwas Gutes bieten, damit die Seele Lust hat, darin zu wohnen.«

Bieten Sie Ihrem Leib etwas Gutes, damit Ihre Seele gern darin wohnt – und bieten Sie Ihrer Seele Nahrung, damit sie Ihren Körper nährt und stärkt. Zahlreiche Studien haben gezeigt, dass Gefühle wie Lebensfreude, Optimismus und Dankbarkeit sich auf das Immunsystem auswirken, aber auch Ängste, Trauer und Belastungen. Umgekehrt erzeugen falsche Ernährung und ein kranker Körper seelische Probleme. Betrachten Sie sich als Sportwagen, der hohe Leistungen erbringt, wenn er richtig betankt wird, den Sie aber mit dem falschen Treibstoff ruinieren können. Nicht nur was Sie essen, sondern auch wovon Sie sich seelisch nähren, beeinflusst Ihre Gesundheit und Abwehrkraft.

Sieben Tipps für gesunde und immunstärkende Ernährung

Tipp 1 ▶▶ Essen Sie bewusst

»Tiefste Wahrheiten und letzte Erkenntnis sind nur jenen Menschen zugänglich, die ihren Körperhaushalt auf Ökonomie, Reinheit und Frische umstellen, am besten durch eine schlichte Ernährung aus lebensfrischen Speisen.«

Pythagoras, griechischer Philosoph (570–495 v. Chr.)

Im Grunde wissen wir, was uns guttut und was nicht. Voraussetzung ist, dieser intuitiven Stimme in uns auch zuzuhören. Leider passiert es nur zu schnell, dass wir uns im Alltag von unseren Aufgaben, von Stress, Gewohnheiten und Gelüsten ablenken lassen. Auch das Ignorieren dieser Stimme wird zu einer Gewohnheit. Der vietnamesische Mönch Thích Nhat Hanh hat für Menschen, die in sein buddhistisches Meditationszentrum Plum Village in der Nähe von Bordeaux kommen und zum Beispiel fragen, ob sie weiter Alkohol trinken dürfen, eine einfache Empfehlung: Er erklärt, sie dürften weiter Alkohol trinken, sie sollten es nur bewusst tun. Nach einer Woche würden sie dann ohnehin damit aufhören.

Folgen Sie Thích Nhat Hanh und essen Sie bewusst. Widmen Sie dem, was Sie zu sich nehmen, volle Aufmerksamkeit. Das mag nicht immer möglich sein, etwa wenn Sie in einer Runde mit anderen essen, aber auch dann können Sie kurze Momente der Achtsamkeit einlegen, in denen Sie bewusst wahrnehmen, was Sie essen, wie es sich anfühlt und was es mit Ihnen macht. Zu essen, während Sie arbeiten, ist keine gute Idee. Vielleicht braucht es einige Zeit, bis Sie wirklich wahrnehmen können, was die Nahrung mit Ihnen macht. Geben Sie nicht so schnell auf, und seien Sie gewiss, nicht nur Ihr Verdauungsapparat und Ihr Immunsystem werden profitieren. Sie werden feststellen, dass Sie auch andere Vorgänge in Ihrem Leben und deren Auswirkungen auf Sie genauer wahrnehmen und so besser reagieren können.

Ein Akt der Bewusstheit ist ein altes Ritual, das Sie vermutlich als Tischgebet kennen. Nicht jedem liegt es, ein Tischgebet zu sprechen, aber der dahinterstehende Gedanke kann auch anders ausgedrückt werden. Segnen Sie Ihr Essen, bevor Sie beginnen. Denn zu essen bedeutet nicht nur, dem Körper Energie und Nährstoffe zu liefern, es bedeutet, etwas zu verinnerlichen. Immer wieder berichten Menschen, die ihr Essen segnen, dass ihnen die Nahrung besser bekommt und Ernährungsprobleme wie Allergien und Unverträglichkeiten zurückgehen. Wenn Sie christlich religiös sind, können Sie dazu die Kraft Gottes oder eines Engels erbitten, oder Sie segnen Ihre Mahlzeit mit Ihren eigenen Worten.

Tipp 2 ▶▶ Beachten Sie einige Grundregeln zur gesunden Ernährung

Der Ernährungsmarkt ist voller unterschiedlicher Empfehlungen und Diäten. Vegetarisch, vegan oder doch Fleisch? Mittelmeerdiät, Blutgruppendiät, Trennkost, Metabolic Balance, Glyxdiät oder Ernährung nach den Fünf Elementen? Oder doch lieber Low Fat? Die perfekte, für jeden optimale Diät gibt es nicht. Jeder Mensch hat einen anderen Bedarf, eine individuelle Stoffwechsellage und einen täglichen Kalorienverbrauch. Es gibt Übereinstimmungen, die der normalen Ernährungslogik entsprechen, so zum Beispiel die, dass jeder Mensch Nährstoffe, Ballaststoffe und bestimmte Enzyme braucht,

Strategie Nr. 1: Stärken Sie Ihr Immunsystem mit der richtigen Ernährung

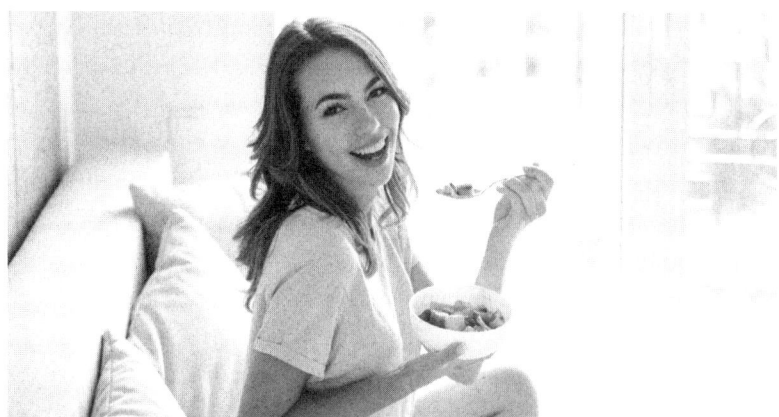

die nicht überwiegend durch sauer verstoffwechselte Nahrungsmittel aufgenommen werden sollten. Gemüse, Kräuter und Obst stehen daher an erster Stelle. Ob und wie viel Fleisch gegessen wird, ist eine sehr individuelle Entscheidung. Studienergebnisse sprechen jedoch generell für leicht verdauliches tierisches Eiweiß wie Fisch und Geflügel und gegen größere Mengen an rotem Fleisch.

Der Kohlenhydratverbrauch ist ebenfalls eine individuelle Angelegenheit. Viele Menschen fühlen sich wohler, wenn sie keine oder wenige Kohlenhydrate zu sich nehmen, vor allem am Abend. Nicht alle können dauerhaft ihr Wunschgewicht halten. Kohlenhydrate aus Mehl, vor allem Weizen, stellen Sie vor die Frage, wie Sie mit Gluten umgehen wollen. Grundsätzlich gilt: Welches Lebensmittel auch immer Sie essen, wenn es von nachhaltig bewirtschafteten Bio-Höfen stammt, bietet es Ihnen eine Nährstoffvielfalt, die der heute üblichen Ernährung fehlt. Ausgelaugte Böden, chemische Dünger, Pestizide, Überzüchtung – die moderne Nahrung enthält nur noch wenig Medizin, dafür viele fragwürdige Stoffe. Zuchtpflanzen müssen häufig extra gespritzt werden, weil ihnen die Bitterstoffe fehlen, die sie davor schützen, von Insekten und anderen Tieren gefressen zu werden. Setzen Sie daher auf Bio-Lebensmittel, wild wachsende Pflanzen und Obst – beispielsweise Beeren – und Kräuter. Wenn ein Nahrungsmittel so, wie Sie es angeboten bekommen, nur möglich ist, weil es einen Herstellungsprozess der Lebensmittelindustrie durchlaufen hat, nehmen Sie besser Abstand davon. In diesen Nahrungsmitteln finden Sie die Feinde des Immunsystems – und das oft in großen Mengen. Wählen Sie grundsätzlich ganze, unverarbeitete Lebensmittel, die Sie selbst zubereiten. Trinken Sie keine Limonaden (Zucker, Fruktose oder ungesunde Zuckeraustauschstoffe) und nach Möglichkeit kein Mineralwasser mit Kohlensäure, das Ihren Körper nicht reinigt und basisch stimmt, sondern ihm, wie der Name besagt, Säure zuführt.

Essen Sie mehr Gemüse, vor allem grünes Blattgemüse und Kräuter. Alles Grüne enthält das »grüne Sonnenlicht« Chlorophyll. Probieren Sie Salate auch mit rohen Gemüsen, dazu üppig Kräuter, die auch grob geschnitten und mit Stiel sein dürfen, dazu ein Dressing aus Apfelessig oder Zitronensaft, ein wenig Lein- oder Schwarzkümmelöl oder beides gemischt und einen Schuss Wasser.

Tomate, Gurke (mit Schale), grob gehackte Petersilie und Schnittlauch, eventuell mit Avocado gemischt, schmeckt schon zum Frühstück und macht satt – probieren Sie es aus. Essen Sie täglich Obst, aber wählen Sie es sorgfältig aus. Obstsalate machen eher satt als im Ganzen gegessene Früchte. Essen Sie Salat und Obst vor anderen Lebensmitteln, die eine längere Verdauungszeit haben. Auf diese Weise sparen Sie nicht nur Verdauungsenergie und vermeiden Verdauungsstörungen, Sie führen Ihrem Körper auch ein Maximum an Vitaminen, Mineralstoffen und Enzymen zu. Wählen Sie Obst auch nach seiner Radikalfänger-Kapazität: Besonders zellschützend sind rote, lila oder bläuliche Früchte.

Mit Obst und Gemüse nehmen Sie lebendige Nahrung zu sich, und zwar auch dann, wenn Sie es nicht frisch aus dem Boden ziehen, sondern im Supermarkt kaufen. US-Forscher haben entdeckt, dass die innere Uhr in Obst und Gemüse noch bis zu 6 Tage nach der Ernte funktioniert. Abhängig von der Tageszeit produzieren sie bestimmte Stoffwechselprodukte, morgens viel, abends eher wenig. Beeinflusst wird die Produktion durch Licht. Im Kühlschrank, also im Dunkeln gelagertes Gemüse, schnitt deutlich schlechter ab.

Das Fazit der Forscher: Damit Gemüse und Obst die optimale Menge an Nährstoffen und anderen wertvollen Inhaltsstoffen liefern kann, sollte es nicht ins Dunkel gesperrt, sondern einem Hell-Dunkel-Zyklus ausgesetzt werden. Zudem sollte man es zur richtigen Zeit zubereiten – am besten kurz vor oder nach Beginn der hellen Phase. Geht das nicht, könne man Kohl und Co. zumindest zu dieser Zeit einfrieren und später dann nach Belieben verwenden, empfiehlt das Team.[5]

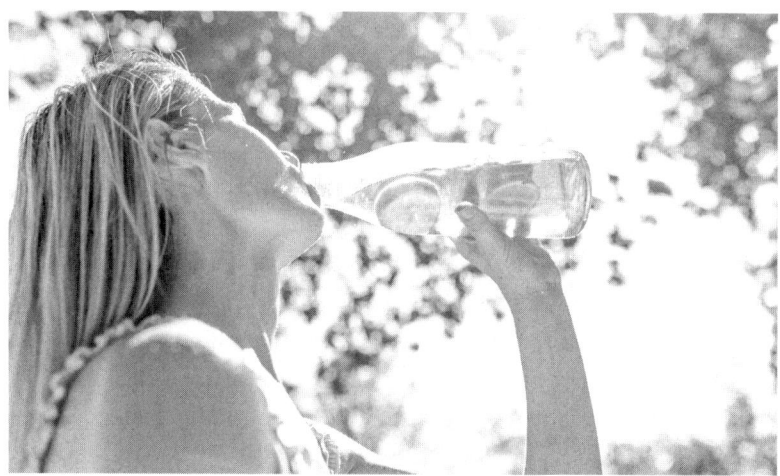

Trinken Sie kohlensäurefreies Wasser – aus Glasflaschen, mineralstoff- und natriumarm und in wirklich guter Qualität. Am Wasser zu sparen und es vielleicht sogar aus dem Wasserhahn zu trinken ist keine gute Idee. Chlor zerstört wertvolle Darmbakterien, Plastikbestandteile gehen ins Wasser und in den Körper über und lassen sich dort nachweisen, Kohlensäure stimmt den Organismus sauer statt basisch. Leitungswasser sollte mit einem guten System gefiltert werden. Ein »Mineralwasser«, das viele Mineralien enthält, kann die

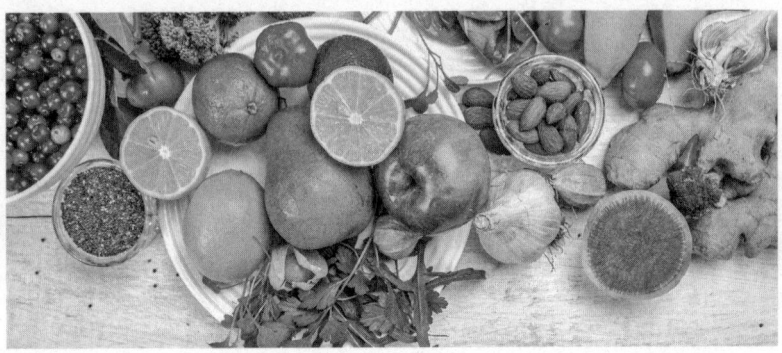

Aufgabe, die Wasser hat, nicht erfüllen: durchspülen und ausleiten von Stoffwechselgiften und Schlacken. Wasser ist nicht zur Aufnahme von Mineralstoffen gedacht, dafür gibt es Obst, Gemüse, Kräuter und Fleisch, Fisch und Eier. Wenn der Urin leicht gelb gefärbt ist, trinken Sie genug. Ist er dunkler, brauchen Sie mehr.

»Man esse fünf- bis siebenmal so viel Kartoffeln, Wurzeln, Gemüse und Früchte wie alle anderen Nahrungsmittel zusammen, esse einen Teil der Vegetabilien täglich roh und verzehre nicht mehr als höchstens einen halben Liter Milch täglich« – diese Worte stammen von dem schwedischen Ernährungswissenschaftler Ragnar Berg (1873–1956). Der Biochemiker ist der Urvater der Säure-Basen-Theorie, ihm verdanken wir das Wissen über die Auswirkungen eines Säureüberschusses und seiner Behandlung. Damit Ihr Immunsystem richtig funktioniert, müssen Säuren und Basen im Gleichgewicht sein. Sollten Sie noch etwas Motivation brauchen, um Leckeres, aber Säurebildendes zumindest zu reduzieren, denken Sie an die alte Volksweisheit »Sauer Ende denkt nicht an den süßen Anfang«. Reduzieren Sie die »Feinde des Immunsystems« oder lassen Sie diese – nach Möglichkeit – weg. Verarbeitetes Fleisch wie Wurst, Räucher- und Pökelware, Nahrung in Gläsern oder Dosen – am besten nicht. Fast Food und Fertiggerichte verschwinden von Ihrem Speiseplan. Lesen Sie die Inhaltsstoffe, bevor Sie kaufen, und halten Sie sich an Produkte, die Sie kennen. Seien Sie wählerisch, es geht um Ihr Leben. Kaufen Sie Erzeugnisse aus der Region, die von nachhaltig bewirtschafteten, biologischen Bauernhöfen stammen und die Sie frisch und kaum gelagert bekommen. Kosten Sie einmal Bio-Fleisch, zum Beispiel Hühnchen, von artgerecht gehaltenen Tieren und parallel dazu normales Huhn aus dem Supermarkt. Der Unterschied im Preis ist deutlich – aber auch der Geschmack, die Qualität und die lebendige Energie, die von diesem Fleisch ausgeht.

Essen Sie lieber weniger Fleisch und wählen Sie eine wirklich gute Qualität. Es ist nicht ganz einfach, diese Empfehlungen zu befolgen. Wenn Sie Ihre Ernährung bereits nach wirklich gesunden Richtlinien ausgerichtet haben, wissen Sie das. Beim Einkaufen, im Restaurant, in der Betriebskantine – überall ist die Nahrung durchsetzt mit dem, was ein gesundheitsbewusster Mensch nicht essen möchte. Zu Ihrer Beruhigung: Perfektion ist unmöglich und unnötig. Adaption ist das Überlebensprinzip der Natur. In gewissem Umfang können wir mit den Dingen, wie sie heute sind, leben. Es ist alles eine Frage der Menge. *Bild der Wissenschaft* meldete am 25. April 2014, dass es einigen Vogelarten in der Sperrzone von Tschernobyl inzwischen gelungen ist, ihren Zellstoffwechsel an die erhöhte Radioaktivität anzupassen. Ihre Zellen erzeugen umso mehr schützende Antioxidantien, je höher die Strahlung ist. Grund zur Hoffnung aber nicht zur Euphorie, denn nicht alle Arten schafften die Anpassung.[6]

Und vor allem: Machen Sie es sich nicht zu bequem, wenn es um Ihre Ernährung geht.

Auf den folgenden Seiten finden Sie eine Liste von Lebensmitteln, die empfehlenswert sind. Die Liste erhebt keinen Anspruch auf Vollständigkeit. Zu jedem Lebensmittel werden nur ein oder zwei herausragende Eigenschaften genannt. Die meisten wirken entzündungshemmend und immunstärkend. Treffen Sie die Auswahl nach Ihrem Geschmack. Wenn Sie beispielsweise keine Avocados mögen, dann gibt es immer Alternativen.

Empfehlenswerte Lebensmittel für Ihren Speiseplan

Antixodantienreiche Nahrungsmittel: Blaubeeren, Himbeeren, Aronia, schwarze Johannisbeeren, Acerola-Kirsche, Acai-Beeren, Goji-Beeren, Maqui-Beeren, Cranberry, Grapefruit, Zitrone, Granatapfel, Noni, Löwenzahn, Brennnessel, grüner Tee, Matcha-Tee, Bambusblättertee, Ingwer, Bienenpollen, Chia-Samen, Gerstensprossen, Weizensprossen, Brokkolisprossen, Linsensprossen, Alfalfa, Süßlupinen, Zistrose (Cystus), Chlorella, Spirulina, AFA-Algen, Maca, Bockshornklee, Gerstengras, Moringa Olifeira, Kokosöl, Krillöl, Leinöl, Olivenöl, Schwarzkümmelöl, Wildlachs. Alle Gemüse, Salate, Kräuter. Früchte, Sprossen, Nüsse, Ölsaaten, naturbelassene Fette und Wildpflanzen.

Besonders enzymreiche Nahrungsmittel: Ananas, Papaya, frische Feigen, Sprossen, rohes Sauerkraut, generell ungekochte Lebensmittel. Enzyme werden für den Verdauungsprozess sowie grundsätzliche alle Lebensprozesse gebraucht.

Kräuter und Gewürze: alle bekannten Küchenkräuter von Petersilie und Dill über Schnittlauch bis zu Basilikum, Oregano, Thymian und Rosmarin, Fenchelkraut, Bohnenkraut, Bärlauch, Kapuzinerkresse, Gartenkresse, Brunnenkresse, Kamille, grüner Kardamom, Kurkuma, Ingwer, Zitronengras, Schwarzkümmel.

Chlorophyllreiche Nahrungsmittel: grünes Blattgemüse wie Grünkohl, Kräuter und Salate wie Koriander, Bärlauch, Löwenzahn, Spinat, Mangold, Rucola, Brennnessel, Gerstengras, Weizengras, Chlorella, Spirulina. Der grüne Pflanzenfarbstoff Chlorophyll (das »Blattgrün«) entsteht bei der Photosynthese. In diesem Prozess wandeln die Pflanzen Sonnenlicht in Energie um. Das »grüne Sonnenlicht« schützt, nährt und vitalisiert, entgiftet, unterstützt die Leber und sorgt für reines Blut.

Ballaststoffreiche Nahrungsmittel: Süßkartoffeln, Stangensellerie, Salate, Gemüse wie Lauch, Rote Beete, Wirsing, Brokkoli, Weißkohl, Grünkohl, Rosenkohl, Rotkohl, Karotten, Fenchel, Knollensellerie, Zwiebeln, Linsen, Erbsen, Bohnen, Kartoffeln, Obst wie Äpfel, Erdbeeren, Himbeeren, Heidelbeeren, Banane, Birne, Pflaume, Weintrauben, Mango, Ananas, Papaya, Kohlenhydrate wie Vollkornreis, Vollkorngetreide (bitte unter »Feinde des Immunsystems« nachlesen), Gerstengraupen, Haferflocken, Nüsse, Mandeln, Kokosnüsse.

Probiotische Nahrungsmittel: Fermentiertes Gemüse wie Sauerkraut (reinigt den Darm, entgiftet, führt nützliche Bakterien (Probiotika) zu, Joghurt und Kefir (am besten aus Rohmilch selbst hergestellt); Bier, Kombucha, Miso, Natto, Tamari, Tempeh, Kimchi, Sojasauce, Brottrunk. Fermentiertes Gemüse können Sie selbst herstellen.

Entzündungshemmende, besonders immunstärkende Nahrungsmittel: alle Lebensmittel, die reich an Antioxidantien sind (siehe oben); Kohlsorten, vor allem Kreuzblütler wie Brokkoli, Kohlrabi, Rosenkohl, Kresse, Meerrettich, Wasabi (japanischer Meerrettich), weiße Rüben, Steckrüben, Avocado (enthält mehr Kalium als eine Banane sowie einfach ungesättigte Fettsäuren), Spinat (Lutein, Beta-Carotin, Kalium, Magnesium, Vitamin C und K, Mangan), Shiitake Pilze (eiweißreich, Vitamin B_{12} und D).

Nahrungsmittel, die Viren und Bakterien bekämpfen: Knoblauch, Apfelessig, Kurkuma, Aloe vera, Kokosöl, Zwiebeln, Zitrone, Ingwer, Kurkuma, Cayennepfeffer, Cranberry, Echinacea, der Echte Eibisch, die Kanadische Gelbwurz, die Echte Bärentraube, Holunder, Johanniskraut, Olivenblattextrakt, Schafgarbe, probiotische (fermentierte) Nahrungsmittel, Tee aus der Astralagus-Wurzel, Cystustee, Katzenkralle, Lapacho-Tee, Oreganoöl, Süßholzwurzel, Zitronenmelisse; die Vitamine A, D, E, allen voran Vitamin C, das aus natürlichen Quellen stammen sollte (isolierte Ascorbinsäure zerstört auch nützliche Darmbakterien), Zink und Selen, Coenzym Q10 als Immunbooster, Probiotika (stärken das Immunsystem im Darm).

Nahrungsmittel, die Pilze bekämpfen: Kurkuma, Grapefruitkernextrakt, Granatapfelextrakt, Aloe vera, Oreganoöl, Neemöl, Rosmarinöl, Nelkenöl, probiotische (fermentierte) Nahrungsmittel, Kanadische Gelbwurz.

Weitere immunstärkende Nahrungsmittel: Kokosnüsse, Kokoswasser und Kokosöl (stimuliert den Stoffwechsel und enthält die seltene Laurinsäure, eine gesättigte Fettsäure, die Viren und Bakterien bekämpft), Macadamia-Nüsse (enthalten besonders viele Nährstoffe, vor allem Vitamin B_1, Magnesium, Mangan und einfach gesättigte Fettsäuren), Rohmilch von Weidetieren (nicht pasteurisiert und nicht homogenisiert), Molke aus Rohmilch (enthält immunstärkende Beta-Glucane und Immunglobuline (Antikörper)).

Tipp 3 ▶▶ Reduzieren Sie Fleisch

Aus gesundheitlichen Gründen ist es nicht nötig, tierisches Eiweiß vollständig aus der Ernährung auszuschließen, außer es entspricht Ihrer persönlichen Ethik. Fleisch ist ein wichtiger Lieferant für Vitamin B_{12}. Das Supervitamin spielt eine wichtige Rolle bei der Regulierung des Stoffwechsels, schützt und regeneriert das Gehirn sowie die Nerven und wird für die Zellteilung und die DNA-Bildung gebraucht. Es ist an der Blutbildung und der Zellatmung in den Mitochondrien beteiligt und bindet überschüssiges Stickstoffmonoxid (NO), sodass nitrosativem und oxidativem Stress vorgebeugt wird. Allerdings essen viele Deutsche mehr Fleisch und Wurstwaren, als ihnen guttut. Der »Fleischatlas«, eine Studie des Bundes für Umwelt und Naturschutz Deutschland (BUND), kommt zu dem Ergebnis, dass 60 Kilogramm pro Kopf im Jahr verzehrt werden.[7] Diese Menge, zu der noch Haltbarmachung und Rotfärbung durch Nitritpökelsalz kommen, erhöht das Risiko, Herz-Kreislauf-Erkrankungen zu entwickeln, vor allem durch rotes Fleisch.

Eine 2013 in *Nature* veröffentlichte Studie der Cleveland Clinic ergab, dass das im Fleisch enthaltene Carnitin zusammen mit Darmbakterien ein Aminoxid produziert, das die Arterienverkalkung beschleunigt.[8] Insgesamt konsumieren die Deutschen (und nicht nur wir) zu viel Eiweiß, denn zu Fleisch und Wurst kommen noch die proteinhaltigen Nahrungsmittel, an die man vielleicht gar nicht denkt: Vollei, Hülsenfrüchte wie Linsen, Erbsen, Kichererbsen und Bohnen, Haferflocken, fettarme Milch und Milchpulver, Käse, Nüsse, Mandeln und Pistazien. Übrigens enthält auch die höchst gesunde Avocado Eiweiß, 1,9 Gramm pro 100 Gramm.

Wenn Sie nicht vegetarisch oder vegan leben möchten, wählen Sie leicht verdauliches tierisches Eiweiß wie Huhn, Pute oder Fisch. Legen Sie jede Woche 2 oder 3 Tage ein, an denen Sie kein Fleisch und keinen Fisch essen, auch keine Eier. Wenn Sie eher ein zarter Körpertyp sind, kann es sinnvoll sein, 1–2 vegane Tage pro Woche

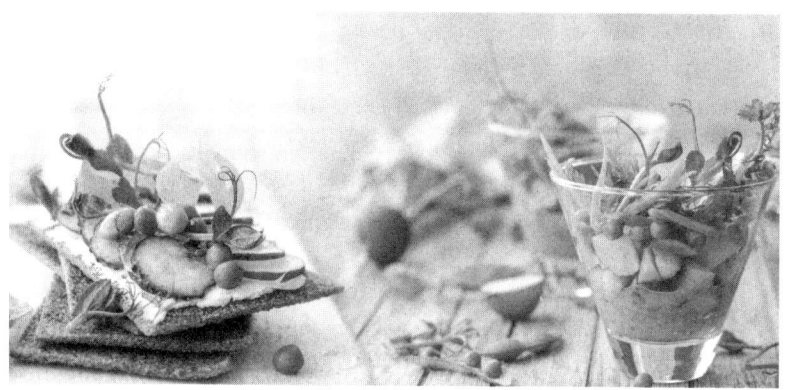

einzuhalten, um den Organismus noch stärker zu entlasten. Experimentieren Sie mit der für Sie richtigen Menge an Fleisch und Fisch. Ihr Immunsystem wird es Ihnen danken.

Fleischlose Kost und die Gerson-Therapie
Wer unter chronischen Krankheiten wie Diabetes, Bluthochdruck, Arthrose und Arthritis, Herzerkrankungen, Verdauungsstörungen und vor allem Krebs leidet, kann jedoch von einer vegetarischen Ernährung nachweislich profitieren. Das zeigte der Arzt Dr. Max Gerson besonders eindrücklich. Ursprünglich wollte er mit seiner Ernährungs- und Entgiftungstherapie Migräne behandeln. Als bei einem seiner Patienten auch die Hauttuberkulose abheilte, begann er seine Therapie zu verfeinern und konzentrierte sich auf die Krebsbehandlung. Gerson erkannte, dass die immer schnellere Zunahme von Krebs mit den vergifteten, ausgelaugten Böden und der krank machenden Ernährung voller Zusatzstoffe zusammenhing. Daher baute er seine Diät auf einer Entgiftungskur mit rohen, vollwertigen Nahrungsmitteln aus organischem Anbau, frisch gepressten Säften und Nahrungsergänzungsmitteln auf. Die Erkrankten tranken stündlich einen Saft aus bis zu 20 Pfund Obst und Gemüse. Ein wesentlicher Aspekt ist auch die Reduktion von Natrium zuguns-

ten von Kalium, das den Körper basisch stimmt. Der Kaffee-Einlauf spielt in der Gerson-Therapie eine wichtige Rolle. Die effektive Methode wird inzwischen auch von vielen anderen Fachleuten empfohlen, weil sie das Entgiftungsorgan Leber aktiviert und reinigt, sodass sie ihre Entgiftungsfunktion wieder besser durchführen kann. Anders als bei anderen Einläufen steht hier nicht die Wirkung im Darm im Vordergrund. Beste Kaffee- und Wasserqualität sind deshalb eine unabdingbare Voraussetzung.

Eine Behandlung nach der Gerson-Methode erstreckt sich im Normalfall über 2 Jahre, um den Körper langsam und nachhaltig umzustimmen und gesund werden zu lassen. Viele wurden geheilt, unter anderem Albert Schweitzer von Diabetes Typ 2, seine Frau, die an einer resistenten Form der Tuberkulose litt, und seine Tochter von einer chronischen Hauterkrankung.

Entgiften mit Dr. Gerson's Kaffee-Einlauf – so einfach geht's:
Nehmen Sie einen handelsüblichen Irrigator, also ein Einlaufgerät, und stellen Sie die Kaffeelösung folgendermaßen her:
- Nehmen Sie einen halben Liter gefiltertes oder destilliertes Wasser und 2 Teelöffel Kaffeepulver. Verwenden Sie nur Bio-Kaffee ohne Rückstände. Lassen Sie die Mischung 3 Minuten auf dem Herd in einem aluminiumfreien Topf kochen und weitere 15 Minuten leicht köcheln. Seihen Sie die Flüssigkeit durch eine ungebleichte Filtertüte und geben Sie noch einen halben Liter Wasser ohne chemische Zusätze wie Chlor oder Fluor zu. Das ist auch wichtig, weil der Reinheitsgrad des Wassers bestimmt, wie groß die Menge an Giftstoffen ist, die es aufnehmen kann.
- Wenn Sie den Kaffee in den Irrigator füllen und anwenden, sollte er etwa 37 Grad haben.
- Falls Sie anfangs nur einen Teil der Flüssigkeit in den Darm bekommen, lassen Sie den Rest weg. Sie kann sich bei häufi-

gerem Anwenden steigern, muss es aber nicht. Versuchen Sie die Flüssigkeit etwa 15 Minuten im Darm zu halten. Das ist die optimale Zeit für eine Entgiftung. Legen Sie sich auf die rechte Seite und ziehen Sie die Beine leicht an. Sollten Sie den Darm vorher entleeren müssen, zwingen Sie sich zu nichts.

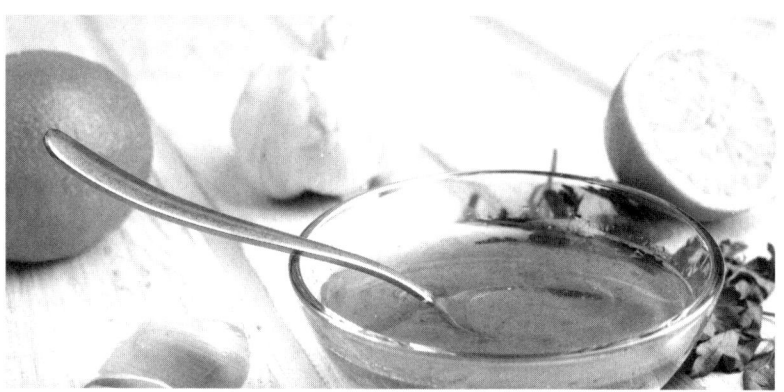

Putzt die Arterien und wirkt antibiotisch: die Zitronen-Knoblauch-Kur

Vielleicht gewöhnungsbedürftig, aber von durchschlagendem Erfolg: ein Auszug aus Knoblauch und Zitronen.

- ▶ Schälen und zerkleinern Sie dreißig Knoblauchzehen (das sind vier bis fünf Knollen) und schneiden Sie fünf ungeschälte, ungespritzte Zitronen klein. Alles im Mixer zerkleinern oder mit dem Stabmixer pürieren und mit einem Liter kaltem Wasser zum Kochen bringen, aber nur einmal aufwallen lassen. Seihen Sie die Brühe ab und füllen Sie diese in eine Flasche, die sie im Kühlschrank aufbewahren.
- ▶ Trinken Sie jeden Tag ein Likörglas davon, vor oder nach der Hauptmahlzeit, wie es Ihnen lieber ist. Schon nach 3 Wochen fühlt sich der Körper fitter und kraftvoller an. Pausieren Sie nach den 3 Wochen für eine Woche, und führen Sie die Kur

danach nochmals 3 Wochen durch. Nach der zweiten Kur stellt sich ein durchschlagender Erfolg ein.
▶ Machen Sie die Kur einmal jährlich. Sie reinigt die Venen und Arterien, löst Verkalkungen, mindert Bluthochdruck und senkt Blutfettwerte. Auch Sehen und Hören können sich verbessern. Die Kur wirkt außerdem antiviral.[9] Trinken Sie in dieser Zeit besonders viel kohlensäurefreies Wasser, um die gelösten Schlacken auszuschwemmen.

Die Zitrone ist eine Superfrucht, die auch als morgendliches Getränk (siehe Seite 218 f.) wirkungsvoll ist. Sie enthält große Mengen Vitamin C, Kalium, Magnesium, Calcium und Phosphor, außerdem die Vitamine B_1, B_2, B_3, Folsäure, Vitamin K und Beta-Carotin, Zink, Kupfer, Mangan sowie Natrium, Selen und Eisen in kleineren Mengen.

Im Knoblauch finden sich Selen, schwefelhaltige Stoffe mit Heilwirkung wie das Allicin (Alliin), eine antibiotisch wirkende Aminosäure, Scordinine mit gefäßreinigender Wirkung, Adenosin mit günstiger Wirkung auf den Blutdruck und die Durchblutung, Flavonoide, Enzyme, Vitamin A, B_1, B_3, B_5, B_6 sowie Vitamin C, E und H. Knoblauch ist reich an Mineralstoffen, vor allem Selen und Germanium sowie Jod. Die stark antibiotische Wirkung basiert darauf, dass Knoblauch die Giftausscheidungen der Bakterien verhindert, sodass sie an ihren eigenen Fäulnisprodukten eingehen. Bakterien, Viren, Schimmel- und Hefepilze gehen ein. Da auch Vitamin C effektiv gegen Erreger wirkt, ist die Kur aus beidem eine »volle Breitseite« gegen schädliche Keime.

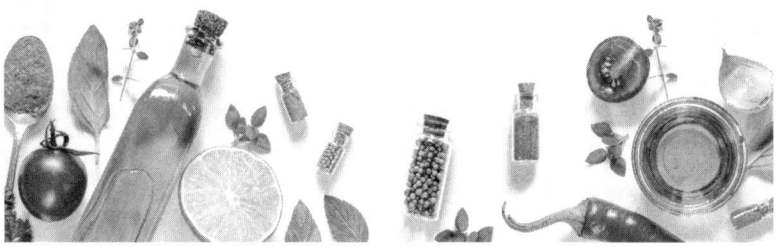

Tipp 4 ▶▶ Führen Sie täglich gute Fette zu – aber verwenden Sie nur beste Qualität

Lange Zeit waren Fette in Verruf geraten. Man werde dick davon, hieß es, und die Light-Industrie begann zu boomen. Inzwischen haben zahlreiche Studien nachgewiesen, dass wir Fette brauchen, und nicht nur die ungesättigten Omega-3-Fettsäuren, sondern auch die ebenfalls lange Zeit verschrienen gesättigten Fettsäuren. Wie so oft ist es keine Frage des »Ja oder Nein«, sondern eine Frage der Menge und der Qualität. Etwa ein Drittel der täglichen Kalorienmenge sollte in Fetten bestehen – mehr ist nur bei intensiver körperlicher Tätigkeit angeraten, denn Fette sind Kalorienbomben, das ist unbestritten.

Fette sind lebenswichtige Bestandteile der Nahrung. Sie liefern die am höchsten konzentrierte Energie und essenzielle Fettsäuren, stärken das Immunsystem und werden für Stoffwechselprozesse wie die Enzymtätigkeit und die Aufnahme der fettlöslichen Vitamine A, D, E und K gebraucht. Außerdem sind sie Bestandteil der Zellen und einiger Hormone.

Welche Art von Fett Sie zu sich nehmen, hat einen entscheidenden Einfluss auf Ihre Verdauung, Ihren Stoffwechsel und Ihr Gehirn. Lightprodukte schaden Ihrer Gesundheit in mehrfacher Hinsicht, nicht zuletzt, weil die Eiweißbausteine denaturiert sind wie in fettarmer Milch. Wir brauchen Fett – aber das richtige muss es sein. Verwenden Sie keinerlei ganz oder teilweise gehärtete Fette, ranzige

Fette, raffinierte Öle und Margarine, die nicht umsonst als »Plastikbrotaufstrich« bezeichnet wird. Meiden Sie Transfettsäuren wie der Teufel das Weihwasser. Sie kommen in vielen Nahrungsmitteln vor, vor allem in Fast Food, Fertiggerichten und frittierten Produkten wie Pommes frites, Kartoffelchips, Chicken Wings, Fertigsuppen, Bratensaucen, Wurst und Backwaren wie Berlinern. Selbst Müsliriegel oder Frühstücksflocken können Transfette enthalten. Sie entstehen übrigens auch, wenn ungesättigte Fettsäuren (zum Beispiel Olivenöl, Leinöl, aber auch Kokosöl) zu stark erhitzt werden und in der Pfanne zu rauchen beginnen. Auswirkungen von Transfettsäuren können unter anderem Herz-Kreislauf-Erkrankungen, Bluthochdruck, Insulinresistenz, Allergien und Erhöhung des Krebsrisikos sein. Gesunde Fette mit ihren wertvollen gesättigten sowie einfach und mehrfach ungesättigten Fettsäuren werden in einem sehr schonenden Herstellungsprozess gewonnen. Die Öle werden kalt gepresst und nicht erwärmt, um die Nährstoffe zu erhalten. Diese Öle haben einen mehr oder weniger starken Duft, während falsch behandelte Fette oft geruchlos sind. Leinöl, natives Kokosöl, natives Olivenöl, Schwarzkümmelöl und rotes Palmöl sind die erste Wahl. Zum Braten eignen sich davon nur Olivenöl und Kokosöl – und beide sollten nicht zu stark erhitzt werden. Sobald ein Fett raucht, sind die wertvollen Bestandteile zerstört und es bilden sich Transfette.

Seien Sie vorsichtig mit Rapsöl, das als eines der gesündesten Öle und als ideal zum Braten gilt. Grund dafür ist, dass Rapsöl zwischen 55 und 65 Prozent einfach ungesättigtes Fett und zwischen 28 und 35 Prozent mehrfach ungesättigte Fettsäuren enthält und nur eine geringe Menge gesättigter Fette. Doch Rapsöl, Maisöl und Sojabohnenöl sind stark verarbeitete und raffinierte Pflanzenöle – mit allen Folgen für die mehrfach ungesättigten Bestandteile des Öls, die Hitze, Licht und Druck gegenüber äußerst instabil sind. Sie oxidieren stark und erhöhen die Menge der freien Radikalen. Die Folgen dieser Oxidation sind Entzündungsreaktionen im Körper und ein gesteigertes Risiko für degenerative Erkrankungen. Besonders fragwürdig ist Rapsöl, das durch große Hitze, Druck und Hexan extrahiert wird, ein Lösungsmittel für die Gewinnung von Erdöl. Außer Hexan werden noch andere Chemikalien und immer hohe Temperaturen eingesetzt, um das Rapsöl zu raffinieren, zu bleichen und möglichst geruchlos zu machen. Und: Die hohen Temperaturen bewirken, dass die Omega-3-Fette in Transfette umgewandelt werden. Von gesund also keine Spur. Lüge und Wahrheit über Rapsöl sind ein Beispiel für die verkaufsförderlichen Falschinformationen, die wir täglich bekommen. Ebenso wie bei Soja und anderen Produkten wird einfach nur über die guten Seiten berichtet – was sonst noch enthalten ist oder durch Verarbeitung geschieht, fällt elegant unter den Tisch.

Omega-3-Fettsäuren sind essenzielle Fettsäuren. Das bedeutet, dass wir sie unter allen Umständen mit der Nahrung zu uns nehmen müssen, weil ein Mangel gravierende Folgen hat. An erster Stelle stehen Entzündungen im Körper, die, wie man heute weiß, die Hauptursache für viele Erkrankungen sind. Ein starkes Immunsystem, das mit einem Übermaß an abzubauenden Entzündungen überlastet ist, kann seine wichtigen anderen Aufgaben nicht ausreichend erfüllen. Die Abwehrkräfte sinken.

Ungesättigte Fettsäuren sind unerlässlich für die Funktion des Gehirns. Sie senken das Risiko von Herz-Kreislauf-Erkrankungen, können vor Krebs und Karzinomen schützen, vermindern die Entzündungsreaktion bei Autoimmunerkrankungen wie der rheumatoiden Arthritis, entzündlichen Darmerkrankungen sowie Asthma und können einer Makuladegeneration vorbeugen. Fische, vor allem Lachs, Sardinen, Hering und Sardellen, die Regenbogenforelle und Schwertfisch, enthalten größere Mengen der wertvollen Fettsäuren. Unter den Ölen ist Leinöl eine hervorragende Quelle für Omega-3-Fette. Es enthält außerdem Antioxidantien, Phytochemikalien und Ballaststoffe, die Dickdarm-, Prostata- und Brustkrebs hemmen. In den Leinsamen sind deutlich mehr Ballaststoffe enthalten, es lohnt sich also, auch ganze Samen zu essen. Leinöl ist Hauptbestandteil der berühmt gewordenen Ernährungstherapie der Apothekerin und Chemikerin Johanna Budwig. Mit der Öl-Eiweiß-Kost gelang es ihr, unterschiedlichste Erkrankungen erfolgreich zu behandeln und den Gesundheitszustand insgesamt zu stärken. Ausgezeichnete Lieferanten sind auch Hanföl, Hanfsamen und Chiasamen sowie Nüsse, vor allem Walnüsse. Vorsicht allerdings bei Herpes: Nüsse und Samen enthalten reichlich Arginin, das für alle Formen des Herpesvirus eine Kraftnahrung darstellt.

Der Hauptbestandteil der Omega-3-Fette ist die Alpha-Linolensäure (ALA), die der Körper selbst aus Eicosapentaensäure (EPA) und Docosahexaensäure (DHA) herstellen kann. EPA und DHA sind in Fisch, Fischöl und Algen enthalten, ALA in Walnüssen, Samenkernen und grünem Gemüse. Omega-3-Fettsäuren können Sie auch in Kapselform zu sich nehmen – als Fischölkapseln oder vegan.

Tipp 5 ▶▶ Essen Sie weniger – sparen Sie Lebens- und Abwehrenergie

Je mehr Sie essen und vor allem je mehr Sie durcheinanderessen, desto größer ist die Verdauungsleistung, die Sie Ihrem Körper abverlangen. Das Immunsystem wird stärker belastet, und körperliche Energie geht verloren. Jedes Nahrungsmittel, das Sie zu sich nehmen, fordert aber auch die Immunabwehr, denn immer werden Erreger über den Mund oder das Lebensmittel selbst mitgebracht. Wussten Sie, dass die Menge an Bakterien im Mund vor dem Essen am größten ist? Es könnte eine gute Idee sein, den Mund zuvor einfach mit Wasser auszuspülen.

Weniger zu essen macht fitter, wacher, leistungsfähiger, auch wenn in der Anfangsphase einer solchen Umstellung der Magen knurrt. Kranken ist meist nicht nach essen. Sie brauchen ihre Energie für die Heilung und Regeneration. Kehrt der Appetit zurück, wird das als gutes Zeichen gewertet. Dank des großen Angebots und der Verfüg-

Strategie Nr. 1: Stärken Sie Ihr Immunsystem mit der richtigen Ernährung 293

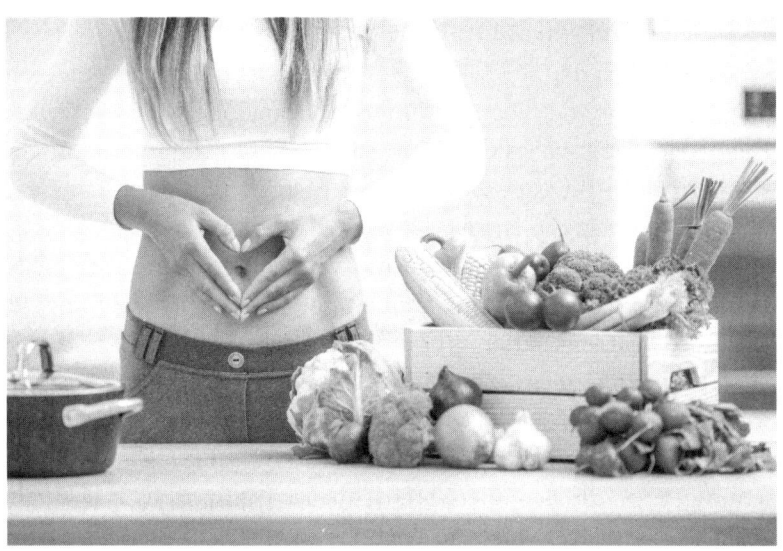

barkeit von Lebensmitteln essen heutzutage viele Menschen etwa ein Drittel mehr als nötig – und ziehen ihr Immunsystem von anderen Aufgaben ab.

»Gewohnheit ist der dickste Leim, den ich kenne«, erklärte James Fenimore Cooper, Autor der erfolgreichen Romane *Wildtöter, Lederstrumpf* und *Der letzte Mohikaner*. Gewohnheiten regieren den Tagesablauf, unsere Gedanken, Gefühle und Entscheidung und nicht zuletzt, was und wie wir essen. Nimmt man die Abhängigkeiten, die unsere moderne Ernährung durch Zusatzstoffe und Zucker schafft, sowie die Gewohnheiten des Schmeckens ohne Geschmacksverstärker, Salz und Zucker dazu, dann schmeckt doch alles fad, oder? Es lässt sich ermessen, dass es viel Disziplin und eine hohe Motivation braucht, um grundlegende Veränderungen zu schaffen. Probieren Sie es aus. Essen Sie am Abend nur eine Gemüsesuppe. Sie ist schnell verdaut und ab dann beginnt eine Fastenzeit, in der Ihr Körper mit allen Kräften den Darm reinigen, Zellen erneuern, regenerieren und vieles mehr ungestört erledigen kann.

Tipp 6 ▶▶| Sorgen Sie für eine gute Verdauung

»Das Lachen ist der Lebenskraft zuträglich, denn es fördert die Verdauung«, davon war schon der Philosoph Immanuel Kant überzeugt. Denn »ein verlässliches Gedärm«, so meinte der US-amerikanische Humorist Josh Billings, sei »für jeden Menschen gelegentlich mehr wert als jede Menge Gehirn«.

Es gibt viele Gründe, warum die Verdauung klappt oder nicht. Verdauungsprobleme können durch ungesunde Ernährung mit viel Weißmehl, Süßem, fetter Wurst und Fleisch, Frittiertem und Fast Food sowie mit einem Mangel an Ballaststoffen und Enzymen entstehen. Unverdauliche Ballaststoffe haben eine wichtige Aufgabe: Sie binden Wasser im Darm, quellen dadurch auf und regen Darmbewegungen an, die den Speisebrei schneller transportieren und den Stuhl weich machen. Sie sind reichlich in Gemüse, Obst und Vollkorngetreide enthalten. Verdauung beginnt jedoch bereits im Mund, wie Sie schon in früheren Kapiteln lesen konnten. Nur richtig gekaute Nahrung kann im Magen weiter zersetzt und in einer geeigneten Form an den Darm weitergegeben werden. Dort werden Nährstoffe aufgenommen und Unbrauchbares sowie Schadstoffe sicher ausgeleitet. Jeder Teil des Verdauungsapparates, vom Mund bis zum After, hat eine wichtige Funktion, und jede Funktion baut darauf auf, dass die vorhergehende richtig ablaufen konnte. Bei all diesen Vorgängen spielen Enzyme eine zentrale Rolle.

Bewegung ist das A und O: Nicht nur der Darm, auch der Magen und der gesamte Körper einschließlich der Stoffwechselkreise, der Muskeln, Knochen und sogar die Hirnfunktion brauchen Bewegung. Studien haben belegt, dass Bewegung und Sport intelligenter machen. Für eine gute Verdauung müssen Sie keine Sportskanone werden. Gehen Sie spazieren, auch mal einen Schritt schneller. Vielleicht haben Sie Lust zum Radeln, Wandern, Schwimmen oder Hüpfen auf dem Trampolin.

Durch Bewegung werden die inneren Organe stärker durchblutet und die Verdauungskontraktionen des Darms angeregt. Neben der Bewegung braucht Verdauung auch innere Ruhe. Je ausgeglichener Sie schon beim Essen selbst sind, desto größer sind Ihre Chancen, dass Magen und Darm ihre Aufgaben richtig erfüllen.

Falls Sie unter Verstopfung leiden, ist eine wichtige Frage: Trinken Sie genügend? Etwa 1,5 Liter täglich an Flüssigkeit sollte ein Erwachsener mindestens zu sich nehmen, besser mehr, vor allem wenn es heiß ist oder Sie Sport oder eine intensive körperliche Arbeit betreiben und stark schwitzen. Wie Sie wissen, befindet sich der größte Teil des Immunsystems im Darm, doch auch im Gehirn werden wichtige immunstimulierende Signale gesetzt. Wassermangel beeinträchtigt die Funktionstüchtigkeit von Hirn, Darm und vom Körper insgesamt und damit das Immunsystem.

Verdauung braucht Zeit

Wenn die Nahrung im Magen angekommen ist, beginnt der für unsere Gesundheit wichtigste Teil des Essvorgangs. Hier wird die Nahrung vorverdaut, und dafür ist es wichtig, dass sie zuvor gut gekaut und eingespeichelt wurde.

Durch langsames Essen und gründliches Kauen wird der Nahrungsbrei mit der ersten Portion wichtiger Verdauungsenzyme versorgt. Im Magen verbringen die einzelnen Speisen unterschiedliche Zeiten. Hier kann man nur Richtwerte angeben, da es von Mensch zu Mensch unterschiedlich ist. Man kann davon ausgehen, dass Kohlenhydrate wie Nudeln 2–3 Stunden brauchen, bis sie verdaut sind. Fleisch, vor allem wenn es sehr fettreich ist, bleibt dagegen bis zu 7 oder 8 Stunden im Magen. Grundsätzlich werden Kohlenhydrate schnell, Eiweißreiches dagegen langsam verdaut.

Das ist der Grund, warum der Hunger nach einer kohlenhydratreichen Mahlzeit, zu der auch Müsli und Brei gehören, schneller wiederkehrt. Wasser läuft sozusagen »durch«. Etwa ein viertel Liter in 10 Minuten, bei leerem Magen auch sofort. Gemüse wird je nachdem, ob es roh oder gekocht ist und auch abhängig von der Sorte, in 50 Minuten bis 3 Stunden verdaut.

Die Länge der Zeit ergibt sich daraus, je nachdem wie wasserhaltig das Gemüse ist und wie viele Ballaststoffe es enthält. Je mehr Wasser, desto schneller, je mehr Ballaststoffe, desto langsamer.

Dasselbe gilt für Obst, nur dass die Verdauungszeiten meist deutlich kürzer als bei Gemüse ausfallen. Wasserreiche Obstsorten wie Melonen, Pfirsiche oder Äpfel verlassen den Magen schon nach 20–30 Minuten, Bananen lassen sich etwa eine Stunde Zeit. Deshalb sollte frisches Obst vor einer großen Mahlzeit gegessen werden, nicht danach, weil dann das Obst mit dem restlichen Nahrungsbrei im Magen bleibt, was sich ungünstig auswirkt. Weichkäse und Joghurt verlassen den Magen nach 1–2 Stunden, Hartkäse dagegen erst nach 4–5 Stunden. Für das leichter verdauliche Fischeiweiß müssen nur 2–3 Stunden angesetzt werden, für Hähnchen und Pute etwa 3–4 Stunden. Fettreiches Fleisch kann dagegen bis zu 7 oder 8 Stunden im Magen verweilen, fettarmes nur 4–5 Stunden. Grundsätzlich gilt: Je fettreicher und eiweißhaltiger, desto länger ist die Verdauungszeit. Entscheidend ist, ob der Magen ganz oder zumindest weitgehend leer war oder noch Unverdautes beinhaltet. Auch die Menge der einzelnen Speisen spielt eine Rolle. Je mehr unterschiedliche Eiweiße, Kohlenhydrate und Fette bei einer Mahlzeit zusammenkommen, desto länger ist die Verdauungszeit.

Entlasten Sie Ihre Verdauung durch die richtige Kombination von Nahrungsmitteln

Die Mischung macht's oder genauer gesagt die Reihenfolge. Eine längere Verdauungszeit bedeutet mehr Arbeit für das Verdauungssystem. Aus diesem Grund empfehlen manche Diäten, nur ein Eiweiß pro Mahlzeit zu essen (zum Beispiel Hülsenfrüchte nicht mit Fleisch oder Vollei zu kombinieren). Auch die Kombination von Kohlenhy-

Beispiele für Verdauungszeiten im Magen (Richtwerte)
Stark wasserhaltiges Obst wie Wassermelone: 15–20 Minuten
Sonstiges Obst (je nach Wasseranteil): 30–40 Minuten
Avocado: 1 ¾ Stunden
Trauben: 1 ¾ Stunden
Mango: 1 ¾ Stunden
Himbeeren: 1 ¾ Stunden
Heidelbeeren: 2 Stunden
Zitrone: 1 ½ Stunden
Kokosnuss, getrocknet: 3–4 Stunden
Grüner Salat: 30–40 Minuten
Gemüsesäfte: 15–20 Minuten
Gedünstetes oder gekochtes Gemüse: 40–50 Minuten
Stärkehaltiges Gemüse, gedünstet oder gekocht: 60 Minuten
Stark ballaststoffhaltige Gemüse wie Rosenkohl, Süßkartoffeln, Brokkoli: 3–4 Stunden
Weizen, Gerste, Roggen: 3 ½ bis 4 Stunden
Hülsenfrüchte und Linsen: 90 Minuten
Brötchen: 2 Stunden
Samen: 2 Stunden
Nüsse: 2 ½ bis 3 Stunden
Entrahmte Milch: 90 Minuten
Vollmilch, ungekocht: 2 ½ Stunden
Vollmilch, gekocht: 2 Stunden
Hüttenkäse aus Vollmilch: 2 Stunden
Hartkäse aus Vollmilch: 4–5 Stunden
Eigelb: 30 Minuten
Vollei, roh: 2 Stunden
Vollei, gekocht: 45 Minuten
Fisch, mager (Dorsch, Kabeljau, Flunder, Seezunge): 30 Minuten
Fetter Fisch: 45–60 Minuten
Ölsardinen: 7–8 Stunden
Hühnchen ohne Haut: 1 ½ bis 2 Stunden
Truthahn ohne Haut: 2 bis 2 ½ Stunden
Rind oder Lamm: 3–4 Stunden
Schwein: 4 ½ bis 5 Stunden
Speck: 6 Stunden
Kalbsbraten: 4 Stunden
Entenbraten: 5 Stunden
Pilze: 7 Stunden

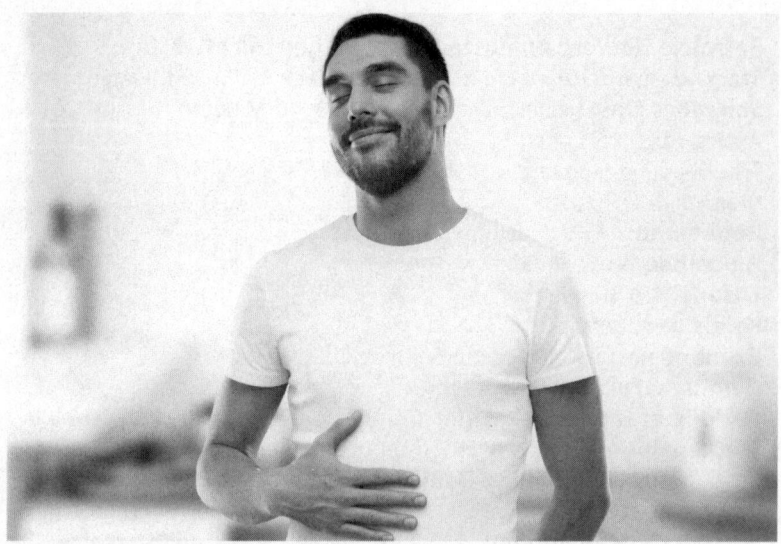

draten mit Eiweiß (Fleisch oder Fisch mit Nudeln, Reis oder Kartoffeln) stellt eine Doppelbelastung dar. Eiweiß braucht eiweißspaltende Enzyme, um verdaut zu werden, Kohlenhydrate brauchen kohlenhydratspaltende Enzyme. Die unterschiedlichen Enzymklassen können sich gegenseitig in der Arbeit behindern.

Ideal ist außerdem, schnell Verdauliches nicht mit langsam Verdaulichem zu mischen. Salat und Fleisch ist eine weniger günstige Kombination als Fleisch (beziehungsweise Eiweiß) mit Gemüse. Brot zum Grillfleisch und das vielleicht noch am Abend, wenn die Verdauungskräfte ohnehin schwächer werden – nun ja, besser nicht. Man kann sich daran gewöhnen, es ist wie so vieles eine Frage der Motivation.

Was Sie zur optimalen Reihenfolge von Nahrungsmitteln wissen sollten

Wie Sie bereits beim Obst gesehen haben, lohnt es sich, eine bestimmte Reihenfolge der Speisenauswahl so zu verinnerlichen, dass sie selbstverständlich wird. »Käse schließt den Magen«, vielleicht tut er das ja, aber nicht, wenn Sie zuvor einen Kalbs-, Rinder- oder Schweinebraten oder gar eine Ente oder Gans gegessen haben. Schon gar nicht, wenn es sich um Weichkäse wie Camembert handelt, der sich, wenn überhaupt, noch eher mit einem schneller verdaulichen Hühnchen oder einer Pute kombinieren lässt. Hartkäse kann es mit Fleisch aufnehmen, allerdings haben Sie dann immer noch zwei stark unterschiedliche Eiweiße in Ihrem Magen. Obst zum Nachtisch – besser nicht. Eine Wassermelone wäre in einem leeren Magen bereits nach 20–30 Minuten verdaut gewesen. Zusammen mit Schinken – die edle, leckere Vorspeise! – wird sie schwerverdaulich. Und wenn Sie vor der Melone Fleisch oder Fisch, dazu vielleicht noch Bratkartoffeln oder Pommes frites gegessen haben, bleibt die Wassermelone (und jedes andere Obst ebenfalls) im Magen liegen und beginnt zu gären. Es bilden sich Gase und es rumpelt im Bauch.

Essen Sie leicht verdauliche Lebensmittel mit hohem Wassergehalt als Erstes, legen Sie dann nach Möglichkeit eine kleine Essenspause ein. Aber auch ohne Pause profitieren Sie, wie Sie weiter unten im Text noch sehen werden, bereits allein davon, dass Sie mit dem leicht Verdaulichen, zum Beispiel Obst, begonnen haben. Danach kommen die schwerer verdaulichen Speisen. Wenn Verdauungsenzyme konkurrieren müssen, weil Eiweiß und Kohlenhydrate zusammen gegessen wurden, passiert es leicht, dass die Nahrung sogar nur unvollständig verdaut wird. Die erste Hürde ist der Magen, wo der Nahrungsbrei erst weiterbefördert wird, wenn alles, schnell und langsam verdauliche Nahrungsmittel, verdaut ist. Wenn schließlich alles im Darm landet, bleiben die mangelhaft verdauten Bruchstücke zu lange dort, verwesen und bilden einen Nährboden für schädliche Bakterien. Fleisch, Käse, Eier, Getreide und Gemüse brauchen jeweils unterschiedliche Enzyme, um verdaut werden zu können. Je weniger Sie miteinander kombinieren, desto besser für Ihre Verdauung. Aus diesem Grund wird heute wieder so stark für die sogenannte »Steinzeiternährung« (auch »Steinzeitdiät« und »Paleo-Diät«)

plädiert. Diese Ernährung orientiert sich daran, wie der Mensch vermutlich in der Altsteinzeit gegessen hat: Fleisch, Fisch, Meeresfrüchte, Eier, Obst, Gemüse, Kräuter, Pilze, Nüsse und Honig. Da zu dieser Zeit anders als heute nicht immer alles zur Verfügung stand, wurde auch nicht alles zusammen gegessen. Wenn es Fleisch gab, dann gab es eben Fleisch. In der heutigen Paleo-Diät werden Milch und Milchprodukte, Getreide und Zucker vollständig weggelassen.

Wer unter Blähungen, Verstopfung oder Durchfall leidet, sollte sich als Erstes seine Nahrungsmittelauswahl ansehen. Die falsche Kombination ist kein Kavaliersdelikt. Je häufiger sie vorkommt, desto mehr erhöht sich die Wahrscheinlichkeit, chronische Entzündungen zu entwickeln, die bis zum Leaky Gut mit allen Folgen wie weiteren Entzündungsherden im Körper führen können. Innere Entzündungen werden heute als die Hauptursache für sehr viele Erkrankungen angesehen.

Die richtige Reihenfolge nach Dr. Stanley Bass

> »Wenn Sie das Nahrungsmittel zuerst essen, das am schnellsten verdaut wird (das mit dem höchsten Wassergehalt), danach dasjenige, das etwas länger braucht und so fort, und wenn das Lebensmittel mit der längsten Verdauungszeit zum Schluss gegessen wird, entstehen keine Probleme. Sie werden eine ruhige und ausgezeichnete Verdauung haben.«
>
> Dr. Stanley Bass, amerikanischer Arzt und Ernährungsberater

Wer im Magen Ordnung hält, wird mit Ordnung im Darm und im gesamten Körper belohnt. Aufgrund jahrzehntelanger Forschungen ist Dr. Stanley Bass der Ansicht, dass die meisten Krankheiten mit Fasten und einer geeigneten Ernährung geheilt werden können. Ein wichtiger Teil seiner Ernährungslehre besteht in der richtigen Reihenfolge von Nahrungsmitteln. Schon früher hatten Untersuchungen

Strategie Nr. 1: Stärken Sie Ihr Immunsystem mit der richtigen Ernährung 301

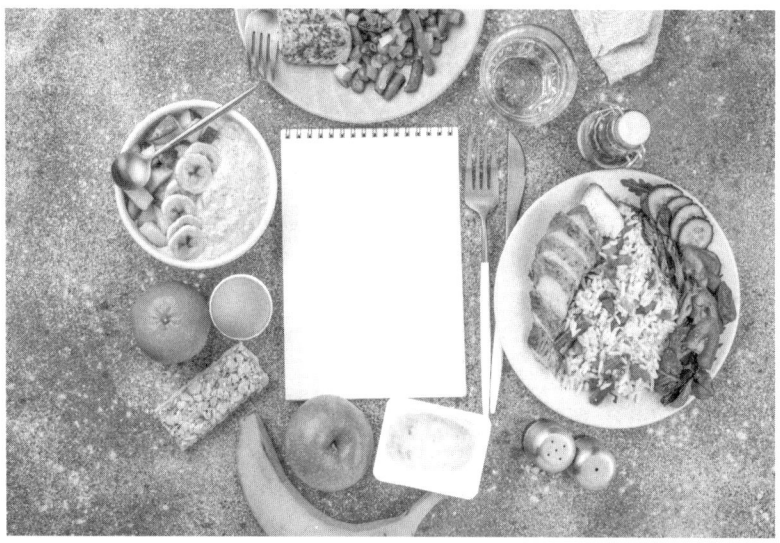

gezeigt, dass Nahrungsmittel im Magen Lagen in der Reihenfolge bilden, in der sie gegessen worden waren. Sie hatten sich nicht vermischt. Was zuletzt gegessen wurde, liegt obenauf und muss warten, bis die unteren Lagen verdaut sind. Leicht verdauliche Lebensmittel bleiben in der »Warteschleife«, wenn sie zum Schluss gegessen werden.

In seinem Buch *Ideal Health Through Sequential Eating* (Optimale Ernährung durch richtige Reihenfolge der Nahrungsmittel) erklärt Dr. Bass[10], welches die optimale Reihenfolge ist: Zuerst kommen Früchte, dann Salat, dann Reis (oder andere kohlenhydrathaltige Nahrungsmittel wie Nudeln), dann Käse und zum Schluss Fisch oder Fleisch. Bei einem Menü aus allen diesen Nahrungsmitteln würde jedes einzelne eine eigene Lage bilden und den Magen auch in dieser Reihenfolge und innerhalb der dazugehörigen Verdauungszeit verlassen. Es bilden sich keine Gase und es tritt auch keine Müdigkeit auf. Würde man alle diese Nahrungsmittel – oder auch nur einen Teil davon – zusammen essen, also mal einen Bissen davon, dann davon, wie wir es gewohnt sind, würde die Verdauung so lange dauern, wie das am langsamsten verdaute Nahrungsmittel braucht. Gleichzeitig würden sich Verdauungsenzyme gegenseitig in ihrer Arbeit behindern.[11]

Stellen Sie sich einfach vor, Sie stünden in der Küche und müssten gleichzeitig kochen, backen und putzen, aber wirklich gleichzeitig. Selbst in Zeiten des Multitaskings dürfte das nicht wirklich möglich sein. Jeder Versuch würde ziemlich viel Stress erzeugen.

Warum die richtige Reihenfolge beim Essen so wichtig ist, begründet Dr. Bass so: »Der wichtigste Grund dafür, die richtige Reihenfolge beim Essen einzuhalten, besteht darin, dass die Nahrung so leicht und so schnell wie möglich verdaut wird. Der größte Energieverlust entsteht, wenn die Verdauung aufgrund von schwierigen Kombinationen unnötig lange dauert und wenn man mehr isst, als der Körper zum Überleben braucht.

Es macht einen großen Unterschied, wenn man die gewaltige Menge an Energie, die auf diese Weise verschwendet wird, bewahrt. Das Ergebnis können eine schnellere Genesung, glücklichere und fröhlichere Gemütszustände, mehr Lebenslust und Energie im Alltag sein. Außerdem werden die Nährstoffe leichter und gründlicher in den Körperzellen aufgenommen und Abfallstoffe gründlicher entsorgt.

Energie ist der wichtigste Faktor, um wieder gesund zu werden, sie muss unter allen Umständen konserviert und darf nicht durch unnötige Verdauungsprozesse verschwendet werden. Essen in der richtigen Reihenfolge wird die Energie unfehlbar bewahren. Versuchen Sie es – spüren Sie den Unterschied, und Sie werden nie wieder zu Ihren alten Essensgewohnheiten zurückkehren – das verspreche ich Ihnen!«[12]

Säuberlich getrennt: Wie der Magen Ordnung hält

Der berühmte arabische Arzt und Gelehrte Moses Maimonides ist die älteste bekannte Quelle zur Reihenfolge von Nahrungsmitteln. Maimonides, der im 12. Jahrhundert lebte, schrieb, dass Nahrung am besten verdaut wird, wenn man mit dem wasserhaltigsten Nahrungsmittel beginnt, dann das etwas weniger wasserhaltige isst und so fort bis zum wasserärmsten und konzentriertesten. Spektakulär ist der Fall eines Soldaten, der während des Amerikanischen Bürgerkrieges (1861–1865) eine Schussverletzung erlitt, die in seinem Magen eine große Öffnung hinterließ. Mehrere Ärzte nutzten die ungewöhnliche Möglichkeit, direkt in seinen Magen zu sehen und die Verdauung zu beobachten. Was sie sahen, veranlasste Dr. Bass zu einer Reihe von Selbstversuchen, bei denen er unterschiedliche Nahrungsmittel aß, jedoch immer nur eines auf einmal. Später untersuchte er seinen Stuhl – und stieß auf verschiedene Farben. Zuerst kam die rötliche Wassermelone, dann ein sehr dunkelbrauner gemischter Salat. Der sehr helle Käse bildete den Abschluss. Alle hatten den Körper in der Reihenfolge verlassen, in der er sie gegessen hatte! Stellen Sie sich einfach vor, dass Ihr Magen die Ordnung liebt und sich für jedes Nahrungsmittel extra Zeit nimmt. Schicht für Schicht werden die passenden Verdauungsenzyme gebildet, und manche Nahrungsmittel bringen sogar welche mit.

Ich bin mir bewusst, dass der Gedanke höchst unbeliebt ist, ein Menü aus Fleisch, Nudeln, Gemüse und vielleicht noch Salat oder die beliebten Linsen mit Spätzle und Würstchen in einer bestimmten Reihenfolge zu essen, statt eine Gabel davon und eine davon. Sie müssen die Reihenfolge ja nicht bis zur letzten Perfektion durchführen, aber ein wenig mehr Beachtung hat Ihr Magen und das, was ihm guttut, schon verdient. Schließlich hängen Ihr Darm, sein Immunsystem und Ihre gesamte Gesundheit mit daran. Das gilt vor allem, wenn Sie die 40 überschritten haben und, wie bei vielen Menschen, die Magensäureproduktion nachlässt. Genau genommen ist der Vorteil, eine Verdauung zu haben, die »rostige Nägel« verdaut, jedoch kein Anlass, ihr auch laufend genau diese vorzusetzen. Kombinieren Sie beispielsweise ballaststoffreiches Gemüse wie Rosenkohl mit Hähnchen und essen Sie beides zusammen, lassen Sie aber die Kohlenhydrate, also Kartoffeln, Nudeln oder Reis weg. Das tut auch Ihrer schlanken Linie gut.

304 Die besten Strategien für ein starkes Immunsystem

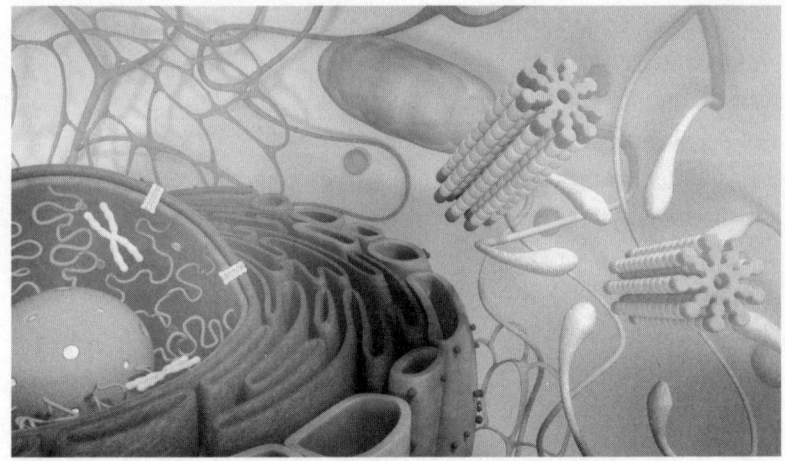

Tipp 7 ▶▶| Essen Sie enzymreich: Mitochondrien, ATP und die Leben spendende Energie

Unser Körper besteht aus etwa 100 Billionen Zellen, von denen in jeder Sekunde rund 50 Millionen absterben – und in jeder Sekunde werden etwa ebenso viele gebildet. Zellregeneration, Zelltod und Zellneubildung sind die Grundpfeiler unserer Existenz. Defekte und anomale Zellen müssen vom Immunsystem erkannt und entsorgt werden. Krebs ist die ungebremste Entartung von Zellen bis hin zum Zelltod. Wenn die kleinsten Einheiten unseres Körpers, die Zellen, richtig funktionieren und widerstandskräftig sind, sind wir gesund.

Jede Zelle hat ihren eigenen Stoffwechsel, über den sie Nährstoffe aufnimmt, sie in Energie umwandelt und Abfallstoffe entsorgt. Diese Leben spendende und Leben erhaltende Energie heißt Adenosin-Triphosphat (ATP) und wird in den Mitochondrien, den Energiekraftwerken in unseren Zellen, gebildet. Bis zu 5000 dieser winzigen Lebewesen kann eine Zelle enthalten, je nach Umfang ihres Energiebedarfs. Ursprünglich waren die Mitochondrien Bakterien voller Energie, aber ohne Zellkern, dem sie diese Energie hätten zur Verfügung stellen können. Im Laufe der Evolution gingen sie mit anderen Zellarten, die einen Zellkern besaßen, aber keine Energie herstellen konnten, eine Verbindung ein. Unsere heutige Zelle war geboren. Sie besteht aus dem Zellkern und den Mitochondrien, und jede Zelle verfügt nun über umfangreiche Mechanismen, mit denen sie täglich die lebenswichtige Energie ATP (Adenosintriphosphat) erzeugen kann. ATP ist für den Körper, was das Stromkabel in der Steckdose für den Fernseher ist: ohne ATP kein Leben. Die Erzeugung von ATP geschieht in den Mitochondrien. Dazu wird die Energie, die wir über die Nahrung zu uns nehmen, zusammen mit Sauerstoff und Wasser umgewandelt. Der Prozess wird auch als Atmungskette bezeichnet, weil Sauerstoff benötigt wird. Enzyme und weitere biochemische Faktoren wie das vitaminähnliche Coenzym Q10 spielen in der Atmungskette eine entscheidende Rolle. Mithilfe dieser Energie können Schäden am Zellkern, die durch die Zelltätigkeit entstehenden, repariert und Zellschutt, Abfallstoffe und Stoffwechselgifte entsorgt werden. Die Mitochondrien besitzen dagegen keinen solchen Mechanismus. Geschädigte Mitochondrien können nicht repariert werden. Die vorhandenen Mitochondrien können nur mit speziellen Methoden dazu angeregt werden, sich häufiger zu teilen, die kaputten zu entsorgen und so die Leistungsfähigkeit wieder zu erhöhen. Dieser Aufgabe widmet sich die mitochondriale Medizin, ein relativ junger Forschungszweig.

Das eigene Körpergewicht ATP wird täglich von den Mitochondrien produziert und sofort für die Organe, den Stoffwechsel, die Muskeltätigkeit und alle anderen Funktionen des Körpers verbraucht. Wie wichtig es ist, die Mitochondrien gesund zu erhalten, lässt sich leicht nachvollziehen. Man weiß heute, dass die Mitochondrien im Zentrum vieler Erkrankungen stehen. Typische Frühwarnsignale für eine geschwächte Mitochondrienfunktion (Mitochondriopathie) können unter anderem Erschöpfungszustände, Konzentrationsstörungen, wenig Kraft und Ausdauer, Infektanfälligkeit sowie Störungen des Nervensystems und der Muskulatur (Muskelschwäche) sein. Je mehr Energie ein Körperbereich verbraucht, desto stärker ist er betroffen. Krankheiten, deren Ursache innerhalb der Zellen zu suchen ist, nehmen zu. Wir kennen sie als Burn-out-Syndrom, Fibromyalgie, als neurodegenerative Erkrankungen wie Alzheimer und Parkinson, Autoimmunerkrankungen wie Diabetes mellitus Typ 1, multiple Sklerose und Allergien, das Reizdarmsyndrom, Colitis Ulcerosa und Morbus Crohn. Auch Haarausfall, Gewichtsprobleme, Schlafstörungen sowie Haut- und Nagelprobleme können in Verbindung mit einer mitochondrialen Dysfunktion stehen. Beim Lesen dieses Buches werden Sie feststellen, dass bestimmte, sich häufende Erkrankungen mit verschiedenen Ursachen in Zusammenhang gebracht werden. Daran können Sie erkennen, wie wichtig es ist, diese Symptome nicht auf die leichte Schulter zu nehmen, sondern geduldig auf Ursachenforschung zu gehen.

Atem ist Leben

Zellen brauchen Nährstoffe, um richtig arbeiten zu können, und sie brauchen Sauerstoff. Unterernährte Mitochondrien können ihrer Aufgabe nicht nachkommen. Richtiges Atmen hat überraschende Auswirkungen auf die Vitalität, Gesundheit und Widerstandskraft unseres Körpers, und es wirkt sich auf unsere Lebensspanne aus. Es ist nicht so selbstverständlich, wie Sie vielleicht denken. Der volle tiefe Atem als Normalzustand ist in unserer Kultur eher eine Seltenheit, nicht zuletzt, weil Stress sich stark auf die Atmung auswirkt. Viele Menschen atmen schnell und flach, sie ziehen die Schultern hoch und das Zwerchfell ein, sodass nur die Lungenspitzen mit Luft gefüllt werden. Bei sitzender Tätigkeit ist diese Form der Atmung sogar normal, weil es schwierig ist, tiefer zu atmen. Wenn Sie richtig atmen, dehnen sich Ihr Zwerchfell, der gesamte Brustkorb und der Magen aus, nicht nur der Brustbereich. Ihr Bauch hebt und senkt sich, während Sie ein- und ausatmen. Wenn Sie sich mit einem Kissen oder Buch auf Ihrem Bauch hinlegen und atmen, können Sie dieses Heben und Senken genauer sehen. Drücken Sie das Kissen beim Einatmen so weit wie möglich nach oben und ziehen Sie beim Ausatmen den Bauch so weit wie mög-

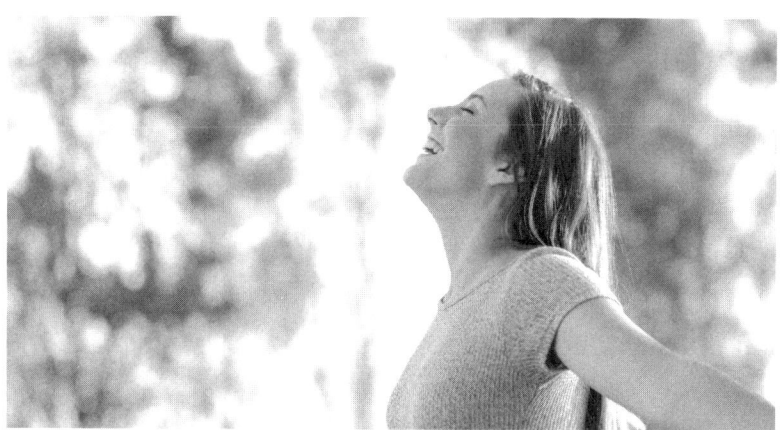

lich ein. Leeren Sie Ihre Lungen vollständig. Halten Sie am höchsten Punkt jeder Atembewegung kurz die Luft an – und gehen Sie dann in die Gegenbewegung.

Wenn Sie tief atmen, erhöht sich die Sauerstoffmenge im Blut und Ihre Zellen werden gut mit Sauerstoff versorgt. Ihre Ausdauer, Kraft, geistige Klarheit und Präsenz werden gestärkt. Ein Sauerstoffmangel in den Zellen kann sich dagegen in einer Vielzahl von Symptomen und Erkrankungen zeigen, und er beschleunigt die Alterung. Gesunde Zellen, die mit reichlich Sauerstoff versorgt werden, sind in der Lage, Viren, ungeeignete Bakterien, Säuren und andere Gift- und Abfallstoffe zu beseitigen. Schon kleine Mengen an Enzymen, die Sie zuführen, haben einen positiven Einfluss auf den Stoffwechsel. Das ist das Geheimnis frisch gepresster Obst- und Gemüsesäfte, von »Smoothies«, Kräutern, Salaten und rohen Gemüsen.

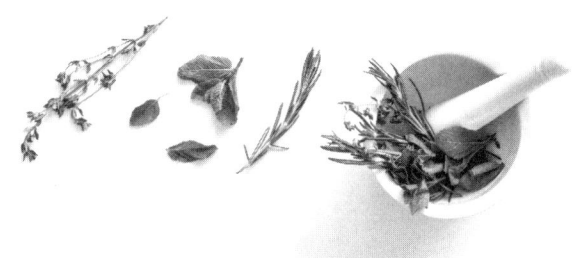

Enzyme – Katalysatoren für alle Lebensvorgänge

Enzyme sind komplexe Proteine, die für alle Lebensvorgänge im Körper gebraucht werden. Ohne Enzyme ist kein Leben möglich. Wie wir gesehen haben, sind sie auch in den Mitochondrien aktiv, wo sie für die Zellatmung gebraucht werden. Sämtliche Stoffwechselprozesse von der Verdauung und Verwertung von Vitaminen und Mineralstoffen bis zur Entgiftung sind nur mithilfe von Enzymen möglich. Dasselbe gilt für die Zellteilung, die Fortpflanzung und jedes Wachstum. Enzyme spielen eine wichtige Rolle beim Abbau von Entzündungen, sorgen dafür, dass die Fließeigenschaft des Blutes in den feinsten Blutgefäßen, den Kapillaren, aufrechterhalten bleibt, und spielen eine wichtige Rolle im Hormonsystem. Mehr als 3000 Enzymarten sind bisher bekannt, und laufend werden neue entdeckt. Jedes Enzym nimmt eine bestimmte Aufgabe wahr. Wenn eines fehlt oder seine Funktion nicht richtig erfüllen kann, können schwere Stoffwechselstörungen entstehen. Einige Enzyme kann der Körper selbst herstellen, viele andere sind in der Nahrung enthalten. Doch Enzyme sind empfindlich. Hitze und Kälte setzen ihnen ebenso zu wie längere Lagerung. Untersuchungen zeigen, dass die Enzymtätigkeit ab einer Temperatur von 42 °C (andere Quellen sprechen von 47–49 °C) abnimmt und zerstört wird, ebenso der Prozess des Einfrierens. Schwermetalle, Pestizide, chemische Dünger, Nitrate, Antibiotika, künstliche Süßstoffe und andere Errungenschaften der modernen Ernährungswelt beeinträchtigen die Enzymtätigkeit. Dass Enzyme lebende Einheiten sind, wird von der modernen Bodenbewirtschaftung und Lebensmittelindustrie zu unserem Schaden missachtet.

Enzyme, die für die Reinigung und Entgiftung unserer Zellen zuständig sind, spielen für unsere Vitalität und Abwehrkraft eine besondere Rolle. Der japanische Arzt Dr. Hiromi Shinya bezeichnet diese Enzyme als »Müllwerker«.[13] Müllwerkerenzyme übernehmen die Aufräumarbeit in den Zellen. Sie entsorgen Abfallprodukte und recyceln, was noch brauchbar ist. Dieser Prozess – Autophagie (oder Autophagozytose) genannt – liefert den Zellen durch die Wiederverwertung von Zellmaterial zusätzliche Energie. Autophagie, die »Selbstverdauung«, ist neben der Reinigung auch eine Überlebensstrategie, die der Körper nützt, wenn keine Nahrung zur Verfügung steht. Durch Autophagie werden die Zellen »geputzt«, und es findet eine intrazelluläre Entgiftung statt, die für die Arbeit der Mitochondrien unerlässlich ist. Die erstaunliche Wirkung des Heilfastens beruht auf diesem Vorgang. Starke Müllwerkerenzyme und eine laufende intrazelluläre Entgiftung stärken das Immunsystem auf grundlegender Ebene und in besonderem Maße.

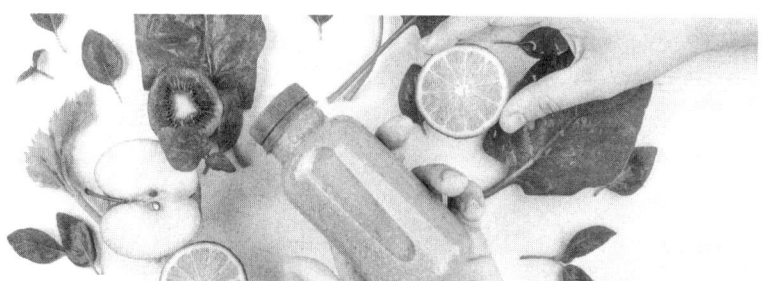

Kurzzeitfasten nach Dr. Hiromi Shinya
Der japanische Arzt Dr. Hiromi Shinya hat eine spezielle Ernährungsform entwickelt, in der ein kurzzeitiges Fasten eine wesentliche Rolle spielt. Gefastet wird ab spätestens 19 Uhr abends. Nach diesem Zeitpunkt nimmt man nur noch gutes Wasser zu sich, das heißt Wasser, das frei von Chemikalien wie Chlor und anderen Giftstoffen ist. Das Wasser sollte Zimmertemperatur haben. Nach dem Aufstehen am Morgen trinken Sie zwei bis vier Gläser Wasser. Etwa 20 Minuten später können Sie eine kleine Menge Obst essen oder einen frisch gepressten Enzymsaft trinken, zum Beispiel aus Spinat oder Rucola, gemischt mit einem kleinen Apfel und etwas Zitronensaft. Sie können die Mischung auch im Mixer pürieren. In der Zeit bis

zum Mittagessen werden dann nochmals zwei bis vier Gläser Wasser getrunken. Etwa 30 Minuten vor dem Mittagessen sollten Sie nichts mehr trinken. Wenn Sie nach 19 Uhr bis zum nächsten Mittag nichts mehr außer Obst gegessen haben, haben Sie etwa 17 Stunden gefastet. Essen Sie den Tag über etwas Leichtes, zum Beispiel eine Gemüsesuppe, und zum Abendessen gedünstetes Gemüse der Saison. In dieser Fastenzeit haben die Enzyme in den Zellen schlechtes Protein in gutes umgewandelt. Der Körper wird von Grund auf gereinigt und entgiftet, und die Zellen können wieder optimal arbeiten.

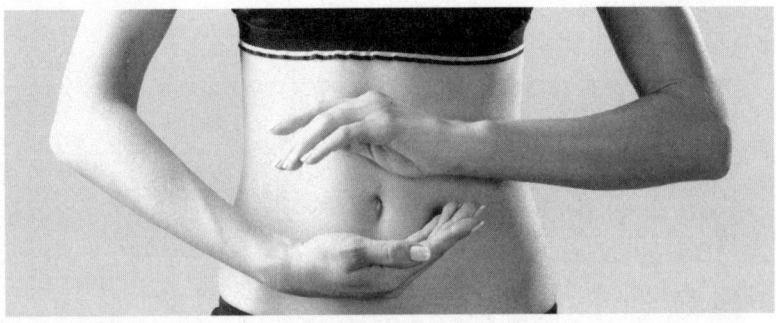

Strategie Nr. 2: Pflegen, schützen und nähren Sie Ihren Darm

Der Darm ist in Mode gekommen. Wurde er bisher eher ein wenig verschämt erwähnt, hat er nun die wichtige und offizielle Rolle in der Gesundheitsfrage erhalten, die ihm gebührt. Denn der Darm ist viel mehr als ein Verdauungsapparat. Die Aufgaben des Darms sind ausgesprochen vielfältig, das Leben darin, das heute »Mikrobiom« genannt wird und früher »Darmflora« hieß, nimmt eine zentrale Stellung in unserem Körper ein, die in ihrer Bedeutung nicht hoch genug eingeschätzt werden kann: Das Immunsystem, die Psyche, die Gehirnfunktion, all das wird über die komplexe Analyse- und Verwertungstätigkeit, die dort stattfindet, vom Darm wesentlich mitbestimmt.

Störungen im Mikrobiom können sich in fast allen Bereichen des Körpers manifestieren.

Ihrer Gesundheit, Leistungsfähigkeit und Lebensfreude zuliebe achten Sie deshalb auf die folgenden Symptome. Sie können Störungen und Erkrankungen des Darms anzeigen: Verdauungsprobleme wie Durchfall, Verstopfung, Blähungen, Bauchkrämpfe, Nahrungsmittelallergien oder -unverträglichkeiten, Haarausfall, häufige Infekte, Hautprobleme wie Ekzeme und Rosacea, Autoimmunerkrankungen wie Diabetes Typ 1, Rheuma und multiple Sklerose, Ängste und Unruhezustände, Schlafprobleme, Depressionen, Stimmungsschwankungen, Konzentrationsprobleme und Fettleibigkeit. Der Darm hat sein eigenes Nervensystem, das enterische Nervensystem (ENS). Es arbeitet unabhängig von Rückenmark und Gehirn, an das es laufend Informationen liefert, während sich das Gehirn im Vergleich dazu eher selten beim Darmnervensystem meldet. Das ENS wird daher oft als zweites Gehirn bezeichnet. Legen wir hier eine kleine Pause ein und machen uns bewusst, wie groß folglich die Bedeutung unseres »zweiten Gehirns« ist und wie wichtig seine Gesundheit – schon allein für unser seelisches und geistiges Wohlbefinden. Die beiden »Glückshormone« Serotonin und Dopamin werden zu etwa 90 Prozent (Serotonin) und 50 Prozent (Dopamin) im Darm hergestellt.

80 Prozent des Immunsystems befinden sich im Darm. Ist der Darm mit seinen Schleimhautzotten angegriffen und das Mikrobiom aus dem Gleichgewicht, dann ist es auch die Immunabwehr. Die Peyer-Plaques, Lymphfollikel im Dünndarm, sind das wichtigste Kontrollinstrument für die Überprüfung, welche Nahrung gesund ist, verdaut und aufgenommen wird und welche als unbrauchbar oder sogar gefährlich eingestuft, zerstört und ausgeleitet wird. Wenn die Peyer-Plaques nicht funktionstüchtig sind, gelangen unerwünschte Stoffe in den Körper. Schützen Sie Ihren Darm und die Peyer-Plaques deshalb vor den »Feinden des Immunsystems«, nehmen Sie nach Möglichkeit keine Antibiotika und andere pharma-

zeutische Medikamente ein, essen Sie probiotisch, das heißt fermentierte Lebensmittel. Forschungen zeigen, dass die Zahl der guten Bakterien durch den Verzehr fermentierter Nahrungsmittel steigt, die der schlechten hingegen abnimmt. Alternativ oder zusätzlich können Sie ein Probiotikum einnehmen. Es kann sinnvoll sein, die Zusammensetzung der Darmflora mit einem Test zu prüfen, um das für Sie optimale Probiotikum auszuwählen. Die gängigen Probiotika enthalten die wichtigsten Bakterienstämme, manche Produkte mehr Stämme, manche weniger. Wichtig sind in jedem Fall die Stämme *Lactobacillus acidophilus* und *Bifidobacterium lactis*. Der Darm reagiert auf Stress, das ist angesichts seines Nervensystems und dessen Verbindung zum Gehirn nicht erstaunlich. Stress belastet den Darm.

Probiotika schützen Ihren Darm. Studien haben gezeigt, dass chronisch-entzündliche Darmerkrankungen mit einer Veränderung der Darmflora einhergehen.[14] Neben einer Ernährungsumstellung, bei der vor allem Zucker weggelassen und viel Frisches gegessen wird, können Probiotika helfen, die Darmflora zu regenerieren. Probiotika können Übergewicht reduzieren[15] und das Reizdarmsyndrom mildern.[16] Und Probiotika nehmen Einfluss auf Viren. Eine Studie, bei der die Wirkung bestimmter Probiotika auf Grippeviren untersucht wurde, zeigte auf, dass die Erkältungswahrscheinlichkeit und die Dauer von Erkrankungen sanken.[17] Eine Metaanalyse ergab außerdem, dass Probiotika sich als Mittel bei gastrointestinalen Erkrankungen (Dysbiose) eignen.[18]

Im Normalfall brauchen Sie die folgenden sechs Darmbakterien am meisten: *Lactobacillus rhamnosus, Bifidobacterium breve, Bifidobacterium bifidum, Lactobacillus acidophilus, Lactococcus lactis* und *Bifidobacterium longum*. Sollten Sie ein entsprechendes Produkt einnehmen und es nicht gut vertragen, kann es sein, dass zuerst eine Aufforstung mit *E.coli* durchgeführt werden muss. Infrage kommen: *Enterococcus faecalis* (zum Beispiel in Symbioflor 1 enthalten) oder *Escherichia Coli* (Symbioflor 2) oder *Escherichia coli Stamm Laves* (zum Beispiel in Synerga). Zuvor ist ein Stuhltest wichtig, der die aktuelle Zusammensetzung der Darmflora bestimmt und der weitgehend das gesamte Spektrum der Darmbakterien abbildet (zum Beispiel von der Firma BIOMES). Auf dieser Grundlage können die benötigten Darmbakterien gefunden werden, aus denen sich auch Ernährungsempfehlungen ergeben.

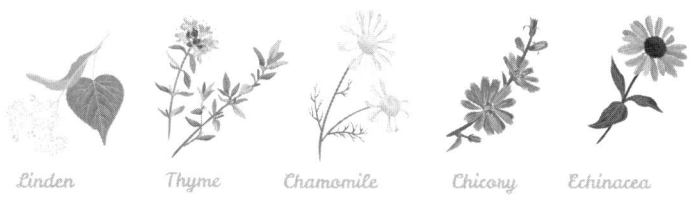

Strategie Nr. 3: Natur statt Chemie – alternative Heil- und Nahrungsergänzungsmittel

> »Wer Gesundheit erwerben will, der muss sich von der Menge der Menschen trennen, denn die Masse geht immer den Weg gegen die Vernunft und versucht immer, ihre Leiden und Schwächen zu verbergen. Lasst uns nie fragen: »Was ist das Übliche?«, sondern: »Was ist das Beste?«
>
> Lucius Annaeus Seneca, römischer Philosoph und Staatsmann
> (4 v. Chr bis 65 n. Chr.)

»Das Ganze ist mehr als die Summe seiner Teile«, erklärte Aristoteles vor 2400 Jahren. Er dachte dabei sicher nicht an Nahrungsergänzungsmittel, aber seine Worte sind über die Jahrhunderte zu einem geflügelten Wort geworden, das die meisten Menschen kennen. Besser könnte man nicht ausdrücken, dass das Zusammenbauen einzelner Bausteine nicht das Ganze in all seiner Synergie und Wirkkraft ergibt. So ist es auch mit künstlich hergestellten Vitamin- und Mineralstoffpräparaten. Meist handelt es sich sogar nur um einen einzelnen Nährstoff oder um eine Kombination aus wenigen, denn das »Ganze« könnten wir ohnehin nicht zusammenbauen. Wir kennen es nämlich nicht. In all den wunderbaren Heilpflanzen der Welt, deren Inhaltsstoffe und Wirkungen mehr oder weniger gut erforscht sind, ist noch so viel verborgen, oft Hunderte von Stoffen, von denen wir nicht wissen, wie sie mit den anderen zusammenwirken. Setzen wir also auf die Natur, auch wenn es oft nicht möglich ist, exakt standardisierte Dosen zu bekommen. Natur heilt. Das tut sie, und das hat sie schon immer getan. Ein wenig Ausdauer ist erforderlich. Nur wenige Naturheilmittel können mit spektakulären Soforterfolgen aufwarten. Sie stimmen den Organismus um, tiefgreifend und nachhaltig, und die Psyche geht mit. All das dauert seine Zeit. Wählen Sie nur beste Qualität, auch wenn sie ihren Preis kostet. Es lohnt sich, denn Sie wollen ja kaum zusammen mit den vielen wertvollen Inhaltsstoffen auch Chemikalien und andere Giftstoffe aufnehmen.

Ich möchte Ihnen hier einige besondere Heilmittel aus dem riesengroßen Schatzgarten natürlicher Mittel vorstellen. Wenn Sie eines interessiert oder Sie mehr über eines derjenigen wissen möchten, die nur in einer Liste aufgeführt sind, gibt es viele Möglichkeiten, sich umfassend zu informieren. Ausgezeichnete Gesundheitsartikel finden Sie zum Beispiel auf der Internetseite Naturstoffmedizin (*https://www.naturstoff-medizin.de/*). Eine Liste weiterführender Bücher befindet sich am Ende dieses Buches.

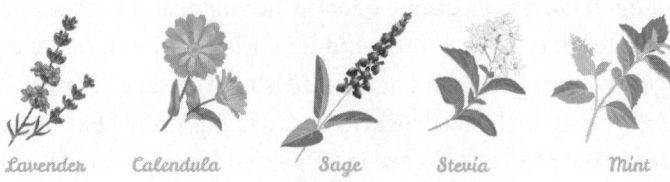

Kolloidales Silber – antibakteriell, antiviral, antimykotisch

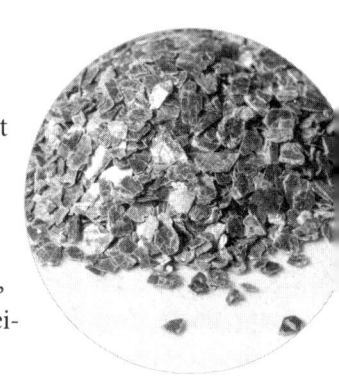

Silber ist ein Heil- und Desinfektionsmittel mit langer Tradition. In der Antike wurden zum Beispiel Gefäße aus Silber verwendet, um Getränke und Speisen frisch und frei von Bakterien zu halten. Es war eines der wichtigsten Mittel, vielleicht das wichtigste überhaupt, um Krankheiten zu behandeln.

Kolloidales Silber ist eine Form der Silberanwendung, bei der winzigste Silbermoleküle (Nanopartikel und Ionen) in destilliertem Wasser schweben. Der Schwebezustand kommt durch das Herstellungsverfahren mittels Elektrolyse zustande, bei dem die Silberpartikel eine positive Ladung aufweisen und sich so gegenseitig abstoßen. Silber wirkt antibakteriell, antiviral und antimykotisch, und das mit großer Kraft. Kolloidales Silber ist für den menschlichen Körper nicht toxisch, tötet aber effektiv Bakterien, Viren, Pilze, Parasiten und Schimmelpilze. Die Substanz wird im menschlichen Körper von den Nieren, über das Lymphsystem und den Darm ausgeschieden.

Silber hat in allen Formen (Ionen, Atome, Partikel) direkt oder indirekt eine keimtötende Wirkung. Positive Erfahrungen wurden bei mehr als 650 Erkrankungen festgestellt. Während Antibiotika wahllos gegen alle Bakterien vorgehen, tötet kolloidales Silber ausschließlich Einzeller. Für die Pharmaindustrie ist Silber ebenso wie Gold nur in Kombination mit pharmazeutischen Produkten interessant, denn kolloidales Silber ist nicht patentierbar. Trotzdem wurden eine Reihe Studien durchgeführt, die die keimtötende Wirkung belegen, zum Beispiel an der University of Texas[19] und an der Oxford University.[20]

Vier Studien aus neuerer Zeit belegen, dass kolloidales Silber erfolgreich den antibiotikaresistenten, tödlichen Erreger MRSA bekämpft.[21] Das Chinese Centre for Disease Control, die chinesische

Behörde für die Kontrolle und Prävention von Erkrankungen, testete ein von der schwedischen Firma Perstorp hergestelltes Polymer erfolgreich gegen SARS. Das Polymer war zur Desinfektion mit Silberpartikeln versetzt worden. Die aus dem Polymer austretenden Silberionen sollten bei Toilettensitzen, Türgriffen und anderen Oberflächen eingesetzt werden.[22]

Silber fördert darüber hinaus die Bildung von Zellen und unterstützt die Bildung von Geweben. Es war Dr. Robert O. Becker, Biomedizinforscher von der amerikanischen Syracuse University, der die Regenerationsfähigkeit des Silbers entdeckte und erforschte. Er fand heraus, dass »Silber einen tiefgreifenden Heilstimulus für Haut und anderes zartes Gewebe bewirkt, anders als bei jedem natürlichen Vorgang«. Das Knochenwachstum werde stark gefördert und die Heilung von verletztem Gewebe um mehr als 50 Prozent beschleunigt.[23]

Wie die Pharmaindustrie und alternative, nicht patentierbare Heilmittel kollidieren, zeigte sich an einem Beispiel aus dem Jahr 1999. Damals entschied die US-Arzneimittelbehörde FDA auf Betreiben der Pharmakonzerne, dass Silberionen-Lösungen und kolloidales Silber nur als »mineralische Ergänzungsmittel« zu betrachten seien, aber keine heilenden Eigenschaften besäßen.

Kolloidales Gold – ein großartiges Heil- und Verjüngungsmittel

Kolloidales Gold besitzt eine Reihe wirklich spektakulärer Eigenschaften. Die winzigen Partikel haben eine positive Wirkung auf die wichtigsten biologischen Funktionen des Organismus, indem sie auf Zellebene wirken. Goldkolloide intensivieren den Informationsfluss, der zwischen den Neuronen entsteht, wenn sie ihre Informationen »feuern«, und regen so die Reparatur- und Regenerationssysteme des Körpers an. Zellschäden werden behoben und neue Zellen schneller gebildet. Die erhöhte Reizweiterleitung findet auch im Gehirn statt, denn die winzigen Partikel können die Blut-Hirn-Schranke überwinden und Denkprozesse, Konzentrationsfähigkeit, motorische Fähigkeiten, Geschicklichkeit und das Zeitempfinden deutlich verbessern. Kolloidales Gold wirkt regenerierend und verjüngend auf das Gehirn. Es regt die Durchblutung an und kann helfen, vitaler zu werden und sich mehr am Leben zu freuen – mit positiven Auswirkungen auf das Sexualleben.

Die Leitfähigkeit der DNS spielt in der mitochondrialen Medizin, die sich mit der Energiegewinnung in den Zellen befasst, eine wichtige Rolle. Denn viele gesundheitliche Störungen sind ein energetisches Problem innerhalb der Zellen. Nur wenn wir genügend Energie zur Verfügung haben, können wir aktiv und gesund leben. Diese Energie wird in den Mitochondrien gewonnen, den Kraftwerken in den Zellen. Kolloidales Gold erhöht die Leitfähigkeit der DNS und verleiht so mehr Energie und Lebenskraft. Die Zellgesundheit und -leistungsfähigkeit wird auch gefördert, weil Gold ein kraftvoller Radikalfänger ist und oxidativem Stress vorbeugt. Freie Radikale – Stoffwechselabfallprodukte, die durch die Energieproduktion in den Zellen anfallen – müssen neutralisiert werden, da sie sonst die Zellen schädigen und zu Energiemangel und einer Vielzahl an Symptomen, Erkrankungen und chronischen Leiden führen. Dazu gehören Immunschwäche, chronische Müdigkeit, Leistungsabfall, Allergien, Fettleibigkeit, Autoimmunerkrankungen wie multiple Sklerose, Rheumatismus, neurovegetative Beschwerden wie Unruhe und Nervosität, ADHS, ein erhöhter Cholesterinspiegel, eine reduzierte Leberentgiftung, Herzrhythmusstörungen, vorzeitige Alterungserscheinungen und Zellentartung bis zum Zelltod (Krebs). Der Alterungsprozess wird beschleunigt.

Kolloidales Gold hilft den Zellen, gesund zu bleiben, indem es die Produktion von zwei kraftvollen Radikalfängern stimuliert: SOD und Glutathion. Glutathion ist an entscheidenden Stoffwechselvorgängen beteiligt. Das Tripeptid stärkt das Immunsystem, hemmt Entzündungen, steuert Zellentgiftungsreaktionen und Coenzym-Funktionen und unterstützt die Reparatur von DNS-Schäden. Es schützt und baut die Darmschleimhaut auf, die heute bei vielen Menschen angegriffen ist. Besonders wichtig ist Glutathion für die Leber. SOD (Superoxid-Dismutase) ist das wohl stärkste, körpereigene Antioxidans mit einem außergewöhnlich hohen Schutzpotenzial für die Zellen. Es wird oft das »Methusalem-Enzym« genannt. Kolloidales Gold regt die Bildung von SOD im Organismus an. Diabetiker haben beispielsweise einen erhöhten Bedarf an SOD, das Folgeschäden ihrer Erkrankung vorbeugen kann. Auch bei Arthritis beziehungsweise Arthrose braucht der Körper mehr SOD.

Aus diesen Wirkmechanismen heraus lässt sich leicht nachvollziehen, dass kolloidales Gold das Immunsystem in hohem Maße stärkt.

MMS – ein einfaches Mineralpräparat wirkt Wunder bei Malaria und vielen anderen Krankheiten

Eigentlich war Jim Humble auf der Suche nach Gold. Mitte des Jahres 1996 kam der Luftfahrtingenieur zusammen mit anderen im Dschungel von Guyana an. Im Gepäck hatte er stabilisierten Sauerstoff – zur Wasserdesinfektion. Er war 64 Jahre alt und in bester körperlicher Verfassung. Doch dann passierte es: Er und andere Expeditionsteilnehmer wurden von Moskitos gestochen, die sie mit Malaria infizierten. Das Einzige, was zur Verfügung stand, war der stabilisierte Sauerstoff, eine Verbindung aus Chlor und Sauerstoff, die Keime im Wasser effektiv abtötet. Etwa 6 Tropfen für einen Liter Wasser genügen. Jeder Erkrankte nahm etwas von der Flüssigkeit ein, und das hohe Fieber ging zur großen Überraschung aller nach kurzer Zeit zurück. 5 Stunden nach der Einnahme waren alle Betroffenen symptomfrei. Das war die Initialzündung für MMS, der »wundersamen Mineralstoffergänzung«. Durch viele Tests fand Jim Humble heraus, dass Chlordioxid (ClO_2) noch viel stärker wirkte als stabilisierter Sauerstoff, der nur bei etwa 70 Prozent aller Fälle erfolgreich wirkte.

Jim Humble nannte seine Entdeckung *Miracle Mineral Supplement* – MMS. Chlordioxid wurde bereits seit Jahrzehnten in Schlachthäusern eingesetzt, um Erreger zu bekämpfen. Fleisch, Geflügel, Fisch, Obst und Gemüse wurden damit desinfiziert. In Krankenhäusern werden damit die Böden gereinigt und medizinische Instrumente sterilisiert. Das Neue war, dass Jim Humble als Erster eine Methode fand, mit der Menschen Chlordioxid einnehmen können. Werden die empfohlenen Dosen eingehalten, sind keine negativen Folgen bekannt. Der Schlüssel zur Wirkung ist einfach: Es handelt sich um Oxidation, die in der Lage ist, schädliche Organismen abzutöten. Chlordioxid ist nur schwach oxidativ, deshalb zeigt es in einem basischen, also gesunden Milieu keine Wirkung. In einem sauren Milieu entfaltet es dagegen seine volle Kraft und zerstört Erreger, indem es ihnen Elektronen entreißt. Deutlich stärker – und damit aber auch riskanter – ist die Oxidationswirkung von Wasserstoffperoxyd (H_2O_2) und Ozon (O_3), das bereits als mögliche Therapie gegen das Ebolavirus untersucht wird.[24]

MMS hat sich auch bei zahlreichen anderen Erkrankungen und Symptomen bewährt. Die Palette möglicher Anwendungen reicht von Allergien, Alzheimer und Arteriosklerose über Arthritis, Asthma, Borreliose, Herpes und Gürtelrose, Hepatitis A, B und C bis zu multipler Sklerose, Schlafstörungen, Neurodermitis und mehr.

Schon vor Jahren hatte sich Jim Humble an Bill Gates gewandt, um ihn um eine Unterstützung durch seine Stiftung zu bitten, mit der Gates Programme zur Behandlung von Aids und anderen Krankheiten, vor allem in Afrika, unterstützt. 75 000 erfolgreich behandelte Fälle konnten vorgewiesen werden, doch Bill Gates akzeptierte sie nicht als Hinweis für die Wirksamkeit von MMS. Als Grund wurde angegeben, eine Förderung sei nur möglich, wenn Doppel- oder Dreifach-Blind-Studien in anerkannten Kliniken durchgeführt wurden. Obwohl MMS in Afrika in mehreren Kliniken bereits wissenschaftlich untersucht wurde, vor allem bei der Behandlung von Malaria und Aids, ist auch die amerikanische Gesundheitsbehörde FDA der Ansicht, dass für die Anerkennung von MMS als Therapiemittel erst ausreichende wissenschaftliche Tests und Laboranalysen durchgeführt werden müssten. Die Kosten für solche Studien liegen bei 50 Millionen US Dollar und mehr, ein Betrag, den ein Pharma-Konzern problemlos investieren kann, ein Privatmann wie Jim Humble jedoch nicht.[25] Die Anwendung von MMS ist unkompliziert und kann in den Büchern von Jim Humble und anderen zu MMS nachgelesen werden.

DMSO – hilft dem Körper, sich selbst zu regenerieren

DMSO ist seit 150 Jahren bekannt. Die Industrie setzt DMSO schon lange als Lösungsmittel ein. In den 1970er-Jahren kam seine große Stunde: DMSO wurde als Heilmittel mit geradezu wundersamen Wirkungen erkannt. Viele Erkrankungen und Symptome konnten erfolgreich damit behandelt werden. Sogar bei der Behandlung von Krebspatienten wurden Erfolge erzielt. Vorübergehend wurde DMSO offiziell zugelassen, dann wieder vom Markt genommen – die Erfolge dieses einfach herzustellenden Mittels waren zu groß. Bei Alternativmedizinern galt DMSO nach wie vor als ein schnell wirkendes, gut verträgliches Mittel bei akut-entzündlichen und traumatischen Erkrankungen wie rheumatischen und degenerativen Gelenkerkrankungen, Neuralgien und Sportverletzungen. Auch Schönheitschirurgen und Tiermediziner wenden es an.

Doch DMSO kann noch viel mehr. Dr. Hartmut Fischer, Autor des Buches *Das DMSO-Handbuch. Verborgenes Heilwissen aus der Natur*, fasst die Wirkungen folgendermaßen zusammen: »DMSO unterstützt und bewirkt – auch bei schwerwiegender Schädigung von Gewebe – die Neuordnung und Regeneration der Zellen oder schützt den Körper vorbeugend.«

DMSO ist nicht nur ein hervorragendes Lösungsmittel. Als Trägersubstanz ist es in der Lage, alle in ihm gelösten Substanzen in die Zelle zu bringen und so bestehende Behandlungen zu unterstützen. Durch diese Eigenschaft verstärkt DMSO die Wirkung von Medikamenten, sodass die Dosierung – und eventuelle Nebenwirkungen – geringer ausfallen können. Cortisongaben können DMSO mindestens um das Zehnfache verstärken, auch eine Verstärkung bis zum Tausendfachen wurde beobachtet. Verstärkend wirkt DMSO auch auf alternative Methoden zur Krebsheilung. Freiverkäufliche Substanzen wie Dichloressigsäure (DCA), rechtsdrehende Milchsäure oder Alpha-Liponsäure sind in der Lage, in Kombination mit DMSO bösartige Tumore zu zerstören. Die Stoffe wirken sich in den Mitochondrien aus, die »Kraftwerke« in den Zellen und die Zellatmung beginnen wieder normal zu funktionieren. Anaerobe Zellen (Krebszellen) werden so in den programmierten Zelltod getrieben. Die »Lebensuhr« wird wieder aktiviert.[26] Eine besondere Eigenschaft von DMSO besteht außerdem darin, dass es schnell in die Haut eindringt, ohne sie zu schädigen. Daher wird es oft Gels, Salben und Tinkturen beigemischt. DMSO und MMS sind eine gute Kombination. Das hochwirksame antimikrobielle MMS wird durch DMSO verstärkt, und es gelangt fünfmal mehr MMS ins tiefe Gewebe als bei einer Einzelanwendung. DMSO kann problemlos selbst angewendet werden. Trotzdem kann – je nach Krankheitszustand oder Symptom – eine Behandlung durch einen Heilpraktiker oder Arzt, der sich im Bereich von MMS und DMSO fortgebildet hat, sinnvoll sein.

Kurkuma – die wundersame heilige Pflanze

Bekannt ist die leuchtend gelbe Kurkuma als Gewürz. Im indisch-ayurvedischen Essen darf sie nicht fehlen, und auch in China wird sie häufig verwendet – aber auch bei uns hat Kurkuma einen Siegeszug angetreten. Denn der Gelbwurzextrakt enthält das wertvolle Kurkumin, zu dem es mittlerweile sehr viele Studien gibt.[27] Diese Untersuchungen bestätigen nicht nur die breite, heilsame Wirkung, sondern auch, dass Kurkuma mindestens ebenso gut, eher besser wirkt als vierzehn handelsübliche Medikamente.[28] Beispiele sind die Medikamenteklassen Statine (gegen hohes Cholesterin), Kortikoide (gegen Entzündungen, Juckreiz und allergische Reaktionen), Antidepressiva (gegen Depressionen), Blutverdünner (bei Herzinfarkt- oder Schlaganfallrisiko), entzündungshemmende Medikamente (wie Aspirin, Ibuprofen und weitere Schmerzmittel), Chemotherapiemedikamente (bei Krebs) und Diabetesmedikamente. Eine 2009 in der Zeitschrift *Biochemical and Biophysical Research Communications* erschienene Studie ergab, dass Kurkuma bei der Glukoseaufnahme in die Zelle um bis zu 100 000-mal besser wirkt als bekannte Diabetesmedikamente.[29]

Viele chronische Erkrankungen können mit Kurkuma behandelt und oft sogar geheilt werden. Kurkumin zerstörte erfolgreich besonders gefährliche Gehirntumore (Glioblastoma)[30] und Brustkrebs[31]. Untersuchungen zeigen, dass Kurkumin sogar an Stammzellen ansetzen und Krebs von dort aus bekämpfen kann.[32] Weitere Studien ergaben, dass Kurkumin vielen Krebsarten vorbeugen oder sie erfolgreich behandeln kann, zum Beispiel Bauchspeicheldrüsenkrebs. Der Pflanzenstoff ist ein kraftvoller Radikalfänger und wirkt daher stark antioxidativ, indem er die Bildung von Glutathion unterstützt. Es gibt Hinweise darauf, dass Kurkumin die mentale Leistungsfähigkeit verbessert und die Neubildung von Nervenzellen im Gehirn anregt. Auch bei Alzheimer und Erkankungen der Atemwege, der Leber und des Darms wurden Erfolge verzeichnet. Als MAO-Hemmer hebt die Gelbwurz die Stimmung und baut Neutrophine im Gehirn auf, die Depressionen, Angstzustände und Pessimismus mildern. Selbst niedrige Dosen des Stoffes können Herpes-simplex-Viren an der Vermehrung hemmen. Die Herz-Kreislauf-Funktion wird gestärkt, der Blutdruck reguliert, Akne kann zurückgehen. Der Extrakt senkt erfolgreich hohes Cholesterin, mildert Insulinresistenz und normalisiert Veränderungen der Blutgefäße, die zur Arteriosklerose führen. Selbst Patienten mit Leberzirrhose profitierten von der entzündungshemmenden Wirkung.

Das ist noch nicht alles. Eine Studie aus dem Jahr 2010 zeigte, dass Kurkuma die Ausleitung von Quecksilber unterstützt.[33] In der Zahnmedizin wirkt Kurkuma keimtötend auf gefährliche Zahnherde und kann helfen, Wurzelbehandlungen zu vermeiden.[34] Den Mund mit Kurkumawasser zu spülen oder das Zahnfleisch mit einer selbst gemachten Kurkuma-Paste einzureiben hilft, Zahnfleischentzündungen zu heilen sowie Schmerzen und Schwellungen im Mundraum zu beruhigen. Mischen Sie für die Kurkuma-Paste einen Teelöffel Kurkuma, einen halben Teelöffel Salz und einen halben Teelöffel Senföl.

Wie andere Nahrungsergänzungsmittel hat sich Kurkumin als besonders nützlich im Kampf gegen Covid-19 erwiesen. Wissenschaftliche Untersuchungen haben gezeigt, dass Kurkumin die wichtigste Protease von Covid-19 hemmt. Die Covid-19-Protease hat zwei Funktionen: Sie wird für die Vermehrung des Virus gebraucht, und sie unterdrückt die angeborene unspezifische Immunantwort.

Darüber hinaus hemmt Kurkumin virenbedingte Zytokinstürme. Sie entstehen, wenn das Immunsystem auf Angriffe tatsächlicher oder vermeindlicher Feinde (wie zum Beispiel Nahrungsmittelunverträglichkeiten) reagiert und zu große Mengen entzündungsfördernde Zytokine produziert.[35] Zytokinstürme lösen extreme Entzündungsreaktionen aus, wodurch ein Übermaß an freien Radikalen gebildet wird, die wiederum Gewebeschäden verursachen. Bei Covid-19 sind es Gewebeschäden in der Lunge. Laut einer wissenschaftlichen Arbeit könnte Kurkumin daher zur Behandlung bei Lungenentzündung, akuter Lungeninsuffizienz und Acute Respiratory Distress Syndrome (ARDS) als Ergebnis einer Coronavirus-Infektion eingesetzt werden.[36]

Kurkumin reguliert außerdem die Immunreaktion. Je nach Bedarf kann es diese herauf- oder herunterregeln und wirkt antiviral, unter anderem gegen SARS-CoV, das Coronavirus, das für das Schwere Akute Respiratorische Syndrom (SARS) verantwortlich ist. Es gibt noch mehr Gründe, die für Kurkumin bei der Behandlung von Covid-19 sprechen: Kurkumin lindert den entzündlich bedingten Austritt von Blutbestandteilen (Exsudationen) und Ödemen, wirkt regenerierend bei Lungenverletzungen, reduziert Entzündungen der Atemwege, hemmt die Ausbreitung bronchialer Epithelzellen und lindert generell die Symptome einer Lungenentzündung.

Kochen mit Kurkuma

Kurkuma ist nicht nur eine Zutat von Currygerichten. Sie können das Pulver oder die frische Wurzel in Suppen, Saucen und an alle Lebensmittel geben, die Sie braten. Durch die Vermischung mit gesunden Fetten, auch in erhitzter Form, werden die wertvollen Bestandteile besser aufgenommen. Eine weitere Möglichkeit ist die Herstellung von »Goldener Milch«. Dazu erhitzen Sie eine halbe Tasse Wasser mit einer Vierteltasse hochwertigem Kurkumapulver. Lassen Sie die Mischung unter ständigem Rühren ein paar Minuten bei mittlerer Hitze köcheln, bis eine dicke Paste entstanden ist. Lassen Sie die Paste abkühlen und geben Sie diese in ein Glasgefäß. Kühl gestellt ist sie mehrere Wochen haltbar. Für die Goldene Milch lösen Sie eine kleine Portion der Paste in etwas warmer Milch (auch Kokos-, Mandel-, Hafer-, Dinkelmilch) auf. Geben Sie eine Prise Pfeffer dazu. Das darin enthaltene Piperin verbessert die Aufnahme der Stoffe. Piperin ist die wichtigste Substanz des Pfeffers. Es verursacht die Schärfe und hat viele bedeutende biologische Wirkungen wie Blutdrucksenkung, Verdauungsförderung und Stimmungsaufhellung.

Wenn Sie mit Kurkuma kochen oder die Wurzel frisch verwenden, werden Sie eine Gelbfärbung der Zähne beobachten. Es ist daher wichtig, die Zähne sofort nach dem Verzehr zu reinigen. Alternativ können Sie Kurkumaextrakt-Kapseln einnehmen, die entweder Schwarzpfefferextrakt oder Piperin bereits enthalten, oder selbst schwarzen Pfeffer einnehmen – eine winzige Dosis genügt. Die magensaftresistenten Kapseln gelangen komplett vom Magen in den Dünndarm, wo ihr Inhalt aufgenommen werden kann.

Wenn Sie etwas leicht erwärmtes Oliven- oder Kokosöl, in das Sie eventuell noch ein klein wenig schwarzen Pfeffer einstreuen, zusammen mit den Kapseln einnehmen, erhöht sich die Nährstoffaufnahme noch weiter.

Katzenkralle – heilt den Darm, stärkt das Immunsystem

In den Regenwäldern des Amazonas wächst eine Pflanze mit beeindruckenden, immunstimulierenden Wirkungen. Heilkundige verwenden Rinde und Wurzel seit mehr als 2000 Jahren für ein breites Spektrum an Symptomen und Erkrankungen, von chronischen Entzündungen, Durchfall, Verdauungsstörungen und Magengeschwüren bis hin zu Infektionen durch Bakterien und Pilze. Ihre entzündungshemmenden Eigenschaften unterstützen unter anderem bei rheumatoider Arthritis und Osteoarthritis. Bei schweren Darmerkrankungen, die auf andere Medikamente nicht ansprechen, konnte die Katzenkralle Heilerfolge erzielen. Die Pflanze besitzt die Fähigkeit, den gesamten Verdauungstrakt zu reinigen und Darmerkrankungen wie Leaky Gut (den durchlässigen Darm), Divertikulitis, entzündliche Magen- und Darmerkrankungen wie Gastritis und Morbus Crohn zu heilen. Viele der wertvollen Substanzen der Katzenkralle wurden für die Behandlung von Krebs, Aids, Arthritis und anderen Krankheiten patentiert. Doch für die Katzenkralle gilt, was auch auf alle anderen, vollständigen Naturprodukte zutrifft: Die ganze Pflanze ist mit höchster Wahrscheinlichkeit deutlich wirkungsvoller als irgendein isolierter Inhaltsstoff.

Astragaluswurzel – regt die Bildung weißer Blutzellen an

Astragalus ist der botanische Name für Tragant. Die Pflanze gehört wegen ihrer nährenden und stärkenden Wirkung zu den wichtigsten Heilmitteln der Traditionellen Chinesischen Medizin und heißt dort Huang Qi. Untersuchungen weisen darauf hin, dass Astragalus das Telomerase-Enzym aktiviert und so auch kritisch kurze Telomere wieder verlängert. Die Länge der Telomere wird als wichtiger Faktor für die Lebensdauer eines Menschen betrachtet. Die Wurzel unterstützt die Reparatur der DNA, mindert oxidativen Stress, verbessert die Hirnfunktion, wirkt sich positiv bei Allergien aus und kann Tumore bekämpfen.[37] Im Tierversuch erwies sich Astragalus als immunstärkend, indem es das Immunglobulin IgG um 45 Prozent erhöhte. Vor allem erhöht Astragalus die Zahl der weißen Blutzellen, die wir bisher als weiße Blutkörperchen oder Leukozyten kennen. Sie sind ein unverzichtbarer Teil der Immunabwehr. Bei Erkrankungen nimmt ihre Zahl deutlich zu, und davon hängt ihre Schlagkraft ab. Verschiedene Erkrankungen wie Autoimmunerkrankungen, manche Infektionskrankheiten, Immunschwäche, konventionelle Krebsbehandlungen und Medikamente wie Antibiotika, harntreibende Mittel und Antihistaminika, können dazu führen, dass die Zahl der weißen Blutzellen im Gegenteil stark zurückgeht. Damit wird der Körper zunehmend schutzlos. Die Astragalus-Wurzel stärkt das Immunsystem, indem sie die Produktion von B- und T-Lymphozyten aktiviert.[38] Eine an der University of Texas durchgeführte Studie belegte außerdem, dass Astragalus die Fähigkeit des Immunsystems erhöht, Bakterien, Viren und sogar Krebszellen zu erkennen und zu eliminieren.

Zistrose – der Turbo nicht nur fürs Immunsystem

Naturheilmittel gibt es viele, doch was macht die Zistrose so einzigartig? *Cistus incanus,* die Graubehaarte Zistrose, ist die polyphenolreichste Heilpflanze Europas, wie das LEFO-Institut für Lebensmittel- und Umweltforschung in Ahrensburg herausgefunden hat. Polyphenole gehören zu den sekundären Pflanzeninhaltsstoffen, deren beeindruckende Vitalität und Jugendlichkeit erhaltenden Heilwirkungen zum Beispiel von Rotwein und Grüntee bekannt sind. Nur: Die Zistrose übertrifft Rotwein mit ihrem Gehalt an antioxidativen Polyphenolen um das Vierfache und Grüntee um das Dreifache – ein wirklich beachtlicher Rekord. Hinzu kommen weitere wertvolle Inhaltsstoffe wie Cineol – ein Pflanzenöl, das unter anderem Beschwerden bei Erkrankungen der oberen und unteren Luftwege (Nase, Rachen, Bronchien) lindert – und das Pflanzenöl Eugenol, das eine stark antibakterielle, schmerzstillende und entzündungshemmende Wirkung hat.

Eine Studie aus dem Jahr 2005 belegte, dass Polyphenole nicht nur zellschützend wirken und die Zellleistung erhalten. Sie wirken auch antiviral. Bisher kannte man Polyphenole vor allem als Antioxidantien, die unter anderem das Wachstum von Krebszellen hemmen konnten. Nun zeigte sich, dass polyphenolreiche Extrakte Grippe- und andere Viren daran hindern, in Zellen einzudringen. Der stark antivirale Effekt eines Extraktes aus der Graubehaarten Zistrose (*Cistus incanus*) wurde in einer placebokontrollierten klinischen Studie festgestellt.[39]

Antioxidativ, immunabwehrsteigernd, antiviral und antibakteriell, entzündungs- und pilzhemmend, hilfreich bei Allergien, Ekzemen und Hautproblemen – die Wirkungen der Zistrose sind so umfassend, dass es sich lohnt, sich ausführlich mit ihr zu befassen. Noch immer werden weitere Anwendungsgebiete entdeckt. In der Grippe- und Erkältungszeit wird sie zum unerlässlichen Begleiter, wenn man sie einmal kennengelernt hat: Lutschtabletten lindern Halsschmerzen, der Sud kann aufgetragen oder als Spülung verwendet werden. Auch vorbeugen statt heilen kann man mit dem Tee oder anderen Anwendungen der Zistrose.

Coenzym Q10 – unentbehrlich für die Energieerzeugung und das Immunsystem

Ubichinon, das wir in der Regel als Coenzym Q10 (CoQ10) kennen, ist eine Substanz, die in jeder Körperzelle vorhanden ist. Sie ist ein unverzichtbarer Baustein für die Energiegewinnung in den Mitochondrien, den Kraftwerken unserer Zellen. Mithilfe des CoQ10 und einer Vielzahl an Vitalstoffen und Enzymen werden die Nährstoffe, die wir zu uns nehmen, in den Mitochondrien in Energie umgewandelt. Da für diesen Prozess auch Sauerstoff gebraucht wird, nennt man diesen Teil des Energiestoffwechsels auch Atmungskette. CoQ10 ist ein so wichtiger Bestandteil der Atmungskette, dass sie ohne ihn nicht funktionieren könnte. Wenn der Körper nicht genügend CoQ10 zur Verfügung hat, kann er nicht ausreichend Energie produzieren. Ob Muskeltätigkeit, Nervenaktivität, Zellregenerationsprozesse oder Immunreaktionen – alles läuft nur dann optimal ab, wenn die Zellen ausreichend CoQ10 zur Verfügung haben.

Die vitaminähnliche Substanz wird in den Zellen in das starke Antioxidans Ubiquinol umgewandelt. Neben weiteren Antioxidantien wie Glutathion, Vitamin C und Vitamin E hat CoQ10 die wichtige Rolle, schädliche freie Radikale zu fangen. Ab dem Alter von 30 Jahren beginnt sich die körpereigene Produktion zu verringern, ebenso wie die Fähigkeit, CoQ10 in das Antioxidans Ubiquinol umzuwandeln. Das Coenzym ist in einer Reihe von Lebensmitteln enthalten. Besonders reich sind: Fleisch, Fisch, vor allem Makrelen und Sardinen, Brokkoli, Spinat, grüne Bohnen, Kohl, Knoblauch, Zwiebeln, Walnüsse, Mandeln, Walnussöl, Mandelöl, Sesamöl, Weizenkeime und Vollkornkleie. Achten Sie auf jeden Fall auf einen guten Coenzym-Q10-Spiegel. Sie werden es an Ihrer Fitness und Energie merken. Das Coenzym, das nicht dasselbe ist wie ein richtiges Enzym, sorgt für ein gesundes Herz-Kreislauf-System, hilft gegen Entzündungen, stärkt das Immunsystem in hohem Maße und ist auch wichtig für die Fettverbrennung und kräftige Muskeln. Erfolge wurden bei Fibromyalgie und bei Infektionen erzielt, da CoQ10 und Vitamin B_6 die Produktion von Antikörpern und bestimmten Immunzellen stimuliert, sodass unser Immunsystem schneller auf Erreger reagiert.[40] Coenzym Q10 können Sie auch als Nahrungsergänzungsmittel einnehmen.

Zeolith – das darmgesunde Urgestein

Zeolithgesteine sind vulkanische Mineralien, die in Form eines einzigartigen Kristallgitters aufgebaut sind. Diese spezielle Wabenstruktur enthält Hohlräume und Verbindungsrohre, in denen Schwermetalle und Toxine aufgefangen werden. Da Zeolithe Schädliches absorbieren, ohne selbst vom Körper aufgenommen zu werden, sind sie ideale Träger zur Ausleitung und Entgiftung.

Besonders geeignet ist der Klinoptilolith mit seiner hohen Kapazität, Flüssiges, Festes und Gasförmiges fest zu binden. Seine hohe Adsorptionskraft von Schadstoffen wie Konservierungsmitteln, Schwermetallen, Medikamenten sowie von Stoffwechselprodukten wie Ammoniak entlastet Leber und Nieren. Selbst radioaktive Stoffe können gebunden und neutralisiert werden. Krankheitsbilder, bei denen der Klinoptilolith eingesetzt werden kann, sind unter anderem: Autoimmunerkrankungen, Allergien, Knochenbrüche, Magen-Darm-Störungen, Rheuma, Tumore sowie Blasen- und Nierenerkrankungen. Der Klinoptilolith schützt die Zellen, indem er freie Radikale reduziert, den Körper mit wichtigen Mineralstoffen und Spurenelementen versorgt und den Säure-Basen-Haushalt reguliert. Das Vulkangestein reinigt den Körper, reguliert die Darmtätigkeit, unterstützt Stoffwechselprozesse wie die Enzymtätigkeit, gleicht Vitalstoffmangel aus, erhält Knorpel und Gelenke, fördert die Knochenbildung, regeneriert das Bindegewebe und kann noch mehr. Zum Beispiel stärkt es die Immunabwehr und stabilisiert den Blutzuckerspiegel.

Hauptbestandteil ist das für unseren Körper unverzichtbare Silizium (Kieselsäure), das er nicht selbst herstellen kann. Mangelt es daran, beschleunigen sich Alterungs- und Abbauprozesse. Wegen der intensiven Bewirtschaftung der Felder können Gemüse heute oft nur wenig Silizium aufnehmen – der Klinoptilolith kann hier helfen. Bewährt hat sich der Klinoptilolith auch bei der Bekämpfung von schädlichen Bakterien wie Staphylokokken und Streptokokken, Viren, Pilzen und Mehltau.

Krillöl – Gesundheit aus der Antarktis

Besonderes Augenmerk sollten Sie auf Krillöl richten. Das Öl wird aus dem in der Antarktis lebenden Krill gewonnen. Die winzigen, garnelenartigen Tierchen dienen den dort lebenden Fischen als Nahrung. Es ist reich an den Omega-3-Fetten EPA und DHA, Phospholipiden, Omega-6- und Omega-9-Fettsäuren, Cholin, sowie den fettlöslichen Vitaminen A und E. Darüber hinaus hat es mit einer Besonderheit aufzuwarten: Es enthält größere Mengen des stärksten bekannten Antioxidans Astaxanthin mit seinen kraftvollen, zellschützenden Eigenschaften. Astaxanthin schützt und stärkt die Augen, unterstützt die Hirntätigkeit und mildert Konzentrationsstörungen und ADHS. Mikronährstoffe aus der Nahrung werden besser aufgenommen. Untersuchungen haben außerdem gezeigt, dass Krillöl Menstruationsbeschwerden (PMS), chronische Entzündungen und Gelenkschmerzen (rheumatoide Arthritis) deutlich verringern kann.[41] Es schützt Herz und Blutgefäße, kann den Cholesterinspiegel senken,[42] den Zustand von Müdigkeit, Niedergeschlagenheit und Reizbarkeit verbessern und das generelle Wohlbefinden stärken.

Kokosöl – ein Superfood der ersten Klasse

Kokosöl besteht zu etwa 90 Prozent aus gesättigten Fettsäuren und zu 2 Prozent aus ungesättigten Fettsäuren. Es enthält unter anderem Laurinsäure, eine gesättigte Fettsäure, die Viren und Bakterien bekämpft. Neuere Studien belegen, dass die lang propagierte These, gesättigte Fettsäuren sollten weitestgehend gemieden werden, falsch ist.[43] Wissenschaftler haben herausgefunden, dass zwischen kurz- und mittelkettig gesättigten Fettsäuren, wie sie im Kokosöl enthalten sind, und den langkettig gesättigten Fettsäuren ein großer Unterschied besteht. Man weiß heute, dass mittelkettige Fettsäuren anders – und leichter – verstoffwechselt werden als langkettige, gesättigte Fettsäuren, die in tierischem Fett enthalten sind. Kokosöl hat einen positiven Einfluss auf den Cholesterin- und Triglyceridspiegel, ist leicht verdaulich, hat weniger Kalorien als andere Fette und kurbelt den Stoffwechsel an.[44] Es baut das Hautgewebe wieder auf und durchfeuchtet die Haut,[45] wodurch Falten gemildert werden. Innerlich und äußerlich verschönert es Haut und Haare und schützt sie vor Schäden[46] und Erkrankungen wie Dermatitis[47]. Als Energielieferant für die Gehirnzellen kann es die Gehirnfunktion verbessern. Das ist noch nicht alles: Das Öl verstärkt die entzündungs- und tumorhemmende Reaktion des

Immunsystems[48], regt den Stoffwechsel an und schützt die Leber[49], fördert den Sauerstoffaustausch sowie den Fettstoffwechsel und verringert die Bildung von freien Radikalen in den Zellen. Schlagzeilen machte die Ärztin Mary Newport, die ihren Ehemann mit Kokosöl von der Alzheimerkrankheit heilte, nachdem er die Medikamente nur sehr schlecht vertragen hatte.[50] Auch ein 74-jähriger Parkinson-Patient, der trotz Pharmazeutika immer schlechter denken und laufen konnte, berichtet nach einer täglichen Einnahme: »Ich habe noch immer Parkinson-Symptome, aber meine Lebensqualität ist deutlich erhöht. Jetzt sind ungefähr 3 Monate vorüber und die positive Wirkung hält an. Mit mir ist etwas Reales geschehen«.[51]

Glykonährstoffe: Aloe vera, Heilpilze & Co.

»Vor 100 Jahren fand der Harvard-Absolvent und Arzt William Coley heraus, dass Saccharide manche Krebsarten heilen können, auch wenn er sich nicht erklären konnte, warum.« Mit diesen Worten beginnt das erste Kapitel des lesenswerten Buches *Gesunde Zucker. Die süßen Heiler – Glykonährstoffe und ihre erstaunlichen Fähigkeiten, uns gesund und leistungsfähig zu erhalten* von Dr. Emil Mondoa und Mindy Kitei. Glykonährstoffe sind Nahrungsmittel und Nahrungsergänzungsmittel, die essenzielle Saccharide enthalten – und diese Zucker braucht der Körper unbedingt, um gesund zu bleiben, kann sie jedoch nicht selbst herstellen.

Industriezucker, der aus Zuckerrohr gewonnen und verarbeitet wird, hat mit Glykonährstoffen nichts zu tun. Dieser Zucker besteht nur aus zwei Sacchariden: Glukose und Fruktose, zu denen Sie in diesem Buch ein eigenes Kapitel finden, Fruktose ist nicht essenziell.

Die acht essenziellen Saccharide sind: Mannose, Glukose, Galaktose, Xylose, Fukose (ist nicht dasselbe wie Fruktose!), N-Azetylglukosamin, N-Azetylgalaktosamin und N-Azetylneuraminsäure.

Diese speziellen Zucker stärken und aktivieren das Immunsystem. Sie beugen Erkältungen vor, helfen bei Grippe und Herpesvirus-Erkrankungen, bekämpfen Infektionen durch Bakterien, Viren, Pilze und Parasiten und lindern Allergien, Asthma und Erkrankungen der Atemwege sowie der Lunge. Glykonährstoffe helfen, Hauterkrankungen, Verbrennungen und Wunden zu heilen und stärken die Hirnfunktionen. Bei chronischen Erkrankungen wie Arthritis und Diabetes, bei Hepatitis, dem chronischen Müdigkeitssyndrom (CMS) und Fibromyalgie sind die »gesunden Zucker« ebenso hilfreich wie bei Immunfunktionsstörungen. Klinische Studien zeigten, dass Krebs eingedämmt werden kann und die Wirksamkeit einer Chemotherapie erhöht wird. Glykonährstoffe verjüngen und verlangsamen den Alterungsprozess. Die allgemeine Widerstandskraft wird gestärkt, sexuelle Potenz und Fruchtbarkeit nehmen zu. Auch die Psyche profitiert: Ängste, Schlafprobleme, Depressionen und Konzentrationsschwäche lassen nach. Die Gedächtnisleistung und die Lernfähigkeit nehmen zu. Gesunde Menschen können in der Regel alle anderen Saccharide aus Glukose herstellen. Dazu muss der Körper jedoch Energie mobilisieren. Wenn Sie essenzielle Zucker zu sich nehmen, werden weniger Enzyme und Energie benötigt, um diese wichtigen Stoffe zu produzieren.

Wichtige Lieferanten von Glykonährstoffen, die Sie vielleicht schon kennen, ohne um ihren besonderen Wert zu wissen, sind:

- ▶ Aloe vera (stabilisiertes Gel oder frisch aus der Pflanze, nicht älter als 30 Minuten)
- ▶ Kleie (zum Beispiel ungeschälter Vollkornreis, langsam gekochter Vollkornhafer, Vollkorngerste)
- ▶ Muttermilch (deshalb ist Stillen so wichtig)
- ▶ Pilze (Ling Zhi, der Lackporling, Maitake, Cordyceps, *Coriolus versicolor, Agaraicus blazei* beziehungsweise Murill, Shiitake)
- ▶ Pektine (in Äpfeln, Zitrusfrüchten wie Orange und Grapefruit)

Glykonährstoffe stehen auch als Nahrungsergänzungs- und Therapiemittel zur Verfügung, beispielsweise zur Heilung des Darms:
- Alpha- und Beta-Glucan
- Acemannan (in Aloe vera enthalten)
- Aktive Hemizellulose (aus dem Shiitake-Pilz)
- Chitin und Chitosan (aus den Schalen von Krustentieren wie Krill, Krabben und Krebsen)
- Inulin und Oligofruktose (aus Dahlien, Zichorien, Zwiebeln und Knoblauch)
- Lentinan (einem Beta-Glucan aus dem Shiitake-Pilz)
- Ling Zhi-8 (aus dem Reishi-Pilz)
- Maitake-D-Fraktion (ein sehr wirksamer Beta-Glucan-Extrakt aus dem Maitake-Pilz)
- Polysaccharid K und P (aus dem *Coriolus versicolor*)

Vitamin C – das wunderbare Allround-Vitamin

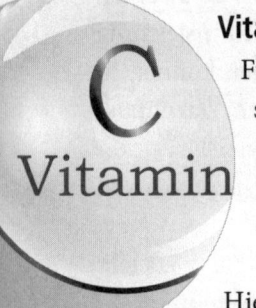

Für Gesundheit, Vitalität, Leistungsfähigkeit und ein schlagkräftiges Immunsystem ist Vitamin C ein Muss. Ein Mangel hat einschneidende Folgen, denn das Supervitamin ist an allen grundlegenden Funktionen unseres Körpers beteiligt.

Hier einige seiner wichtigsten Aufgaben:

- Vitamin C erhöht die Schlagkraft des Immunsystems, indem es die Beweglichkeit der Immunzellen erhöht und die Fresszellen (Leukozyten) dabei unterstützt, Krankheitserreger zu entsorgen.
- Vitamin C wirkt antioxidativ und schützt die Zellen vor Zerstörung durch freie Radikale. Das gilt auch für die Immunzellen.

- Vitamin C wird für die Produktion von Kollagen gebraucht, dem wichtigsten Strukturprotein unseres Körpers (Bindegewebe, Knochen, Knorpel, Gelenke, Zähne, Haut, Haare, Nägel, Schleimhäute, Arterien, und vieles mehr).
- Vitamin C schützt vor Arteriosklerose, Gefäßleiden (Arterien und Venen) und Zahnfleischschwund.
- Vitamin C ist am Abbau von Cholesterin beteiligt.
- Vitamin C ist an der Entgiftung und Ausscheidung schädlicher Substanzen wie Schwermetalle und Toxine aller Art beteiligt.
- Vitamin C sorgt für eine bessere Aufnahme von Eisen und Calcium aus der Nahrung.
- Vitamin C hilft, den Histaminspiegel zu regulieren.
- Vitamin C wird für die Herstellung von Hormonen wie Schilddrüsenhormonen, Sexualhormonen und Wachstumshormonen (Körperwachstum, Zellregeneration) gebraucht.
- Vitamin C wird für die Herstellung von Neurotransmittern benötigt.
- Vitamin C erhöht die Reaktionsfähigkeit und Konzentration und wirkt positiv auf die Stimmung.
- Vitamin C kann einer altersbedingten Makuladegeneration (AMD) vorbeugen und senkt das Risiko für grauen Star (Katarakt).
- Vitamin C regt die Fettverbrennung an.
- Studien und die klinische Erfahrung haben gezeigt, dass Vitamin C erfolgreich zur Krebsbehandlung eingesetzt werden kann.
- Vitamin C reduziert die Nebenwirkungen einer Chemo- oder Strahlentherapie.

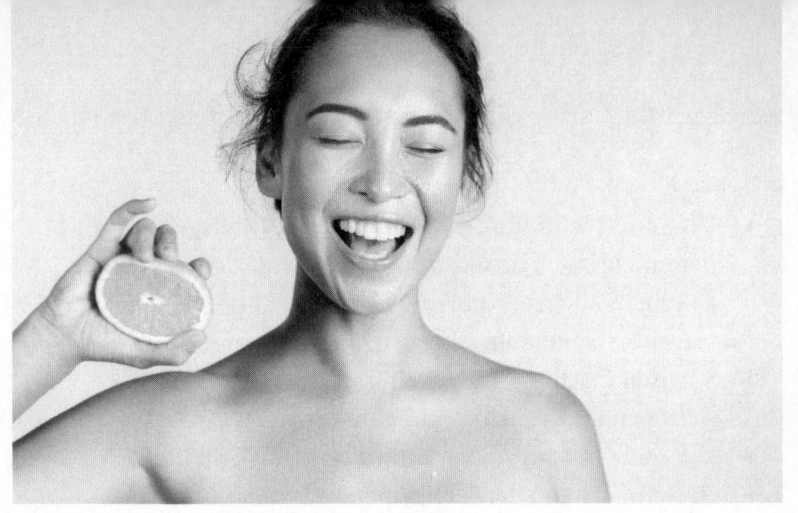

Vitamin C, Infektionen und Covid-19

Mehr als 24 000 wissenschaftliche Studien und Arbeiten belegen die Wirkungen einer Vitamin-C-Hochdosis-Therapie. Brillante Wissenschaftler wie Dr. Frederick Robert Klenner, Dr. Thomas Levy und der zweifache Nobelpreisträger Linus Pauling kamen bei ihren Untersuchungen zu sensationellen Ergebnissen. In der richtigen Dosis schützt Vitamin C vor Infektionen, tötet Viren und begleitet effektiv eine Krebstherapie. Als Covid-19 in Wuhan ausbrach, setzte China auf Vitamin C und belegte die Wirksamkeit in eigens dafür angesetzten Studien.[52] Patienten mit akuten Virusinfektionen weisen übereinstimmend einen Mangel an Vitamin C auf. Die Menge an freien Radikalen ist stark erhöht, und die Zellen sind in ihrer Funktionstüchtigkeit beeinträchtigt. Eine orale oder intravenöse Gabe von Vitamin C, so die Forscher, ist in der Lage, freie Radikale im Körper und in den Zellen zu neutralisieren. So können sich die Körperfunktionen normalisieren, und ein natürlicher Heilungsprozess kann beginnen. Vitamin C sollte möglichst frühzeitig gegeben werden. Die Deutsche Gesellschaft für Ernährung (DGE) empfiehlt für Jugendliche ab 15 Jahren und Erwachsene eine Dosis zwischen 90 und 110 Milligramm pro Tag – das reicht bei Weitem nicht einmal, um den Grundbedarf zu decken. Die Menge, die wir brauchen, um gesund und fit zu bleiben, ist relativ hoch. Rechnet man die tägliche Vitamin-C-Produktion bei Tieren unterschiedlicher Größe auf das Körpergewicht eines Menschen um, ergibt sich eine Dosis von 1000 bis 20 000 Milligramm. Im Normalfall ist eine Dosis von 1500 bis 2000 Milligramm, bei erhöhtem Bedarf 4000 Milligramm, optimal. Diese Dosen lassen sich mit natürlichem Vitamin C nur schwer erreichen. Natürliches Vitamin C (zum Beispiel in Camu Camu, Acerola, Cranberry, Sanddorn) ist jedoch die Substanz der Wahl, denn hier ist Vitamin C (Ascorbinsäure) in ihre natürliche Umgebung eingebunden, während das Laborprodukt Ascorbinsäure eine isolierte Substanz ist, die vor allem längerfristig den »guten« Bakterien im Darm schadet. Die ideale Alternative für hohe Gaben ist liposomales Vitamin C. Hier ist die Ascorbinsäure in Liposomen (Fettkügelchen) eingebunden und wird direkt in die Zellen resorbiert, ohne sich im Darm aufzuhalten. Liposomales Vitamin C kann so hoch dosiert werden, dass es selbst eine intravenöse Therapie ersetzen kann.

Früher konnte unser Körper selbst Vitamin C produzieren – Tiere können das noch heute. Wir haben diese Fähigkeit verloren und müssen das Supervitamin nun von außen zuführen. Tiere stellen je nach Bedarf unterschiedliche Mengen her, und zwar abhängig vom Körpergewicht. Bei Krankheiten, Stress und Belastungen steigt ihre körpereigene Produktion stark an. Ebenso steigt unser Bedarf bei Stress, Erkrankungen und in Zeiten steigender Infektionsgefahr.

Vitamin D$_3$ – der Immun-Booster

Auch Vitamin D spielt eine zentrale Rolle für unsere Gesundheit. Unter dem Begriff wird eine Gruppe fettlöslicher Vitamine zusammengefasst, die wichtig für die Knochen und den Calciumhaushalt sind. Das Besondere an Vitamin D liegt darin, dass unser Körper es mithilfe von Sonnenlicht herstellen kann. Sonnenschutzcremes, Kleidung und Lichtmangel, zum Beispiel im Winter, verringern die Produktion und führen bei den meisten Menschen zu einem Mangel.

Eigentlich wäre die Bezeichnung Prohormon (Hormonvorstufe) korrekter für Vitamin D_3 denn unser Körper kann Vitamine nicht selbst herstellen und muss sie mit der Nahrung aufnehmen – mit Ausnahme von Vitamin D. Für uns von besonderer Bedeutung ist Vitamin D_3 (Cholecalciferol), das im Körper in Calcitriol umgewandelt wird, die aktivierte Form des Vitamins.

Hier einige seiner wichtigsten Aufgaben:

- Vitamin D_3 stärkt das Immunsystem, indem es Erreger abwehrt und überschießende Immunreaktionen bremst (zum Beispiel bei Autoimmunerkrankungen wie multipler Sklerose (MS).
- Vitamin D_3 reguliert zusammen mit dem Parathormon und Calcitonin den Calcium- und Phosphatstoffwechsel.
- Vitamin D_3 wird für die Aufnahme von Calcium und Phosphat aus der Nahrung im Darm gebraucht.
- Vitamin D_3 hemmt die Bildung des Parathormons, das den Knochenabbau fördert. Es wirkt also dem Knochenabbau entgegen.
- Vitamin D_3 wird für die Einlagerung von Calcium in die Knochen und Zähne gebraucht.
- Vitamin D_3 wird für gesunde und starke Knochen gebraucht (Vorbeugung und Behandlung von Osteoporose (Knochenschwund) und Rachitis bei Säuglingen (Kieferdeformierungen).
- Vitamin D_3 wird für die Muskulatur gebraucht. Ein Mangel erhöht das Risiko für Stürze und Knochenbrüche.
- Vitamin D_3 unterstützt ein gesundes Herz-Kreislauf-System und senkt das Risiko für Herzinfarkt.
- Vitamin D_3 wirkt Gefäßerkrankungen entgegen.

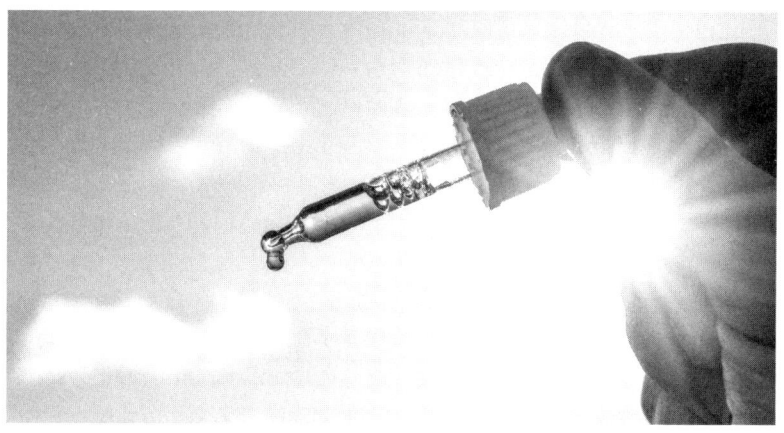

- Vitamin D_3 beeinflusst die Funktion der Bauchspeicheldrüse und der Schilddrüsenhormone.
- Vitamin D_3 nimmt Einfluss auf das Zellwachstum und die Zelldifferenzierung in der Haut.
- Vitamin D_3 ist an Wachstum und Differenzierung blutbildender Zellen beteiligt.

Vitamin D_3 und Covid-19

Studien haben schon früher belegt, dass zusätzliche Vitamin-D_3-Gaben das Risiko akuter Atemwegsinfekte reduzieren können. Aktuell laufen mehrere randomisierte Studien, die die Häufigkeit und den Verlauf von Covid-19-Erkrankungen untersuchen, wenn Vitamin D_3 gegeben wird. Ein Grund für die positive Wirkung ist, dass Vitamin D_3 die Ausschüttung entzündungsfördernder Zytokine verringert und so das Risiko eines Zytokinsturms senkt. Bei einem Zytokinsturm werden große Mengen freie Radikale gebildet, die die Zellen schädigen, auch die Immunzellen.

Der renommierte Arzt und Osteopath Dr. Joseph Mercola empfiehlt daher, den Vitamin-D-Spiegel vor der kommenden Grippesaison auf 150–200 Nanomol pro Liter (nmol/l) anzuheben, um die

Immunfunktionen zu verbessern und das Erkrankungsrisiko zu senken. Um zu wissen, bei welchem Wert der eigene Vitamin-D-Spiegel liegt, muss man allerdings einen Bluttest machen. Ein guter Wert für die tägliche Einnahme sind 5000 IE, am besten in Verbindung mit Vitamin K$_2$ (MK-7) mit einem All-Trans-Gehalt von rund 100 Prozent. Nehmen Sie kein K$_2$ (MK-7) in der cis-Form, es kann vom Körper nicht verwertet werden.

Eine am 28. April 2020 veröffentlichte Studie[53] weist darauf hin, dass bei schweren Covid-19-Fällen in der Regel ein Vitamin-D-Mangel vorliegt. Die Studie ergab, dass 100 Prozent der auf Intensivstationen eingewiesenen Covid-19-Patienten unter 75 Jahren einen Vitamin-D-Mangel hatten.

Strategie Nr. 4: Sorgen Sie für ausreichend Schlaf und eine gute Schlafqualität

»Der Schlaf ist für den ganzen Menschen, was das Aufziehen für die Uhr.«

Arthur Schopenhauer, Philosoph (1788–1860)

Ab und zu schläft jeder mal schlecht. Manchmal fällt das Einschlafen sogar gerade dann schwer, wenn man besonders erschöpft ist. Das überaktive Nervensystem powert noch weiter und der Schlaf will nicht kommen. Schlafprobleme wie Schwierigkeiten, einzuschlafen oder durchzuschlafen, wenig erholsame Nächte, in denen man immer wieder kurz aufwacht oder wild träumt, bis hin zu durchwachten Nächten machen immer mehr Menschen zu schaffen. Ursachen gibt es viele. Schlafstörungen werden durch seelische Ursachen wie Konflikte in der Partnerschaft, Stress mit Kindern oder im Beruf, Schuldgefühle, Ängste, Leistungsdruck, Sorgen und Albträume ausgelöst, wenn sich die Gedanken im Kreis drehen und die Nerven nicht zur Ruhe kommen wollen.

Nicht zu unterschätzende Faktoren sind schwer verdauliche oder stark säurebildende Nahrung, Übersäuerung, Verdauungsstörungen, zu viel Koffein, Alkohol und Nahrungsmittelunverträglichkeiten. Schlafstörungen können neurologische Ursachen haben, aber auch durch Medikamente, Alkohol, Drogen, Appetitzügler, zu viel Lärm oder einen zu hellen Schlafraum hervorgerufen werden. Der Bio-Rhythmus kann gestört sein, zum Beispiel bei Schichtarbeitern, die nur sehr unregelmäßig schlafen können. Eine wichtige Rolle spielt die Angst davor, in der kommenden Nacht nicht einschlafen zu können. Verschiedene Erkrankungen können sich auf den Schlaf auswirken, zum Beispiel wenn sie von hohem Fieber begleitet werden, bei Herz-Kreislauf-Erkrankungen, Asthma, Demenz und Schilddrüsenüberfunktion.

Vorübergehender Schlafmangel kann leicht ausgeglichen werden. Hält er länger an, treten mehr Folgen auf als Müdigkeit, Erschöpfung und Gereiztheit am nächsten Tag. Denn im Schlaf laufen die Reparaturprogramme des Körpers auf Hochtouren, auch die im Gehirn.

Im Schlaf regeneriert sich das Immunsystem, und der Körper wird von schädlichen Stoffen gereinigt, auch von denen, die Alzheimer auslösen können. Eine an Ratten durchgeführte Studie zeigte, dass Schlafmangel sogar einen Verlust von Hirnzellen auslösen kann. Für

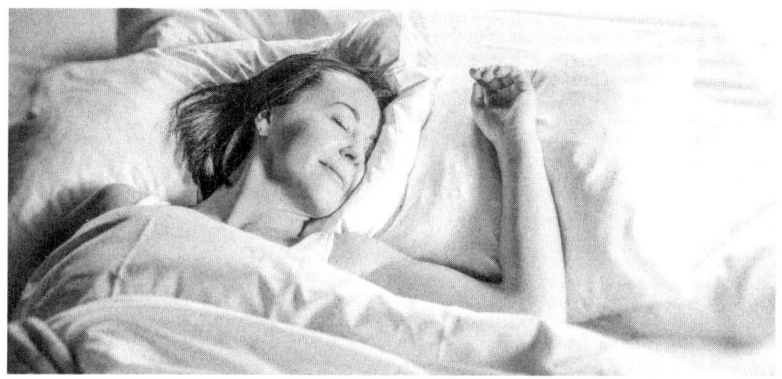

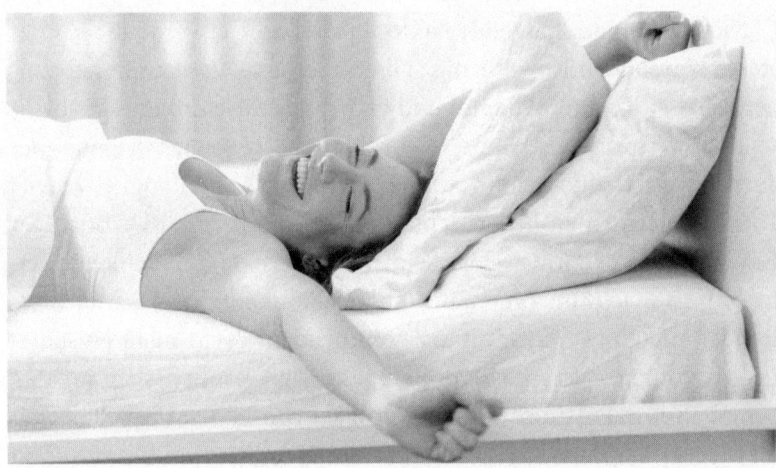

das Immunsystem ist es eine zusätzliche und nicht zu unterschätzende Belastung, wenn die Entgiftung während der Nacht nicht richtig funktioniert. Dann finden Viren, Bakterien, Pilze und Parasiten ein saures Milieu vor, das einen Nährboden für Krankheiten bietet.

Schlafen macht schlank. Umgekehrt erhöht zu wenig Schlaf das Gewicht und kann den Blutdruck hochtreiben. Besonders angenehm ist, was wir uns doch alle wünschen: Wir lernen im Schlaf, denn schlafen macht schlau. Amerikanische Forscher haben in mehreren Studien nachgewiesen, dass Gelerntes im Schlaf deutlich besser aufgenommen wird. Statt vor einer Prüfung die Nacht über durchzulernen, ist es also besser, gut zu schlafen. Wer zu wenig schläft, hat oft mehr Stress in Beziehungen.

Wenn Sie nicht einschlafen können ...

... versuchen Sie es mit diesen Tipps: Richten Sie die Aufmerksamkeit auf Ihren Atem. Nehmen Sie wahr, wie der Atem ein- und ausströmt, sich die Bauchdecke hebt und senkt. Wenn sich die Geschehnisse des Tages melden und Gedanken durch den Kopf schießen, bringen Sie Ihre Aufmerksamkeit ganz sanft zurück zu Ihrem Atem. Wenn Sie viele

Gedanken haben, hilft es, den Atem zwischendurch anzuhalten. Ob Sie das tun, wenn Sie eingeatmet oder ausgeatmet haben, entscheiden Sie nach dem, was Ihnen angenehmer ist. Sie werden feststellen, dass es kaum möglich ist, zu denken, wenn Sie den Atem anhalten.

»Ich werde morgen darüber nachdenken«, kann ein hilfreiches Mantra sein, wenn Sie von Gedanken an das geplagt werden, was Sie morgen alles tun müssen.

Suchen Sie sich in einem entspannten, ruhigen Augenblick des Tages einen Ruheort, den Sie sich beim Einschlafen vorstellen können. Lassen Sie sich von Landschaften inspirieren. Wählen Sie, was immer Ihnen guttut. Nehmen Sie die beruhigende, entspannende Atmosphäre dieses Ortes wahr. Dort können Sie in Ihrer Vorstellung immer hingehen. Lassen Sie dieses Bild vor Ihren Augen entstehen, wenn Sie das Licht ausgemacht haben.

Wenn Ihr Magen mit Verdauen beschäftigt ist ...

... versuchen Sie es mit wirklich leichter Kost am Abend. Essen Sie frühzeitig, möglichst nicht nach 19 Uhr. Trinken Sie abends keinen Alkohol, er stört den Schlaf.

Was Sie sonst noch tun können

Überprüfen Sie Ihre Lebensgewohnheiten und gehen Sie mehr an die frische Luft. Mehr Bewegung und ein kleiner Spaziergang am Abend nach dem Essen wirken oft Wunder. Wenn Sie sich in einer stressreichen persönlichen oder beruflichen Situation befinden, die sich nicht so schnell ändern lässt, suchen Sie Entspannungsmethoden. Versuchen Sie es mit Hypnose. Es gibt Methoden zur Selbsthypnose oder gehen Sie zu einem Hypnotherapeuten. Nehmen Sie sich Zeit für sich. Das ist für jeden zu irgendeinem Zeitpunkt möglich, wenn er das wirklich will. Klären Sie ab, ob Erkrankungen im Magen-Darm-Bereich oder Nahrungsmittelunverträglichkeiten bestehen.

Eine Methode, die viele Menschen erfolgreich in den Schlaf wiegt, ist ASMR, das Kribbeln im Kopf. ASMR steht für *Autonomous Sensual Meridian Response*. Dabei geht es um von außen kommende Reize wie Laute und Berührungen, auf die der Körper eigenständig reagiert. AMSR-Laute und -Berührungen lösen ein angenehmes Kribbeln aus, das am Scheitel beginnt. Dann wandert die Empfindung langsam nach unten, die Wirbelsäule entlang. Sanftes, leises Sprechen (wobei die Sprache nicht verstanden werden muss), ein sich wiederholendes, angenehmes Geräusch wie Meeresrauschen oder das sanfte Klopfen von Fingern auf einer Unterlage, sanfte Berührungen und Massagen, vor allem an Kopf und Rücken, oder andere Menschen dabei beobachten, wenn sie etwas aufmerksam tun. Im Internet gibt es Videos, die AMSR vorführen.

Gut schlafen mit L-Tryptophan und Melatonin

Nahrungsmittel, die viel L-Tryptophan enthalten, unterstützen einen guten Schlaf. Die essenzielle Aminosäure, die der Körper nicht selbst herstellen kann, ist unter anderem in den folgenden Lebensmitteln in größerem Umfang enthalten: Hähnchenbrust, Schwein, Lachs, Hühnerei, Haferflocken, Buchweizen, Dinkel, Hirse, Maismehl, ungeschälter Reis, Linsen, Kichererbsen, Karotten, Tomaten, Bananen, Spinat, Kakaopulver, Cashewkerne, Walnüsse und Erdnusspaste (nicht zu empfehlen, wenn eine Herpesinfektion besteht), Kuhmilch (bitte unter »Milch« nachlesen), Käsesorten wie Edamer, Chester und Brie, Sojabohnen (sehr hoher Gehalt, aber bitte ebenfalls dort nachlesen), Maismehl.

In eiweißreicher Nahrung pflanzlichen oder tierischen Ursprungs sind generell besonders hohe Mengen L-Tryptophan enthalten. Der Körper kann mit L-Tryptophan das »Glückshormon« Serotonin und das Schlafhormon Melatonin herstellen. Die Aminosäure ist wichtig für die Funktion der Leber, hellt die Stimmung auf, bessert Angstzustände und hemmt den Appetit. Auch bei der Immunantwort spielt L-Tryptophan eine Rolle, indem es das Wachstum von virusinfizierten Zellen und Krebszellen beschränkt.

Tryptophan ist nicht die einzige Aminosäure, die bei Schlafproblemen helfen kann. Auf der Internetseite *www.wieder-gut-schlafen.com* berichtet die Single-Mutter Manuela von ihren Erfahrungen mit Schlafstörungen. Sie hatte die üblichen Medikamente probiert, von Lavendel und Baldrian bis zu chemischen Schlafmitteln – ohne Erfolg. In schlaflosen Nächten recherchierte sie im Internet und fand heraus, dass auch Arginin und vor allem Glutamin und Carnitin helfen können. Diese Aminosäuren sorgen unter anderem dafür, dass das schlafhemmende Zellgift Ammoniak abgebaut wird. Aminosäuren sind nicht verschreibungspflichtig. Neben natürlichen Quellen können sie auch als Nahrungsergänzungsmittel eingenommen werden.

Das Schlafhormon Melatonin wird in der Zirbeldrüse, einer erbsengroßen Drüse im Gehirn, mittels Tryptophan produziert. Das geschieht erst, wenn es dunkel wird, denn auch die Netzhaut des Auges ist an der Produktion beteiligt. Außerdem spielt das Darmsystem eine Rolle, weshalb Erkrankungen in diesem Bereich Schlafstörungen hervorrufen können. Es gibt natürliche Quellen für Melatonin, vor allem Kirschen. Im Verlauf einer Studie der Louisiana State University tranken die unter Schlafproblemen leidenden Probanden zweimal täglich Kirschsaft über zwei Wochen. Die Ergebnisse legten nahe, dass der Saft die Schlafdauer um rund 90 Minuten pro Nacht verlängern konnte.[54] Melatonin können Sie auch als Nahrungsergänzungsmittel nehmen. Im Gegensatz zu vielen anderen Ländern ist Melatonin in Deutschland nicht frei erhältlich. Schlaffördernd wirkt auch die Einnahme von Vitamin-B-Komplex und Zink.

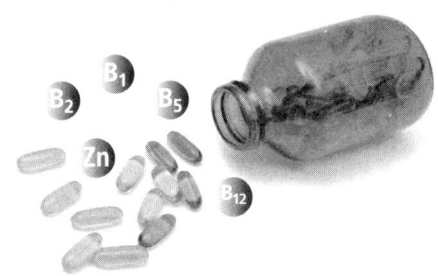

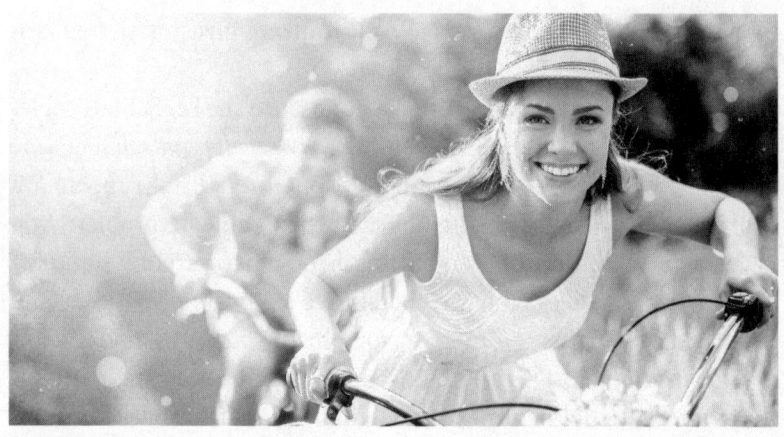

Strategie Nr. 5: Trainieren Sie Ihr Immunsystem

»Luft und Bewegung sind die eigentlichen geheimen Sanitätsräte.«

Theodor Fontane, Schriftsteller und Apotheker (1819–1898)

Zu diesem Punkt müssen Sie wohl am wenigstens aus einem Buch erfahren. Denn sicher wissen Sie bereits: Ihr Immunsystem liebt Bewegung, Sonnenlicht und frische Luft. Sportlich aktive Menschen erkranken laut Studien seltener an Infekten. Ein regelmäßiges, moderates Training erhöht die Aktivität bestimmter Immunzellen. Am besten wirkt sich Ausdauersport aus. Dazu gehören auch längeres Radfahren, Wandern oder Walken. Wer zu intensiv trainiert und dabei in den anaeroben Stoffwechselbereich gerät, schwächt sein Immunsystem und reduziert das ATP, die Energiekrafteinheit in den Zellen. Bei jedem Training sind Erholungsphasen wichtig.

Aber auch falls Sie wenig Zeit aufbringen können, gibt es eine gute Nachricht: Bereits 5–10 Minuten tägliches Joggen bei langsamer Geschwindigkeit verringert das Risiko für Herz-Kreislauf-Erkrankungen als Todesursache erheblich. Das ergab eine im *Journal of the*

American College of Cardiology im August 2014 publizierte Studie.[55] Laut Empfehlung der WHO sind 150 Minuten leichte körperliche Betätigung pro Woche oder 75 Minuten intensiver Sport optimal. Da jedoch nicht alle Menschen ein solches Pensum absolvieren können, untersuchten die Wissenschaftler, ob auch weniger Sportaktivitäten nachweisbare Vorteile für die Gesundheit bringen. An der Studie nahmen 5537 Personen im Alter zwischen 18 und 100 Jahren über einen Zeitraum von 15 Jahren teil. Etwa 24 Prozent der Teilnehmer gaben an, regelmäßige Läufer zu sein. Während dieser Zeit starben 3413 Teilnehmer, 1217 Todesfälle gingen auf Herz-Kreislauf-Erkrankungen zurück. Verglichen mit den Nicht-Läufern hatten die Läufer ein um 30 Prozent geringeres Sterberisiko und ein 45 Prozent geringeres Risiko, an einer kardiovaskulären Erkrankung zu versterben. Im Durchschnitt lebten die Läufer 3 Jahre länger als die Vergleichsgruppe. Die gesundheitlichen Vorteile hingen nicht von der gelaufenen Strecke, Zeit oder Geschwindigkeit ab, sondern nur davon, ob die Teilnehmer überhaupt liefen. Selbst wer wöchentlich unter 51 Minuten, unter 6 Kilometer oder langsamer als 6 Kilometer pro Stunde lief, profitierte im selben Maße im Vergleich mit den Nicht-Läufern.

Vielleicht mögen Sie Joggen nicht. Dann machen Sie doch einen abendlichen Spaziergang nach dem Essen. Er tut nicht nur Ihrer Kondition, sondern auch der Verdauung und dem Schlaf gut. Gehen Sie auch bei schlechtem Wetter hinaus. Nehmen Sie Regen zum Anlass, in Gummistiefeln und regenfester Kleidung durch die Pfützen zu stapfen, und genießen Sie das Nachhausekommen mit einem warmen Tee oder einer Badewanne. Vielleicht haben Sie Lust auf ein heißes Ingwer- oder Zitronenwasser, aber auch der altbekannte Grog darf es sein. Reize wie Kälte und Wärme trainieren Ihr Immunsystem, wenn sie nicht zu extrem ausfallen, was zu einer Schwächung führen kann. Vor allem wechselnde Temperaturen aktivieren die Immunantwort, das wusste auch Pfarrer Kneipp. Seine Methode ist über 100 Jahre alt und hat sich seitdem tausendfach bewährt. An der Universität Jena wurden 10 Wochen lang Patienten mit Waschungen und Güssen nach Kneipp behandelt. Das Ergebnis gab dem Pfarrer recht: Die Wechselduschen aktivierten die wichtigen weißen Immunzellen (Lymphozyten) um 13 Prozent, und die Infekte bei Patienten mit eingeschränkter Lungenfunktion sanken. Duschen Sie täglich abwechselnd so warm und kalt wie möglich und/oder machen Sie Wassertreten: In einer Wanne mit knöchelhohem Wasser treten Sie auf der Stelle und ziehen bei jedem Schritt den Fuß hoch aus dem Wasser.

Vielleicht haben Sie Lust auf Yoga? Die alte Heilmethode für Körper, Seele und Geist stärkt das Immunsystem: Mediziner der Universität von Kalifornien haben entdeckt, dass schon täglich 12 Minuten Yoga-Training die Zahl der Antikörper erheblich steigert. Gleichzeitig wird die Aktivität von Stoffen gesenkt, die Entzündungen auslösen können. Die Auswahl an Yogarichtungen ist groß: Von Hatha-Yoga über Power-Yoga bis zum sanften Yin-Yoga ist für jeden etwas Passendes dabei.

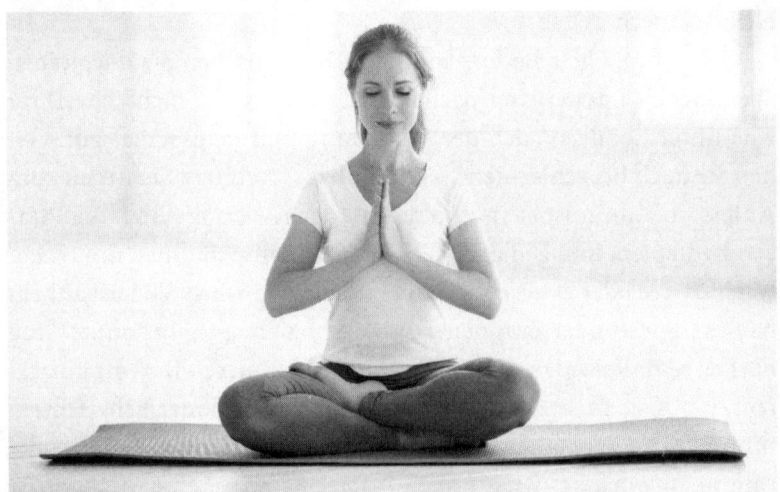

Vermeiden Sie übertriebene Hygiene. Sie wissen ja schon: Bakterien trainieren das Immunsystem. Gehen Sie sparsam mit Desinfektionsmitteln um. Eine normale, gute Seife genügt vollkommen. Gutes Wasser ist eine tägliche Erholungskur für Körper und Seele. Trinken Sie viel Wasser und hören Sie auf zu rauchen. Verzichten Sie auf Alkohol oder trinken Sie weniger, Ihr Immunsystem wird es Ihnen danken.

Strategie Nr. 6: Reduzieren Sie Stress

»Die Gedanken, die am häufigsten gedacht werden, materialisieren sich auch am stärksten im Organismus.«

Prentice Mulford, amerikanischer Autor und Philosoph (1834–1891)

Ob Sie ein stressarmes oder stressreiches Leben führen, hat so große Auswirkungen auf Ihr Immunsystem, dass Sie in diesem Buch zwei Kapitel dazu finden. Setzen Sie sich aktiv und bewusst mit der Frage nach Stress in Ihrem Leben auseinander. Gönnen Sie sich Eustress, die positive Form von Stress, die Sie erleben, wenn Sie etwas tun, das Sie fordert und Ihnen aber auch wirklich Freude macht. Es kann sehr befriedigend und beglückend sein, einen Berg zu erklimmen – und es kann Sie überfordern und Ihre Kräfte aufzehren. Im übertragenen Sinn steht der Berg für Ihren Lebensalltag, für Ihr familiäres und berufliches Leben. Setzen Sie auf Entschleunigung. Wenn Sie langsamer werden, tun Sie alle Dinge bewusster und die Qualität Ihrer Erfahrungen nimmt zu. Ihre zwischenmenschlichen Beziehungen, Ihre Arbeit und Ihr Innenleben werden reicher. Ihr Geist, Ihre Seele und Ihr Immunsystem können entspannen. Denken Sie daran, dass innerer Friede und seelische Spannkraft wichtiger sind als (noch) größere Leistungen, mehr Geld oder mehr Ansehen. Lösen Sie sich von dem Gedanken, jemand sein zu müssen – jemand, der in den Augen anderer oder den gesellschaftlichen Maßstäben genügt. Auch die Augen, mit denen Sie auf sich selbst blicken, können unglaublichen Stress auslösen.

Wenn Sie sich selbst bewusst zusehen, werden Sie feststellen, dass es häufig nicht die realen Ereignisse sind, sondern Ihre Gedanken darüber, welche die Stressreaktionen auf Hochtouren bringen. Nehmen Sie sich die Zeit, Ihren Tagesablauf, Ihre Prioritäten und Ihre Pflichtenliste zu durchdenken. Seien Sie sich dabei Ihres Atems bewusst. Er hält Sie in der Gegenwart und bringt Sie aus sorgenvollen oder antreibenden Gedanken wieder zum eigentlichen Ausgangspunkt zurück: Ihrem Wunsch, mehr Ruhe und Lebensqualität einkehren zu lassen.

Es gibt eine Reihe ausgezeichneter Methoden, um innere Ruhe zu finden und den Aufgaben des täglichen Lebens mit mehr Gelassenheit begegnen zu können. Die Vielfalt ist so groß, dass für jeden etwas dabei ist. Vor allem in Zeiten, in denen Sie besonders viel leisten müssen und wollen, beispielsweise wenn Sie einen Menschen pflegen oder ein Projekt zu Ende gebracht werden muss, sind ausgleichende Maßnahmen unerlässlich. Nicht immer ist die Couch die beste Lösung. Nach einem stressreichen Tag ist körperliche Ausarbeitung, gleich welcher Art, das beste Mittel, um Körper, Seele und Geist wieder in die Balance zu bringen. Aggressionen können Sie zum Beispiel kontrolliert, zielgerichtet und höchst gesund beim Kampfsport ausleben. Aber auch andere Formen von »Workout« helfen, vorausgesetzt, sie bringen Ihren Puls nach oben und verlangen Ihnen eine – je nach körperlichem Zustand – gemäßigte oder volle Leistung ab.

Stress mit Achtsamkeit zu bewältigen ist das Leitmotiv von Jon Kabat-Zinn, dem Gründer des Center for Mindfulness in Medicine, Health Care and Society (CFM) an der University of Massachusetts Medical School. Sein weltweit bekanntes und erfolgreiches Programm *Mindfulness-Based Stress Reduction* (MBSR) reduziert Stress durch gezieltes Lenken der Aufmerksamkeit und achtsame Körperwahrnehmung. MBSR wird inzwischen in zahlreichen Kliniken in

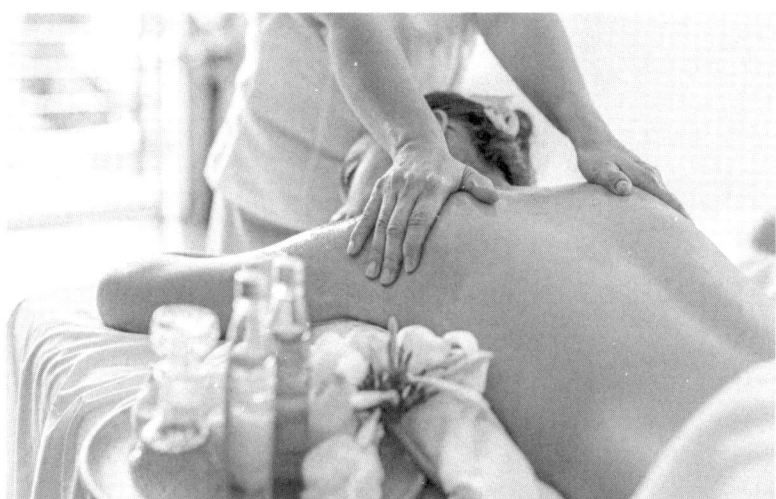

mehrwöchigen Programmen eingesetzt. Sie können MBSR auch zu Hause anhand von CDs und Büchern durchführen.

Hilfreich ist Entspannungshypnose, die Sie bei einem Hypnotherapeuten erlernen können. Bestimmte Massagearten wie die Cranio-Sacral-Therapie, Bowen, ayurvedische Massagen, Fußreflexzonenmassage oder Thai-Massage, die zunächst schmerzhaft sein kann, aber dann intensiv entspannt, wirken über den Körper auf Geist und Seele.

Gehen Sie öfter barfuß und setzen Sie sich auf die Erde. Erden ist die unkomplizierteste Form, die Selbstheilungskräfte zu aktivieren. Der Gedanke, dass wir den Kontakt zur Erde brauchen, scheint völlig selbstverständlich und deshalb nichts Besonderes zu sein. Doch durch den direkten Kontakt mit der Erde haben wir an ihrem Kraftfeld teil und können den gesunden elektrischen Grundzustand unseres Körpers wiederherstellen, der während des Tages oft aus dem Gleichgewicht gerät, zum Beispiel wenn wir uns die meiste Zeit in geschlossenen Räumen aufhalten, lange sitzen und mit elektrischen Geräten arbeiten. Auch jede starke Stressbelastung verändert den kraftvollen Zustand, in dem sich unser Körper im gesunden Zustand befindet.

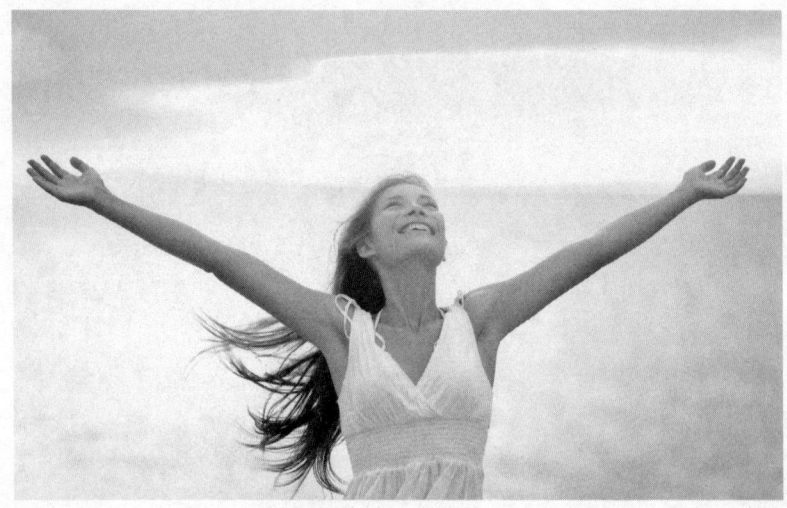

Strategie Nr. 7: Heilen Sie Seele und Geist und lieben Sie das Leben

> »Ich bin nicht dieses Haar, ich bin nicht diese Haut, ich bin die Seele, die darin wohnt.«
>
> Dschalal ad-Din ar Rumi, persischer Mystiker (1207–1273)

Körper, Geist und Seele bilden eine Einheit, auch wenn wir sie wie einzelne Bereiche erleben und sie für uns fassbar machen, indem wir sie einzeln betrachten. Spontanheilungen, Wunderheilungen – alle Arten von Heilung, die wir nicht erklären können, zeigen, dass wir eine Ganzheit sind, die nur als solche gut und gesund leben und überleben kann. Psyche, Immunsystem, Nervensystem und Hormonsystem sind unabdingbar verwoben. Wenn Sie positive oder negative Gedanken und Gefühle hegen, von Sorgen, Angst, Wut oder Einsamkeit geplagt werden, Stress, Feindseligkeit oder Depressionen Sie quälen, wenn Sie versuchen, nach den Maßstäben anderer zu leben, oder wenn Ihnen Prestige und Anerkennung ausgesprochen wichtig sind – all das schwächt Ihr Immunsystem. Lebensfreude, Fröhlichkeit und Optimismus, Dankbarkeit, aufbauende Gedanken, Zuneigung und Sozialkontakte, Kreativität und Gelassenheit stärken nicht nur Ihr Vertrauen in sich selbst und das Leben, sondern auch Ihre Immunabwehr. Wer aufrichtig positiv denkt und fühlt – gelegentliche Gefühlsschwankungen eingeschlossen –, ist gesünder und weist beispielsweise eine höhere Resistenz gegen Grippe- und Erkältungsviren auf. Zahlreiche Studien belegen diesen Zusammenhang sowohl in der einen wie auch in der anderen Richtung.[56]

Wie gut unser Immunsystem funktioniert, hängt damit auch von den Persönlichkeitsmerkmalen ab, welche die Grundlage für positive oder negative Gedanken, Gefühle und Empfindungen bilden. Auf der problematischen Seite sind es Ängstlichkeit, Feindseligkeit, Hilflosigkeits- und Ohnmachtsgefühle, Unsicherheit und seelische Instabilität, Gehemmtheit und Zwanghaftigkeit. Auf der Plus-Seite stehen Eigenschaften wie die Fähigkeit, sich und andere anzunehmen, Versöhnlichkeit, Offenheit, Neugierde und Experimentierfreude. Jedes negative Persönlichkeitsmerkmal trägt das Potenzial seiner Umkehrung ins Positive in sich. Aus Ängstlichkeit und Hoffnungslosigkeit kann Mut werden, aus Instabilität und Kontrollbedürfnis Vertrauen, aus Gehemmtheit Offenheit. Es kommt darauf an, was Sie pflegen. Eine wichtige Grunderfahrung, die die meisten Menschen brauchen, ist das Empfinden, in einer Situation zu leben, die sie genügend gut überblicken und handhaben können. Genügend Sicherheit, verbunden mit dem Gefühl, noch Aufgaben meistern zu müssen und dies auch zu können, ist eine ausgezeichnete Grundlage für ein starkes Immunsystem.

Wir sind soziale Wesen und daher spielen auch die zwischenmenschlichen Kontakte eine wichtige Rolle. Alle genannten Gefühle werden ja nicht nur in Familien- und Liebesbeziehungen wach. Sie betreffen das gesamte Leben, Kollegen, Nachbarn und den Kontakt zu Fremden ebenso wie zu geliebten Menschen. Allem voran steht die Fähigkeit, sich selbst zu lieben und anzunehmen, sich Fehler zu verzeihen und die eigene Menschlichkeit zu begrüßen. Das bedeutet, den eigenen Körper, seine Gestalt, Aussehen und Alter, Gesundheit oder Krankheit annehmen zu können, ebenso wie Charaktereigenschaften, die wir an uns nicht mögen. Aus dieser Selbstliebe entspringen die Liebe zum Leben und ein gesunder, vom Immunsystem getragener Überlebenswille.

Wenn Sie negative Gedanken hegen oder sich schwach und ängstlich fühlen, fragen Sie sich, was Sie jetzt brauchen, um diesen Zustand zu verändern. Wählen Sie kleine, alltägliche Dinge, die Ihnen Freude machen: Ob Eis essen, Kaffee und Kuchen schlemmen, jemanden anrufen oder einen Spaziergang machen, auch für Sie gibt es etwas, das Ihnen hilft, schwierige innere Situationen zu »managen«. Und dann darf es auch einmal etwas sein, was nicht perfekt gesund ist!

Ich bin ...

> »Unsere Einstellung ist der Malerpinsel unseres Geistes. Er kann eine Situation düster oder grau oder fröhlich und freundlich färben.«
>
> Mary C. Crowley, amerikanische Unternehmerin und Autorin
> (1915–1986)

Befassen Sie sich mit Ihren Glaubenssätzen. Sie sind im Laufe Ihres Lebens entstanden und drücken sich in Ihren Meinungen, Überzeugungen und Bewertungen Ihrer selbst, anderer und der gesamten Welt aus. Sie steuern Ihr Leben weitaus mehr, als Sie vermutlich annehmen. Besonders wirkungsvoll sind diejenigen, die Ihnen nicht sofort bewusst sind. Das betrifft auch Ihre Gesundheit und die Fähigkeit, allzu Schädliches abzuwehren und gesund zu werden. Ergänzen Sie in einer ruhigen Stunde den Satzbeginn »Ich bin ...«.

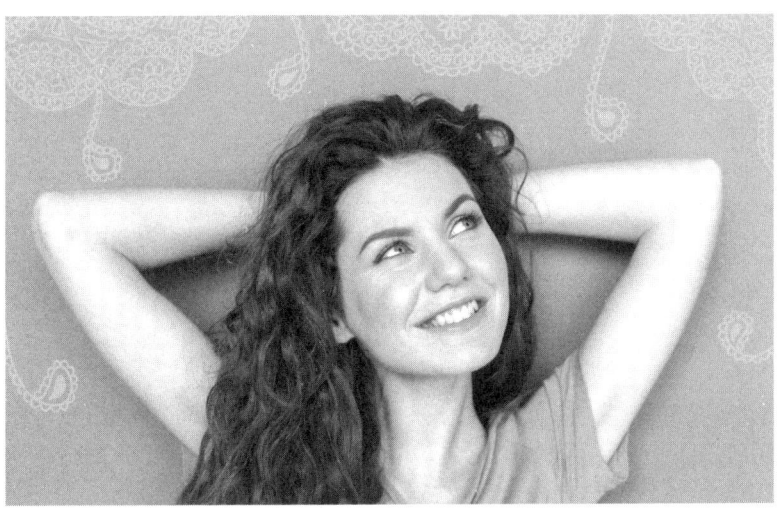

Schreiben Sie alles auf, was Ihnen dazu einfällt. Machen Sie das öfter, vielleicht sogar eine Weile täglich. Gehen Sie dann auch zu dem Satz »Ich kann ...« – und auch hier werden Sie überraschende Einsichten gewinnen. Wandeln Sie dann die blockierenden Antworten in hilfreiche um. Arbeiten Sie schließlich nur noch mit den positiven Aussagen. Lassen Sie diese zu Ihrem persönlichen Mantra, zu Ihrer Suggestion werden.

Die Kraft der Wahrheit für Ihre Gesundheit

Weniger lügen macht gesund. Laut Untersuchungen an der Universität von Notre Dame aus dem Jahr 2012 lügen die meisten Menschen durchschnittlich etwa elfmal pro Tag oder sind während eines 10-minütigen Gesprächs zumindest einmal nicht ganz ehrlich.[57] Die im Rahmen des Projekts *Science of Honesty* durchgeführte Studie untersuchte 72 Erwachsene über den Zeitraum von 5 Wochen. Die Teilnehmer wurden in zwei Gruppen aufgeteilt, eine Kontrollgruppe und eine »Aufrichtigkeitsgruppe«, die folgende Anweisung erhielt: »Während der nächsten 5 Wochen müssen Sie ehrlich, wahrheits-

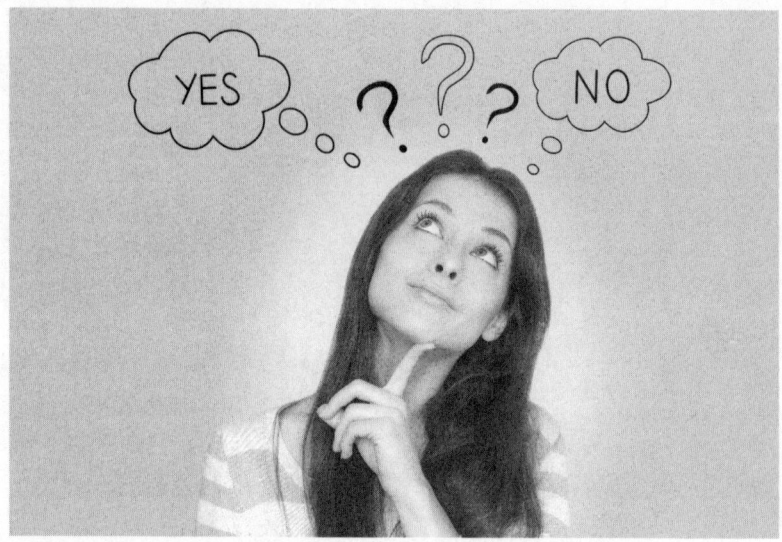

gemäß und aufrichtig sprechen – nicht nur über die großen Dinge, sondern auch über die kleinen, wie zum Beispiel, dass Sie sich verspätet haben. Sie müssen das, was Sie in Situationen sagen, in denen Ihre Worte ernst genommen werden, immer so meinen, im Gegensatz zu solchen, in denen Sie einen Witz machen oder offensichtlich übertreiben. Sie können sich jederzeit entscheiden, Fragen nicht zu beantworten, aber Sie müssen immer meinen, was Sie sagen.« Am Ende der Studie zeigten sich erhebliche Unterschiede im Gesundheitszustand beider Gruppen. Die Teilnehmer aus der Aufrichtigkeitsgruppe hatten im Durchschnitt sieben Symptome (zum Beispiel Halsentzündung, Kopfschmerzen, Übelkeit und Anspannung) weniger als die Kontrollgruppe. Anita Kelly, eine der Autorinnen der Studie, erklärte dazu: »Vielleicht erzeugt das Flunkern ständigen Psychostress, der das Immunsystem beeinträchtigt.« Sie hatte sich ebenfalls an die Anweisungen gehalten und festgestellt, dass sie anstatt fünf bis sieben Erkältungen pro Winter zu bekommen, bisher keine hatte, und das, obwohl sie weniger Schlaf bekam.[58]

Seien Sie auch ehrlich mit sich selbst: Jeder Mensch hat dunkle Bereiche in seinem Herzen, in denen schmerzvolle Erinnerungen, Ängste und unerfüllte Hoffnungen wohnen. Ob wir bereit sind, ihnen bewusst zu begegnen oder nicht, sie sind da und beeinflussen unseren körperlichen und seelischen Zustand. Finden Sie heraus, ob und wo Sie sich selbst im Wege stehen.

Sieben Wege, um zufriedener und glücklicher zu sein

Unser Alltag mit seinen Aufgaben und Problemen gibt uns ein stützendes Gerüst, aber was geschieht, wenn wir zur Ruhe kommen und allein sind? Vor allem wenn wir älter werden und sich die zahlreichen Aktivitäten jüngerer Jahre ganz natürlich verringern, können sich Depressionen und Unzufriedenheit zeigen, aber es können sich auch die Momente bewusst erlebter Glücksempfindungen verstärken. Was können Sie tun, um zufriedener und glücklicher zu sein?

▶▶ 1. Seien Sie achtsam

> »Wenn die Achtsamkeit etwas Schönes berührt, offenbart sie dessen Schönheit. Wenn sie etwas Schmerzvolles berührt, wandelt sie es um und heilt es.«
>
> Thích Nhat Hanh, buddhistischer Mönch und Schriftsteller

Die wohl größte und dauerhafteste Quelle des Glücks ist Achtsamkeit. Achtsamkeit verbindet uns mit dem wirklichen Leben statt mit unseren Gedanken, Vorstellungen, Plänen, Ängsten und von uns selbst am Leben erhaltenen, schlechten Erinnerungen. Achtsamkeit lässt uns wahrnehmen, was unser Körper, unsere Seele und unser Geist wirklich brauchen. Achtsamkeit ist eine tägliche, eigentlich völlig unkomplizierte Übung, die wir bei allem durchführen können. Wie das geht, erklärt der buddhistische Mönch Thích Nhat Hanh so:

»Genießen Sie die Gegenwart – etwa wenn Sie sich eine Tasse Tee machen! Nehmen Sie die Tasse achtsam in die Hand und lächeln Sie dabei. Das können Sie nicht, wenn Sie den Kopf voller Gedanken haben. Nur wenn Sie nicht denken, können Sie die Tasse achtsam in die Hand nehmen. Sie denken nichts. Es ist Ihnen nur bewusst, dass Sie die Tasse in die Hand nehmen, und Sie versenken sich ganz in die Handlung, einen Teebeutel in die Tasse zu tun. Denken Sie nicht an Vergangenheit und Zukunft. Genießen Sie es, die Tasse in die Hand zu nehmen und den Teebeutel hineinzuhängen. Lächeln Sie ihn an. So sind Sie mit den Wundern des Lebens in Berührung. Bleiben Sie dabei und rennen Sie dem Leben nicht nach. Nehmen Sie die Tasse mit Ihrem ganzen Sein in die Hand.«

Der Mentaltrainer Kurt Tepperwein formuliert diesen Gedanken mit etwas anderen Worten. Er empfiehlt, den Tag vollkommen zu beginnen: Stehen Sie vollkommen auf, gehen Sie ins Bad und duschen Sie vollkommen. Putzen Sie die Zähne vollkommen und tun Sie auch alles andere während des Tages vollkommen – das heißt mit Ihrem ganzen Sein und Ihrer ganzen Präsenz.

Werden Sie langsamer. Nur im langsamen und bewussten Tun ist Achtsamkeit möglich. Und machen Sie nur eine Sache auf einmal. Untersuchungen zeigen, dass Multitasking für die meisten Menschen (rund 97 Prozent) die Dinge nicht vereinfacht, sondern erschwert.[59] Gönnen Sie sich Stille. Schalten Sie den Fernseher oder das Radio ab, entschließen Sie sich, einmal keine Musik zu hören. Lauschen Sie einfach nur auf die natürlichen Geräusche um Sie herum. Und wenn es still ist, nehmen Sie die Stille ganz bewusst als eine ganz eigene, wunderbare Qualität wahr, denn »Der Raum des Geistes, dort wo er seine Flügel öffnen kann, das ist die Stille« (Antoine de Saint-Exupéry).

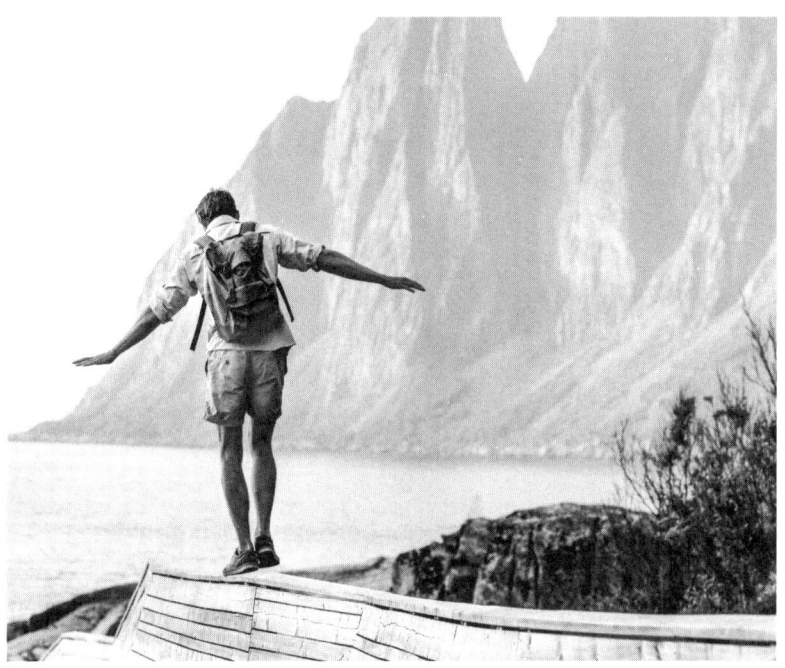

▶▶| 2. Machen Sie sich bewusst, was Sie glücklich macht

»Nicht die Glücklichen sind dankbar. Es sind die Dankbaren, die glücklich sind.«

Francis Bacon, englischer Philosoph und Politiker (1561–1626)

Gehen Sie durch Ihren Tag: Wann und bei welchen Tätigkeiten, mit welchen Menschen sind Sie am glücklichsten, am meisten bei der Sache, vielleicht so sehr, dass Sie alles andere um sich herum vergessen? Wann sind Sie im *Flow*, im Zustand des völligen Vertieftseins und Aufgehens in einer Sache? Denken Sie auch einmal daran zurück, was Sie als Kind glücklich gemacht hat. Vielleicht müssen Sie das, was Ihnen so gut gefallen hat, ein wenig an die heutigen Lebensbedingungen anpassen, aber es wird Sie noch immer erfüllen.

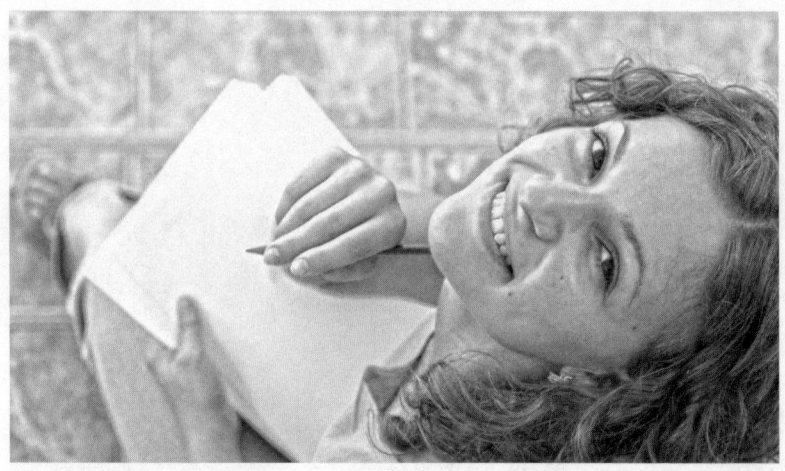

▶▶ 3. Nutzen Sie jede Gelegenheit, positiv zu denken und zu fühlen

> »Wenn sich eine Tür schließt, so öffnet sich eine andere. Aber allzu oft blicken wir so lange voller Bedauern auf die verschlossene Tür, dass wir die, die sich für uns geöffnet hat, gar nicht erst bemerken.«
>
> Alexander Graham Bell, britischer Erfinder und Unternehmer (1847–1922)

Wir können mit unseren Gedanken auch Gefühle erzeugen. Denken Sie fröhliche, aufbauende Gedanken, lesen Sie Zitate oder Bücher, die Ihnen ein positives Lebensgefühl geben. Machen Sie sich bewusst, wie viel Glück bereits in Ihrem Leben ist. Glück ist in hohem Maße eine Frage der Bewertung. Wie schauen Sie auf die Welt? Sie kennen ja die Geschichte mit dem halbvollen und dem halbleeren Glas – eine Binsenweisheit, aber Glück spendend für den, der sie auch wirklich anwendet. Gewöhnen Sie sich an, immer nach geöffneten Türen Ausschau zu halten.

Achten Sie auf Ihre Körperhaltung. Ein gerader Rücken wird Sie in eine ganz andere, stärkere und positive Stimmung versetzen als ein zusammengesunkener. Legen Sie sich hin oder setzen Sie sich in einen bequemen Sessel, wenn Sie zu müde sind, um aufrecht zu bleiben.

⏭ 4. Entspannen Sie

> »Wenn es dir gelingt, die innere Ruhe zu erobern, so hast du mehr getan als derjenige, der Städte und ganze Reiche erobert hat.«
>
> Michel de Montaigne, französischer Politiker und Philosoph (1533–1592)

Entspannung ist lebensnotwendig. Sie ist wie ausatmen, das eine ist ohne das andere nicht möglich. Studien haben nachgewiesen, dass Entspannung wichtig ist für die körperliche und seelische Gesundheit. Entspannung fördert die Herzgesundheit, verbessert die Hirnfunktion und das Gedächtnis, erhöht die körperliche und seelische Energie, mildert Depressionen und wirkt sich auch bei Krebs positiv aus.[60]

Zur wirklichen inneren Entspannung gehört das Loslassen, doch das ist die vielleicht schwierigste Übung überhaupt. Wir bauen unser Identitätsgefühl auf Erinnerungen, Meinungen und Vorstellungen auf, die durch die Vergangenheit bestimmt sind. Etwas in uns hält hartnäckig fest am Alten, auch wenn wir glauben, es sei vorüber und habe keine Auswirkungen mehr. Wir halten fest an unserem Selbstbild, an unserem Weltbild und an der Geschichte, die wir uns über uns selbst erzählen, sodass sie zu einem Drehbuch für unser Leben wird. Doch es sind nicht die Ereignisse, die uns festhalten – im Gegenteil – wir selbst lassen sie nicht los, sondern umklammern sie wie einen Baumstumpf, so als seien wir festgeklebt. Eine Zen-Geschichte illustriert, was dabei geschieht: »Der Schüler ging zum Meister und fragte ihn: ›Wie kann ich mich von dem, was mich an die Vergangenheit heftet, lösen?‹ Da stand der Meister auf, ging zu einem Baumstumpf, umklammerte ihn und jammerte: ›Was kann ich tun, damit dieser Baum mich loslässt?‹«[61]

▶▶ 5. Geben Sie mehr Geld für Erlebnisse aus als für Dinge

> »Nicht der Mensch hat am meisten gelebt, welcher die höchsten Jahre zählt, sondern der, welcher sein Leben am meisten empfunden hat.«
>
> Jean-Jacques Rousseau, französischer Philosoph (1712–1778)

Erfahrungen machen uns glücklicher als der Besitz von Dingen. Das ist eine Einsicht, die mittlerweile auch von Studien belegt wurde. Selbst wenn Sie sich sehr auf etwas gefreut haben – wenn Sie es dann besitzen, wird es schnell zur Normalität. Ein Urlaub mit einprägsamen Erfahrungen, ein Film, der Sie berührt hat, ein Treffen mit einem lieben Menschen – das und noch vieles mehr wird Sie dagegen ein Leben lang begleiten.

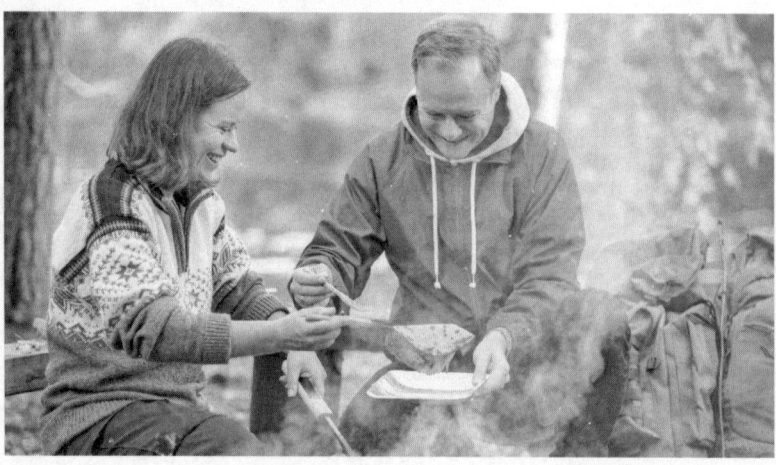

⏭ 6. Nehmen Sie sich Auszeiten

> »Lebe, wie du, wenn du stirbst, wünschen wirst, gelebt zu haben.«
>
> Christian Fürchtegott Gellert, Dichter (1715–1769)

Dieser Rat des deutschen Dichters ist einer der wichtigsten, die wir empfangen können. Denken Sie daran, dass am Ende Ihres Lebens nur zählen wird, wie viel Sie von dem gelebt haben, was Sie aus tiefstem Herzen leben wollten. Machen Sie dieses Wissen schon heute zur Grundlage für Ihre täglichen großen und kleinen Entscheidungen.

⏭ 7. Seien Sie liebevoll und gütig

> »Das Lächeln, das du aussendest, kehrt zu dir zurück.«
>
> Weisheit aus Indien

Menschen, die sich bewusst vornehmen, mehrmals in der Woche eine liebevolle, gütige Handlung zu vollbringen, machen eine wunderbare Erfahrung: Sie werden selbst glücklicher. Es können kleine Dinge sein: Sagen Sie einem anderen etwas Nettes (aber etwas ehrlich Gemeintes). Geben Sie einem anderen, der an der Kasse des Supermarktes steht und vielleicht deutlich weniger Artikel im Korb hat als Sie, die Möglichkeit, vor Ihnen zu zahlen. Verschenken Sie etwas. Und gleich, was Sie tun, tun Sie es bewusst.

Ein wunderbarer Weg, sich selbst und anderen Gutes zu wünschen, ist die Metta-Meditation: »Metta« bedeutet in Pali, der Sprache, in der die Urtexte des Buddhismus geschrieben wurden, »Liebende Güte«. Metta-Meditation ist eine buddhistische Übung in der Praxis der liebenden Güte, die Sie in allen Lebenslagen anwenden können. Ursprünglich war das Ziel der Metta-Meditation, durch Freundlichkeit und Wohlwollen das Glück aller fühlenden Wesen zu

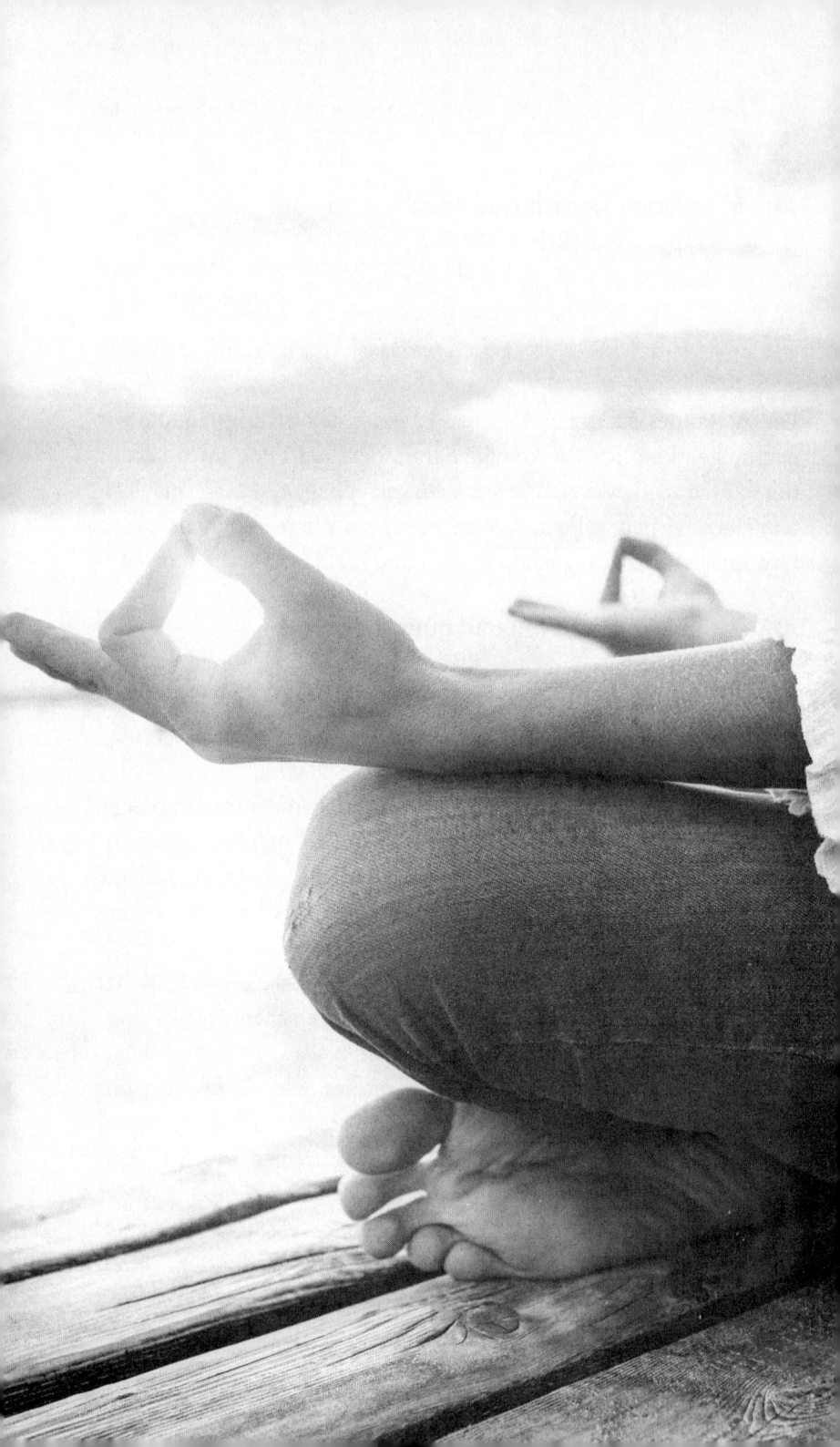

fördern. Metta eignet sich, um Ihre Selbstliebe und Ihr eigenes Glück zu stärken und ebenso, um das anderer Menschen zu fördern. Die Sätze können im Geist oder laut gesprochen werden – einmal oder mehrmals, je nach Bedarf. Wiederholen Sie Ihren Satz oder die Sätze nur so lange, wie Sie das Gefühl von liebender Güte oder zumindest eine Öffnung in dieser Richtung empfinden. Folgende Sätze sind Beispiele, die Sie selbst variieren können:

- »Möge ich friedvoll, glücklich und frei in Körper und Geist sein.«
- »Möge ich frei sein von Verletzung und Kränkung.«
- »Möge ich frei sein von Wut, Verstrickung, Furcht und Ängstlichkeit.«
- »Möge ich lernen, mich selbst mit den Augen der Liebe und des Verstehens zu betrachten.«
- »Möge ich fähig sein, die Samen der Freude und des Glücks in mir zu erkennen und zu berühren.«

Beginnen Sie damit, sich selbst liebende und freundliche Gedanken zu senden. Sie können Ihre Gefühle verstärken, indem Sie sich an eine Situation erinnern, in der Sie besonders glücklich waren. Sie können diese Sätze auch für andere Menschen formulieren, denen Sie Gutes wünschen wollen: »Mögest du …«. Diese einfachen, kurzen Sätze haben eine große Wirkung, auch dann, wenn Sie diese für andere sprechen.[62]

Anhang

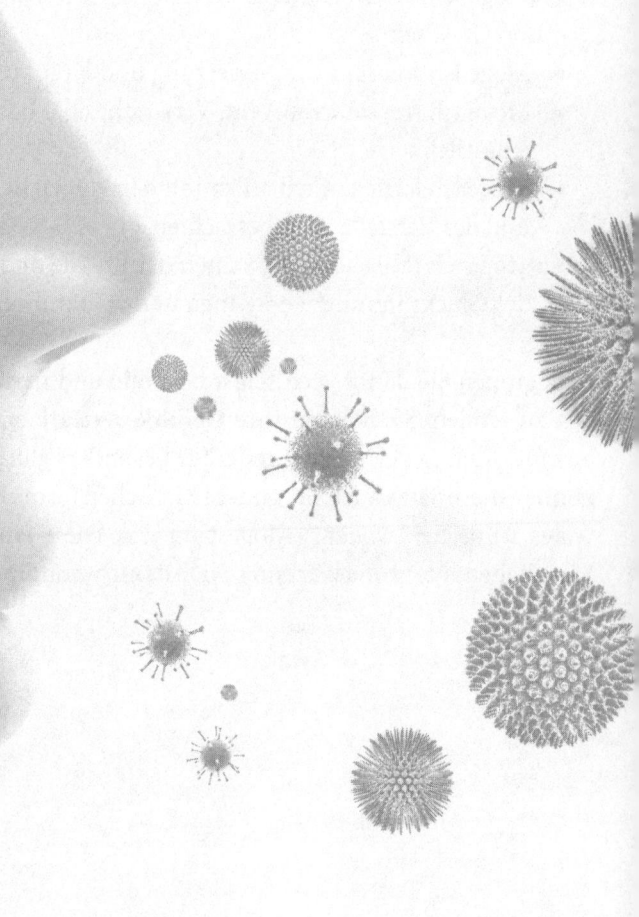

Quellen und weiterführende Literatur

Allergien, Nahrungsmittelunverträglichkeiten

Blum, Dr. Susan: *Autoimmunerkrankungen erfolgreich behandeln. Das 4-Schritte- Programm für ein gesundes Immunsystem.* Kirchzarten bei Freiburg 2014.

Geesing, Dr. Hermann: *Allergie-Stop. So findet Ihr Immunsystem die richtigen Antworten auf die Umwelt.* München 1999.

Schneider, Anuba: *Das Große Lexikon der Nahrungsmittel & Unverträglichkeiten.* Norderstedt 2013.

Schwyn, Hans-Jörg; Lieners, Camille: *Lebensmittelunverträglichkeit. Allergie Typ 3 erkennen und richtig behandeln.* München 2009.

Steeb, Dr. Sigrid: *Lebensmittelunverträglichkeiten. So testen Sie sich selbst.* Hannover 2013.

Antibiotika

Grandt, Michael; Grandt, Marion: *Antibiotika aus der Natur. Sanfte Heilung durch natürliche Medizin.* Rottenburg 2009.

Buhner, Stephen Harrod: *Pflanzliche Antibiotika. Wirksame Alternativen bei Infektionen durch resistente Bakterien Krankenhauskeime und MRSA.* 4. Auflage, Aschaffenburg 2020.

Atem

Jochum, Inka: *Verjüngende Atemübungen vom Dach der Welt.* (auch als CD erhältlich) München 2012.

Schirner, Markus: *Atem-Techniken. Zahlreiche einfache Atem-Übungen zur Selbstheilung, Verjüngung und Harmonisierung.* Darmstadt 2007.

Thích Nhat Hanh: *Das Wunder des bewussten Atmens.* Bielefeld 2011 (auch als CD erhältlich).

Bakterien, Viren, Pilze, Parasiten

Engelbrecht, Torsten; Köhnlein, Claus: *Virus-Wahn – Corona/COVID-19, Masern, Schweinegrippe, Vogelgrippe, SARS, BSE, Hepatitis C, AIDS, Polio. Wie die Medizin-Industrie ständig Seuchen erfindet und auf Kosten der Allgemeinheit Milliarden-Profite macht.* Lahnstein 2006.

Geesing, Dr. med. Hermann: *Gegen Viren wehren. Die Geheimnisse des gesunden Lebens.* München 1999.

Guzek, Gaby; Lange, Elisabeth: *Pilze im Körper. Krank ohne Grund?*
München 2014.

Zschocke, Dr. Anne Katharina: *Darmbakterien als Schlüssel zur Gesundheit.
Neueste Erkenntnisse aus der Mikrobiom-Forschung.* München 2014.

Bücher für Seele und Geist

Emet, Joseph: *Buddhas kleines Buch vom Schlaf. Zur Ruhe kommen,
in den Schlaf finden, erholt aufwachen.* Mit einem Vorwort
von Thích Nhat Hanh (inkl. Meditations-CD). München 2013.

Hamann, Brigitte: *Das Geheimnis der Wunscherfüllung: Was Sie wirklich wollen
und wie Sie es bekommen können.* Rottenburg 2011.

Irgang, Margrit: *Wundervolle Unvollkommenheit. Das Zen-Buch der
Lebenskunst.* Freiburg im Breisgau 2010.

Kabat-Zinn, Jon: *Wherever You Go, There You Are. Mindfulness Meditation
in Everyday Life.* New York 1994.

Kabat-Zinn, Jon: *Achtsamkeit für Anfänger.* Freiburg im Breisgau 2013.

Löhmer, Cornelia: *MBSR – Die Kunst, das ganze Leben zu umarmen.
Einübung in Stressbewältigung durch Achtsamkeit.* Stuttgart 2014.

Pradervand, Pierre: *Segnen heilt. Wie dein Segen die Welt verändert
und dich selbst.* Regensburg 2010.

Reis, Achim: *Das Glück braucht tiefe Wurzeln.
Wie ich durch mein Weingut zum guten Leben fand.* Berlin 2014.

Covid-19, die Agenda und Global Player

Berger, Jens: *Wer schützt die Welt vor den Finanz-Konzernen?
Die heimlichen Herrscher und ihre Gehilfen.* Frankfurt 2020.

Fife, Bruce: *Die Plandemie. Profitstreben, Korruption und Täuschung
hinter der Covid-19-Pandemie.* Rottenburg 2020.

Stelter, Daniel: *Das Märchen vom reichen Land.
Wie die Politik uns ruiniert.* München 2018.

Morris, Michael: *Lockdown – Das Virus war nicht die Ursache.
Es war nur der willkomene Auslöser für das größte, je gewagte
Experiment am Menschen.* Fichtenau 2020.

Covid-19 im Internet

EuroMOMO: *https://euromomo.eu/*. Das europäische Monitoring-Projekt der Todesfallzahlen und zur Übersterblichkeit.

Swiss Policy Research: *https://swprs.org*.
Swiss Policy Research: Facts about Covid-19: *https://swprs.org/a-swiss-doctor-on-covid-19/*. Von Experten zusammengestellte Informationen zu Covid-19, die dem Leser eine realistische Risikoeinschätzung ermöglichen sollen. Wird regelmäßig aktualisiert.

Kopp Report: *https://kopp-report.de/*. Informationen zum Zeitgeschehen und zu COVID-19.

Entsäuern, entgiften, entschlacken

Fife, Bruce: *Kokosöl. Das Geheimnis gesunder Zellen.* Rottenburg 2012.

Fife, Bruce: *Ölziehkur. Entgiftung und Heilung des Körpers durch natürliche Mundreinigung.* Rottenburg 2014.

Grillparzer, Marion: *Simple Detox. Das 7-Tage-Entgiftungsprogramm.* München 2013.

Hamann, Brigitte: *Haarausfall natürlich heilen. Das Geheimnis gesunder und schöner Haare.* Rottenburg 2009.

Wacker, Sabine: *Basenfasten! Die Wacker-Methode.* Stuttgart 2011.

Enzyme

Howell, Dr. Edward: *Enzyme Nutrition. The Food Enzyme Concept.* Vonore, TN, 1995.

Miller, Winfried: *Quelle des Lebens – Enzyme. Wie sie wirken und helfen.* München 2014.

Shinya, Dr. Hiromi: *Jung und vital durch ein vitales Immunsystem. Wie Sie die entscheidenden Enzyme und Bio-Faktoren Ihres Körpers stärken.* München 2012.

Shioya, Dr. Nobuo: *Die Kraft strahlender Gesundheit. Neue Vitalität für Millionen Körperzellen.* München 2006.

Ulmer, Günter A.: *Unentbehrliche Lebensstoffe Enzyme. Enzyme organisieren unsere Gesundheit.* Tuningen 2004.

Ernährung

Bruker, Dr. Max Otto; Jung, Mathias: *Der Murks mit der Milch.* Lahnstein 2013.

Du bist, was du isst. Food Matters. DVD.

Fife, Bruce: *Die Heilkraft der Kokosnuss.* Rottenburg 2014.

Fife, Bruce: *Kokoswasser. Lebendiges Wasser aus den Tropen.* Rottenburg 2014.

Das Gerson-Wunder. Der natürliche Weg zur vollkommenen Gesundheit. DVD.

Gerson, Charlotte; Walker, Morton: *Das große Gerson Buch. Die bewährte Therapie gegen Krebs und andere Krankheiten.* Immenstadt 2012.

Gerson, Charlotte; Bishop, Beata: *Die Gerson-Therapie: Chronische Erkrankungen bio-logisch heilen.* Oberhaching 2011.

Grillparzer, Marion: *Die sagenhafte Kohlsuppe: Das Kultbuch – Bis zu 5 Kilo weniger in einer Woche.* München 2011.

Grimm, Hans-Ulrich: *Aus Teufels Topf. Die neuen Risiken beim Essen.* München 2001.

Grimm, Hans-Ulrich: *Die Ernährungslüge: Wie uns die Lebensmittelindustrie um den Verstand bringt.* München 2011.

Grimm, Hans-Ulrich; Ubbenhorst, Bernhard: *Leinöl macht glücklich: Das blaue Ernährungswunder.* München 2012.

Grimm, Hans-Ulrich: *Vom Verzehr wird abgeraten. Wie uns die Industrie mit Gesundheitsnahrung krank macht.* München 2013.

Grimm, Hans-Ulrich: *Chemie im Essen – Lebensmittel-Zusatzstoffe. Wie sie wirken, warum sie schaden.* München 2013.

Grimm, Hans-Ulrich: *Die Suppe lügt. Die schöne neue Welt des Essens.* München 2014.

Hirneise, Lothar: *Das große Koch- und Lehrbuch der Öl-Eiweiß-Kost.* Kernen 2013.

Katz, Sandor Ellix: *So einfach ist Fermentieren.* Rottenburg 2014.

Moss, Michael: *Das Salz-Zucker-Fett-Komplott. Wie die Lebensmittelkonzerne uns süchtig machen.* München 2014.

Mutter, Dr. Joachim: *Grün essen! Die Gesundheitsrevolution auf Ihrem Teller.* Kirchzarten bei Freiburg 2012.

Robinson, Jo: *Knoblauch gegen Krebs und Blaubeeren für das Herz. Mit den richtigen Lebensmitteln das Immunsystem stärken und Krankheiten vermeiden.* München 2014

Van Eick, Elke: *Gesund mit Aloe vera. Heilmittel – Schönheitspflege – Nahrungsergänzung.* München 2007.

Zago, Romano: *Aloe ist keine Medizin, aber … sie heilt!* Roermond, NL, 2013.

Ernährungstherapien

Gerson, Charlotte; Bishop, Beata: *Die Gerson-Therapie: Chronische Erkrankungen bio-logisch heilen.* Oberhaching 2011.

Kuklinski, Dr. Bodo; Schemionek, Dr. Anja: *Mitochondrientherapie – die Alternative.* Bielefeld 2014.

Pflugbeil, Dr. Karl: *Vital Plus – Das große Programm der Orthomolekularen Medizin. Was Sie mit Vitaminen, Mineralstoffen, Spurenelementen, Fett- und Aminosäuren für Ihre Gesundheit tun können.* München 1990.

Getreide und Gluten

Davis, Dr. William: *Weizenwampe. Warum Weizen dick und krank macht.* München 2013.

Djokovic, Novak: *Siegernahrung. Glutenfreie Ernährung für Höchstleistung.* München 2014.

Lutz, Wolfgang: *Leben ohne Brot. Die wissenschaftlichen Grundlagen der kohlenhydratarmen Ernährung.* Gräfeling 2007.

Perlmutter, Dr. David: *Dumm wie Brot. Wie Weizen schleichend Ihr Gehirn zerstört.* München 2014.

Heilmittel, Superfoods und Nahrungsergänzungsmittel

Buhner, Stephen Harrod: Herbal Antivirals. *Natural Remedies for Emerging & Resistant Viral Infections.* North Adams, MA, USA, 2013.

Buhner, Stephen Harrod: *Herbal Antibiotics.* North Adams, MA, USA, 2012.

Dalichow, Irene: *Zimt für ein gesundes Leben: Heilkräftig – Vielseitig – Köstlich – Rezepte.* München 2006.

Franneck, Oliver: *Kolloidales Silber. Das Kompendium der Alternativen Silberheilkunde.* Rottenburg 2013.

Fischer, Dr. Hartmut P. A.: *Das DMSO-Handbuch. Verborgenes Wissen aus der Natur.* Schnaittach 2012.

Hamann, Brigitte: *Die 50 besten Superfoods. Gesundheit kann man essen.* Rottenburg 2012.

Hamann, Brigitte: *Gold, Weihrauch und Myrrhe.*
Die größten Heilschätze des Altertums. Rottenburg 2013.

Hamann, Brigitte: *Heilen mit Gold. Kolloidales Gold und weitere Goldarzneien.* Rottenburg 2014.

Heidböhmer, Ellen: *Gesund mit Brennnessel, Löwenzahn und Rauke.* München 2011.

Hellemann, Silvio: *MMS oder: Probieren geht* über *Studieren.* Roßdorf 2011.

Kieffer, Daniel: *Cures anti-stress et Santé globale. Plantes adaptogènes et clés naturopathiques pour se revitalizer.* Vannes, Frankreich 2000.

Koehof, Leo: *MMS-Gold: Das neue Lebensmineral.* Roermond, NL 2012.

Kuklinski, Dr. Bodo; van Lunteren, Dr. Ina: *Gesünder mit Mikronährstoffen. Schützen Sie Ihre Zellen vor »Freien Radikalen«.* Bielefeld 2010.

Lindner, Bettina-Nicola: *Kurkuma: Entzündungshemmer, Zellschutz, Schlankmacher.* Kirchzarten bei Freiburg 2014.

Mondoa, Dr. Emil; Kitei, Mindy: *Gesunde Zucker.* Freiburg 2004.

Oberbeil, Klaus: *Kurkuma. Die heilende Kraft der Zauberknolle.* München 2012.

Oswald, Dr. Antje: *Das MMS-Handbuch. Gesundheit in eigener Verantwortung.* Schnaittach 2014.

Wu, Li; Klitzner, Jürgen: *Heiltees für Körper, Geist und Seele. 304 wirksame Rezepturen aus den traditionellen Heilkulturen Chinas und Europas.* Murnau am Staffelsee 2014.

Sharamon, Shalila; Baginski, Bodo J.: *Das Wunder im Kern der Grapefruit. Die Geheimnisse des Citrus paradisi. Das praktische Handbuch zur Anwendung bei Infektionen, Entzündungen, Mykosen, Allergien und vielem mehr.* Oberstdorf 2009.

Weidner, Christopher: *Wunderpflanze Zistrose. Die unglaublichen Heilerfolge mit Cystus.* Rottenburg 2011.

Winston, David; Maimes, Steven: *Adaptogene. Kraft, Ausdauer und Stressabbau mit Heilpflanzen.* Rottenburg 2019.

Immunsystem und Selbstheilungskräfte

Fuhrmann, Joel: *Superimmun. So maximieren Sie Ihre Abwehrkräfte.* München 2013.

Geesing, Dr. Hermann: *Immuntraining. So stärken Sie Ihre Abwehrkräfte.* München 2001.

Hamann, Brigitte: *Wie Sie Ihre Selbstheilungskräfte aktivieren. Das Geheimnis von Gesundheit, Vitalität und Glück.* Rottenburg 2011.

Schmetzer, Oliver: *Basics Immunologie.* München 2009.

Rankin, Dr. Lissa: *Mind over Medicine – Warum Gedanken oft stärker sind als Medizin.* München 2014.

Weil, Andrew: *Spontanheilung. Die Heilung kommt von innen.* Rottenburg 2017.

Impfung

Bachmair, Andreas: *Leben ohne Impfung. Eltern berichten.* Kreuzlingen 2014.

Buchwald, Dr. Gerhard: *Impfen: Das Geschäft mit der Angst.* Lahnstein 2020 (beinhaltet eine Fülle an offiziellen Statistiken).

Delarue, Simone: *Impfungen – der unglaubliche Irrtum: Eine grundlegende Studie über Impfungen aus weltweiter Forschung und Literatur.* München 2008.

Ehgartner, Bert: *Gesund ohne Aluminium. Alu-Fallen erkennen – Schwere Krankheiten vermeiden.* Steyr 2014.

Hartmann, Klaus: *Impfen, bis der Arzt kommt. Wenn bei Pharmakonzernen Profit über Gesundheit geht.* München 2012.

Rückgang der Seuchen. Waren es wirklich die Impfungen? Zahlreiche Statistiken und Grafiken. Die wahren Gründe für den Rückgang. impfreport Juli/August 2011.

Nyder, Dr. C. E.: *Gesundheitsdiktatur. Bill Gates' Angriff auf die Demokratie,* Rottenburg 2020.

Petek-Dimmer, Anita; Emmenegger, Julia; u.a.: *Rund ums Impfen: Grundlagen für einen fundierten Impfentscheid. Hinweise und Behandlung der damit verbundenen Erkrankungen.* Buchs, Schweiz, 2014.

Splittstoeßer, Wulf E.: *Goldrausch. Oder die Frage: Sind Impfungen notwendig, geeignet und zumutbar?* Kelkheim 2002.

Tolzin, Hans U. P.: *Die Tetanus-Lüge. Warum das Bakterium nicht die Ursache sein kann und die Impfung keinen Sinn macht.* Schwäbisch Hall 2010. *Wir impfen Nicht! Mythos und Wirklichkeit der Impfkampagnen.* Buchs 2014. DVD.

Krankheiten, Seuchen

Loibner, Dr. Johann: *Mythos Ansteckung. Was von der Ansteckung bleibt.* Peiting 2014.

Preston, Richard: *Hot Zone. Ebola, das tödliche Virus. Der Tatsachen-Thriller.* München 2014.

Quammen, David: *Spillover. Der tierische Ursprung weltweiter Seuchen.* München 2013.

Reiss, Dr. Karina; Bhakdi, Dr. Sucharit: *Corona Fehlalarm?* Berlin 2020.

Wolfe, Nathan: *Virus. Die Wiederkehr der Seuchen.* Reinbek bei Hamburg 2012.

Young, Dr. Robert: *Sick and Tired. Reclaim your Inner Terrain.* Salt Lake City, UT, USA 2001.

Magen – Darm – Verdauung – Leaky Gut

Döll, Dr. Michaela: *Darmgesund. Beschwerden lindern, Immunsystem stärken, Hilfe bei Allergien.* München 2015.

Enders, Giulia: *Darm mit Charme. Alles über ein unterschätztes Organ.* Berlin 2014.

Karstädt, Uwe: *Die Säure des Lebens. Uwe Karstädt im Interview mit Michael Vogt.* Schweiz 2013.

Runow, Klaus-Dietrich: *Der Darm denkt mit: Wie Bakterien, Pilze und Allergien das Nervensystem beeinflussen.* München 2011.

Zschoke, Dr. Anne Katharina: *Darmbakterien als Schlüssel zur Gesundheit. Neueste Erkenntnisse aus der Mikrobiom-Forschung.* München 2014.

Internet

Weiterführende Artikel zu Gesundheit, Ernährung, Immunsystem und Nahrungsergänzungsmitteln sowie zu alternativen Heilmethoden finden Sie auf der Internetseite des Kopp Verlages *(www.kopp-verlag.de)* und auf Naturstoff Medizin *(www.naturstoff-medizin.de)*. Außerdem bietet die Seite aktuelle Nachrichten und Studien zum Thema Impfungen, Epidemien, Pharmaindustrie und mehr.

Anmerkungen

Alle in diesem Buch aufgeführten Links waren bei Redaktionsschluss aufrufbar. Sollte dies bei Drucklegung nicht mehr der Fall sein, kann der entsprechende Link in der Regel im Internetarchiv *(http://archive.org/web/)* gefunden werden.

Es ist Zeit, umzudenken

1   TED 2015: »The next outbreak? We are not ready«, *https://www.google.com/search?client=firefox-b-d&q=The+next+outbreak%3F+We+are+not+ready.*
2   »Bill Gates Accused Of Starting Ebola Outbreak In African Village By Putin«, *TheMilleniumreport.com,* 16. Mai 2017, *http://themillenniumreport.com/2017/05/bill-gates-accused-of-starting-ebola-outbreak-in-african-village-by-putin/.*
3   »Bill Gates – Population Reduction @ TED 2010« *https://www.youtube.com/watch?v=LmzeYYWntxw*; Bill Gates Annual Letter 2018: »Does saving more lives lead to overpopulation?« *https://www.youtube.com/watch?v=obRG-2jurz0.*

Die Rückkehr der Seuchen

1   Dr. Sal Martingano: »The 1918 ›Spanish Flu‹: Only The Vaccinated Died«, *https://salmartingano.com/2020/05/the-1918-spanish-flu-only-the-vaccinated-died/.*
2   »›Viel mehr falsch Positive als tatsächlich Positive‹ – Spahn warnt vor massenhaften Corona-Tests«, 15.Juni 2020, *RT Deutsch, https://deutsch.rt.com/inland/103494-viel-mehr-falsch-positive-als/.*
3   »Keine schnellen Lockerungen. Kanzlerin Merkel fürchtet ›Desaster‹ bei Corona«. *Bild* 18. August 2020. *https://www.bild.de/politik/inland/politik-inland/corona-krise-in-deutschland-kanzlerin-merkel-warnt-vor-desaster-72437816.bild.html https://www.youtube.com/watch?v=PGgH-sMbltg.*
4   David Quammen: *Spillover. Der tierische Ursprung weltweiter Seuchen.* München 2013, S. 171.
5   Susanne Hamann: »Gefährliche Bakterien überleben tagelang an Bord«, 23. Mai 2014, *RP online, https://www.rp-online.de/leben/reisen/news/gefaehrliche-bakterien-ueberleben-tagelang-in-flugzeugen-aid- 1.4257369.*

6 Lawrence K. Altman: »Some May Carry Ebola Virus Without Having the Symptoms«, 26. Juni 2000, *New York Times*; http://www.nytimes.com/library/national/science/health/062700hth-ebola.html.

7 Dr. EM Leroy, et al.: »Human asymptomatic Ebola infection and strong inflammatory response«, 24. Juni 2000; http://www.thelancet.com/journals/lancet/article/PIIS0140-6736%2800%2902405-3/fulltext.

8 Netzwerk Impfentscheid: *Genetische Impfungen*, 2018, https://impfentscheid.ch/infos/impfungen/ebola/genetische-impfung/?v=14efbb26a99d.

9 Melissa Dykes: »U.S. National Institute of Health (NIH): ›We May Have to Vaccinate Whole Countries to Stop Ebola Outbreak‹«, *GlobalResearch*, 9. Oktober 2014, http://www.globalresearch.ca/u-s-national-institute-of-health-nih-we-may-have-to-vaccinate-whole-countries- to-stop-ebola-outbreak/5407196.

10 http://www.health.belgium.be/eportal/19098116_FR#.VEEfxFewT33; Mikael Thalen: »Pharmaceutical giant dumps live polio virus into Belgian river«, *Infowars.com*, 19. September 2014, www. infowars.com/pharmaceutical-giant-dumps-live-polio-virus-into-belgian-water/.

11 William Engdahl: »Mehr als nur ein bisschen verdächtig: Pentagon entwickelt ›Ebola-Impfstoff‹ gemeinsam mit Monsanto«; http://info.kopp-verlag.de/hintergruende/geostrategie/f-william-engdahl/mehr-als-nur-ein-bisschen-verdaechtig-pentagon-entwickelt-ebola-impfstoff-gemeinsam-mit-monsanto.html. (Bei Drucklegung war der Link nicht mehr abrufbar.)

12 Patente: »Human ebola virus species and compositions and methods thereof«, CA 2741523 A1; http://www.google.com/patents/CA2741523A1?cl=en; und: Mike Adams: »Warum besitzt die US-Gesundheitsbehörde ein Patent auf eine ›Erfindung‹ von Ebola?«, http://info.kopp-verlag.de/hintergruende/enthuellungen/ mike-adams/warum-besitzt-die-us-gesundheitsbehoerde-ein-patent-auf-eine- erfindung-von-ebola-.html. (Der zweite Link war bei Drucklegung nicht mehr abrufbar.)

13 McMaster University: »That anxiety may be in your gut, not in your head«, *Medical Xpress*, 17. Mai 2011, http://medicalxpress.com/news/2011-05-anxiety-gut.html.

14 »Antibiotics Could be to Blame for Skyrocketing Mental Illness Rates«. https://personalhealthinformationguide.blogspot.com/2011/11/antibiotics-could-be-to-blame-for.html.

15 Fritz Francois: »The effect of *H. pylori* eradication on meal-associated changes in plasma ghrelin and leptin«, BMC Gastroenterol., 14. April 2011, http://www.ncbi.nlm.nih.gov/pmc/articles/PMC3089783/?tool=pubmed.

16 Jeremy Laurance: »Alarming rise in bacteria resistant to antibiotics, Government report finds«, *Independent*, 20. Februar 2012, http://www.independent.co.uk/life-style/health-and-families/health-news/experts-fear-diseases-impossible-to-treat-7216662.html.

17 Souradet Shaw et al.: »Association Between the Use of Antibiotics and New Diagnoses of Crohn's Disease and Ulcerative Colitis«; *American Journal of Gastroenterology*, Dezember 2011, https://journals.lww.com/ajg/Abstract/2011/12000/Association_Between_the_Use_of_Antibiotics_and_New.16.aspx.

18 Naga Chalasani et al.: »Causes, clinical features, and outcomes from a prospective study of drug-induced liver injury in the United States«, *Gastroenterology*, 17. September 2008, http://www.ncbi.nlm.nih.gov/pubmed/18955056.

19 John Neustadt und Steve R. Pieczenik: »Medication-induced mitochondrial damage and disease«, *Mol Nutr Food Res.* Juli 2008, http://www.ncbi.nlm.nih.gov/pubmed/18626887.

20 Annamari Kilkkinen et al.: »Antibiotic use predicts an increased risk of cancer«, *Int J Cancer*, 1. November 2008, https://pubmed.ncbi.nlm.nih.gov/18704945/.

21 Adrienne Dellwo: »Chronic Fatigue Syndrome Cause, Mechanism & Diagnostic Test Discovered, Researchers Say«, *verywell health*, 17. Juli 2019, http://chronicfatigue.about.com/b/2009/05/29/breaking-news-chronic-fatigue-syndrome-cause-mechanism-diagnostic-test-discovered-researchers-say.htm.

22 Siehe: Michael A. Schmidt: *Beyond Antibiotics*, Berkeley, CA, USA, 2009.

23 R.H.Eng et al.: »Effect of antibiotics on endotoxin release from gram-negative bacteria«, *Diagn Microbiol Infect Dis.*, März-April 1993, http://www.ncbi.nlm.nih.gov/pubmed/8477572.

24 Paul S. Mead et al.: »Food-Related Illness and Death in the United States«, Centers for Disease Control and Prevention, Atlanta, Georgia USA, http://wwwnc.cdc.gov/eid/article/5/5/pdfs/99-0502.pdf.

25 Davis Blair: »BioError, BioTerror Update«, Center for Health Care Emergency Readiness, 17. April 2011, http://chcer.net/bioerror-bioterror-update/.

26 Vineet D. Menachery et al.: »A SARS-like cluster of circulating bat coronaviruses shows potential for human emergence«, *Nature Medicine*, 9. November 2015, aktualisiert 22. Mai 2020, https://www.nature.com/articles/nm.3985.

27 Dr. Joseph Mercola: »Coronavirus: Diese Forschung hätte nie stattfinden dürfen«, *Naturstoff Medizin*, 8. Juni 2020, *https://www.naturstoff-medizin.de/ artikel/coronavirus-diese-forschung-haette-nie-stattfinden-duerfen/*.

Die Welt der Mikroorganismen

1 Dr. med. Hermann Geesing: *Gegen Viren wehren. Die Geheimnisse des gesunden Lebens*. München 1999, S. 41.

2 Wolfe, Nathan: *Virus. Die Wiederkehr der Seuchen*. Reinbek bei Hamburg 2012, S. 57.

3 Eric M. Leroy: »Human Ebola outbreak resulting from direct exposure to fruit bats in Luebo«, Democratic Republic of Congo, 2007, *Vector Borne Zoonotic Dis*, 9. Dezember 2009, *http://www.ncbi.nlm.nih.gov/pubmed/19323614*.

4 Wolfe, Nathan: *Virus. Die Wiederkehr der Seuchen*. Reinbek bei Hamburg 2012, S. 167.

5 Etienne Meunier et al.: »Caspase-11 activation requires lysis of pathogen-containing vacuoles by IFN-induced GTPases«; *Nature*, 16. April 2014, *https://www.nature.com/articles/nature13157*.

6 Braun-Fahrländer et al.: »Environmental exposure to endotoxin and its relation to asthma in school-age children«, *New England Journal of Medicine*, Bd. 347, Nr. 12, 19. September 2002, S. 869–877, *https://www.nejm.org/doi/full/10.1056/nejmoa020057*.

Kann Impfen die Lösung sein?

1 Wikipedia: Pocken. *https://de.wikipedia.org/wiki/Pocken*.

2 *Der Impfspiegel. 300 Aussprüche ärztlicher Autoritäten über die Impffrage*, Dresden 1890, *http://www.j-lorber.de/heilg/impfung/impfspiegel.htm#*.

3 Ty Bollinger: *Krebs verstehen und natürlich heilen*. Rottenburg 2011, S. 443.

4 Delarue, Simone: *Impfungen – der unglaubliche Irrtum: Eine grundlegende Studie über Impfungen aus weltweiter Forschung und Literatur*. Deutsche Vereinigung für Wasserwirtschaft, Abwasser und Abfall 2014.

5 Siehe auch das Forum des Schutzverbandes für Impfgeschädigte e. V: *http://www.impfschutzverband.de/*.

6 *http://www.impfschaden.info/geimpfte-ungeimpfte.html*.

7   Tricia M. McKeever et al.: »Vaccination and Allergic Disease: A Birth Cohort Study«, *American Journal of Public Health*, Juni 2004, Vol 94, No. 6, https://www.ncbi.nlm.nih.gov/pmc/articles/PMC1448377/.
8   Siehe: Gerhard Buchwald: »Die Ursachen des Rückgangs der Infektionskrankheiten«, in *Impfen – Das Geschäft mit der Angst*, Lahnstein 2008, S. 194 ff.
9   Jim West: »Pesticides And Polio«, http://whale.to/vaccine/west1.html.
10 Med Jnl von Australien 17/3/1973 S. 555.
11 ASIA-Syndrom: Nancy Agmon-Levin, 2012, Sergio Cerpa-Cruz 2013.
12 *Wir impfen Nicht!* Zum Dokumentarfilm von Michael Leitner, http://esgehtanders.de/wir-impfen-nicht/.
13 ARD alpha: *Erfolgsgeschichte Impfung – Pocken, Polio und Diphtherie*, https://www.br.de/fernsehen/ard-alpha/sendungen/schatten-des-todes/impfung102.html.
14 Dr. Gerhard Buchwald: *Impfen. Das Geschäft mit der Angst*, Lahnstein 2008, S.7.
15 Thomas Pany: »›Recht auf Gesundheit‹ und ›Impfpflicht‹«, *Telepolis*, 10. Oktober 2014, http://www.heise.de/tp/artikel/43/43017/1.html?from-mobi=1.
16 Quelle: »Infektionsschutzgesetz: Kommentar«, Regierungsdirektor Helmut Erdle, 3. Auflage, CoMed Verlag.
17 Prof Stefan: »Hockertz Covid 19 Italien & warum Corona Impfung gefährlich sein kann«, https://www.youtube.com/watch?v=HQESFzLyhUE.
18 *Alpenschau.com*: »Gates rechnet mit 700.000 Impfgeschädigten durch Corona-Impfung!« https://alpenschau.com/2020/07/05/bill-gates-rechnet-mit-700-000-opfer-durch-corona-impfung-video/?fbclid=IwAR1Vc33grUdTuLPPiyG6R5q49DRAEs9lBGfOpjjQDVn3dIYuVysW4RTLVqc.
19 Lori Hinnant und Sam Mednick: »Virus-linked hunger tied to 10,000 child deaths each month«. *AP News*, 28. Juli 2020, https://apnews.com/5cbee9693c52728a3808f4e7b4965cbd.
20 David J. Roelfs et al.: »Losing Life and Livelihood: A Systematic Review and Meta-Analysis of Unemployment and All-Cause Mortality«, *Soc Sci Med*. März 2011; 72(6): 840–854. https://www.ncbi.nlm.nih.gov/pmc/articles/PMC3070776/.
21 Noah Weiland et al: »Pfizer Gets $1.95 Billion to Produce Coronavirus Vaccine by Year's End«, *The New York Times*, 22. Juli 2020, https://www.nytimes.com/2020/07/22/us/politics/pfizer-coronavirus-vaccine.html.

22 Prof. Stefan Hockertz – Re-upload von »Impfstoff verändert unser Genom«. *Club der klaren Worte*, Markus Langemann. https://www.youtube.com/watch?v=6iRXU6Qjxyk und https://www.youtube.com/watch?v=9BBoPDjzNMY.

23 »Bill Gates, Monsanto und Eugenik: Geförderte Industrie-Konzerne«, *International Network of Human Rights e.v.*, www.inhr.net, 16. September 2012, https://www.inhr.net/node/2053/printable/print.

24 William Gates Sr., Co-Vorsitzender. https://www.gatesfoundation.org/Who-We-Are/General-Information/Leadership/Executive-Leadership-Team/William-H-Gates-Sr.

25 »Bill Gates, Monsanto und Eugenik: Geförderte Industrie-Konzerne«, www.inhr.net, 16. September 2012, https://www.inhr.net/node/2053/printable/print.

26 Awarded Grants. Charité Berlin. Bill & Melinda Gates Foundation. https://www.gatesfoundation.org/How-We-Work/Quick-Links/Grants-Database#q/k=charite%20universit%C3%A4tsmedizin%20berlin.

27 Awarded Grants. Planned Parenthood. Bill & Melinda Gates Foundation. https://www.gatesfoundation.org/How-We-Work/Quick-Links/Grants-Database#q/k=planned%20parenthood.

28 Awarded Grants. WHO; Bill & Melinda Gates Foundation. https://www.gatesfoundation.org/How-We-Work/Quick-Links/Grants-Database#q/k=world%20health%20organization.

29 Dr. Joseph Mercola: »Bill Gates Horrifying ID2020 Quantum Dot Tattoo – A Rockefeller Tracking Plan«, *Fort Russ News*, 21. Mai 2020, https://fort-russ.com/2020/05/dr-mercola-horrifying-id2020-quantum-dot-tattoo-bill-gates-and-rockefeller-tracking-plan/.

30 Bill Gates: »What you need to know about the COVID-19 vaccine«, *GatesNotes*, 30. April 2020, https://www.gatesnotes.com/Health/What-you-need-to-know-about-the-COVID-19-vaccine.

31 »Transcript – Bill Moyers interviews Bill Gates«, PBS NOW, https://www.pbs.org/now/printable/transcript_gates_print.html.

32 Robert Kennedy Junior über die verheerenden und zum Teil tödlichen Folgen von Bill Gates'sImpfwahn für Tausende von Kindern in der Dritten Welt. https://www.instagram.com/p/B-s-9ZjH0YP/.

33 Harriet Alexander: »Bill Gates warns that multiple doses of any coronavirus vaccine may be necessary, schools could be closed until fall 2021 and says ›serious mistakes were made‹ by the US with the handling of COVID-19«, daylymail.com, 23. Juli 2020, https://www.dailymail.co.uk/news/article-8551511/Bill-Gates-warns-multiple-doses-vaccine-against-coronavirus-necessary.html?fbclid=IwAR0HXmJ_JDZrx1L6KGacCu8tKgO82UhDmf02gR0K9Chw0TnhhcCqp9e90R8.

34 Giggling Bill Gates »We take GMO organisms & shoot them right into kids veins«, https://www.youtube.com/watch?v=6nhLqvUGqrU.

35 Weltwirtschaftsforum: https://intelligence.weforum.org/topics/a1Gb00000038pGiEAI?tab=publications.

Ein gesundes Immunsystem – Ihr bester Freund

1 »Eine neue Studie zeigt: Nur die Hälfte der Menschen, die mit einem Grippe-Virus infiziert wurden, werden auch wirklich krank – Warum?«, Biomedizin-Blog, 28. Oktober 2011, http://biomedizin-blog.de/de/eine-neue-studie-zeigt-nur-die-haelfte-der-menschen-die-mit-dem-grippe-virus-infiziert-wurden-werden-wirklich-krank--warum-wp261-208.Html

2 Dr. med. Hermann Geesing: *Gegen Viren wehren. Die Geheimnisse des gesunden Lebens,* München 1999, S. 96.

3 Lisa M. Coussens: Cancer Research Institute, University of California, San Francisco, California 94143 USA, https://www.cancerresearch.org/about-cri/scientific-leadership/members/lisa-m-coussens.

4 Veröffentlicht in der Zeitschrift *Nature* 2011; https://www.scinexx.de/wissen-aktuell-12945-2011-02-04.html.

5 Dr. med. Hermann Geesing: *Gegen Viren wehren. Die Geheimnisse des gesunden Lebens,* München 1999, S. 87.

6 »Placenta ›fools body's defences‹«, *BBC News*, 10. November 2007, http://news.bbc.co.uk/2/hi/health/7081298.stm.

7 Didier Sornette et al.: »Endogenous versus exogenous origins of diseases, *Journal of Biological Systems,* 2008, http://arxiv.org/abs/0710.3859.

8 Hartmut Volk: »Wie negatives Denken die Karriere zerstört«, *Welt* online, 11. März 2007, http://www.welt.de/wirtschaft/article755037/Wie_negatives_Denken_die_Karriere_zerstoert.html.

Die größten Feinde des Immunsystems

1. Stephen Daniells: »Low-fat dairy linked to blood pressure improvements: Study«, *nutraingredients.com*, 29. Januar 2009, http://www.nutraingredients.com/Research/Low-fat-dairy-linked-to-blood-pressure-improvements-Study.
2. Hyon K. Choi et al.: »Purine-Rich Foods, Dairy and Protein Intake, and the Risk of Gout in Men«, *The New England Journal of Medicine*, 11. März 2004, http://www.nejm.org/doi/full/10.1056/NEJMoa035700.
3. R. G. Cumming und R. J. Klineberg: »Case-Control Study of Risk Factors for Hip Fractures in the Elderly«, *American Journal of Epidemiology*, 1. März 1994, S. 493–505.
4. *PubMed*: Milk and Cancer. Studienergebnisse, http://www.ncbi.nlm.nih.gov/pubmed/?term=milk+cancer+Harvard.
5. ÖKO-Test April 2013: »Milchprodukte – Die Legende vom Glück ohne Ende«.
6. Derek Henry: »Top 5 substitutes for conventionally produced milk«, *Natural News*, 29. Juli 2013, http://www.naturalnews.com/041384_raw_milk_organic_lactose_intolerance.html.
7. Andrés Carrasco: »Study shows Roundup link to birth defects«, http://db.zs-intern.de/uploads/1285083162-10_09_16_carrasco_gm_soy_pm.pdf. Andrés Carrasco et al.: »GV-Soya – Nachhaltig? Verantwortungsbewusst?«, http://db.zs-intern.de/uploads/1285074749-10_09_16_carrasco_rr_gvo_soya_studie.pdf.
8. Monika Krueger et al.: »Detection of Glyphosate Residues in Animals and Humans«, https://www.hilarispublisher.com/open-access/detection-of-glyphosate-residues-in-animals-and-humans-2161-0525.1000210.pdf.
9. Anthony Samsel und Stephanie Seneff: »Glyphosate, pathways to modern diseases II: Celiac sprue and gluten intolerance«, *Journal of Interdisciplinary Toxicology*, Dezember 2013, Vol. 6(4); 159–184, https://www.ncbi.nlm.nih.gov/pmc/articles/PMC3945755/.
10. Kenton Hokanson et al.: »Alteration of estrogen-regulated gene expression in human cells induced by the agricultural and horticultural herbicide glyphosate«, *Human Experimental Toxicology*, September 2007; http://www.ncbi.nlm.nih.gov/pubmed/17984146.
11. Robin Mesnage et al.: »Ethoxylated adjuvants of glyphosate-based herbicides are active principles of human cell toxicity«, *Toxicology*, 16. November 2013, http://www.gmoevidence.com/prof-gilles-eric-seralini-roundup-is-more-toxic-than-declared/.

12 Harald Neuber: »Mit dem Soja kam das Fieber«, *Telepolis,* 14. Mai 2009, *http://www.heise.de/tp/artikel/30/30310/1.html.*

13 Dr. med. William Davis: *Weizenwampe. Warum Weizen krank und dick macht,* München 2013, S. 49–51.

14 Ebd., S. 95–97.

15 »Bewährt seit 55 Jahren: Vollwertig essen und trinken nach den 10 Regeln des DGE«, Presseinformation der Deutschen Gesellschaft für Ernährung e. V., 30. August 2011, *https://web.archive.org/web/20130810071338/ http://www.dge.de/pdf/presse/2011/DGE-Pressemeldung-intern-17-2011- Vollwertig-essen-u-trinken.pdf.*

16 Richard D. Semba et al.: »Does Accumulation of Advanced Glycation End Products Contribute to the Aging Phenotype?«, *J Gerontol A Biol Sci Med Sci.,* 17. Mai 2010, *http://www.ncbi.nlm.nih.gov/pmc/articles/PMC2920582/.*

17 Hamann, Brigitte: *Heilen mit Gold.* Rottenburg 2014, S. 75–76.

18 Dr. David Perlmutter: *Dumm wie Brot. Wie Weizen schleichend Ihr Gehirn zerstört,* München 2014. S. 114.

19 Jeffrey L. Fortuna: »Sweet preference, sugar addiction and the familial history of alcohol dependence: shared neural pathways and genes«; *Journal of psychoactive drugs,* Juni 2010, *http://science.naturalnews. com/2010/1526947_Sweet_preference_sugar_addiction_and_the_familial_ history_of_alcohol.html.*

20 Quelle: Humanistische Aktion: *www.humanistische-aktion.de/zucker.htm.*

21 Verbraucherzentrale Hamburg: Alles Zucker oder was? *http://www.vzhh.de/ernaehrung/312743/wie-die-zuckerlobby-forscht- und-argumentiert.aspx.*

22 William T. Cefalu und Frank B. Hu: »Role of Chromium in Human Health and in Diabetes«, *Diabetes Care November* 2004, *http://care.diabetesjournals.org/content/27/11/2741.long.*

23 John Zeqi Luo, Luguang Luo: »Ginseng on hyperglycemia: effects and mechanisms«, *Evid Based Complement Alternat Med.,* 3. Januar 2003, *http://www.ncbi.nlm.nih.gov/pubmed/18955300.*

24 Fernanda de Matos Feijó et al.: »Saccharin and aspartame, compared with sucrose, induce greater weight gain in adult Wistar rats, at similar total caloric intake levels«, *Appetite,* Volume 60, 1. Januar 2013, S. 203–207, *http://www.sciencedirect.com/science/article/pii/S0195666312004138.*

25 Quing Yang: »Gain weight by ›going diet‹? Artificial sweeteners and the neurobiology of sugar cravings«, *Yale Journal of Biology and Medicine,* Juni 2010, *http://www.ncbi.nlm.nih.gov/pmc/articles/PMC2892765/.*

26 *Rajadurai* Akilen et al.: »Cinnamon in glycaemic control: Systematic review and meta analysis«, *Clinical nutrition*, Mai 2012, http://www.researchgate.net/publication/224949199_Cinnamon_in_ glycaemic_control_Systematic_review_and_meta_analysis.

Jean Jitomir und Darry S. Willoughby: »Cassia cinnamon for the attenuation of glucose intolerance and insulin resistance resulting from sleep loss«, *Journal of medicinal food*, Juni 2009, http://science.naturalnews.com/2009/1352617_Cassia_cinnamon_for_the_attenuation_of_ glucose_intolerance_and_insulin.html.

27 Tamas Nágy: »Ob der Philipp heute still …«, *Der Freitag, Die Wochenzeitung*, 15. April 2005, https://www.freitag.de/autoren/der-freitag/ob-der-philipp-heute-still.

28 Maria Ankarkrona et al.: »Glutamate-induced neuronal death: a succession of necrosis or apoptosis depending on mitochondrial function«, *Neuron*, Oktober 1995, http://www.ncbi.nlm.nih.gov/pubmed/7576644.

29 Genaro G Ortiz et al.: »Monosodium glutamate-induced damage in liver and kidney: a morphological and biochemical approach«, *Biomedicine & Pharmacotherapy*, Februar 2006, http://science.naturalnews.com/pubmed/16488110.html.

30 Übersäuerung (Azidose): *Säure-Basen-Ratgeber*, http://www.saeure-basen-ratgeber.de/grundlagen/uebersaeuerung-azidose/.

31 Nicole D. Powell et al.: »Social stress up-regulates inflammatory gene expression in the leukocyte transcriptome via β-adrenergic induction of myelopoiesis«. *Proceedings of the National Academy of Sciences of the United States of America* (PNAS), 21. August 2013, https://www.pnas.org/content/early/2013/09/18/1310655110.

32 David A. Padgett und Ronald Glaser: »How stress influences the immune response«, *Trends in Immunology*, August 2003, https://www.sciencedirect.com/science/article/abs/pii/S147149060300173X.

33 Julia C. Lemos: »Severe stress switches CRF action in the nucleus accumbens from appetitive to aversive«, *Nature*, 18. Oktober 2012.

34 Ilias G. Kirkinezos und Carlos T. Moraes: »Reactive oxygen species and mitochondrial diseases«, *Seminars in Cell & Developmental Biology*, Dezember 2001, https://www.sciencedirect.com/science/article/abs/pii/S1084952101902824.

35 Gaby Guzek und Elisabeth Lange: *Pilze im Körper. Krank ohne Grund?* München 2014.

36 *PubMed*: Candida, http://www.ncbi.nlm.nih.gov/pubmed/?term=candida.

37 Mira Baron: »A patented strain of Bacillus coagulans increased immune response to viral challenge«, *Postgraduate Medical Journal*, März 2009, 121(2):114–118, https://www.tandfonline.com/doi/abs/10.3810/pgm.2009.03.1971.
38 Karstädt, Uwe: *Die Säure des Lebens.* Ludwigsburg 2013. S. 165.
39 Ebd.: S. 81.
40 Hans-Jörg Schwyn und Camille Lieners: *Lebensmittelunverträglichkeit. Allergie Typ 3 erkennen und richtig behandeln.* München 2009. S. 18 ff.
41 Andrew T. Stefka et al.: »Commensal bacteria protect against food allergen sensitization«, *PNAS Chemistry Portal*, 9. September 2014, http://www.pnas.org/content/111/36/13145.abstract.

Die besten Strategien für ein starkes Immunsystem

1 Gefunden bei: Hans-Peter Zimmermann: »Das ABC der Naturheilkunde«, https://hpz.com/naturheilkunde-tipps/naturheilkunde-methoden/.
2 Dr. Dr. Peter Schneider: »Bakterien und Pilze. Zwei mikrobielle Phasen in Abhängigkeit vom energetischen Milieu«, *Sanum*, https://docplayer.org/45251249-Bakterien-und-pilze-zwei-mikrobielle-phasen-in-abhaengigkeit-vom-energetischen-milieu.html.
3 Dr. Robert Young: *Sick and Tired. Reclaim your Inner Terrain.* Salt Lake City, Utah, USA 2001.
4 Kristina Peter: »Die Mikrobe ist nichts, das Milieu ist alles!«, *Vitalstoff Journal*, https://www.naturepower.de/vitalstoff-journal/fakten-und-widerreden/krankheiten/die-mikrobe-ist-nichts-das-milieu-ist-alles-ein-aufsatz-von-kristina-peter/.
5 Ilka Lehnen-Beyel: »Es lebt!«, *wissenschaft.de*, 20. Juni 2013, https://www.wissenschaft.de/umwelt-natur/es-lebt/. Danielle Goodspeed et al.: »Postharvest Circadian Entrainment Enhances Crop Pest Resistance and Phytochemical Cycling: *Current Biology,* 20. Juni 2013, http://www.cell.com/current-biology/abstract/S0960-9822%2813%2900629-5.
6 Nadja Podbregar: »Die Anpassungskünstler von Tschernobyl«, *wissenschaft.de,* 25. April 2014, https://www.wissenschaft.de/umwelt-natur/die-anpassungskuenstler-von-tschernobyl/.
7 »Fleischatlas 2014. Daten und Fakten über Tiere als Nahrungsmittel«, https://www.boell.de/de/2014/01/07/fleischatlas-2014.
8 Robert A. Koeth et al.: Intestinal microbiota metabolism of L-carnitine, a nutrient in red meat, promotes atherosclerosis, *Nature Medicine*, 7. April 2013, http://www.nature.com/nm/journal/v19/n5/full/nm.3145.html.

9 Als Quelle für dieses Rezept wird der Herzspezialist Dr. Singer in Bad Oenhausen angegeben.
10 Dr. Stanley Bass: »Super Nutrition & Superior Health«, http://www.drbass.com/ und http://www.angelfire.com/ny2/bass/index2.html.
11 Carina Rehberg: »Gesunde Verdauung durch richtige Kombination von Lebensmitteln«, *Zentrum der Gesundheit*, aktualisiert am 11. August 2020, http://www.zentrum-der-gesundheit.de/gesunde-verdauung-ia.html.
12 Dr. Stanley Bass: *Ideal Health through Sequential Eating.* Perfection in Food Combining.
13 Dr. Hiromi Shinya: *Jung und gesund durch ein vitales Immunsystem*, München 2012, S. 67 ff.
14 Marie-Anne von Schillde et al.: »Lactocepin secreted by Lactobacillus exerts anti-inflammatory effects by selectively degrading proinflammatory chemokines«, *Cell Host & Microbe*, 19. April 2012, http://www.ncbi.nlm.nih.gov/pubmed/22520466.
15 Emidio Scarpellini et al.: »Gut microbiota and obesity«, *Internal and Emergency Medicine*, Oktober 2010, http://www.ncbi.nlm.nih.gov/pubmed/20865475.
16 George Aragon: »Probiotic therapy for irritable bowel syndrome«, *Gastroenterology & Hepatology(NY)*, Januar 2010, http://www.ncbi.nlm.nih.gov/pubmed/20567539.
17 Anna Berggren et al.: »Randomised, double-blind and placebo-controlled study using new probiotic lactobacilli for strengthening the body immune defense against viral infections«, *European Journal of Nutrition*, April 2011, http://www.ncbi.nlm.nih.gov/pubmed/20803023.
18 Tommaso Ianniti und Beniamino Palmieri: »Therapeutical use of probiotic formulations in clinical practice«, *Clinical Nutrition*, Dezember 2010, http://www.ncbi.nlm.nih.gov/pubmed/20576332.
19 Colloidal Silver Studies, University of Texas, http://www.silvermedicine.org/scientificstudies.html.
20 Christopher P. Randall et al.: »The silver cation (Ag+): antistaphylococcal activity, mode of action and resistance studies, Journal of Antimicrobial Chemotherapy, Januar 2013, http://jac.oxfordjournals.org/content/early/2012/09/24/jac.dks372.abstract.

21 Steve Barwick: »Does Colloidal Silver Really Cure Antibiotic-Resistant MRSA Infections?«, *Ezine Articles*, 24. Februar 2008, http://EzineArticles.com/1005919.

22 »PolygieneTM Polymers: Silver ions (Ag+) prove effective against the SARS virus«, *silvermedicine.org*, März 2004, www.silvermedicine.org/silver-sars.html.

23 Dr. Robert O. Becker: »Das Geheimnis der Regenerierung«, *Eterna*, http://www.ipn.at/ipn.asp?BXW.

24 Dr. Adriana Schwartz: »A possible solution to Ebola: Ozone Therapy«, http://imeof.org/?p=3272..

25 Internetseite von Jim Humble: Heilen mit MMS, https://jimhumble.co/.

26 Dr. Hartmut Fischer: *Das DMSO-Handbuch. Verborgenes Heilwissen aus der Natur.* Schnaittach 2012, S. 148.

27 *PubMed*: Curcumin, http://www.ncbi.nlm.nih.gov/pubmed/?term=curcumin.

28 Sayer Ji, Founder: »Science Confirms Turmeric As Effective As 14 Drugs«, *Regenerate*, 13. Mai 2013, http://www.greenmedinfo.com/blog/science-confirms-turmeric-effective-14-drugs#_edn9.

29 Alfeu Zanotto-Filho: »The curry spice curcumin selectively inhibits cancer cells growth in vitro and in preclinical model of glioblastoma«, *Journal of Nutritional Biochemistry,* Juni 2012, http://www.ncbi.nlm.nih.gov/pubmed/21775121.

30 Hong Im Kim et al.: »Curcumin inhibition of integrin (alpha6beta4)-dependent breast cancer cell motility and invasion«, *Cancer Prevention Research* (Philadelphia, Pa.), Oktober 2008, http://www.ncbi.nlm.nih.gov/pubmed/19138983.

31 Taghreed N. Almanaa et al.: »Effects of curcumin on stem-like cells in human esophageal squamous carcinoma cell lines«, BMC Complementary Medicine and Therapies, 24. Oktober 2012, http://www.ncbi.nlm.nih.gov/pmc/articles/PMC3528437/.
Sayer Ji, Founder: »Turmeric Extract Strikes To The Root Cause of Cancer Malignancy«, *Regenerate*, 29. September 2018, http://www.greenmedinfo.com/blog/turmeric-extract-strikes-root-cause-cancer-malignancy.

32 Rakhi Agarwal et al.: »Detoxification and antioxidant effects of curcumin in rats experimentally exposed to mercury«, *Journal of Applied Toxicology*, Juli 2010, http://www.ncbi.nlm.nih.gov/pubmed/20229497.

33 T.P. Chaturvedi: »Uses of turmeric in dentistry: An update«, *Indian Journal of Dental Research*, 2009, http://www.ijdr.in/article.asp?issn=0970-9290;year=2009;volume=20;issue=1;spage=107;epage=109;aulast=Chaturvedi.

34 Siehe: Dr. Mary Eades: *The Doctor's Complete Guide to Vitamins and Minerals*. New York City, USA 2000.

35 Ziteng Liu und Ying Ying: »The Inhibitory Effect of Curcumin on Virus-Induced Cytokine Storm and Its Potential Use in the Associated Severe Pneumonia«, *Frontiers in Cell and Developmental Biology*, 12. Juni 2020, https://www.ncbi.nlm.nih.gov/pmc/articles/PMC7303286/.

36 Ebd.

37 Astragalus Membranaceus, http://www.astragalus-tragant.com/verjuengung.html

38 Zeinab Mohamed Kamel Ismail: »Myelo-Enhancement by Astragalus Membranaceus in Male Albino Rats with Chemotherapy Myelo-Suppression. Histological and Immunohistochemical Study«, *International Journal of Stem Cells*, Mai 2014, http://www.ncbi.nlm.nih.gov/pmc/articles/PMC4049727/.

39 Ulrich Kalus et al.: »Cistus incanus (CYSTUS052) for treating patients with infection of the upper respiratory tract: A prospective, randomised, placebo-controlled clinical study«, *Antiviral Research*, Dezember 2009, http://www.sciencedirect.com/science/article/pii/S0166354209004884.

40 Karl Folkers: »The activities of coenzyme Q10 and vitamin B6 for immune responses«, *Biochemical and Biophysical Research Communications*, 28. Mai 1993, http://www.ncbi.nlm.nih.gov/pubmed/8503942.

41 Michelle Ierna et al.: »Supplementation of diet with krill oil protects against experimental rheumatoid arthritis«, *BMC Musculoskeletal Disorders*, 29. Juni 2010, http://www.biomedcentral.com/1471-2474/11/136/ http://krill-info.com/downloads/Entzuendungsstudie.pdf.

42 Ruxandra Bunea et al.: »Evaluation of the Effects of Neptune Krill Oil on the Clinical Course of Hyperlipidemia«, *Alternative Medicine Review*, 2004, http://krill-info.com/downloads/Cholesterinstudie.pdf.

43 Dr. P. Rethinam und Muhartoyo, Asian and Pacific Coconut Community: »The Plain Truth About Coconut Oil«, *aiohealing.com*, (zitiert aus: *Jakarta Post*, 18. Juni 18, 2003), https://www.aiohealing.com/coconut-oil/the-plain-truth-about-coconut-oil.

44 E. Simón et al.: »Effects of medium-chain fatty acids on body composition and protein metabolism in overweight rats«, *Journal of Physiology and Biochemistry,* Dezember 2000, http://www.ncbi.nlm.nih.gov/pubmed/11321528.

45 Anna Liza C. Agero und Vermén M. Verallo-Rowell: »A randomized double-blind controlled trial comparing extra virgin coconut oil with mineral oil as a moisturizer for mild to moderate xerosis«, *Clinical Trial,* September 2004, https://www.ncbi.nlm.nih.gov/pubmed/15724344.

46 Aarti S. Rele und R. B. Mohile: »Effect of mineral oil, sunflower oil, and coconut oil on prevention of hair damage«, International *Journal of Cosmetic Science,* März–April 2003, http://www.ncbi.nlm.nih.gov/pubmed/12715094.

47 Vermén M. Verallo-Rowell et al.: »Novel antibacterial and emollient effects of coconut and virgin olive oils in adult atopic dermatitis«, *Randomized Controlled Trial,* November–Dezember, http://www.ncbi.nlm.nih.gov/pubmed/19134433.

48 Y. Kimoto et al.: »Antitumor effect of medium-chain triglyceride and its influence on the self-defense system of the body«, *Cancer Detection and Prevention,* 1998 http://www.ncbi.nlm.nih.gov/pubmed/9618043.

49 Z. A. Zakaria et al.: »Hepatoprotective Activity of Dried- and Fermented-Processed Virgin Coconut Oil«, Evidence-Based Complementary and Alternative Medicine, 2011, http://www.ncbi.nlm.nih.gov/pmc/articles/PMC3034957/pdf/ECAM2011-142739.

50 Bruce Fife: *Alzheimer jetzt stoppen!* Rottenburg 2020, Seite 289.

51 »Kokosöl verhilft Parkinson-Patienten zu neuer Lebensqualität«; http://info.kopp- verlag.de/medizin-und-gesundheit/gesundes-leben/ethan-a-huff/kokosoel-verhilft- parkinson-patienten-zu-neuer-lebensqualitaet.html. (Link war bei Drucklegung nicht mehr abrufbar.)

52 Brigitte Hamann: »Coronavirus. China setzt auf Vitamin C«. *Naturstoffmedizin,* 25. Februar 2020, https://www.naturstoff-medizin.de/artikel/coronavirus-china-setzt-auf-vitamin-c/.

53 Frank H. Lau et al.: Vitamin D Insufficiency is Prevalent in Severe COVID-19«, *medRxiv,* 28. April 2020, https://www.medrxiv.org/content/10.1101/2020.04.24.20075838v1.

54 »Study: Tart Cherry Juice Increases Sleep Time In Adults With Insomnia«, *Cherry Marketing Institute,* 28. April 2014, http://www.prnewswire.com/news-releases/study-tart-cherry-juice-increases-sleep-time-in-adults-with-insomnia-257037251.html.

55 Duck-chul Lee et al.: »Leisure-Time Running Reduces All-Cause and Cardiovascular Mortality Risk«, *Journal of the American College of Cardiology*, 5. August 2014, http://www.sciencedirect.com/science/article/pii/S0735109714027466.

56 Siehe: Brigitte Hamann: *Wie Sie Ihre Selbstheilungskräfte aktivieren. Das Geheimnis von Gesundheit, Vitalität und Glück.* Rottenburg 2012.

57 »UMass researcher finds most people lie in everyday conversation«, *EurekAlert!*, 10. Juni 2002, http://www.eurekalert.org/pub_releases/2002-06/uoma-urf061002.php.

58 »Lying Less Linked to Better Health, New Research Finds«, *American Psychological Assiciation*, 2012, http://www.apa.org/news/press/releases/2012/08/lying-less.aspx.

59 »Multitasking: Switching costs«, American Psychological Association, 20. März 2006, http://apa.org/research/action/multitask.aspx.

60 Sarah Klein: »10 Health Benefits of Relaxation«, *Huffpost*, 16. April 2014, http://www.huffingtonpost.com/2014/08/14/stress-awareness-day-relaxation-benefits_n_1424820.html?ref=tw.

61 Aus: Brigitte Hamann: *Das Geheimnis der Wunscherfüllung. Was Sie wirklich wollen und wie Sie es bekommen können.* Rottenburg 2011, S. 212.

62 Ebd.: S. 215.

Register

7x7®-Kräutertee 233

A
Aaby, Peter 83
Acemannan 334
Achtsamkeit 357
Ackersauerklee 244
Adaptogen 195
Adenosin-Triphosphat 304
Adjuvantien 87
Adrenal Fatigue 224
Agavendicksaft 194
AGE 178
Aids 231
Akne 73
Aldi 168
Allergien 256, 306
Allergien, Typ III 256
Aloe vera 244, 333
Alpha- und Beta-Glucan 334
Aluminiumhydroxid 86
Alzheimer 87, 184, 306
Amarant 185
Amöben 59
Anthrax 47, 73
Antibiotikum 31
Antigene 127
Antikörper 138
Antikörperbildung 268
Antikörperreaktion 131
Antioxidantien 281
Aristoteles 313
Aronia 244
Artischocken 253
Asahara 46
ASIA 87
ASMR 344
Aspartam 154, 196
Astaxanthin 330

Astragaluswurzel 326
Aum 46
Ausdauersport 346
Autismus 87
Autoimmunerkrankungen 41, 137, 153, 245, 257
Autopoiese 269

B
Bacillus coagulans 246
Baker, John 78
Bakterien 53, 66
Basenmangel 211
Bass, Dr. Stanley 300
Bauchfett 176
Bauchspeicheldrüse 187
Béchamp, Antoine 268
Bek, Khan Djam 44
Belastungen, psychische 224
Belastungen, toxisch 153
Berg, Ragnar 280
Bernard, Claude 268
Besedovsky, Dr. Hugo 144
Bikarbonat 249
Bio-H-Milch 162
Bio-Siegel 162
Bioterror 44
Bioterrorismus 45
Biowaffen 47
Bitterstoffen 255
Blattern 77
Blut-Hirn-Schranke 146
Blutzellen, weiße 122, 129
Blutzuckersenker 197
Blutzuckerspiegel 190, 197
B-Lymphozyten 128
Boehm, Thomas 138
Boens, Dr. Hubert 79
Bordet, Jules 131

Bornavirus 57
Borreliose 73
Brockmann, Dirk 24
Brokkoli 195
BSE 56, 64
Buchwald, Dr. med. Gerhard 90
Buchweizen 185
Burn-out-Syndrom 306

C
Carpapeneme 35
Carrasco, Andrés 167
CDC 25, 29, 35, 39, 45, 96
Cellulite 208
Chemotherapie 231
China-Restaurants 199
Chitin 334
Chitosan 334
Chlorophyll 243
Cholera 32, 73
Cholin 253
Chronic-Fatigue-Syndrom 36
Clostridien 259
Clostridium difficile 35
Coenzym Q10 305, 328
Coley, William 332
Colitis ulcerosa 35
Colitis Ulcerosa 306
Collier, Dr. Renate 211
Cooper, James Fenimore 293
Coronavirus 18, 50, 324
Cortiel, Petra 81
Cortisol 145, 222
Cortison 145
Covid-19 17, 48, 97
Creutzfeldt-Jakob-Krankheit 56, 64

D

Darm 243, 310
Darmbakterien 33
Darmflora 68, 135, 191, 243, 312
Darmimmunsystem 133
Darmnervensystem 311
Davis, Dr. William 175
Dengue-Fieber 64, 167
Depressionen 184
Diabetes Typ 2 189
Diabetiker 178
Diäten 276
Diphterie 73, 83
Discountern 168
DMSO 320
DNA 54, 68
Đoković, Novak 173
Dopamin 311
Dysbakterie 192

E

Ebola 23, 25, 64
EHEC 73
Eibischwurzel 243
Elektronenmikroskop 54
Elektrosmog 153
Endemie 42
Entspannung 361
Entspannungshypnose 351
Enzyme 308
Epidemie 42
Epilepsie 89, 184
Erfahrungen 362
Erkrankungen,
 – neurodegenerative 306
Ernährung 262
 – immunstärkende 275
Ernährungsplan 212
Erythrozyten 122
Escherichia coli 24

F

Fasten 300, 309
Fauci, Dr. Anthony 11, 27, 28
Fenchel 244
Fette 289
Fibromyalgie 306, 329
Filoviren 25
Fischer, Dr. Hartmut 321
Fleisch 281, 284
Fleischatlas 284
Fleming, Alexander 31
Fruchtzucker 186
Fruktose 192
Fruktosebomben 194
Fruktose-Malabsorption 192
Fukose 332
Fußpilz 230

G

Gain-of-Function 48
Galaktose 332
Gallenblasenfunktion 253
Gallensaft 253
Gates, Bill 11, 50, 95, 99, 103, 319
Geesing, Dr. Hermann 139
Gefühle, negativ 151
Gelbfieber 32
Gelbwurz 244, 253
Gemüse 278
Genitalpilz 230
Genmanipulation 264
Genom 67, 92
Gensoja 165, 169
Gerson, Dr. Max 285
Gicht 192
Ginseng 195
GlaxoSmithKline 28
Gliadin 182
Glückshormone 311

Glukose 192, 332
Glutamat 154, 157, 170, 199
Glutathion 318
Gluten 174, 181
Glykonährstoffe 332
Glyphosat 166
Goizueta, Roberto C. 171
Goji-Beere 244
Gold, kolloidales 316
Golfkriegssyndrom 87
Gonorrhoe 35
Gosio, Bartolomeo 31
Granulozyten, neutrophile 119, 120, 123
Grapefruitkernextrakt 244
Guangdong 20
Guarkernmehl 185
GVO-Saatgut 28

H

Hämoglobin 122
Haushaltszucker 187
Hautpilz 230
Helbing, Dirk 24
Helicobacter-Infektionen 73
Helicobacter pylori 135
Hemizellulose 334
Hepatitis 129, 319
Heraklit 60
Hero, Alfred 116
Herpesviren 61
Higa, Teruo 73
Hirnfunktion 184
Hirse 177, 185
Histaminintoleranz 258
Histatin 249
HIV 64
Hockertz, Prof. Stefan 94, 99, 100
Humble, Jim 318
Hygiene-Hypothese 71

Hygiene, übertriebene 349
Hypothalamus 144, 151

I

Immunabwehr 261
Immunabwehr,
– angeboren 120
– erworben 121, 129
– spezifisch 118
– unspezifisch 118
Immunantwort 116, 141, 144
Immunerkrankungen 87
Immungedächtnis 120
Immunglobulin 249
Immunkomplexe 242
Immunsuppression 222
Immunsystem 113, 261
– humoral 119
– zellulär 119
Impfkampagne 79
Impfschäden 82
Indago 225
Industriezucker 187
Ingwer 244
Insulinresistenz 188
Interleukin-22 259
Inulin 191, 334
Iwanowski, Dimitri 53

J

Jenner, Edward 77, 89
Joggen, tägliches 346

K

Karstädt, Uwe 247
Kasein 161
Katzenkralle 325
Keuchhusten 32, 73, 83
Kitei, Mindy 332
Klebereiweiß 180
Kleie 333
Knoll, Max 54

Kohlenhydrate 175, 180, 187, 194, 277, 295
Kohlenhydratverbrauch 277
Kokosöl 331
Komplementsystem 131
Kraftbrühen,
– immunstärkende 247
Krebs 208
Krebserkrankungen 153
Krebszelle 227
Krillöl 217, 330
Kuhmilch 162
Kuhpockenimpfung 78
Kurkuma 244, 253, 322

L

Lactoferrin 249
Lapolla, Alberto 167
Leaky-Gut-Syndrom 133, 161, 225, 235
Lebendimpfstoffe 85
Lebensgefühl, positives 360
Lebensmittel,
– basenbildende 205
– empfehlenswerte 282
– fermentierte 245
Lebensmittelvergiftungen 73
Legionella-Infektionen 73
Leib-Seele-Geist-Einheit 149
Leitungswasser 244
Lektinen 182
Lentinan 334
Lepra 73
Leukämie 122, 129
Leukozyten 122, 326
Liberia 23
Lidl 168
Ling Zhi-8 334
L-Tryptophan 344
Lymphgefäßsystem 133
Lymphozyten 125
Lysozym 249

M

Magengeschwüre 135
Magensäure 248
Magensäureproduktion 251
Maimonides, Moses 302
Maisöl 290
Maissirup 194
Maitake D-Fraktion 334
Makrophagen 69, 123
Mamavirus 59
Mannose 332
Massentierhaltung 264
Mayer, Adolf 53
McBean, Eleanor 77
Melatonin 344
Meningitis 73
MERS-Virus 22
Metabolische Azidose 209
Metta-Meditation 363
Mikroben 267
Mikrobiom 67
Milch 158
– homogenisiert 162
Milieu, krankheitsförderliches 270
Mimivirus 54
Mind-Body-Medizin 150
Minitrampolin 255
Miracle Mineral Supplement 319
Miso 170
Mitochondrien 36, 207, 284, 304
MMS 319
Mondoa, Dr. Emil 332
Mononatriumglutamat 147, 199
Monsanto 28, 165
Morbus Crohn 35, 306
mRNA 92-101
Moringa olifeira 244
MRSA 24, 30, 35, 315

Multiple Sklerose 306
Muttermilch 333

N
Nagelpilz 230
Nahrungsergänzungsmittel 265
Nahrungsmittel, säurebildende 215
Nahrungsmittelunverträglichkeit 256
Nattō 170, 245
N-Azetylgalaktosamin 332
N-Azetylglukosamin 332
N-Azetylneuraminsäure 332
Nervenzellen 253
Neuber, Harald 167
Newport, Mary 332
Nigeria 23
Nitrosamine 202, 227

O
Obst 278
Öle 290
Oligofruktose 191, 334
Ölziehkur 218
Omega-3-Fettsäuren 159, 291
Organe, lymphatisch 125
Osteoporoserate 160

P
Paleo-Diät 299
Pandemie 42
Pandoravirus 54, 59
Parasiten 75
Parkinson 306
Pasteur, Louis 80, 267
Paul-Ehrlich-Institut 85
Pektine 333

Penicillin 32
Pepsin 249
Peptide, unverdaute 183
Perlmutter, Dr. David 186
Pest 32, 73
Pestizide 155
Peyersche Plaques 125
Pflanzenschutzmittel 155
Phagozytose 124
Phipps, James 77
Phytinsäure 170
Phytoöstrogene 165
Pilze 230, 333
Pilzinfektion 231
Pithovirus sibericum 60
Pockenimpfung 79
Pockenvirus 47, 59, 78
Pökeln 201
Polio-Impfstoffe 84
Polio-Impfung 80
Poliomyelitis 84, 91
Polio-Schluckimpfung 85
Polymerase-Kettenreaktion 268
Polypeptiden 177
Polysaccharid K und P 334
Präbiotika 34
Prionen 56
Probiotika 34, 242, 245
Prostatakrebs 161
Psychoneuroimmunologie 144, 150
Purinen 192

Q
Q-Fieber 45, 73

R
Rapsöl 290
Reizdarm 35
Reizdarmsyndrom 306
Respiratorische Azidose 210
Rhinoviren 58
Riesenvirus 60
RNA 54, 93, 100
Robert Koch-Institut 33
Rotulme 243
Roundup ready 165
Ruhr 73
Ruska, Ernst 54

S
Sinusitis 73
Saint-Exupéry, Antoine de 358
Salmonellen 73
Sarin 46
Sars-CoV-2 12, 48, 100
SARS-Virus 20
Säure-Basen-Haushalt 203, 205, 212, 270
Säuren, neutralisierte 206
Scharlach 32, 73
Schlacken 206
Schlafprobleme 340
Schluckimpfung 85
Schmarotzer 75
Schwangerschaft 142
Schweinegrippe 29, 84
Scrapie 56
Sepsis 73
Serotonin 191, 311
Seuchen 12, 16, 32
Shinrikyō-Sekte 46
Shinya, Dr. Hiromi 309
Sierra Leone 23
Silber, kolloidales 315
Slow-Virus-Infektionen 61

Smoothies, grüne 216
SOD 317
Sodbrennen 252
Soja 164
Sojabohne 158
Sojabohnenöl 290
Sojasauce 170
Sputnik 60
Stanley, Wendell M. 53
Stärkung 233
Steinzeiternährung 299
Stevia 197
Stimmungsschwankungen, starke 184
Stoffwechselfunktionstest 225, 241, 258
Strategien, immunstärkende 272
Stress 220, 349
Stressabbau 225
Stressgluten 156
Stresshormone 144, 145
Stress, nitrosativer 228
Stress-Östrogen 156
Stress, oxidativer 226
Stressreaktionen 221
Stuhluntersuchung 245
Sulfonamide 32
Superfoods 265
Süßkartoffeln 195
Syphilis 73, 129

T

Tapiokastärke 185
Teff 185
Tempeh 170
Tepperwein, Kurt 358
Tetanus 73
Tetracycline 32
T-Helferzellen 126
Thukydides 139
Thymus 142

Tofu 170
Tollwut 64, 80
Tolzin, Hans U. P. 83
Totimpfstoffe 85
Tragant 326
Trinkhanf 163
Tripeptid 318
Tsonga, Jo-Wilfried 173
Tuberkulose 32, 73, 77
Tularämie 73
Twinrix 88
Typ B-Gastritis 135
Typhus 32, 73
Typ-III-Allergie 258
T-Zellen 126

U

Überlebensmechanismus 221
Übersäuerung 203
Übersäuerung, intrazelluläre 209
Ubichinon 328
Unfruchtbarkeit 169

V

Varicella-Zoster-Virus 61
Verdauung, gute 294
Verdauungsenzyme 254
Verdauungszeiten 297
Viren 53, 57, 68
Virenjäger 65
Virophagen 60, 123
Viruserkrankungen 63
Vitamin C 225, 328, 334
Vitamn D 337, 338, 339

W

Wahrheit, Kraft der 355
Warnsignale 143
Wasser, kohlensäurefreies 279

Wechseljahre 142
Weizen 175
Weizenwampe 175
Wolfe, Nathan 63, 64, 66
Wundrose 73

X

Xylit 197
Xylose 332

Y

Yoga 348
Young, Dr. Robert 268

Z

Zentralnervensystems 147
Zeolith 329
Zeolithe 234
Ziegler, Jean 37
Zistrose 327
Zitrone 288
Zitronen-Knoblauch-Kur 287
Zitronensaftkur 218, 254
Zöliakie 166, 183
Zucker 186
Zuckerersatz 196
Zucker, versteckte 189
Zytokine 125
Zytostatika 130

Bildquellen

Seite 51: © Götz Wiedenroth, Flensburg, www.wiedenroth-karikatur.de

Adobe Stock: 9dreamstudio (272); 279photo (307); 2014 PR IMAGE FACTORY (168); 2017 alessandro guerriero (78); aareeya ann (102); abcmedia (325); absolutimages (156); agrarmotive (44); ag visuell (6, 10, 16, 52, 64, 76, 112, 115, 121, 152, 260, 366); aijiro (259); Aldeca Productions (225); Aleksandra Suzi (362); Alexe (172); analysis121980 (31); Andreas Prott (98); Antonioguillem (196, 307, 342); Aon Khanisorn (109); ARochau (214); Artur (304); artursfoto (155); auremar (137); bacsica (320); Baiba Opule (180); baranq (207); BillionPhotos.com (251, 310, 346); bondarillia (280); C. By A. Fink (184); chayakorn lotongkum (46); Christoph Burgstedt (127); contrastwerkstatt (266); crevis (61); CTE Consulting Services, Inc (133); ddukang (164); denisismagilov (43, 49); detailblick-foto (274); Dilok (110); Dionisvera (197); doroguzenda (88); drewsdesignen (177); Drobot Dean (277); dusanpetkovic1 (84); Elnur Amikishiyev (91); Erich Muecke (327); EVERST (359); Evgeny Atamanenko (348); ExQuisine (329); Faiz (171); Feydzhet Shabanov (97); fizkes (221); FotoHelin (339); fovito (190); fran_kie (364); gballgiggs (252); glisic_albina (174); Goffkein (158, 230); goodluz (233); gritsalak (193); Henning Riediger (179); IckeT (168); images and videos (289); Insjoy (326); iuricazac (279); jaojormami (72); jarun011 (24); jarun011 (222); jchizhe (322); joyfotoliakid (34); jozsitoeroe (167); Jultud (287); Kaspars Grinvalds (341); Kateryna_Kon (75, 124); kolonko (208); Konstantin Yuganov (82); kras99 (143); lev dolgachov (298); LIGHTFIELD STUDIOS (271); lily (198); lizaelesina (330); luchschenF (40); magele-picture (192); Maria Brzostowska (288); Maridav (352); marilyn barbone (332); mediteraneo (26); melnikofd (309); metamorworks (70, 234); molekuul.be (318); M.studio (247); Naeblys (226); nastia1983 (356); nechaevkon (74); nobeastsofierce (58); okskaz (32); Olivier Le Moal (188); ONYXprj (160); pikovit (67); Pixel-Shot (213); pla2u (345); poligoone (244); Prostock-studio (238); reineg (183); rh2010 (216); Robert Kneschke (38); sakkura (237); SciePro (117); sdecoret (56); Siarhei (130); Song_about_summer (262); spass (360); Sunnydream (313, 314); sveta_zarzamora (204); Svetlana Kolpakova (285); TEERA (264); Tijana (242); Tim UR (331); transurfer (36); ulada (187); unpict (229); ustas (128); vegefox.com (106, 148); vetre (86); vgstudio (14); Viacheslav Iakobchuk (269); viperagp (185); vistoff (316); VRD (80); weyo (195, 293); X-Reflex naja (351); yganko (337); Yulia Furman (301); zcy (195); zinkevych (355)

KOPP VERLAG

Bücher, die Ihnen die Augen öffnen

In unserem kostenlosen Katalog finden Sie Klassiker, Standardwerke, preisgünstige Taschenbücher, Sonderausgaben und aktuelle Neuerscheinungen.

Viele gute Gründe, warum der Kopp Verlag Ihr Buch- und Medienpartner sein sollte:

- ✔ **Versandkostenfreie Lieferung** innerhalb Europas
- ✔ **Kein Mindestbestellwert**
- ✔ **30 Tage Rückgaberecht**
- ✔ **Keine Verpflichtungen** – kein Club, keine Mitgliedschaft
- ✔ **Regelmäßige Informationen**
  über brisante Neuerscheinungen und seltene Restbestände
- ✔ **Bequem und einfach bestellen:**
  Wir sind von 6 bis 24 Uhr für Sie da – 365 Tage im Jahr!

Über 1,5 Millionen zufriedene Kunden vertrauen www.kopp-verlag.de

Ein kostenloser Katalog liegt für Sie bereit. Jetzt anfordern bei:

KOPP VERLAG

Bertha-Benz-Straße 10 • 72108 Rottenburg a. N.
Telefon (0 74 72) 98 06 10 • Telefax (0 74 72) 98 06 11
info@kopp-verlag.de • www.kopp-verlag.de

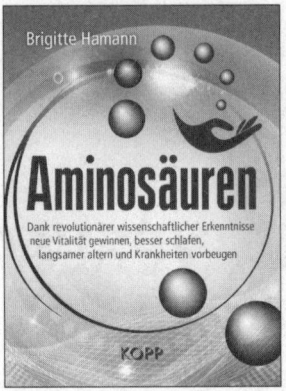

Topfit und kerngesund mit den elementaren Bausteinen des Lebens

Unser Körper braucht Aminosäuren, die Bausteine von Proteinen, um seine Strukturen aufzubauen, den Stoffwechsel zu regulieren und wichtige Transport- und Signalfunktionen auszuführen.

Heute leiden viele Menschen unter einem Aminosäurenmangel. Dabei sind acht Aminosäuren von ganz besonderer Bedeutung. Weil unser Körper sie aber nicht selbst bilden kann, müssen wir sie mit der Nahrung aufnehmen. Brigitte Hamann vermittelt Ihnen wichtige Informationen, wie Sie Ihre Eiweißernährung so optimieren können, dass die Aminosäuren ihre maximale Wirkung entfalten.

Erfahren Sie, wie Sie mithilfe von Aminosäuren

• in jedem Alter kraftvolle Muskeln entwickeln • Ihr Immunsystem stärken und Viren bekämpfen • Stresssymptome abbauen und besser schlafen • Schmerzen lindern und Osteoporose vorbeugen • Ihr Herz-Kreislauf-System stärken und Diabetes aufhalten • das Wohlbefinden steigern und Depressionen bekämpfen • abnehmen und schlank bleiben • jugendliche Haut sowie kräftige Haare und Nägel bekommen.

»Dieses Buch ist eine Einladung, Ihrem Körper etwas Gutes zu tun, damit Ihre Seele Lust hat, darin zu wohnen!«

gebunden
192 Seiten
durchgehend farbig illustriert
ISBN 978-3-86445-644-2

Kopp Verlag
Bertha-Benz-Straße 10
D-72108 Rottenburg
Telefon (0 74 72) 98 06 10
Telefax (0 74 72) 98 06 11
info@kopp-verlag.de
www.kopp-verlag.de

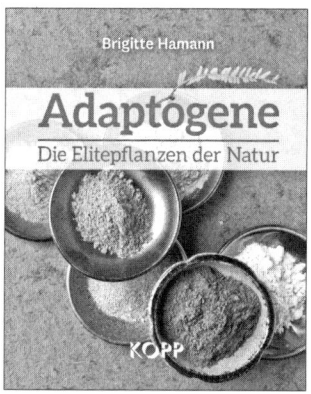

Adaptogene besitzen eine besondere Form der Pflanzenintelligenz

Adaptogene sind Heilpflanzen, die uns die Wunder der Natur auf ganz besondere Weise nahebringen. Dank ihrer einzigartigen Eigenschaften helfen sie, besser mit Stress umzugehen, und steigern die Widerstandskraft. Sie verleihen Energie und bringen Körper, Geist und Seele wieder ins Gleichgewicht. Adaptogene wachsen unter extremen Wetter- und Klimabedingungen. Ihre erstaunliche Anpassungsfähigkeit an unterschiedlichste Einflüsse können sie auch dem Menschen schenken.

Noch sind sie eher ein Geheimtipp, aber ihr Ruf als besondere Heilpflanzen verbreitet sich schnell

Adaptogene machen das Beste aus dem, was sie in Körper, Geist und Seele vorfinden und schenken uns Harmonie und Ordnung. Auf diese Weise fördern sie die Kraft und die Fähigkeit, mit den Dingen umzugehen, die wir erleben. Sie helfen, die Gesundheit wiederzuerlangen oder zu bewahren.

Adaptogene sind der perfekte Ausdruck eines Lebensgrundprinzips. Sie eignen sich daher besonders dazu, wieder zu ordnen, was aus dem Gleichgewicht geraten ist. Mächtig und geduldig wie die Natur selbst entfalten sie ihre Wirkung und sorgen für Harmonie in Körper, Geist und Seele.

Paperback
240 Seiten
durchgehend farbig illustriert
ISBN 978-3-86445-723-4

Kopp Verlag
Bertha-Benz-Straße 10
D-72108 Rottenburg
Telefon (0 74 72) 98 06 10
Telefax (0 74 72) 98 06 11
info@kopp-verlag.de
www.kopp-verlag.de

Naturstoff MEDIZIN

Das neue Gesundheitsportal im Internet

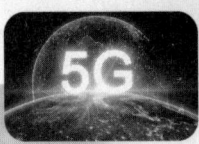 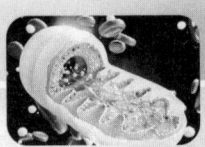 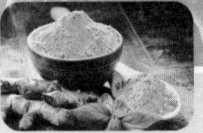

Naturstoff Medizin ist das neue große Gesundheitsportal im Internet. Es bietet Ihnen die aktuellsten Informationen, Studien und Quellen für Ihre natürliche Gesundheit. *Naturstoff Medizin* spricht nicht nur alle Menschen an, die ihre Gesundheit auf natürliche Weise verbessern wollen, sondern bietet auch naturheilkundlich orientierten Ärzten, Heilpraktikern und Therapeuten Alternativen zur herkömmlichen Schulmedizin, die auf neuesten wissenschaftlichen Erkenntnissen basieren.

Naturstoff Medizin möchte eine aufgeweckte Gemeinschaft von gut unterrichteten Menschen schaffen, die entschlossen sind, unser Gesundheitswesen zum Positiven zu verändern. Deshalb arbeitet *Naturstoff Medizin* mit einem professionellen Redaktionsteam zusammen, das nur unvoreingenommene und richtungweisende Inhalte veröffentlicht.

Das Portal enthüllt aber auch die Machenschaften der Pharmaindustrie, der Regierungen und der Massenmedien, die einer natürlichen Medizin den Kampf angesagt haben, um ihre wirtschaftlichen Profite zu maximieren – und das zulasten Ihrer Gesundheit. Das bestehende medizinische Establishment ist für den Tod und die permanente gesundheitliche Schädigung von Millionen von Menschen weltweit verantwortlich. Beginnen wir also damit, unsere Gesundheit selbst in die Hand zu nehmen.

Die Natur hält eine Fülle von Substanzen bereit, die für die Gesundheit des Menschen nützlich sind.

Besuchen Sie uns regelmäßig auf
www.naturstoff-medizin.de
- ➤ Abonnieren Sie unseren kostenlosen Newsletter
- ➤ Folgen Sie *Naturstoff Medizin* auf Facebook
- ➤ Informieren Sie Freunde, Bekannte und Kollegen

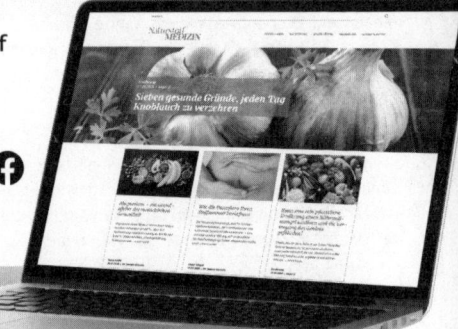